全国高职高专创新教育"十三五"规划教材·护理类

正常人体功能

主　编　韩玉霞　冯润荷

副主编　毕智丽　田　野　谢晓丽

编　委（以姓氏汉语拼音为序）

毕智丽　滨州职业学院

曹新红　滨州职业学院

冯润荷　天津医学高等专科学校

韩玉霞　滨州职业学院

舒　丹　武汉大学医学职业技术学院

田　野　天津医学高等专科学校

许爱辉　泰山护理职业学院

谢晓丽　泰山护理职业学院

杨艳梅　沧州医学高等专科学校

张　进　滨州职业学院

张丽娟　云南中医学院

赵利娜　沧州医学高等专科学校

西安交通大学出版社
XI'AN JIAOTONG UNIVERSITY PRESS

图书在版编目(CIP)数据

正常人体功能/韩玉霞,冯润荷主编. —西安:
西安交通大学出版社,2016.6(2019.12重印)
ISBN 978-7-5605-8663-2

Ⅰ.①正… Ⅱ.①韩… ②冯… Ⅲ.①人体生理学-高等职业教育-教材 Ⅳ.①R33

中国版本图书馆 CIP 数据核字(2016)第 147711 号

书　　名	正常人体功能
主　　编	韩玉霞　冯润荷
责任编辑	郭泉泉　秦金霞
出版发行	西安交通大学出版社 (西安市兴庆南路 1 号　邮政编码 710048)
网　　址	http://www.xjtupress.com
电　　话	(029)82668357　82667874(发行中心) (029)82668315(总编办)
传　　真	(029)82668280
印　　刷	陕西金德佳印务有限公司
开　　本	787mm×1092mm　1/16　印张　35.75　字数　847 千字
版次印次	2016 年 8 月第 1 版　2019 年 12 月第 4 次印刷
书　　号	ISBN 978-7-5605-8663-2
定　　价	58.00 元

读者购书、书店添货,如发现印装质量问题,请与本社发行中心联系、调换。
订购热线:(029)82665248　(029)82665249
投稿热线:(029)82667663
读者信箱:xjtumpress@163.com

版权所有　侵权必究

前　言

为贯彻教育部精神，适应新形势下全国高职高专护理专业教育改革和发展需要，按照全国中医药高职高专卫生部规划教材的变细要求，在"生理学"和"生物化学"课程基础上，根据护理专业的培养目标和高职高专护理人员的发展趋势，我们组织了全国高职高专院校从事教学一线工作的优秀教师，编写了这部适合高职高专护理专业使用的《正常人体功能》。

《正常人体功能》一书是研究人体各组成部分及正常生命活动规律的课程。以人体为研究对象，主要内容包括正常人体的化学组成、化学变化规律；正常人体的细胞、组织、器官、系统等组成成分及各种生命现象的基本活动规律及代谢机制；不同细胞、组织、器官、系统之间的关系及相互作用；正常人体遗传信息的传递及表达等。本教材的创新之处是打破了传统的按学科编写《生理学》和《生物化学》的常规框架，探索按人的整体机能编写教材，按照"生命整体"的理念，进行内容整合，使宏观的整体机能和微观的功能分析相结合，体现生理功能和物质代谢的紧密联系，减少内容的交叉与重复，突出知识的实用性，为探索高职医学专业基础课教材改革迈出了新的一步。编写过程中我们遵循三基（基本理论、基本知识、基本技能）、五性（思想性、科学性、先进性、启发性、适用性）、三特定（特定对象、特定要求、特定限制）的原则，坚持知识够用、教师好用、学生好学的编写理念，增强教材的适用性和实用性。按照教材的总体编排，全书分为理论知识和实训指导两部分。理论知识共十五章，实训指导共三十五部分。

本书由来自全国6所高职高专院校长期从事生理学和生物化学一线教学的12名教师编写，在编写中得到各位编者所在院校的大力支持，同时得到了西安交通大学出版社的鼎力支持，谨此一并致谢。

由于编者水平有限、时间较短，书中定有不妥和遗漏之处，敬请同行专家和使用本教材的师生给予批评指正，以便我们今后进行修订，使之不断提高和完善。

编　者

2016年4月

目 录

上 篇 理论知识

第一章 绪 论 ……………………………………………………………………………… (003)
  第一节 生命活动的基本特征 ……………………………………………………… (003)
  第二节 人体与环境 ………………………………………………………………… (005)
  第三节 人体功能的调节 …………………………………………………………… (006)
  本章小结 ……………………………………………………………………………… (009)
  课后习题 ……………………………………………………………………………… (009)

第二章 细胞的基本功能 ……………………………………………………………… (011)
  第一节 细胞膜的基本结构和物质转运功能 …………………………………… (011)
  第二节 细胞膜的信号转导功能 …………………………………………………… (015)
  第三节 细胞的生物电现象 ………………………………………………………… (017)
  第四节 肌细胞的收缩功能 ………………………………………………………… (022)
  本章小结 ……………………………………………………………………………… (029)
  课后习题 ……………………………………………………………………………… (030)

第三章 生物大分子的结构与功能 …………………………………………………… (032)
  第一节 蛋白质 ……………………………………………………………………… (032)
  第二节 核 酸 ……………………………………………………………………… (049)
  第三节 酶 …………………………………………………………………………… (066)
  本章小结 ……………………………………………………………………………… (082)
  课后习题 ……………………………………………………………………………… (083)

第四章 物质代谢 ……………………………………………………………………… (085)
  第一节 糖的代谢 …………………………………………………………………… (085)
  第二节 脂类代谢 …………………………………………………………………… (104)
  第三节 蛋白质代谢 ………………………………………………………………… (121)

第四节　核苷酸代谢 ……………………………………………………………… (141)
　　第五节　无机盐与维生素 …………………………………………………………… (149)
　　本章小结 ………………………………………………………………………………… (155)
　　课后习题 ………………………………………………………………………………… (156)

第五章　生物氧化与能量代谢 ……………………………………………………………… (159)
　　第一节　生物氧化概述 ……………………………………………………………… (159)
　　第二节　生成 ATP 的氧化体系 ……………………………………………………… (162)
　　第三节　能量代谢 …………………………………………………………………… (164)
　　第四节　体温及其调节 ……………………………………………………………… (166)
　　本章小结 ………………………………………………………………………………… (172)
　　课后习题 ………………………………………………………………………………… (172)

第六章　遗传信息传递 ……………………………………………………………………… (176)
　　第一节　DNA 的生物合成 …………………………………………………………… (176)
　　第二节　RNA 的生物合成 …………………………………………………………… (185)
　　第三节　蛋白质的生物合成 ………………………………………………………… (192)
　　第四节　常用基因技术 ……………………………………………………………… (199)
　　本章小结 ………………………………………………………………………………… (205)
　　课后习题 ………………………………………………………………………………… (205)

第七章　血　液 ……………………………………………………………………………… (210)
　　第一节　血液的组成与理化特性 …………………………………………………… (210)
　　第二节　血　浆 ……………………………………………………………………… (213)
　　第三节　血细胞 ……………………………………………………………………… (216)
　　第四节　血液凝固与纤维蛋白溶解 ………………………………………………… (221)
　　第五节　血量、血型与输血 ………………………………………………………… (226)
　　本章小结 ………………………………………………………………………………… (229)
　　课后习题 ………………………………………………………………………………… (229)

第八章　血液循环 …………………………………………………………………………… (232)
　　第一节　心脏生理 …………………………………………………………………… (232)
　　第二节　血管生理 …………………………………………………………………… (248)
　　第三节　心血管活动的调节 ………………………………………………………… (261)

第四节　器官循环 ··· (268)
　　本章小结 ··· (272)
　　课后习题 ··· (273)

第九章　呼　吸 ··· (277)
　　第一节　肺通气 ··· (278)
　　第二节　呼吸气体的交换 ··· (288)
　　第三节　气体在血液中的运输 ··· (292)
　　第四节　呼吸运动的调节 ··· (296)
　　本章小结 ··· (302)
　　课后习题 ··· (302)

第十章　消化和吸收 ··· (306)
　　第一节　概　述 ··· (306)
　　第二节　口腔内消化 ··· (311)
　　第三节　胃内消化 ··· (314)
　　第四节　小肠内消化 ··· (323)
　　第五节　大肠的功能 ··· (329)
　　第六节　吸　收 ··· (331)
　　本章小结 ··· (335)
　　课后习题 ··· (335)

第十一章　肾脏的排泄 ··· (340)
　　第一节　肾的结构及血液循环特点 ··· (340)
　　第二节　尿的生成过程 ··· (343)
　　第三节　尿液的浓缩和稀释 ··· (355)
　　第四节　尿生成的调节 ··· (358)
　　第五节　尿液及其排放 ··· (362)
　　本章小结 ··· (365)
　　课后习题 ··· (365)

第十二章　感觉器官的功能 ··· (371)
　　第一节　概　述 ··· (371)
　　第二节　视觉器官 ··· (372)

第三节 听觉器官 (381)
第四节 前庭觉器官 (383)
本章小结 (385)
课后习题 (385)

第十三章 神经系统的功能 (388)
第一节 神经系统功能活动的一般规律 (388)
第二节 神经系统的感觉功能 (402)
第三节 神经系统对躯体运动的调节 (408)
第四节 神经系统对内脏功能的调节 (415)
第五节 脑的高级功能与脑电活动 (421)
本章小结 (428)
课后习题 (429)

第十四章 内分泌 (431)
第一节 激素的概况 (431)
第二节 下丘脑与垂体 (435)
第三节 甲状腺及甲状旁腺 (440)
第四节 肾上腺 (443)
第五节 胰岛 (446)
本章小结 (448)
课后习题 (449)

第十五章 生殖 (452)
第一节 男性生殖 (452)
第二节 女性生殖 (456)
本章小结 (462)
课后习题 (462)

下篇 实训指导

实训一 蛙坐骨神经-腓肠肌标本制备 (467)
实训二 反射弧的分析 (470)
实训三 肌肉的收缩形式与刺激频率的关系 (472)
实训四 蛋白质的两性电离与等电点测定 (474)

实训五　血清蛋白质醋酸纤维薄膜电泳 ……………………………………………… (476)
实训六　酶作用专一性及激活剂、抑制剂对酶活性的影响 ……………………… (479)
实训七　分光光度计的使用 ………………………………………………………… (481)
实训八　氧化酶法测定血清葡萄糖 ………………………………………………… (483)
实训九　肝中酮体的生成 …………………………………………………………… (485)
实训十　血清 ALT 测定（赖氏法） ………………………………………………… (487)
实训十一　血清尿素氮测定 ………………………………………………………… (490)
实训十二　人体体温测量 …………………………………………………………… (492)
实训十三　出血时间、凝血时间的测定 …………………………………………… (493)
实训十四　血液凝固和影响血液凝固的因素 ……………………………………… (494)
实训十五　ABO 血型鉴定 …………………………………………………………… (496)
实训十六　正常人体心音听诊 ……………………………………………………… (498)
实训十七　人体心电图描记 ………………………………………………………… (500)
实训十八　人体动脉血压测量 ……………………………………………………… (503)
实训十九　蛙心搏动观察及心搏起源分析 ………………………………………… (505)
实训二十　观察哺乳动物动脉血压的调节 ………………………………………… (507)
实训二十一　微循环观察 …………………………………………………………… (509)
实训二十二　人体肺通气功能的测定 ……………………………………………… (511)
实训二十三　观察呼吸运动的调节 ………………………………………………… (513)
实训二十四　胃肠运动的观察 ……………………………………………………… (516)
实训二十五　观察影响尿生成的因素 ……………………………………………… (518)
实训二十六　瞳孔对光反射检查 …………………………………………………… (520)
实训二十七　视力测定 ……………………………………………………………… (521)
实训二十八　色盲检查 ……………………………………………………………… (523)
实训二十九　听力检查法 …………………………………………………………… (524)
实训三十　人体腱反射检查 ………………………………………………………… (526)
实训三十一　破坏动物一侧迷路的效应观察 ……………………………………… (528)
实训三十二　毁损小鼠一侧小脑的观察 …………………………………………… (530)
实训三十三　去大脑僵直的观察 …………………………………………………… (532)
实训三十四　兔大脑皮层运动区功能定位观察 …………………………………… (534)
实训三十五　胰岛素引起低血糖的观察 …………………………………………… (536)

参考文献 ……………………………………………………………………………… (537)

参考答案 ……………………………………………………………………………… (538)

上 篇

理论知识

第一章　绪　论

学习目标

1. 掌握生命活动的基本特征，机体功能的调节方式和各自特点，阈值的概念。
2. 熟悉体液的百分比组成，内环境和稳态的概念，正反馈和负反馈的不同。
3. 了解反应的形式，阈值与兴奋性的关系。

　　正常人体功能是研究机体分子结构与功能，物质代谢和正常的生命活动现象、规律、影响因素的一门医学专业基础课程。机体，是一切有生命个体的统称。

　　正常人体功能研究的内容：①人体的物质组成。生物大分子是物质组成研究的重点，如蛋白质、核酸等。②物质代谢与调控。③物质结构、代谢与生理功能的关系。结构是功能的基础，不同的结构可体现不同的功能。④人体及其各组成部分所表现的各种正常的生命现象、活动规律、产生机制以及内、外环境变化对这些功能性活动的影响和机体所进行的相应调节。

第一节　生命活动的基本特征

　　生命是生物体所表现出来的自身繁殖、生长发育、新陈代谢、遗传变异以及对刺激产生反应等的复合现象。各类生物体在化学成分上存在高度同一性，各种化学成分严整有序地组成多层次的结构系统，每个层次中的各个结构单元有着特定的结构和功能，它们相互协调构成了复杂的生命系统，表现出生命现象。人类生命活动的基本特征主要包括以下几个方面。

一、新陈代谢

　　生物体是开放系统，生物体和周围环境不断进行着物质交换和能量交换。机体不断自我更新，破坏和清除已经衰老的结构，重新构筑新结构的吐故纳新过程，称为新陈代谢（metabolism）。新陈代谢包括两个相辅相成的过程：机体从环境中摄取营养物质，合成自身物质的过程称为合成代谢；机体分解自身成分并将其分解产物排出体外的过程称为分解代谢。物质合成需要摄取和利用能量，而物质分解又需要将蕴藏在化学键内的能量释放出来，用于维持体温和提供机体各种生理活动所需的能量。物质代谢和能量代谢是新陈代谢过程中两个密不可分的过程。

　　新陈代谢是一切生物体最基本的生命特征。新陈代谢是一系列酶促化学反应所组成的反应网络。新陈代谢一旦停止，生命也就立即终止。

二、兴奋性

兴奋性（excitability）是指机体对刺激产生反应的能力或特性，包括感受刺激和做出反应两个过程。不同组织或同一组织在不同的功能状态下，有不同的兴奋性。

生理学中将能够引起机体发生一定反应的内、外环境条件的变化称为刺激（stimulus）。按照刺激的性质不同，可以将刺激分为以下几种。①物理刺激：如声、光、电、机械、温度等。②化学刺激：酸、碱、盐等各种化学物质。③生物刺激：细菌、病毒、病原微生物等。④社会心理性刺激：如情绪波动、战争、灾害以及社会变革等。而将刺激引起的机体功能活动的变化称为反应（reaction）。机体的反应有两种表现形式，即兴奋和抑制。组织和细胞由相对静止状态转化为活动状态或活动状态加强称为兴奋（excitation）。组织和细胞由活动状态转化为相对静止状态或活动状态减弱则称为抑制（inhibition）。

刺激引起机体反应需要具备三个基本条件，分别是刺激强度、刺激作用的时间和刺激强度-时间变化率。刺激必须达到一定的强度和时间才能引起组织或细胞的兴奋。除了刺激强度和刺激时间以外，强度-时间变化率也是引起组织兴奋必不可少的基本条件之一。

单位时间内，在刺激强度-时间变化率不变的条件下，引起组织细胞产生反应的最小刺激强度称为阈强度，简称阈值（threshold）。

刺激强度等于阈值的刺激称为阈刺激，高于阈值的刺激称为阈上刺激，低于阈值的刺激称为阈下刺激。要引起组织作出反应，单次刺激的强度必须大于或等于该组织的阈值。

阈值的大小和组织兴奋性的高低呈反变关系，引起组织兴奋的阈值愈大说明其兴奋性愈低。相反，阈值愈小说明该组织的兴奋性愈高。神经组织、肌肉组织和腺体组织的兴奋性较高，对刺激产生的反应迅速而明显，生理学中习惯上将这些组织称为可兴奋组织。

知识链接

关于兴奋性、应激性及适应性

应激性（irritability）是指一切生物对外界各种刺激所发生的反应。

适应性（adaptation）是指生物体与环境表现相适合的现象。

自17世纪Glisson提出应激性概念，18世纪Brown提出兴奋性概念后，两者是同一的或是各自独立的可兴奋组织的特性，在生理学界有很多不同看法，一般认为二者概念界限不清，多不承认是各自独立的特性。

应激性在比较短的时间完成，是先天就具备的。应激的结果是使其"趋利避害"，适应环境，是生物适应性的一种表现形式，是生物的普遍特性。适应性是生物通过长期的自然选择，需要很长时间形成，比较稳定，不会因环境改变而在短时间内发生改变。

应激性属于生理学范畴，适应性属于生态学范畴。应激性强调反应过程，适应性注重反应结果。例如：遇到危险时，母鸡会发出"咯咯咯"的叫声，知了在温度降到24℃以下会停止鸣叫，含羞草的叶片受到触动会下垂属于应激性；而北极熊具有白色的体毛，鲨鱼具有流线型体形，竹叶虫形状与竹节相似则属于适应性。

三、生殖

生物体发育成熟后,能生产出与自己相似的个体,这种过程称为生殖。生殖包括生长发育和繁殖两个方面。生物个体的生命是有限的,终究会面临消亡。只有通过生殖,生命得以延续,种族得以繁衍。所以生殖是生命活动的特征之一。

 知识链接

关于生命和生物

为什么生殖是生命活动的基本特征之一?没有生殖能力就不具有生命吗?骡子不能产生后代,它是生命吗?病毒、未受精和已受精的鸡蛋呢?不孕不育的人呢?

通常我们可以轻松区分什么是生物,什么是非生物,可是要给生物下个科学的定义是极其困难的。有人认为生物就是有生命的物体,那么反过来有生命的物体是不是就是生物呢?答案是否定的。因为不仅生物具有生命,生物的一部分也可以具有生命。例如人体中的白细胞、精子、卵细胞等。

第二节 人体与环境

一、人体与外环境

人体生活在环境之中,当环境发生改变时,人体的功能活动会随之受到影响。人体生活的环境包括外环境和内环境。外环境是指人生活的自然环境和社会环境。人体所处的外环境不断变化着,如光照、气压、温度、湿度等的变化,变化形成刺激,不断作用于人体,引起人体作出适应性反应,以维持正常生命活动。

二、内环境与稳态

(一)内环境

组成人体的细胞,绝大多数并不直接与外界环境接触,而是生活在细胞外液之中。机体细胞所直接生存的环境——细胞外液,称为内环境(internal environment)。细胞外液主要包括组织液、血浆。分布在细胞内的液体称为细胞内液。细胞外液和细胞内液共同组成体液。体液总量约占成人体重的60%(表1-1)。

表1-1 人体内体液分布

	占成年人体重(%)
体液	60
细胞内液	40
细胞外液	20
血浆	5
组织液	15

内环境是细胞直接进行新陈代谢的场所，既能为细胞代谢提供所需要的氧和营养物质，又接受细胞代谢产生的二氧化碳等代谢产物，通过血液的运输，由排泄器官排出体外。因此内环境对细胞生存和正常生理功能的维持起着十分重要的作用。

(二)稳态

内环境与外环境明显不同的是机体内环境的各项物理、化学因素(如温度、酸碱度、渗透压、各种离子和营养成分浓度等)在一个非常小的范围内波动，我们把内环境的理化性质保持相对稳定的状态称为内环境稳态(homeostasis)。

内环境稳态一方面是指细胞外液的理化特性在一定范围内保持相对稳定，不随外环境的变化而发生明显的改变；另一方面，内环境稳态并不是说内环境的理化因素完全静止不变；相反，细胞在时刻不停地进行新陈代谢，不断和内环境进行物质交换，破坏或打乱内环境稳态。此外，外环境的变化也会干扰内环境稳态。例如，气温升高或降低会影响内环境的温度。机体则通过改变内部功能活动、调整产热和散热来维持体温。再如改变呼吸活动可以调节氧气吸入和二氧化碳的排出，维持细胞外液氧和二氧化碳的相对恒定；通过肾的排泄，进入机体的药物、毒素和各种代谢产物会被排出体外，以维持细胞外液营养物质和代谢产物浓度的相对恒定等。所以，内环境其理化性质保持相对稳定状态是通过机体各器官、系统、组织的功能活动调节来实现的，人体的生命活动就是在内环境的稳态不断被破坏和恢复的动态平衡中进行。

细胞的各种代谢活动都是酶促反应，因此，细胞外液中温度、酸碱度、离子浓度和渗透压的变化等都可以改变酶的活性，进而影响机体生理功能的正常进行。如果稳态遭到破坏，超过机体的调节能力，会引起疾病甚至危及生命。因此，稳态是细胞进行正常生命活动的必要条件。

第三节　人体功能的调节

内、外环境发生改变时，机体各种功能活动发生相应变化来维持内环境的相对稳定的过程，称为人体生理功能的调节。

一、人体功能的调节方式

人体生理功能调节的方式有三种，分别为神经调节、体液调节和自身调节。

(一)神经调节

神经调节(neuro-regulation)是指由神经系统对机体的机能活动所实现的调节。它是人体最主要的调节方式。神经调节的基本方式是反射(reflex)。所谓反射是指在中枢神经系统参与下，机体对内、外环境刺激产生的规律性应答反应。反射的结构基础是反射弧，它由感受器、传入神经、神经中枢、传出神经和效应器五个部分组成(图1-1)。感受器感受内、外环境的刺激，并将各种刺激的能量转化为神经冲动，沿传入神经传向中枢。中枢是反射弧的整合部分，对传入神经信息进行分析、处理、综合，并发出传出信号，沿传出神经到达效应器，改变效应器的功能状态。例如：当肢体皮肤受到外界伤害性刺激时，皮肤感受器将信息通过传入神经到达中枢，中枢经过综合、分析和整合后发出神经冲动，沿传出神经到达效应器，即相关肌群，使屈肌收缩产生逃避反应。因此，只有保证反射弧各部分结构和功能的完整性，反射活动才能完成。反射弧任何一个部分的结构或功能受到破坏,反射活动都不能进行。

图 1-1　反射弧模式图

反射分为条件反射和非条件反射两类,两者的联系和各自的意义将在以后的神经系统章节详细讨论。

神经调节的特点:反应迅速、精确、作用短暂。

(二)体液调节

机体的某些细胞所产生的一些特殊的化学物质(如激素等),通过体液被运送到全身各处,调节机体的新陈代谢、生长、发育、生殖等生理功能,这种调节方式称为体液调节(humoral regulation)。

体液调节的特点:反应速度较慢,作用广泛而持久。

神经调节和体液调节这两种调节方式很难截然分开,因为人体的内分泌腺大多数是直接或间接接受神经系统支配,从某种意义上讲,体液调节实际上成为神经调节的一部分,是反射传出通路的延长。这种以神经为主导,有体液调节参加的复合调节方式称为神经-体液调节(neuro-humoral regulation)。人体内的功能调节大多数是这种复合式调节。如肾上腺髓质受交感神经节前纤维的支配,交感神经兴奋时,可引起肾上腺髓质释放肾上腺素和去甲肾上腺素,因而神经系统与体液因素共同参与机体的调节(图 1-2)。

图 1-2　神经-体液调节示意图

(三)自身调节

自身调节是指细胞和组织器官不依赖于神经和体液因素的作用,只靠自身特性对刺激产生适应性反应的过程。这种调节方式目前只在为数不多的组织和器官内发现。例如,在一定范围内增加骨骼肌的初长度可增加肌肉的收缩张力;当动脉血压在一定范围内变动时,脑血管会发生收缩或舒张,以保证脑血流量的相对稳定。

自身调节的特点：调节幅度小、灵敏度低、范围局限。

二、人体功能调节的反馈控制

人体的各种功能调节系统可被看做是一个"自动反馈控制"系统。控制系统由控制部分和受控部分组成。该系统的基本特点是控制部分与受控部分之间存在着往返的双向联系，形成一个闭环（图1-3）。由控制部分发送到受控部分的信息称为控制信息；由受控部分发送到控制部分的信息称为反馈信息。对机体而言，可将反射中枢或内分泌腺看作控制部分，将其支配的效应器或靶器官看作受控部分。把受控部分发出信息影响并调整控制部分功能活动的过程称为反馈（feedback）。

根据反馈信息的作用效果，将反馈分为两类，即负反馈和正反馈。

图1-3　反馈调节示意图

（一）负反馈

负反馈（negative feedback）是指从受控部分发出的反馈信息抑制或削弱了控制部分的活动。如人受到刺激后动脉血压升高，通过反馈回路将血压升高的信息传至心血管中枢，再由心血管中枢发出指令调整心脏和血管功能，使心跳减慢减弱、血管舒张，使升高的血压逐渐降低，恢复到变化前的正常水平；相反，当动脉血压降低时，又可通过负反馈增强心血管活动使血压升高，从而维持血压的稳定。

负反馈的生理意义在于使机体的某种生理功能不至发生过大波动，从而维持机体稳态。在机体功能调节中，负反馈最为多见。

（二）正反馈

正反馈（positive feedback）是指从受控部分发出的反馈信息，促进与加强控制部分的活动。正反馈的生理意义在于使机体的某种生理功能逐步加强并迅速完成。正反馈在体内生理调节过程中比较少见，仅存在于血液凝固、排便、射精、分娩、细胞膜钠通道激活和开放等少数几个过程。

在人体功能的调节控制中，除反馈控制外，还有前馈控制（feed-forward control），是指控制部分发出信号，指令受控部分进行某一活动的同时，又通过另一快捷途径向受控部分发出前馈信号，及时地调控受控部分的活动。有些条件反射被认为是一种前馈控制，如动物看到食物时引起唾液分泌。前馈控制可以使机体反应更具有预见性和超前性，功能活动更准确。

本章小结

一、本章提要

通过本章学习,需要同学们了解生命活动的基本特征,人体和环境的关系,人体功能的调节。具体包括以下内容:

1. 掌握生命活动基本特征,兴奋性的概念,阈值的概念,机体功能调节方式和各自特点,稳态的概念。熟悉反应的类型,内环境的概念,体液的百分比组成,反射弧的组成,反馈的类型。

2. 能够运用反射弧结构组成的基本知识在老师的指导下完成两栖类动物实验,并对实验结果进行相应的分析。

3. 了解正、负反馈的特点和各自意义。

二、本章重、难点

1. 重点

生命活动的基本特征,人体功能的调节方式和各自特点,兴奋性的概念,阈值的概念,体液的百分比组成。

2. 难点

兴奋性和阈值的关系,人体功能的调节方式和各自特点。

课后习题

一、名词解释

1. 兴奋性 2. 内环境 3. 稳态 4. 阈值

二、填空题

1. 生命活动的基本特征有_____、_____和_____。其中最基本特征是_____。
2. 反应的形式包括_____和_____。
3. 衡量兴奋性高低的指标是_____,它与兴奋性呈_____关系。
4. 反馈的类型有_____和_____。
5. 内环境中最活跃的体液部分是_____。
6. 维持内环境稳态的机制是_____,使机体的功能不断更新加强的机制是_____。
7. 反射弧的组成包括_____、_____、_____、_____、_____。
8. 神经调节的基本方式是_____。
9. 反射的结构基础是_____。
10. 反射分为_____和_____两种类型。
11. 神经调节的特点是_____、_____、_____。
12. 人体最重要的调节方式是_____。

三、选择题

1. 临床医学检验中最常用、最重要的内容是对下列哪个体液组成部分的检验（　）
   A. 血液　　　　　　　B. 组织液　　　　　　C. 细胞内液
   D. 细胞外液　　　　　E. 淋巴液
2. 保持体温相对稳定的主要机制是（　）
   A. 神经调节　　　　　B. 体液调节　　　　　C. 正反馈
   D. 负反馈　　　　　　E. 自身调节
3. 神经调节的基本方式是（　）
   A. 反射　　　　　　　B. 反应　　　　　　　C. 反馈
   D. 兴奋　　　　　　　E. 抑制
4. 阈值越大，组织的兴奋性（　）
   A. 越低　　　　　　　B. 越高　　　　　　　C. 不变
   D. 两者成正比　　　　E. 没有关系
5. 机体最重要的调节方式是（　）
   A. 神经调节　　　　　B. 体液调节　　　　　C. 自身调节
   D. 神经-体液调节　　 E. 反馈
6. 可兴奋组织包括（　）
   A. 神经、肌肉、腺体　B. 骨骼、内脏　　　　C. 神经、骨骼肌
   D. 皮肤　　　　　　　E. 毛发
7. 内环境是指（　）
   A. 细胞内液　　　　　B. 细胞外液　　　　　C. 血液
   D. 组织液　　　　　　E. 淋巴液
8. 稳态是指内环境的理化因素保持（　）
   A. 相对稳定　　　　　B. 恒定不变　　　　　C. 绝对稳定
   D. 时常波动　　　　　E. 一成不变
9. 单次刺激能够引起机体组织做出反应，该刺激必须是（　）
   A. 阈上刺激　　　　　B. 阈值　　　　　　　C. 阈下刺激
   D. 阈强度　　　　　　E. 阈刺激或阈上刺激
10. 生命活动的最基本特征是（　）
    A. 呼吸　　　　　　　B. 心跳　　　　　　　C. 脉搏
    D. 新陈代谢　　　　　E. 生殖

四、问答题

1. 比较人体功能调节方式的区别。
2. 正、负反馈的生理意义？

（张　进）

第二章　细胞的基本功能

学习目标

1. 掌握细胞膜的物质转运方式,静息电位、动作电位的概念,受体的概念。
2. 熟悉静息电位、动作电位的产生原理,受体的功能,兴奋-收缩耦联的概念,神经-肌肉接头的兴奋传递过程。
3. 了解细胞膜的分子结构模式,细胞的信号转导功能,骨骼肌的收缩机制及形式。

细胞是构成人体的最基本的结构和功能单位。细胞活动是人体生命活动的基础,因此了解细胞的基本功能,有助于深刻认识和理解机体各系统、器官生命活动的规律,对于机体各系统生理功能的学习有着重要意义。构成人体细胞的数量极多,其形态、结构和功能差异甚大,但在细胞和分子水平实现的基本生命过程及其原理,却具有高度的一致性。本章重点介绍细胞膜的物质转运功能和信号传递功能、细胞的生物电现象与肌细胞的收缩功能等。

第一节　细胞膜的基本结构和物质转运功能

细胞膜是一种具有特殊结构和功能的生物膜,可将细胞内外成分分隔开来,使细胞成为相对独立的功能单位。

一、细胞膜的基本结构

细胞膜主要由脂质、蛋白质和糖类等物质组成,其中以蛋白质和脂质为主,糖类只占少量。这几种物质分子在细胞膜中以怎样的形式排列和存在,是决定膜的基本生物学特性的重要因素。膜以液态的脂质双分子层为基架,其中镶嵌着具有不同生理功能的蛋白质(图2-1)。细胞膜的脂质以磷脂为主,以双层形式整齐地排列。每个磷脂分子的一端由磷酸和碱基构成亲水性极性基团,因为膜的两侧均为水溶液,亲水基团与水相吸引,它朝向膜的外表面和内表面。磷脂另一端

图2-1　细胞膜的液态镶嵌模型示意图

由两条较长的脂肪酸烃链构成疏水性非极性基团，它们在膜的内部两两相对排列，这样的结构最稳定。另外，脂质的熔点较低，膜中的脂质在一般体温条件下是液态，从而使膜具有一定程度的流动性，因而使细胞可以承受较大的压力不致破裂，即使细胞膜发生一些较小的断裂，也易于自动融合和修复。由于细胞膜是以脂质双分子为基架，水溶性物质和离子一般不能自由通过。

二、细胞膜的物质转运功能

细胞的新陈代谢需要多种营养物质，同时也会产生许多代谢产物。细胞外营养物质的进入以及细胞内代谢产物的排出，都要经过细胞膜的物质转运才能实现。细胞膜的特殊结构决定了它对物质的通过有严格的选择性，以保持细胞正常代谢所需的理化环境的相对稳定。由于细胞膜的基架是脂质双分子层，脂溶性的物质可以通过细胞膜，而水溶性物质则不能直接通过细胞膜，它们必须借助细胞膜上某些物质的帮助才能通过，其中细胞膜结构中具有特殊功能的蛋白质起着关键性的作用。

现将几种常见的跨膜物质转运形式分述如下。

（一）单纯扩散

单纯扩散(simple diffusion)是指小分子脂溶性物质通过细胞膜由高浓度一侧向低浓度一侧扩散的过程。人体体液中的脂溶性物质(如氧气、二氧化碳、氢化亚氮等)可以单纯依靠浓度差进行跨细胞膜转运。跨膜转运物质的多少以扩散量表示，其大小取决于两方面的因素：①细胞膜两侧该物质的浓度差，这是物质扩散的动力，浓度差愈大，扩散量也愈大；②该物质通过细胞膜的难易程度，即通透性的大小，细胞膜对该物质的通透性减小时，扩散量也减小。

（二）易化扩散

带电离子和分子量稍大的水溶性分子，其跨膜转运需要由膜蛋白的介导才能完成。体内不溶于脂质或脂溶性低的物质，借助于细胞膜上的某些蛋白质的帮助，由膜的高浓度一侧向低浓度一侧扩散的过程，称为易化扩散(facilitated diffusion)。根据借助膜蛋白质的不同，可将易化扩散分为载体转运和通道转运两种类型。

1. 载体转运(carrier transport)

载体是一些贯穿脂质双层的整合蛋白，它与物质的结合位点随构象的改变而交替暴露于膜的两侧。当它在溶质浓度高的一侧与物质结合后，即引起膜蛋白质的构象变化，把物质转运到浓度低的另一侧，然后与物质分离。在转运中载体蛋白质并不消耗，可以反复使用。经载体易化扩散具有以下特性：①结构特异性。即某种载体只选择性地与某种物质分子作特异性结合。以葡萄糖为例，右旋葡萄糖的跨膜通量超过左旋葡萄糖，木糖不能被运载。②饱和现象。即被转运物质在细胞膜两侧的浓度差超过一定限度时，扩散量保持恒定。这是由于载体蛋白质分子的数目或与物质结合的位点的数目固定，出现饱和。③竞争性抑制。如果一个载体可以同时运载 A 和 B 两种物质，而且物质通过细胞膜的总量又是一定的，那么当 A 物质扩散量增多时，B 物质的扩散量必然会减少，这是因为量多的 A 物质占据了更多的载体的缘故。

许多重要的营养物质如葡萄糖、氨基酸、核苷酸等都是以经载体易化扩散方式进行转运的（见图 2-2）。

图 2-2 载体转运示意图

2.通道转运(channel transport)

通道转运是在镶嵌于膜上的通道蛋白质的帮助下完成的。通道蛋白贯穿细胞膜,各种离子如 K^+、Na^+、Ca^{2+}、Cl^- 等主要就是通过这种方式进出细胞的。当通道蛋白受到某种刺激而发生构型改变时,分子内部便形成允许某种离子通过的孔道,即通道开放,相应的离子可以通过通道由膜的高浓度一侧转移到低浓度一侧(图 2-3)。细胞膜上有 20~40 种离子通道。

根据通道开放所需要的条件不同,可将通道分为化学依从性通道(化学门控通道)和电压依从性通道(电压门户控通道)等。化学依从性通道的开闭取决于某种化学物质的存在,例如 N_2 型乙酰胆碱通道;电压依从性通道的开闭取决于膜两侧的电位差,例如钠通道、钙通道(详见本章第二节)。

图 2-3 通道蛋白转运示意图
A.通道开放;B.通道关闭

在单纯扩散和易化扩散中,物质分子或离子移动的动力是膜两侧的浓度差或电位差所含的势能,扩散的过程不需要细胞另外提供能量。因此,单纯扩散和易化扩散都属于被动转运。

(三)主动转运

与被动转运完全不同,主动转运(active transport)是通过细胞自身的耗能过程,将物质分子(或离子)由细胞膜的低浓度一侧向高浓度一侧或从低电位一侧向高电位一侧转运的过程。它是通过生物泵的活动来完成的。

生物泵是一种镶嵌在细胞膜中的特殊蛋白质。生物泵活动时,细胞要为生物泵的运转提供能量,而能量来源于细胞的代谢过程,所以它与细胞代谢紧密相关。如果细胞代谢障碍,生物泵的功能就会受到影响。生物泵转运物质分子(或离子)是逆浓度差或电位差进行的,即把物质分子(或离子)从低浓度一侧"泵"到高浓度的一侧,从低电位一侧"泵"到高电位一侧,就像水泵把水从低处泵到高处一样,必须另外提供能量来推动才能实现物质转运。生物泵有多种,常以其所转运的物质来命名。例如转运 Na^+ 和 K^+ 的钠-钾泵,转运 Ca^{2+} 的钙泵等。在各种生物泵中,以钠-钾泵的作用最重要,存在最广泛,对它的研究也最充分。

钠-钾泵也可简称为钠泵,是镶嵌在细胞膜中对 Na^+ 和 K^+ 进行跨膜转运的特殊蛋白质。它具有 ATP 酶的活性,可以分解 ATP 使之释放能量,并利用此能量进行 Na^+ 和 K^+ 逆浓度差的转运。因此,钠泵就是一种被称为 Na^+-K^+ 依赖式 ATP 酶的蛋白质。近年来的研究发现,钠泵是由 α 和 β 亚单位组成的二聚体蛋白质,转运 Na^+、K^+ 和促使 ATP 分解的功能主要由 α 亚单位完成。钠泵的活性可被细胞内 Na^+ 的增加和细胞外 K^+ 的增加所激活。钠泵活动时,它泵出 Na^+ 和泵入 K^+ 这两个过程是同时进行的。在一般生理情况下,每分解一个 ATP 分子可以使 3 个 Na^+ 移出膜外,同时有 2 个 K^+ 移入膜内(图 2-4)。

图 2-4 钠泵主动转运示意图

钠泵活动的意义主要是保持 K^+、Na^+ 在细胞内外的浓度差。以神经细胞为例,正常状态下,细胞内 K^+ 浓度约高于细胞外 28 倍,细胞外 Na^+ 浓度约高于细胞内 13 倍。这种 K^+、Na^+ 在细胞内外分布不均匀的现象是依靠钠泵的作用来保持的,而 K^+、Na^+ 在细胞内外的浓度差形成的势能贮备(细胞内 K^+ 有顺浓度差向细胞外扩散的趋势,细胞外 Na^+ 有顺浓度差向细胞内扩散的趋势),是一些重要生理功能(如生物电产生)的物质基础。

钠泵活动造成的势能贮备,还可以促使某些其他物质进行逆浓度差的跨膜转运。小肠内的葡萄糖,能够逆浓度差由肠腔内进入小肠上皮细胞,就是因为钠泵的持续活动,形成了膜外 Na^+ 的高势能。当 Na^+ 顺浓度差进入膜内时,所释放的势能可用于葡萄糖分子的逆浓度差转运。由于葡萄糖主动转运所需的能量是间接来自钠泵活动时 ATP 的分解,故这种类型的转运称继发性主动转运或联合转运。

(四)入胞和出胞

1. 入胞

细胞外的大分子物质或物质团块进入细胞内的过程称为入胞(endocytosis)。液体物质进入细胞称为吞饮,固体物质进入细胞称为吞噬。如白细胞吞噬细菌就属于入胞作用。入胞时,首先是被吞噬的物质与细胞膜接触,引起该处的细胞膜发生内陷或伸出伪足,然后包裹被吞噬的物质,再出现膜结构的断离,被吞噬的物质连同包裹在外面的细胞膜一同进入细胞质形成吞噬小泡。吞噬小泡与细胞质中的溶酶体融合后,吞入的物质可被溶酶体中的蛋白水解酶消化分解(图2-5)。

2. 出胞

细胞内的大分子物质或物质团块被排出细胞的过程称为出胞(exocytosis)。出胞主要见于腺细胞的分泌以及神经末梢递质的释放等。这类物质在细胞内形成后,被一层膜性结构包裹形成囊泡,囊泡向细胞膜移动,然后与细胞膜融合,融合部位破裂,囊泡内物质一次性全部排出细胞外(图2-5)。

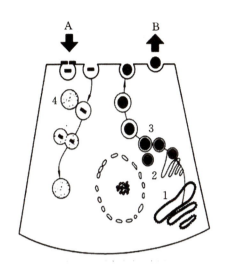

图2-5 入胞与出胞示意图
A:入胞;B:出胞
1—粗面内质网;2—高尔基复合体;
3—分泌颗粒;4—溶酶体

综上所述,物质跨细胞膜的转运是人体内普遍存在的重要功能。单纯扩散和易化扩散是顺浓度差进行的,其扩散的动力来源于物质的浓度差或电位差形成的势能,并不需要细胞提供能量,故可称为被动转运。主动转运则是逆浓度差或电位差进行的,必须由细胞提供能量。出胞和入胞主要依靠细胞本身的活动来完成,也需要细胞代谢提供能量。

第二节 细胞膜的信号转导功能

机体各器官、各组织和细胞的活动,通过神经和体液联系构成一个有机的整体,它们相对独立又密切联系,相互配合,相互协调,以适应内外环境的变化。但无论是神经调节还是体液调节,都要求细胞间有完善的信息联系。在细胞间传递信息的物质有数百种之多,如神经递质、激素等。由这些信号引发细胞分子活性的依次变化,以改变细胞功能的过程称为信号转导(signal transduction)。主要的信号转导方式有两种:①由通道蛋白质完成的信号转导;②由受体完成的信号转导。

一、由通道蛋白质完成的跨膜信号传递

前文已述,通道蛋白质对离子的转运是一种跨膜物质转运,其实这种物质转运的过程也正是一种跨膜信号传递的过程。由通道蛋白质介导的跨膜信号传递有多种类型,根据控制通道开放与否的因素分类,主要有化学门控通道、电压门控通道和机械门控通道等。

(一)化学门控通道

化学门控通道是指由某种特定的化学物质决定其开放的通道。这类通道蛋白裸露于膜

外,存在着能与某种特定化学物质发生特异性结合的位点。一旦某种特定化学物质与之相结合,即能引起通道蛋白分子发生构型改变,导致通道开放而允许某些离子进出。由于离子带有一定的电荷,因此,能引起跨膜电位的改变,并引发细胞功能状态的改变。例如:神经兴奋引起肌肉收缩,就是由神经末梢释放的乙酰胆碱(acetylcholine,ACh),ACh 与终板膜上的离子通道蛋白结合,引起终板膜化学门控 Na^+ 通道开放,最终导致骨骼肌细胞的兴奋和收缩。

除终板膜外,中枢神经系统内的一些氨基酸类递质,如谷氨酸、门冬氨酸、γ-氨基丁酸和甘氨酸等,也是通过类似的化学门控通道进行跨膜信号转导的。

(二)电压门控通道

电压门控通道是由所在膜两侧跨膜电位改变决定其开放的通道。此类通道蛋白的分子结构中,有一些对细胞膜两侧的跨膜电位改变敏感的基团或亚单位,由于自身的带电性质,在跨膜电位改变时,产生蛋白分子的改变,由此而诱发通道蛋白的开放,导致细胞膜两侧相应离子的流动,然后引起细胞功能的改变。神经元细胞膜上存在的某些 Na^+ 通道和 K^+ 通道就属于这一类通道。

(三)机械门控通道

有的细胞存在一种能感受机械性刺激并引起细胞功能改变的通道样结构,这类通道称为机械门控通道。例如,内耳毛细胞顶部膜中的听毛受到外力的作用而弯曲,进而引起听毛根部膜的变形,从而激活了膜中的机械门控通道,出现离子跨膜流动,产生感受器电位,实现了由机械刺激完成的跨膜信号传递,这是听觉产生的重要前提。此外,肌梭的牵张感受器也有机械门控通道。

二、由受体完成的跨膜信号传递

受体(receptor)是细胞的某一特殊部分,它能与某种化学分子特异性结合,引发细胞特定的生理效应。例如,一些神经递质、激素、药物一般是通过与受体结合才发挥作用的。受体主要存在于细胞膜表面,称膜受体。一般说的受体就是指膜受体而言。但细胞胞浆和细胞核内也有受体,分别称为胞浆受体和核受体。受体的化学本质是大分子复合蛋白质或酶系,亦是细胞膜中的一种镶嵌蛋白质。

由受体完成的跨膜信号传递中,研究比较多的是由 G-蛋白耦联受体完成的跨膜信号传递。它的作用过程是:化学物质(如神经递质、激素)与细胞膜表面受体蛋白结合后,通过受体变构激活了膜中的另一种蛋白质即 G-蛋白,后者的激活又导致膜结构中靠近膜内侧面的第三类蛋白质,即膜的效应器酶(如腺苷酸环化酶)的激活(或被抑制),由此而引起胞浆中第二信使(如环-磷酸腺苷,即 cAMP)的生成量改变(增加或减少),进而使蛋白激酶的活性改变,以调节细胞的各种生物效应。

在这一跨膜信号传递系统中,把作用于细胞膜的化学信号(如激素)看作第一信使,由它引起细胞内有关酶系和功能改变而产生的物质(如 cAMP)称为第二信使(second messenger)。可作为第二信使的物质还有环-磷酸鸟苷(cGMP)、三磷酸肌醇(IP3)、二酰甘油(DG)和 Ca^{2+} 等。第二信使的产生至少与膜中三类特殊蛋白质有关,即受体、G-蛋白和效应器酶。

受体具有以下三个特征：①特异性。某种受体只能与它对应的特定物质结合，产生特定的生理效应。也就是说，受体具有识别功能。细胞外液中存在多种化学物质，但是对某种受体来说，只有与之对应的特定化学物质才能与它结合，这就为细胞反应的特定性和准确性奠定了物质基础。②饱和性。细胞膜某种受体的数量和结合能力是有限的，因此它结合某种化学分子的数量也有一定的限度。③可逆性。即化学分子与受体既可以结合，又可以分离。

能与受体结合的化学物质依据所引起的不同效应分为两类：一类在与受体结合后引发特定的生理效应，称为该受体的激动剂；另一类虽然能与受体结合，但不能引发特定的生理效应或使这种效应减弱，称为该受体的阻断剂。

第三节　细胞的生物电现象

细胞在生命过程中始终伴有电现象，称为生物电现象。例如，心电图、脑电图、肌电图，分别是心肌、大脑皮质、肌肉活动时所记录出的生物电变化。生物电现象是一种非常普遍的生理现象，也是生理学重要的基础理论。它主要包括静息电位和动作电位两部分内容，现以单个神经细胞为例加以阐述。

一、静息电位

（一）静息电位的概念

静息电位（resting potential，RP）是指细胞安静时存在于细胞膜两侧的电位差（见图2-6）。由于这一电位差存在于安静细胞膜的两侧，又称跨膜静息电位，简称膜电位。大多数

a. 电极 A 与 B 均置于细胞外表面　　b. 电极 A 与 B 均置于细胞内

c. 电极 A 置于细胞外表面，电极 B 置于细胞内

图 2-6　测定静息电位存在的实验示意图

细胞的静息电位都表现为膜内电位低于膜外。生理学上把膜外电位规定为零,膜内电位即为负值,静息电位用膜内电位表示。大多数细胞的静息电位都在-50~-100mV之间。例如,哺乳动物骨骼肌细胞的静息电位为-90mV,神经细胞的静息电位为-70mV,红细胞的静息电位为-10mV,心室肌细胞的静息电位为-90mV。

人们通常把静息电位存在时细胞膜内外两侧所保持的外正内负状态,称为膜的极化(polarization)。静息电位增大的过程或状态称为超极化(hyperpolarization);静息电位减小的过程或状态称为去极化(depolarization);细胞膜去极化后再向静息电位方向的恢复,称为复极化(repolarization)。静息电位与极化是一个现象的两种表达方式,它们都是细胞处于静息状态的标志。极化状态表达的是膜两侧电荷分布的情况,静息电位表达的是膜两侧的电位差。

(二)静息电位产生机制

1. 产生条件

静息电位的产生有两个前提条件。①细胞内外某些离子的浓度和分布不均衡,细胞内的正电荷主要是K^+,细胞内K^+浓度比细胞外高30倍左右;细胞内的负电荷主要是蛋白质的有机负离子A^-。②细胞膜在安静状态下对K^+的通透性较大(K^+通道开放),对其他离子的通透性很小甚至几乎没有通透性。这为安静时K^+向细胞外扩散提供了有利条件。

2. 形成过程

由于安静状态下细胞膜主要对K^+有通透性,并且细胞内的K^+浓度远远高于细胞膜外,K^+在浓度差的驱动下从细胞内向细胞外扩散(K^+外流)。此时,细胞内的A^-在K^+的吸引下也有外流的趋势,但因细胞膜对其几乎没有通透性而被阻隔在膜的内表面,并牵制细胞外的K^+不能远离细胞膜。K^+和A^-隔膜相对,钾离子带正电,使膜外电位升高;蛋白质带负电,使膜内电位下降,由此产生膜两侧电位差,该电位差对K^+的继续外流构成阻力(膜内负电场吸引K^+,膜外正电场排斥K^+)。随着K^+的外流,膜两侧K^+浓度差(动力)逐渐减小,电位差(阻力)逐渐增大。当促使K^+外流的浓度差与阻止K^+外流电位差这两种相互拮抗的力量达到平衡时,K^+净外流停止,膜两侧电位差不再继续增大,而是稳定在一定数值,这一稳定的电位差称为K^+平衡电位即静息电位。简言之,静息电位主要是K^+外流形成的电-化学平衡电位,又称K^+平衡电位。

二、动作电位

(一)动作电位的概念

细胞接受有效刺激时,在静息电位基础上产生的快速、可扩布的电位变化称为动作电位(action potential,AP)。本节以神经细胞为例,讨论动作电位的一些基本问题。

在神经轴突上记录到的动作电位波形由锋电位和后电位两部分组成(图2-7)。当神经细胞受到刺激兴奋时,膜内电位由-70mV

图2-7 神经纤维动作电位示意图

迅速升高到0mV(去极化),进而由0mV升高到+30mV(反极化),膜的带电状态由"内负外正"变为"内正外负",构成动作电位的上升支。膜内电位升高到+30mV以后立即快速下降,由+30mV回到-70mV(复极化),膜的带电状态由"内正外负"又变为"内负外正",构成动作电位的下降支。神经细胞动作电位快速的去极化和复极化表现为短促而尖锐的脉冲变化,称之为锋电位(spike potential)。锋电位之后膜电位还要经历微小而缓慢的波动,称为后电位(after potential)。包括到达静息电位水平以前的负后电位,也叫去极化后电位,和到达静息电位后膜电位继续下降和再回升到静息水平的正后电位,也叫超极化后电位。只有在后电位结束之后,细胞内电位才完全恢复到静息电位的水平。

细胞的动作电位过程与它的兴奋性变化之间,从时间上看,有一定的对应关系。锋电位相当于细胞兴奋性变化的绝对不应期,负后电位前段相当于相对不应期,负后电位的后段相当于超常期,正后电位相当于低常期(图2-8)。

图2-8 动作电位与兴奋性变化的时间关系

动作电位的特点:①"全或无"(all-or-none)现象:动作电位一旦产生就达到最大值,其变化幅度不会因刺激的加强而增大,也就是说,动作电位要么不产生(无),一旦产生就达到最大(全);②不衰减性传导:动作电位一旦在细胞膜的某一部位产生,它就会立即向整个细胞膜传布,而且它的幅度不会因为传布距离的增加而减小;③脉冲式:由于不应期的存在,动作电位不可能重合,动作电位之间总有一定的时间间隔。

(二)动作电位产生的机制

动作电位产生的机制可用离子流学说来解释。细胞在安静时,细胞膜上的Na^+通道多数处于关闭状态(备用状态),膜对Na^+相对不通透,当细胞膜受到刺激时,钠通道的构型发生改变,细胞膜对Na^+的通透性开始增大,有少量Na^+内流,使膜电位减小,当膜电位减小到一定水平(阈电位)时,膜上的Na^+通道突然大量开放(激活),膜外的Na^+借其浓度差以及膜内负电位的引力作用,Na^+迅速内流。Na^+的内流使膜内的负电位迅速消失,继而出现正电位,膜内电位升高,形成锋电位陡峭的上升支,是为去极化时相。当大量内流的Na^+形成的电场力足以阻止Na^+继续内流时,Na^+内流的净通量为零,即达到了Na^+的平衡电位,也就达到了动作电位上升支的顶点,去极化结束。在这个过程中,大量钠通道又迅速失活而关闭,钾通道则被激活而开放,导致Na^+内流停止并产生K^+的快速外流,细胞内电位迅速下降,又恢复到负电位状态,成为锋电位的下降支,是为复极化时相。这时细胞膜电位基本恢复,但离子分布状态并未恢复,因为去极化进入细胞的Na^+和复极化流出细胞的K^+并未各回原位。这时,通过钠泵的活动,可将流入细胞的Na^+泵出,将流出的K^+泵入,继续维持兴奋前细胞膜两侧Na^+、K^+不均衡分布,钠通道也进入备用状态,为下一次兴奋做准备。

概言之,锋电位的上升支主要是由于Na^+大量、快速内流形成Na^+平衡电位的结果;下降

支主要是由于 K^+ 快速外流的结果。

(三)动作电位的产生条件

1. 阈电位

当静息电位减小到某一临界值时,引起细胞膜上大量钠通道的开放,触发动作电位的产生。这种能触发动作电位的临界膜电位的数值称为阈电位(threshold potential,TP)。从静息电位去极化达到阈电位是产生动作电位的必要条件。阈电位的数值约比静息电位的绝对值小 10~20mV。

刺激能使膜电位上升到阈电位水平,就能触发动作电位。静息电位去极化达到阈电位是产生动作电位(即兴奋)的必要条件。所谓阈强度或阈值,就是使细胞膜的静息电位去极化到阈电位的刺激强度。刺激引起膜去极化,只是使膜电位从静息电位达到阈电位水平,而动作电位的爆发则是膜电位达到阈电位后其本身进一步去极化的结果,与施加的刺激的强度无关。

2. 局部反应

刺激强度低于阈强度的阈下刺激虽不能触发动作电位,但它也会引起少量的 Na^+ 内流,从而产生较小的去极化,只不过这种去极化的幅度不足以使膜电位达到阈电位的水平,而且只限受刺激的局部。这种产生于膜的局部、低于阈电位值的去极化反应称为局部反应。局部反应的特点是:①电位幅度小且呈衰减性传导,传播到很小距离即消失(即呈电紧张扩布)。②非"全或无"式。局部反应可随阈下刺激强度的增强而增大。③总和效应。一次阈下刺激引起的一个局部反应固然不能引发动作电位,但局部反应没有不应期,如果多个阈下刺激引起的多个局部反应在时间上(多个刺激在同一部位连续给予)或空间上(多个刺激同时在相邻的部位给予)叠加起来,就可能使膜的去极化达到阈电位,从而引发动作电位(见图2-9)。

图 2-9 刺激引起膜超极化、局部反应及其在时间上的总和效应

a. 刺激引起膜超极化,与阈电位的距离加大;b. 阈下刺激引起的局部反应,达不到阈电位,不产生动作电位;c 和 d. 均为阈下刺激,但 d 在 c 引起的局部反应的基础上给予,产生总和效应,达到阈电位,引发动作电位

综上所述,阈刺激或阈上刺激,能使静息电位去极化达到阈电位,从而爆发动作电位,即发生兴奋。而单个阈下刺激虽不能引发动作电位,但却能使受刺激部位的细胞膜轻度去极化,几个阈

下刺激引起的局部兴奋总和起来,也可使膜的静息电位去极化达到阈电位水平而产生兴奋。

(四)动作电位的传导

动作电位在同一细胞上的扩布称为传导(conduction)。神经纤维根据有无髓鞘可分为有髓纤维和无髓纤维两类。无髓纤维某一处受刺激兴奋时,兴奋部位的反极化状态与邻近未兴奋部位的极化状态之间就会产生电位差。由于膜两侧的溶液均为导电溶液,因此在兴奋部位和未兴奋部位之间将产生电荷移动,形成局部电流(图 2-10,A,B)。在细胞膜内,局部电流由兴奋部位流向未兴奋部位;在细胞膜外,局部电流由未兴奋部位流向兴奋部位。这种局部电流形成对未兴奋部位的有效刺激,使未兴奋部位去极化,当去极化达到阈电位水平时,触发新的动作电位的产生,使它转变为新的兴奋部位。局部电流由近及远依次向周围扩布,就会使动作电位从受刺激的局部迅速地沿着整个细胞膜扩布,直到整个细胞膜都产生动作电位。动作电位在其他可兴奋细胞膜上的传导机制与无髓纤维兴奋传导基本相同。

图 2-10 动作电位在神经纤维上的传导

A,B示动作电位在无髓神经纤维上的传导;C,D示动作电位在有髓神经纤维的跳跃传导

有髓纤维兴奋的传导比较特殊,因为有髓纤维的轴突外包有一层不导电的髓鞘,在髓鞘间断的朗飞结处,轴突膜与细胞外液直接接触,此外轴突膜上有密集的 Na^+、K^+ 通道,因而有兴奋能力。所以,有髓纤维受到刺激时,动作电位只能在朗飞结处产生。兴奋传导时的局部电流也只能发生在相邻的朗飞结之间,局部电流对相邻的朗飞结起着刺激作用,使之兴奋。然后又以相同的方式使下一个朗飞结兴奋,使之继续传导下去。这样的传导方式称为跳跃式传导(图 2-10,C,D)。由于每一个朗飞结之间距离较大,故其传导速度远大于无髓纤维。在神经纤维上传导的动作电位称为神经冲动(nerve impulse)。

知识链接

生物电的临床应用

人体生物电是一切活细胞普遍存在又十分重要的生命现象。人体许多生理活动都与生物电变化有密切关系,器官结构和功能的改变也可通过其生物电反映出来。临床上的心电图、脑电图、胃电图、肌电图等检查,就是借助于不同的仪器记录的器官电变化波形。它们对相关疾病的诊断、进程观察与治疗效果的评估有着重要的意义。

另外,通过对生物电的干预还能起到一定的治疗作用,如电击除颤对心脏骤停的抢救、残疾肢体特定部位埋藏电子芯片对促进患者的功能康复等,都已经获得了成功。甚至人的思维活动也会通过脑神经细胞的电活动表现出来,这对于探索人的心理变化有着重要的实用价值。

第四节 肌细胞的收缩功能

人体各种形式的运动,主要是通过肌肉组织的活动来实现的。如躯体运动和呼吸运动由骨骼肌来完成;心脏的射血活动由心肌的收缩来完成;一些中空器官如胃肠道、膀胱、子宫和血管等内脏器官,则由平滑肌的收缩来完成。不同肌肉组织在功能上各有特点,但收缩的基本形式和原理是相似的。因为骨骼肌是人体最多的组织,对它的研究也比较充分,因此,本节将以骨骼肌细胞为代表,说明肌细胞的收缩功能。

一、神经-肌接头处的兴奋传递

运动神经末梢和骨骼肌细胞膜相接触的部位称为神经-骨骼肌接头。

(一)神经-肌接头的结构

神经-肌接头由接头前膜、接头后膜和接头间隙三部分构成(图2-11)。

图2-11 神经-肌接头结构示意图
AP:动作电位;EPP:终板电位

1. 接头前膜

贴近肌细胞膜的运动神经末梢的膜称为接头前膜。在神经末梢中含有大量的囊泡,称为接头小泡,每个囊泡内约含有 10000 个乙酰胆碱(ACh)分子。乙酰胆碱是传递信息的化学物质。

2. 接头后膜

与接头前膜相对应的肌细胞膜为接头后膜,又称终板膜,由肌细胞膜增厚并向细胞内凹陷形成。在接头后膜上存在乙酰胆碱受体以及分解乙酰胆碱的胆碱酯酶。

3. 接头间隙

接头前膜与接头后膜之间的窄小空隙称为接头间隙,与细胞外液相通。

(二)神经-肌接头处兴奋的传递过程

当神经冲动沿神经纤维传到末梢时,轴突末梢产生动作电位,在去极化的影响下,该处膜上的电压门控式 Ca^{2+} 通道开放,细胞外液中的 Ca^{2+} 进入轴突末梢内,触发囊泡向前膜内侧面移动,并与前膜融合,进而破裂。囊泡内的乙酰胆碱分子"倾囊"式释放入接头间隙。据估算,一次动作电位大约能使 200~300 个囊泡内乙酰胆碱全部释放,约有 10^7 个乙酰胆碱分子进入接头间隙。乙酰胆碱分子通过接头间隙到达接头后膜(终板膜)时,立即与终板膜上的乙酰胆碱受体蛋白结合,使通道开放,引起 Na^+ 内流,也有少量 K^+ 外流,其总的结果是使终板膜的静息电位减小,出现终板膜的局部去极化,这一局部去极化的电位变化称为终板电位。终板电位不是动作电位,属于局部反应,它的大小与接头前膜释放的乙酰胆碱的量成正相关,可以总和;并以电紧张形式向周围细胞膜扩布,使邻近的肌细胞膜发生局部去极化,当总和的结果使周围肌细胞膜电位达到阈电位水平时,就会产生动作电位,向整个肌细胞膜进行传导,并引起收缩,从而完成神经-肌接头处的兴奋传递。其实,在正常生理状态下,接头前膜每次释放的递质乙酰胆碱量都足以引起终板膜电位达到阈电位的 3~4 倍而引起周围细胞膜兴奋,保证每次传来的神经冲动的有效性。与终板膜上的受体蛋白结合发挥作用后的乙酰胆碱,以及接头间隙中大量多余的乙酰胆碱分子,都会迅速地被接头间隙中或终板膜上的胆碱酯酶分解而破坏,避免骨骼肌细胞持续地兴奋和收缩而痉挛,保证一次神经冲动仅引起一次细胞兴奋和收缩,表现为兴奋与效应呈一对一的关系。同时,接头处又做好了下一次兴奋传递的准备。

(三)神经-肌接头处兴奋传递的特点

1. 化学传递

神经-肌接头处的兴奋传递是两种细胞间信息传递的典型例子,它是通过神经末梢释放乙酰胆碱这种化学物质来进行的,所以是一种化学传递。整个化学传递的过程概括为电-化学-电的传递,即神经轴突末梢的动作电位引发化学物质乙酰胆碱的释放,进而触发骨骼肌细胞产生动作电位。

2. 单向传递

即兴奋只能由运动神经末梢传向肌肉,而不能反传,这是因为乙酰胆碱是存在于神经轴突囊泡中的缘故。

3. 时间延搁

兴奋通过神经-肌接头至少需要 0.5～1.0ms,比兴奋在同一细胞上传导同样距离的时间要长得多,因为接头处兴奋传递过程包括乙酰胆碱的释放、扩散以及与后膜上通道蛋白分子的结合等,均需花费时间。据测定,终板电位的出现约比神经冲动抵达接头前膜处晚 0.5～1.0ms。

4. 易受内环境因素变化的影响

如细胞外液的 pH、温度、药物和细菌毒素等都可影响传递过程,这一特点具有重要的临床意义。人们可以通过调控这一过程的任一环节来治疗骨骼肌的疾病或研究它的功能。例如,使用 Ca^{2+} 能促使乙酰胆碱的释放而加强传递过程;筒箭毒碱能与乙酰胆碱争夺终板膜的通道蛋白,使之不能引发终板电位,起到抑制肌细胞兴奋使肌肉松弛的作用;有机磷酯类能与胆碱酯酶结合而使其失效,从而使得乙酰胆碱在运动终板膜处堆积,导致骨骼肌持续兴奋和收缩,故有机磷酯类农药中毒时出现肌肉震颤;而药物解磷定能复活胆碱酯酶,因而能治疗有机磷酯类中毒。

二、骨骼肌的结构特征

骨骼肌是体内最多的组织,约占体重的 40%。它由大量的肌纤维(肌细胞)组成。每根肌纤维由肌膜包裹,肌浆中含有大量的肌原纤维和丰富的肌管系统。这些结构排列规则有序,具有功能上的意义。

(一)肌原纤维和肌小节

在光学显微镜下观察,肌原纤维上呈现规则的明暗相间的节段,分别称为明带和暗带。暗带的中央有一条横线称为 M 线。明带的中央也有一条横线称为 Z 线。两条相邻 Z 线之间的节段称为肌节(图 2-12)。每一个肌节由两侧的各 1/2 明带和中间的暗带组成。肌节是肌肉进行收缩和舒张的最基本的功能单位。

电子显微镜下进一步观察表明,肌节的明带和暗带由粗细不同的肌丝构成。暗带中主要含有粗肌丝,其长度与暗带相同,粗肌丝的中央固定于 M 线,两端游离伸向 Z 线。明带中的肌丝较细,称为细肌丝,细肌丝一端固定于 Z 线,游离端部分地伸入到暗带中间与粗肌丝重叠,因此暗带中央仅有粗肌丝,透光度相对较好,称为 H 带(图 2-12)。

(二)肌丝的分子结构

1. 粗肌丝

粗肌丝由肌球蛋白(肌凝蛋白)组成,一条粗肌丝大约含有 200～300 个肌球蛋白分子。肌球蛋白呈豆芽状,分为两个豆瓣状的头部和一个长的杆部。许多肌球蛋白杆部朝向 M 线聚合成束,形成粗肌丝的主干,头部有规律地裸露于主干表面形成横桥(图 2-13),头和杆的连接处类似关节,可以活动。当肌肉安静时,横桥与主干垂直。横桥有两个特性:①在一定条件下可以和细肌丝上的肌动蛋白分子呈可逆性结合;②具有 ATP 酶作用,可分解 ATP 提供能量,引起横桥向 M 线方向扭动,牵引细肌丝向 M 线方向滑行。

图 2-12 骨骼肌细胞肌原纤维和肌管系统模式图

2.细肌丝

细肌丝由三种蛋白质分子组成:①肌动蛋白(肌纤蛋白):占 60%,其单体呈球形,许多肌动蛋白分子聚合成两条链形成双螺旋状,构成细肌丝的主干,直接参与肌丝滑行,故把肌球蛋白和肌动蛋白称为收缩蛋白。在肌动蛋白分子上有与横桥结合的位点。②原肌球蛋白(原肌凝蛋白):呈长杆状,分子首尾相接,也聚合成双螺旋结构,与肌动蛋白的双螺旋并行。当肌肉舒张时,原肌球蛋白的位置正好介于肌动蛋白和横桥之间,遮盖肌动蛋白上与横桥结合的位点,阻碍横桥与肌动蛋白结合。③肌钙蛋白:呈球形,以一定间隔分布在原肌球蛋白的双螺旋结构上。对原肌球蛋白起固定作用,从而阻止肌动蛋白与横桥的结合(图 2-13)。肌钙蛋白与 Ca^{2+} 有很强的亲和力,当肌钙蛋白与 Ca^{2+} 结合后,其构型发生改变,原肌球蛋白位移,暴露出肌动蛋白分子上与横桥结合的位点,使横桥与肌动蛋白上的位点结合。因为原肌球蛋白、肌钙蛋白不直接参与肌丝间的相互作用,但可以影响和控制收缩蛋白之间的相互作用,故称为调节蛋白。

(三)肌管系统

肌管系统是指包绕在肌原纤维周围的膜性囊管状结构,由横管和纵管两个独立的系统组成(图 2-12)。

1.横管系统

横管与肌原纤维垂直,是肌细胞膜在 Z 线部位向内凹陷而成。当动作电位沿肌细胞膜扩

图 2-13 肌丝分子结构示意图
A:肌凝蛋白。B:粗肌丝(肌凝蛋白在其中的排列)。C:细肌丝及其组成

布时,可沿着横管将动作电位传导到肌细胞的内部。

2. 纵管系统

纵管与肌原纤维平行,也称肌浆网。在靠近横管处管腔膨大称为终池,内有大量的 Ca^{2+},又称钙池。横管膜的动作电位可使钙池释放 Ca^{2+};而终池膜上大量的钙泵,则能将肌浆中的 Ca^{2+} 泵入终池。

横管与两侧的终池共同构成的结构叫做三联管。三联管是把肌细胞膜的电位变化和细胞内的收缩过程耦联起来的关键部位。

三、肌丝滑行的基本过程

当肌细胞膜上的动作电位引起肌浆中 Ca^{2+} 浓度升高时($\geqslant 10^{-5}$ mol/L),Ca^{2+} 与肌钙蛋白相结合,使肌钙蛋白分子构型改变,这种改变又传递给原肌球蛋白,使原肌球蛋白的构型也发生改变,从而暴露出肌动蛋白上的横桥结合点,横桥与肌动蛋白的结合又产生两种作用:①激活横桥 ATP 酶,分解 ATP 释放出能量,用于细肌丝的滑行;②激发横桥作同方向连续的摆动,拉动细肌丝向 M 线方向滑行,结果是肌小节缩短、肌细胞收缩(图 2-14A)。当肌浆中 Ca^{2+} 浓度因肌浆网对 Ca^{2+} 的回收作用而降低时($<10^{-5}$ mol/L),横桥与肌动蛋白分离、摆动停止,横桥复位,细肌丝恢复到收缩前的位置,结果是肌小节变长,肌细胞舒张(图 2-14B)。

在一定肌节长度内,细肌丝滑动距离越大,肌张力也越大;活动的横桥数目愈多,肌张力和缩短的程度愈大,收缩力愈强。因此,活化横桥数和肌凝蛋白的 ATP 酶活性是控制收缩力的主要因素。而一定浓度的 Ca^{2+} 的存在在细肌丝滑行中起着重要的触发作用。

图 2-14　肌丝滑行原理示意图

A.肌收缩:Ca^{2+} 与肌钙蛋白结合,使原肌凝蛋白发生构象改变,解除位阻效应,横桥与位点结合,拉动细肌丝滑行;B.肌舒张:原肌凝蛋白掩盖肌动蛋白上的结合位点,产生位阻效应,横桥不能与之结合

四、骨骼肌的兴奋-收缩耦联

肌细胞兴奋时,首先在肌细胞膜上产生动作电位,然后才出现肌细胞的收缩反应。将肌细胞兴奋的电变化与肌细胞收缩的机械变化联系起来的中间过程称为兴奋-收缩耦联(excitation contraction coupling)。

兴奋-收缩耦联过程有三个主要步骤:①动作电位经横管传导到肌细胞内部;②三联管的信息传递,纵管终池膜上的 Ca^{2+} 通道开放;③终池释放 Ca^{2+} 启动肌丝滑行,触发肌肉收缩。

由上可知,兴奋-收缩耦联的结构基础是三联管,起关键作用的物质是 Ca^{2+}。

五、骨骼肌的收缩形式

肌肉的收缩可表现为肌肉的长度或张力的变化,这两种收缩形式的产生,取决于外加刺激的条件和收缩时所遇到的负荷的大小,以及肌肉本身的功能状态。

(一)等张收缩和等长收缩

当肌肉接受刺激发生收缩时,可发生长度和张力的变化,其具体表现取决于肌肉是否能自由地缩短。等张收缩(isotonic contraction)是指肌肉收缩时,表现为肌肉的长度缩短,而肌肉的张力不变。等长收缩(isometric contraction)表现为肌肉的长度保持不变而其张力发生变化。在人体内,既有等张收缩,又有等长收缩,而且经常是两种收缩形式不同程度地复合。例如,肢体的自由运动和屈曲主要为等张收缩,而在臂力测验时的肌肉活动则主要是等长收缩。

(二)单收缩和强直收缩

整块骨骼肌或单个肌细胞受到一次短促的刺激,发生一次机械收缩,称为单收缩。单收缩

的过程可以分为收缩期和舒张期,收缩期持续时间较舒张期短。整个单收缩的时间因不同肌肉有显著差异,如人的眼外肌,一个单收缩不超过10ms,而腓肠肌可达100ms以上。

如果给肌肉连续刺激,肌肉收缩的情况随刺激的频率不同,出现不同的收缩形式。当刺激频率较低时,每一个刺激都落在前一次单收缩过程(包括收缩期和舒张期)之后,于是每一次刺激都引起一次独立的单收缩。如果刺激频率增加,每一个新刺激都落在前一次收缩的舒张期,每次新的收缩都发生在前次收缩的舒张期之中,这时,肌肉还未完全舒张,肌肉尚处于一定程度的缩短或张力基础上进行新的收缩,发生了收缩的复合,肌肉表现为不完全强直收缩。在描记曲线上形成锯齿形。如果刺激频率继续增加,那么,肌肉就有可能在前一次收缩的收缩期结束以前开始新的收缩,于是各次收缩的张力变化或长度缩短可以完全融合而叠加起来,使描记曲线上的锯齿形消失,这就是完全强直收缩(图2-15)。不完全强直收缩和完全强直收缩均为强直收缩。骨骼肌每次受刺激兴奋时,其绝对不应期甚短,约0.5~2.0ms,故能接受较高频率的刺激而连续兴奋,这是强直收缩产生的基础。

图2-15　单收缩、复合收缩和强直收缩示意图
s:电刺激信号

在正常人体内,由于运动神经传至骨骼肌的兴奋都是连续的,体内骨骼肌的收缩几乎都属于完全强直收缩,只不过强直收缩的持续时间可长可短。此外,强直收缩较单收缩能产生更大程度的张力和缩短,完全强直收缩所产生的最大张力可达单收缩的3~4倍。

六、影响肌肉收缩的因素

(一)前负荷

肌肉收缩之前(即舒张时)所承受的负荷称为前负荷(preload)。肌肉收缩之前的长度称为初长度。前负荷使肌肉在收缩前就处于被拉长状态而使肌肉的初长度增加。在一定范围内初长度增加,可使肌肉收缩力量增强;但超过一定范围,肌肉收缩力量反而减弱。这是因为肌肉初长度适当增加,横桥与细肌丝结合数目增多,肌肉收缩力量增强;但初长度过长时,细肌丝从粗肌丝之间滑出,横桥与细肌丝的结合数目反而减少,导致肌肉收缩力量减弱。

(二)后负荷

肌肉收缩过程中所承受的负荷称为后负荷(afterload),是肌肉收缩时遇到的阻力。由于

后负荷阻碍肌肉缩短,所以肌肉收缩首先表现为增加张力以克服负荷,即首先进行等长收缩;当肌张力超过后负荷时,肌肉便开始缩短,而肌张力不再增加。因此,肌肉在有后负荷的条件下收缩时,总是张力变化在前,长度缩短在后。增加后负荷,肌肉开始缩短的时间推迟,缩短的速度减慢,肌肉缩短长度也减小。如后负荷过大,超过最大肌张力,则肌肉只能进行等长收缩。

(三)肌肉收缩能力

肌肉收缩能力(contractility)是指与前后负荷无关的,肌肉内在的收缩特性。在其他条件不变的情况下,肌肉收缩能力增强,可使肌肉收缩产生的张力增加,收缩速度加快,做功效率增加。肌肉收缩能力受神经体液因素、化学物质及机体代谢状况影响。如缺氧、酸中毒、低钙、能量供应不足、机械损伤等可使肌收缩能力下降;而咖啡因、Ca^{2+}、肾上腺素等可使肌肉收缩能力增强。此外,体育锻炼能够增强肌肉收缩能力。

肌肉收缩能力主要取决于兴奋收缩-耦联中胞浆内 Ca^{2+} 水平和横桥的 ATP 酶活性。许多神经递质、体液因子、病理因素和某些药物等都可以通过这两条途径影响肌肉收缩能力。

本章小结

一、本章提要

通过本节学习,使同学们了解细胞膜的物质转运、细胞膜的信号转导、细胞的生物电和肌细胞的收缩功能等细胞的基本功能。具体包括以下内容:

1.掌握细胞膜的单纯扩散、易化扩散和主动转运等物质转运功能及特点,静息电位、动作电位、极化、超极化、去极化、锋电位、阈电位、阈下刺激与局部反应的概念,局部反应的特点。熟悉细胞膜的跨膜信号传递方式,动作电位的特点、静息电位和动作电位产生机制,兴奋在同一细胞上的传导机制及传导特点,神经-肌接头处兴奋传递的过程及特点,骨骼肌兴奋-收缩耦联的概念等。

2.具有分析细胞膜物质转运的方式及其意义,运用生物电的知识解释生命活动的基本现象的能力,能够运用理论知识在老师的指导下设计两栖类动物实验,完成不同强度和频率刺激对肌肉收缩的影响等。

3.了解入胞和出胞作用,肌丝滑行的基本过程,骨骼肌的收缩形式及影响因素,平滑肌细胞的结构和功能特点。

二、本章重、难点

1.重点

细胞膜的物质转运功能及特点,动作电位的特点、静息电位和动作电位产生机制;兴奋在同一细胞上的传导机制及传导特点。

2.难点

静息电位和动作电位产生机制,神经-肌接头处兴奋传递的过程及骨骼肌兴奋-收缩耦联。

课后习题

一、名词解释

1. 单纯扩散　2. 易化扩散　3. 主动转运　4. 静息电位　5. 极化状态　6. 动作电位　7. 阈电位　8. 兴奋-收缩耦联

二、填空题

1. 人体内氧气和二氧化碳进出细胞是通过_____。
2. 骨骼肌兴奋-收缩耦联的结构基础是_____，关键物质是_____。
3. 动作电位的传导方式是_____。
4. 在神经纤维上传导的动作电位称为_____。
5. 主动转运是通过_____的活动完成的。

三、选择题

1. 细胞膜在静息情况时,对下列哪种离子通透性最大（　　）
   A. K^+　　　　　　B. Na^+　　　　　　C. Ca^{2+}
   D. Cl^-　　　　　　E. Mg^{2+}

2. 细胞内外正常的 Na^+ 和 K^+ 浓度差的形成和维持是由于（　　）
   A. 膜在安静时对 K^+ 通透性大
   B. 膜在兴奋时 Na^+ 的通透性增大
   C. 膜上 ATP 的作用
   D. 膜上钠泵的作用
   E. 膜上钙泵的作用

3. 细胞受刺激而兴奋时,膜内电位负值减少称为（　　）
   A. 极化　　　　　　B. 去极化　　　　　　C. 复极化
   D. 超射　　　　　　E. 超极化

4. 安静时膜电位处于内负外正的状态,称为（　　）
   A. 极化　　　　　　B. 去极化　　　　　　C. 复极化
   D. 超极化　　　　　E. 反极化

5. 刺激引起兴奋的基本条件是使跨膜电位达到（　　）
   A. 局部电位　　　　B. 阈电位　　　　　　C. 锋电位
   D. 后电位　　　　　E. 动作电位

6. 大多数可兴奋细胞接受刺激发生反应的共有表现是产生（　　）
   A. 神经冲动　　　　B. 收缩　　　　　　　C. 分泌
   D. 动作电位　　　　E. 阈电位

7. 肌细胞中的三联管结构指的是（ ）

A. 每个横管及其两侧的肌小节

B. 每个纵管及其两侧的横管

C. 每个横管及其两侧的终末池

D. 横管、纵管和肌浆网

E. 每个横管及其两侧的纵管

8. 在一般生理情况下，钠泵每活动一个周期可使（ ）

A. 2个Na^+移出膜外，同时3个K^+移入膜内

B. 2个K^+移入膜内

C. 3个Na^+移出膜外，同时2个K^+移入膜内

D. 2个Na^+移出膜外

E. 2个Na^+移出膜外，同时2个K^+移入膜内

9. 关于易化扩散的叙述，错误的是（ ）

A. 以载体为中介的易化扩散，如葡萄糖通过细胞膜进入细胞内的过程

B. 以通道为中介的易化扩散，如K^+，Na^+由膜的高浓度一侧向低浓度一侧的扩散

C. 作为载体的膜蛋白质与被转运物质之间有高度的结构特异性

D. 通道蛋白质对被转运的物质没有特异性

E. 包括通道转运和载体转运

10. 神经-骨骼肌接头处的化学递质是（ ）

A. 乙酰胆碱　　　　B. 胆碱酯酶　　　　C. 肾上腺素

D. 去甲肾上腺素　　E. 多巴胺

四、问答题

1. 细胞膜转运物质的常见形式有几种，各有什么特点？
2. 神经肌肉接头兴奋传递的特征有哪些？

五、案例分析

某患者，男性，40岁，数小时前因使用有机磷农药出现呕吐、腹痛、腹泻、流涎、多汗、视物模糊、瞳孔缩小及肌束颤动、肌痉挛等表现。实验室检查发现，双下肢肌肉震颤，四肢肌张力增高；血胆碱酯酶活性下降，诊断为急性有机磷农药中毒。

思考问题：

结合神经骨骼肌接头的兴奋传递的有关知识分析本案例患者出现肢体抽搐、肌肉震颤和四肢肌张力增高的原因。

（韩玉霞）

第三章 生物大分子的结构与功能

学习目标

1. 掌握蛋白质的生物学功能、酶的反应特点。
2. 熟悉蛋白质的分子组成、理化性质,核酸的生物学功能、分类、分子结构,影响酶促反应速度的因素。
3. 了解蛋白质的分子结构,核酸的分子组成、理化性质,酶的结构与功能。

第一节 蛋白质

蛋白质(protein)是由许多氨基酸通过肽键连接形成的高分子含氮化合物。无论是最简单的病毒还是人类,一切生物体都含有蛋白质。蛋白质是最主要的生命活动的载体,更是功能的执行者。随着各种蛋白质分析技术的创立,蛋白质结构与功能的研究得以迅速发展,尤其是功能基因组与蛋白质组计划的开展,使蛋白质结构与功能的研究达到了新的高峰。

蛋白质的多样性决定其重要性

19世纪中期,荷兰化学家穆尔德(Gerardus Johannes Mulder,1802—1880年)从动物组织中和植物体液中提取出一种共同的物质,他认为这种物质存在于有机界的一切物质中。1838年,他根据瑞典著名化学家贝采里乌斯(Jakob Berzelius)的提议,引用"protein"(源自希腊字proteios,意思是primary)一词来表示这类分子,并认为protein是构成所有生命组织中复杂物质的第一重要元素。

蛋白质是生物体中含量最丰富、分布最广泛的生物大分子,构成蛋白质的氨基酸共有20种,二肽有$20^2=400$种组合的可能,三肽有$20^3=8000$种组合的可能,每多一个氨基酸,肽的多样性就增加20倍。一般大小的蛋白质至少由100个氨基酸构成,蛋白质的种类理论上是无限多的。一个真核细胞可有成千上万种蛋白质,各自具有特殊的结构和功能。分子的结构决定其功能,蛋白质的种类多样决定其功能多样,多样的生物学功能决定其不可替代的重要性。

一、蛋白质的生物学功能

蛋白质普遍存在于生物界,是生命活动的物质基础,生物体结构越复杂,其蛋白质种类和功能也越繁多。具有复杂空间结构的蛋白质在生物体内承担着惊人的生物学功能。体内蛋白质的主要生物学功能包括：蛋白质是构成组织细胞的基本成分，具有保护和支持的功能；蛋白质可以维持组织的生长、更新和修复，参与体内重要的生理活动，如催化功能、调节功能、运输功能、免疫功能、收缩和运动功能、防御功能、识别功能、凝血功能、信息传递功能、基因表达调控功能等；蛋白质具有储存和营养功能，在细胞内可以氧化分解供能。

二、蛋白质的分子组成

蛋白质分布广泛，几乎所有的器官组织都含有蛋白质，约占人体固体成分的45%，而在细胞中可达细胞干重的70%以上。

(一)蛋白质的元素组成

尽管蛋白质的种类繁多，结构各异，但元素组成基本相似。经元素分析表明，所有蛋白质分子都含有碳(50%～55%)、氢(6%～8%)、氧(19%～24%)、氮(13%～19%)、硫(0～4%)。某些蛋白质还含有少量磷、硒，或金属元素铁、铜、锌、钼、锰、钴等，个别蛋白质还含有碘。各种蛋白质的含氮量很接近，平均为16%。由于生物样品中蛋白质是主要的含氮物，因此测定生物样品的含氮量可推得蛋白质的大致含量。公式如下：

$$每克样品含氮克数 \times 6.25 \times 100 = 100g 样品中蛋白质含量(g\%)$$

(二)蛋白质的基本组成单位——氨基酸

人体内所有蛋白质都是由氨基酸(amino acid)组成的多聚体，氨基酸是蛋白质的基本组成单位，不同蛋白质的各种氨基酸的含量和排列顺序不同。自然界中存在的氨基酸有300余种，而组成人体蛋白质的氨基酸仅有20种。蛋白质可受酸、碱或蛋白酶的作用而水解产生游离氨基酸。

1. 氨基酸的结构特点

组成蛋白质的20种氨基酸，具有相似的结构特点，具体如下。

(1)构成天然蛋白质的20种氨基酸都是α-氨基酸。蛋白质水解所得的氨基酸产物除脯氨酸外均为α-氨基酸(脯氨酸是α-亚氨基酸)，表现为连接羧基的α碳原子上还连接一个氨基。此外，α-碳原子还连接一个氢原子和一个侧链基团，不同氨基酸的结构差异主要体现在α-碳原子连接的侧链基团的不同。图3-1为α-氨基酸的结构通式，其中R表示氨基酸的侧链基团。

图3-1 氨基酸的结构通式

(2)除甘氨酸外，其余的氨基酸都是L-氨基酸。由于不同氨基酸的R侧链基团不同，氨基酸分子中与α碳原子连接的四个基团各不相同(甘氨酸除外)，因此α碳原子为手性碳原子，此类氨基酸具有旋光异构现象，即存在D-型和L-型两种异构体。生物界中组成蛋白质的氨基酸均为 L-型。D-氨基酸大都存在于某些细胞产生的抗生素以及个别植物的生物碱分子中,哺乳动物组织中也存在游离 D-型氨基酸,D-型氨基酸不参与任何蛋白质组成。

2.氨基酸的分类

氨基酸侧链 R 基团在决定蛋白质性质、结构和功能上具有重要作用。根据其侧链基团结构和性质的差异,可将直接组成蛋白质的 20 种氨基酸分为 4 类(表 3-1)。

(1)非极性疏水性氨基酸:这类氨基酸在水中的溶解度小于极性中性氨基酸,其侧链基团主要为烃基、吲哚环、甲硫基等非极性疏水性基团。主要包括丙氨酸、缬氨酸、亮氨酸、异亮氨酸、苯丙氨酸、脯氨酸、色氨酸和蛋氨酸等 8 种氨基酸。

(2)极性中性氨基酸:与非极性疏水性氨基酸比,极性中性氨基酸的 R 侧链基团主要是亲水性的羟基、巯基或酰胺基等极性基团,因此更易溶解于水。这类氨基酸主要包括甘氨酸、丝氨酸、酪氨酸、半胱氨酸、天冬酰胺、谷氨酰胺、苏氨酸等 7 种氨基酸。

(3)酸性氨基酸:酸性氨基酸的结构特征为 R 侧链基团含有另外的羧基,在水溶液中能释放 H^+ 而带负电荷,主要包括谷氨酸和天冬氨酸 2 种氨基酸。

(4)碱性氨基酸:碱性氨基酸的 R 侧链基团含有碱性的氨基、胍基或咪唑基,在水溶液中能结合 H^+ 而带正电荷,主要包括赖氨酸、精氨酸和组氨酸 3 种氨基酸。

表 3-1 氨基酸的分类

结构式	中文名	英文名	三字符号	一字符号	等电点
非极性疏水性氨基酸					
$CH_3-CHCOO^-$ $\quad\quad |$ $\quad\quad ^+NH_3$	丙氨酸	alanine	Ala	A	6.00
$CH_3-CH-CHCOO^-$ $\quad\quad\; | \quad\quad |$ $\quad\quad CH_3 \;\; ^+NH_3$	缬氨酸	valine	Val	V	5.96
$CH_3-CH-CH_2-CHCOO^-$ $\quad\quad\; | \quad\quad\quad\quad\; |$ $\quad\quad CH_3 \quad\quad\quad ^+NH_3$	亮氨酸	leucine	Leu	L	5.98
$CH_3-CH_2-CH-CHCOO^-$ $\quad\quad\quad\quad\quad | \quad\; |$ $\quad\quad\quad\quad CH_3 \;\; ^+NH_3$	异亮氨酸	isoleucine	Ile	I	6.02
$C_6H_5-CH_2-CHCOO^-$ $\quad\quad\quad\quad\quad\quad |$ $\quad\quad\quad\quad\quad\;\; ^+NH_3$	苯丙氨酸	phenylalanine	Phe	F	5.48

续表 3-1

结构式	中文名	英文名	三字符号	一字符号	等电点
(环状结构) CH$_2$-CH$_2$-CH$_2$-CHCOO$^-$-NH$_3^+$	脯氨酸	proline	Pro	P	6.30
(吲哚基)-CH$_2$-CHCOO$^-$-$^+$NH$_3$	色氨酸	tryptophan	Try	W	5.89
CH$_3$SCH$_2$CH$_2$-CHCOO$^-$-$^+$NH$_3$	蛋氨酸	methionine	Met	M	5.74

极性中性氨基酸

结构式	中文名	英文名	三字符号	一字符号	等电点
H-CHCOO$^-$-$^+$NH$_3$	甘氨酸	glycine	Gly	G	5.97
HO-CH$_2$-CHCOO$^-$-$^+$NH$_3$	丝氨酸	serine	Ser	S	5.68
HO-C$_6$H$_4$-CH$_2$-CHCOO$^-$-$^+$NH$_3$	酪氨酸	tyrosine	Try	Y	5.66
HS-CH$_2$-CHCOO$^-$-$^+$NH$_3$	半胱氨酸	cysteine	Cys	C	5.07
H$_2$N-CO-CH$_2$-CHCOO$^-$-$^+$NH$_3$	天冬酰胺	asparagine	Asn	N	5.41
H$_2$N-CO-CH$_2$CH$_2$-CHCOO$^-$-$^+$NH$_3$	谷氨酰胺	glutamine	Gln	Q	5.65
CH$_3$-CH(OH)-CHCOO$^-$-$^+$NH$_3$	苏氨酸	threonine	Thr	T	5.60

续表 3-1

结构式	中文名	英文名	三字符号	一字符号	等电点
酸性氨基酸					
HOOCCH$_2$—CH(+NH$_3$)COO$^-$	天冬氨酸	aspartic acid	Asp	D	2.97
HOOCCH$_2$CH$_2$—CH(+NH$_3$)COO$^-$	谷氨酸	glutamic acid	Glu	E	3.22
碱性氨基酸					
NH$_2$CH$_2$CH$_2$CH$_2$CH$_2$—CH(+NH$_3$)COO$^-$	赖氨酸	lysine	Lys	K	9.74
NH$_2$C(NH)NHCH$_2$CH$_2$CH$_2$—CH(+NH$_3$)COO$^-$	精氨酸	arginine	Arg	R	10.76
(咪唑环)—CH$_2$—CH(+NH$_3$)COO$^-$	组氨酸	histidine	His	H	7.59

上述20种氨基酸都具有特异的遗传密码,故称为编码氨基酸。除编码氨基酸外,有些氨基酸是在蛋白质合成后经过加工修饰而成的,如胶原蛋白中的羟脯氨酸和羟赖氨酸,分别是由脯氨酸和赖氨酸经羟化而成的。在蛋白质分子中,有时两个半胱氨酸残基上的巯基可以脱氢,以二硫键(disulfide bond)相连,形成胱氨酸(图3-2)。

$^-$OOC—CH(+NH$_3$)—CH$_2$—SH + HS—CH$_2$—CH(+NH$_3$)—COO$^-$ $\xrightarrow{-HH}$ $^-$OOC—CH(+NH$_3$)—CH$_2$—S—S—CH$_2$—CH(+NH$_3$)—COO$^-$ (二硫键)

图 3-2 胱氨酸与二硫键

3. 20种氨基酸具有共同或特异的理化性质

(1)氨基酸具有两性解离的性质:由于所有的氨基酸都含有碱性的α-氨基和酸性的α-羧

基,在酸性溶液中与质子(H^+)结合成带正电的阳离子($-NH_3^+$),也可在碱性溶液中与OH^-结合,失去质子变成带负电荷的阴离子($-COO^-$),因此氨基酸是一种两性电解质,具有两性解离的特性。氨基酸的解离方式取决于其所处溶液的酸碱度。在某一pH值的溶液中,氨基酸解离成阳离子和阴离子的趋势及程度相等,成为兼性离子,呈电中性,此时溶液的pH值称为该氨基酸的等电点(isoelectric point,pI)(表3-1)。不同氨基酸具有不同的等电点,是氨基酸的特征性常数。

(2)含有共轭双键的氨基酸具有紫外吸收性质:根据氨基酸的吸收光谱,含有共轭双键的色氨酸、酪氨酸的最大吸收峰在280nm波长附近,由于大多数蛋白质含有酪氨酸和色氨酸残基,氨基酸的紫外吸收特性常用于氨基酸溶液或蛋白质溶液含量的快速测定。

(3)氨基酸和茚三酮的显色反应:氨基酸和茚三酮水合物共加热时,氨基酸被氧化脱氨,脱羧,而茚三酮水合物被还原,其还原物可与氨基酸加热分解产生的氨结合,再与另外一分子茚三酮缩合成蓝紫色的化合物,此化合物最大吸收峰在570nm波长处。由于此吸收峰值的大小与氨基酸释放出的氨量成正比,因此可以作为氨基酸的定量分析方法。在法医学上,使用茚三酮显色反应可采集嫌疑犯在犯罪现场留下来的指纹,因为手汗中含有多种氨基酸,遇茚三酮后起显色反应。

4. 氨基酸的连接方式

(1)氨基酸通过肽键连接而形成肽:一个氨基酸的氨基与另一个氨基酸的羧基脱水缩合形成的酰胺键称肽键(peptide bond)。肽键是构成蛋白质分子的基本化学键,其键长为0.132nm,介于C—N的单键(0.149nm)和双键(0.127nm)之间,所以肽键具有部分双键的性质,不能自由旋转,并且肽键中的C、O、N、H四个原子和与它们相连的两个α碳原子共同处于一个平面上,这个平面称为肽平面。氨基酸通过肽键连接形成的化合物称作肽(peptide)(图3-3)。

图3-3 二肽与肽键

如甘氨酸和甘氨酸可以脱水缩合形成甘氨酰甘氨酸,这种由两个氨基酸通过一个肽键连接形成的肽叫二肽,三个氨基酸缩合成三肽,其余以此类推。一般十肽以下的称为寡肽,十肽以上的肽称为多肽。多肽分子由氨基酸相互连接形成的长链称为肽链(polypeptide chain)。肽链中的氨基酸分子因脱水缩合而失去某些基团,故称为氨基酸残基(residue)。

多肽链的主键是肽键,由肽键连接各氨基酸残基形成的长链骨架称为多肽链的主链,连接于各α碳原子上的R侧链基团统称为多肽链的侧链。肽的命名依据多肽主链,从肽分子具有游离的α-NH_2的末端(称为氨基末端、N—末端或N—端,常用"H—"表示)指向肽链具有游离的α-COOH的末端(称为羧基末端、C—末端或C—端,常用"—OH"表示)。书写某肽时,规定氨基末端在左,羧基末端在右,从左至右依次列出各氨基酸的中文或英文缩写符号。

蛋白质就是由许多氨基酸残基组成的多肽链。一般而论,蛋白质通常含有50个氨基酸残基以上,多肽则为50个氨基酸残基以下。多肽和蛋白质没有本质区别,主要不同在于分子大小的差异以及蛋白质生物大分子所具有的较为固定的空间构象。

(2)生物体内存在多种重要的生物活性肽:氨基酸通过肽键还能形成一些具有生物调节活性的小分子肽,称为生物活性肽,有的仅为三肽,有的属寡肽或多肽。生物活性肽广泛参与细胞生长、发育、繁殖、行为、应激反应等生命活动的调节。随着科学技术的发展,许多化学合成或者基因工程生产的肽类药物已经广泛应用于疾病预防和治疗,并取得了显著成效。

谷胱甘肽(glutathione,GSH,SH表示分子中的自由巯基)属不典型的三肽,从氨基末端至羧基末端依次是谷氨酸、半胱氨酸、甘氨酸。因为谷氨酸是通过γ-羧基与半胱氨酸的α-氨基形成了肽键,故称为γ-谷胱甘肽(图3-4)。GSH通过功能基团巯基(—SH)参与细胞的氧化还原作用,消除氧化剂,具有保护某些蛋白质的活性巯基不被氧化的作用。

图3-4 谷胱甘肽的分子组成

体内许多激素属寡肽或多肽,如属于下丘脑-垂体-肾上腺皮质轴的催产素(9肽)、加压素(9肽)、促肾上腺皮质激素(39肽),以及抗利尿激素(9肽)等。神经肽包括脑啡肽(5肽)、强啡肽(17肽)、神经肽Y(36肽)、P物质(11肽)等,作为神经递质、神经调质、生长因子等广泛参与调节体内的应激、免疫、认知、睡眠等过程(图3-5)。

图3-5 催产素

三、蛋白质的分子结构

具有生理功能的蛋白质都是有序结构,每一种蛋白质都有其特定的氨基酸组成、排列顺序以及空间排布。这是蛋白质发挥其生理功能的基础。蛋白质本身的分子量很大,组成人体蛋白质的 20 种氨基酸排列顺序千变万化,为人体数以万计的蛋白质分子提供了不同的序列和空间结构,同时赋予蛋白质分子以不同的生物学功能。

蛋白质分子结构分为四个层次:一级、二级、三级和四级结构,一级结构是蛋白质分子的基本结构,后三者统称为高级结构或空间结构,空间结构又称为构象(conformation),一级结构决定空间结构(图 3-6)。蛋白质的空间构象涵盖了蛋白质分子中的每一个原子在三维空间的相对位置,它们是蛋白质特定功能和性质的结构基础。

图 3-6 蛋白质的各级结构

(一)蛋白质的一级结构

蛋白质分子中,从 N-端到 C-端氨基酸的排列顺序称为蛋白质的一级结构(primary structure),包括氨基酸的种类、数量和排列顺序。蛋白质的一级结构是决定蛋白质结构、作用机制以及与其同源蛋白质生理功能的基础。维持一级结构稳定的化学键主要为肽键。某些蛋白质分子一级结构中还含有由两个半胱氨酸残基的巯基(—SH)脱氢氧化生成的二硫键,蛋白质分子中二硫键的位置和数量也属于一级结构的范畴。

1953 年,英国生物化学家 Sanger 报道了胰岛素(insulin)的氨基酸排列顺序,这是第一个被确定一级结构的蛋白质。他因此获得了 1958 年诺贝尔化学奖。人胰岛素是由胰岛 β 细胞分泌,分子量 5.773kD,由 A、B 两条肽链组成,A 肽链含有 21 个氨基酸残基,B 肽链含有 30 个氨基酸残基,除肽键外,维持胰岛素分子的化学键还包括两个链间形成的二硫键和存在于 A 链的一个链内二硫键(图 3-7)。

图 3-7 人胰岛素的一级结构

目前已有逾 10 万种蛋白质的氨基酸序列被测定出来,其中分子量最大的是肌巨蛋白,它由一条肽链构成,包括 2.7 万个氨基酸残基,分子量约 3000kD。由于所含的氨基酸总数、各种氨基酸所占比例、肽链中氨基酸的排列顺序不同,不同蛋白质的结构多样,功能各异。蛋白质一级结构的研究对揭示某些疾病的发病机制、指导疾病治疗等具有重要的意义。

(二)蛋白质的空间结构

蛋白质分子并非线性分子,在一级结构的基础上,多肽链盘曲、折叠形成特定的空间结构。蛋白质的空间结构就是指蛋白质分子内各原子围绕某些共价键旋转而形成的各种空间排布及相互关系,这种空间结构称为蛋白质的构象。蛋白质的特定构象决定了蛋白质的分子形状、理化性质和生物学功能。

1. 蛋白质的二级结构

(1)形成二级结构的基础:蛋白质的二级结构(secondary structure)是指多肽链主链的局部空间结构,不包括氨基酸侧链的构象。氢键是维持蛋白质二级结构稳定的主要作用力。

(2)蛋白质二级结构的基本形式:多肽链中氨基酸残基上 α-碳原子所连的两个单键可以自由旋转,使得其两侧的肽平面可形成若干个不同的空间排布位置,因此产生了不同的二级结构,是肽链主链各种空间构象的结构基础。蛋白质的二级结构主要包括:α-螺旋、β-折叠、β-转角和无规则卷曲等。

1)α-螺旋:α-螺旋是蛋白质二级结构中最常见的存在形式。多肽链的主链原子围绕中心轴做有规律的螺旋式上升,其走向为顺时针方向,也称为右手螺旋(图 3-8)。

图 3-8 α-螺旋示意图

其结构特点如下：①多肽链以酰胺平面为单位，通过α碳原子的旋转沿长轴方向盘旋而形成紧密稳定的右手螺旋。②肽链呈螺旋上升，每3.6个氨基酸残基上升1圈，相当于0.54nm（螺距）。③肽键平面与螺旋长轴平行，相邻两圈螺旋之间借肽键羰基中的氢形成链内氢键，是维持α-螺旋稳定的主要因素。④肽链中氨基酸残基R基团分布在螺旋外侧，其形状、大小、及所带电荷对α-螺旋的形成及稳定都有影响。

2）β-折叠：在β-折叠中，多肽链主链走向呈折纸状，以α-碳原子为旋转点，相邻的肽平面依次折叠成折纸状结构（图3-9）。

结构特征如下：①肽链呈伸展状态，肽键平面之间折叠成锯齿状。②依靠两条肽链或一条肽链内的两段之间形成氢键，使构象得以稳定。③两条肽链可以是顺向平行，也可以是逆向平行。所谓顺向平行是指两条肽链轴向都是从N-端到C-端，是同方向的，而逆向平行是指两条肽链方向相反。④氨基酸残基的R基团交错伸向折叠片层的上下方。

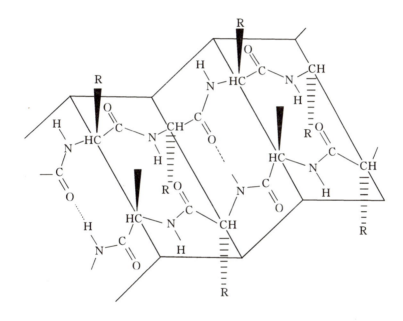

图3-9 β-折叠结构示意图

β-折叠大量存在于丝心蛋白和β-角蛋白中，在一些球形蛋白分子中，如溶菌酶、羧肽酶A、胰岛素等也有少量β-折叠的存在。

3）β-转角和无规则卷曲：多肽链主链也可以出现180°转折形成β-转角结构。没有确定规律性的局部肽链结构则被称为无规则卷曲。

蛋白质的二级结构是以一级结构为基础的。研究结果表明，一种蛋白质的二级结构并非单纯的α-螺旋、β-折叠、β-转角和无规则卷曲，而是这些不同类型构象的组合，只是在不同蛋白质分子中，上述类型的构象所占比例不同。

4）模体是具有特殊功能的超二级结构：在许多蛋白质分子中，可发现两个或两个以上具有二级结构的肽段，在空间上相互接近，形成一个有规则的二级结构的组合，称为超二级结构。1973年，M.G.Rossman首次提出此概念，目前已知的超二级结构类型主要包括：αα、βαβ、βββ，近年研究发现,超二级结构具有重要的生理功能,可参与基因的表达调控。

2.蛋白质的三级结构

多肽链中所有原子在三维空间的排布位置称为蛋白质的三级结构(tertiary structure)。是在二级结构的基础上,通过侧链R基团间的相互作用,进一步盘曲、折叠而形成的特定立体构象。

肌红蛋白是由153个氨基酸残基构成的单条肽链的蛋白质,含有一个血红素辅基(图3-10)。肌红蛋白中α-螺旋占75%,构成8个螺旋区,两个相邻的螺旋区之间有一段无规则卷曲,整条肽链折叠成球状分子,球表面主要有亲水侧链,疏水侧链主要分布于分子内部。

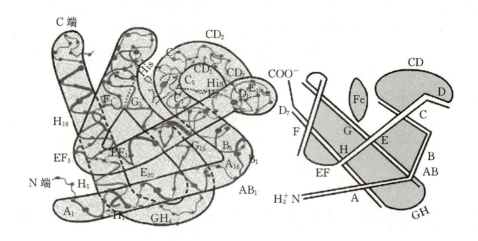

图3-10 肌红蛋白的三级结构

三级结构的形成和稳定依靠氨基酸侧链R基团之间的相互作用形成的非共价键维持,主要包括:氢键、疏水键、离子键和范德华力等,这些次级键在稳定蛋白质三级结构中起着至关重要的作用,以疏水键最为重要。肽链中的半胱氨酸之间形成的二硫键也参与了蛋白质三级结构稳定的维持(图3-11)。

蛋白质的三级结构有球状、棒状、椭圆状、纤维状等,其特点是亲水氨基酸残基大多分布于分子表面,形成亲水面,而疏水氨基酸残基大多埋在分子内部,产生疏水核,少数也可存在于分子表面形成疏水面。在球状分子的表面,常常会出现一个内陷(凹陷、裂缝)的洞穴,此洞穴往往是疏水区,常常是蛋白质功能活性部位所在区域,如酶分子的内陷区域往往是酶的活性中心,容纳底物进入并在此转换为产物。

蛋白质的一级结构决定着三级结构,每种蛋白质一级结构都有自己特定的氨基酸组成及排列顺序,从而构成其固有的独特的三级结构。由一条肽链组成的蛋白质,其三级结构的完整性是其行使生物学功能的基础。若蛋白质严密、有序的三级结构遭到破坏,则其生物学功能便会丧失。

分子量较大的蛋白质常可以折叠成多个结构比较紧密的区域,并各行使其功能,这些区域称为结构域(domain)。结构域是三级结构层次上局部折叠区,有较为独立的三维结构,并非所有蛋白质的结构域都明显可分。

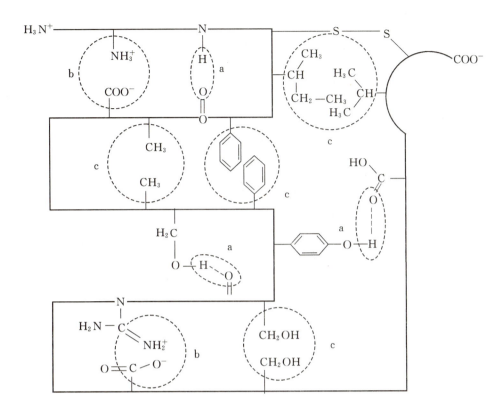

图 3-11　蛋白质分子三级结构及维持作用力
a.氢键；b.离子键；c.疏水键

3. 蛋白质的四级结构

在体内有许多蛋白质含有两条或两条以上的肽链，才能全面地执行功能。每一条肽链都具有完整的三级结构，称为亚基（subunit），亚基单独存在没有生物学功能，必须具有完整的四级结构才有生物学功能。亚基和亚基之间呈现特定的三维空间排布，并以非共价键相连，这种蛋白质分子中亚基的空间排布及亚基接触部位的布局和相互作用，称为蛋白质的四级结构（quaternary structure）。

四级结构中，各亚基间的结合力主要是氢键和离子键。在蛋白质四级结构中，若亚基分子结构相同，则称为同聚体蛋白，若亚基分子结构不同，则称为异聚体蛋白。血红蛋白是典型的具有四级结构的寡聚蛋白，是由 2 个 α 亚基和 2 个 β 亚基组成的四聚体，每个亚基都含有一个血红素辅基（图 3-12）。4 个亚基通过 8 个离子键相连，形成四聚体，具有运输 O_2 和 CO_2 的功能。每一个亚基单独存在时，虽然具有结合氧的功能，但在组织中很难释放氧，因此失去了血红蛋白原有的运输氧的功能。

（三）蛋白质的结构与功能的关系

大量的蛋白质结构与功能关系研究证实，蛋白质结构与功能间存在密切的关联。蛋白质

图 3-12 血红蛋白的四级结构

多种多样的生物学功能是由其特定的构象决定的,各种蛋白质特定的构象又取决于其一级结构。

1. 蛋白质一级结构与功能的关系

(1) 一级结构是空间结构的基础:蛋白质的一级结构决定了蛋白质形成哪一种空间结构。氨基酸排列顺序的差别导致从多肽链骨架伸出的侧链的性质和序列不同,电荷差异,对水的亲和力也不相同,因而使蛋白质的分子有不同的空间结构。一级结构相似的不同蛋白质,往往具有相似的空间结构和功能。

核糖核酸酶是由 124 个氨基酸残基组成的,包含 4 对二硫键的单链蛋白(图 3-13A)。经尿素和 β 巯基乙醇处理后,次级键断裂,该酶的二级、三级结构破坏,催化活性丧失。用透析方法除去尿素和 β 巯基乙醇,使松散的多肽链遵循其特定的氨基酸顺序,卷曲折叠恢复成其天然的空间构象,酶的催化活性也逐渐恢复(图 3-13B)。研究结果表明,只要蛋白质的一级结构没有被破坏,就有可能恢复到原来的三级结构,功能依然存在。

(2) 一级结构与功能的关系:蛋白质一级结构的改变可使蛋白质的功能发生改变,严重时导致疾病的发生。如正常人血红蛋白 β 亚基第 6 位是酸性的谷氨酸残基,若被中性的缬氨酸残基取代,则血红蛋白分子表面负电荷减少,溶解度降低,易聚集成丝相互黏着,使红细胞变成镰形而极易破碎溶血,引起镰刀型红细胞贫血。这种由于基因突变导致的蛋白质一级结构改变后,表现出生理功能异常而引起的疾病,称为分子病。

并非所有的一级结构中的每个氨基酸残基都很重要,某些氨基酸残基的改变或缺失不会影响蛋白质的功能,如胰岛素第 28～30 位氨基酸残基去除后,其活性仍维持原来活性的 100%。

2. 蛋白质空间结构和功能的关系

蛋白质各种各样的生物学功能与其特定的构象密切相关,特定的构象是表达特定功能的

图 3-13 牛核糖核酸酶一级结构和空间结构的关系

基础,构象发生了变化,其功能活性也随之发生改变。在生物体内,某些蛋白质,主要是具有四级结构的蛋白质,可在一些因素的影响下,发生微妙的构象变化,进一步影响其功能,这种现象称为变构效应(也叫别构效应)。具有四级结构的蛋白质,其某一个亚基的构象改变会影响蛋白质分子中其他亚基的构象,进而影响其功能,称为协同效应。如果某个亚基的构象变化促进其他亚基的构象和功能发生相应变化,称为正协同效应,反之称为负协同效应。

例如:血红蛋白是具有四级结构的寡聚蛋白,其主要功能是运输氧气。血红蛋白每个亚基都包含血红素辅基,血红素辅基中的亚铁是氧分子的结合部位。体内的血红蛋白有两种结构状态,即紧张态(tense state,T 态)和松弛态(relaxed state,R 态),处于 T 态的血红蛋白亚基很难与氧分子结合。在脱氧状态下,血红蛋白四聚体几乎全都是 T 态,亚铁离子处于卟啉环平面的外部,氧分子与亚铁离子结合,铁离子移入血红素平面的中央,使得其所在亚基结构变得松弛(图 3-14A)。血红蛋白每与一个氧气分子结合,就会导致四聚体向 R 态转变的可能性增加,氧气更容易与其他三个空余的结合位点结合,因此蛋白质结合氧的亲和力随之大大提高。这种正协同效应可以从血红蛋白的氧结合曲线上得到证实:血红蛋白结合氧的能力可以用氧饱和度表示。当血氧浓度低时,所有蛋白质分子处于 T 态,与氧的结合能力差,氧饱和度低;随着氧分压增加,当有一部分位点结合氧气后,导致蛋白质分子变成 R 态,血红蛋白结合氧分子的能力大大增加,表现为氧饱和度的迅速升高;当 R 态蛋白质所有位点都结合了氧分子,不能再结合氧分子时,氧结合曲线则趋于平稳(图 3-14B),这些事件导致血红蛋白的氧结合曲线呈"S"型,蛋白质结合氧的这种特性使之能够有效地运输氧气。由于血红蛋白氧结合位点具有协同性,使其运氧能力比肌红蛋白和非协同性蛋白(即使这种蛋白具有最佳的氧亲和性)运氧能力更大。

图 3-14 血红蛋白(Hb)和肌红蛋白(Mb)的氧结合曲线

四、蛋白质的理化性质

(一)蛋白质的两性解离和等电点

蛋白质由不同数量的 20 种氨基酸组成,其中一些氨基酸残基侧链含有酸性基团或碱性基团。此外,肽链的 N-端和 C-端分别含有游离氨基和游离羧基,因此蛋白质可解离成阴离子和阳离子,呈现两性解离的性质。在特定 pH 值的溶液中,某一种蛋白质解离成阴离子和阳离子的趋势相等,所带净电荷为零,成为兼性离子,此时溶液的 pH 值称为该蛋白质的等电点。此时蛋白质的溶解度最低。由于不同蛋白质所含有酸性或碱性氨基酸数量不同,可解离基团不同,因此不同蛋白质的等电点不同。当溶液 pH 值高于等电点,蛋白质进行酸式解离,为阴离子;当溶液 pH 值低于等电点,蛋白质进行碱式解离,为阳离子。

人体各种蛋白质的等电点不同,但多在 5.0 左右,因此,在体液 pH7.4 的内环境中,多进行酸式解离,释放 H^+ 后变成阴离子。

$$Pr\genfrac{}{}{0pt}{}{COOH}{NH_3^+} \underset{+H^+}{\overset{+OH^-}{\rightleftharpoons}} Pr\genfrac{}{}{0pt}{}{COO^-}{NH_3^+} \underset{+H^+}{\overset{+OH^-}{\rightleftharpoons}} Pr\genfrac{}{}{0pt}{}{COO^-}{NH_2}$$

正离子　　　　　兼性离子　　　　　负离子
pH<pI　　　　　pH=pI　　　　　pH>pI

蛋白质是两性解离物质,可应用电泳的方法进行分离、纯化与鉴定。电泳(electrophoresis)是指带电离子在电场中向异性电极移动的现象。蛋白质在等电点以外的 pH 值溶液中可解离成带电离子,能发生电泳。不同蛋白质的氨基酸组成不同,可解离的基团不同,在同一 pH 值溶液中,其解离性质和电荷量不同,加之其分子大小和形状不同,在同一电场中向异性电极移动的速度不同,因此通过电泳可分离、纯化蛋白质。

由于支撑物不同,电泳可分为薄膜电泳、凝胶电泳等。如以醋酸纤维素薄膜作为支撑物对血清蛋白质进行电泳,可将其分为 5 条区带:清蛋白(A)、α_1-球蛋白、α_2-球蛋白、β-球蛋白、γ-球蛋白。对各区带进行分析,可帮助临床诊断疾病和观察病程。蛋白质组学研究一个生物体系蛋白质的结构、功能和蛋白质群体的相互作用,是后基因组时代研究的重要内容,双向凝胶电泳是其研究的重要技术之一。

蛋白质组学

蛋白质组(Proteome)一词,源于蛋白质(protein)与基因组(genome)两个词的组合,意指"一种基因组所表达的全套蛋白质",即包括一种细胞乃至一种生物所表达的全部蛋白质。蛋白质组学本质上指的是在大规模水平上研究蛋白质的特征,包括蛋白质的表达水平,翻译后的修饰,蛋白与蛋白相互作用等,由此获得蛋白质水平上的关于疾病发生、细胞代谢等过程的整体而全面的认识,这个概念最早是由 Marc Wilkins 在 1994 年提出的。

蛋白质组的研究不仅能为生命活动规律提供物质基础,也能为多种疾病机理的阐明及攻克提供理论根据和解决途径。通过对正常个体及病理个体间的蛋白质组比较分析,我们可以找到某些"疾病特异性的蛋白质分子",它们可成为新药物设计的分子靶点,或者也会为疾病的早期诊断提供分子标志。确实,那些世界范围内销路最好的药物本身是蛋白质,或其作用靶点为某种蛋白质分子。因此,蛋白质组学研究不仅是探索生命奥秘的必需工作,也能为人类健康事业带来巨大的利益。蛋白质组学的研究是生命科学进入后基因组时代的特征。

(二)蛋白质的胶体性质

蛋白质是高分子化合物,其分子量自 10kD 至 1000kD 之间,分子直径为 1~100nm,属于胶体颗粒范围。多肽链在经过折叠聚合形成三级结构或四级结构后,许多亲水基团(羟基、氨基、羧基等)位于球型蛋白分子表面,可与水分子发生相互作用,在颗粒表面形成一层水化膜,阻止了蛋白颗粒之间的相互聚集,进一步防止了蛋白质从溶液中析出。水化膜和蛋白颗粒表面基团解离产生的表面电荷共同维持蛋白质胶体颗粒在溶液中的稳定性,如果去除蛋白质胶体颗粒表面电荷和/或水化膜两个稳定因素,蛋白质容易从溶液中沉淀析出。

(三)蛋白质的变性、沉淀和凝固

1. 蛋白质的变性与复性

在某些理化因素作用下,蛋白质空间构象受到破坏,从而导致蛋白质理化性质发生改变,失去原有的生物学活性,称为蛋白质变性(protein denaturation)。蛋白质变性与水解不同,其本质是蛋白质的天然构象受到破坏,即二、三、四级结构的改变,主要是二硫键和各种次级键的破坏,不涉及肽键的破坏。变性后的蛋白质肽链松散,易被蛋白酶水解,内部的疏水基团暴露于分子表面,导致溶解度降低,黏度增加相互聚集而易于沉淀,蛋白质活性丧失。

引起蛋白质变性的因素有很多,常见的有高温、高压、紫外线、X射线和超声波等物理因素,强酸、强碱、有机溶剂、重金属离子及生物碱试剂等化学因素。临床上常用煮沸、高压蒸汽、紫外线、乙醇等使菌体蛋白变性,达到消毒灭菌的目的,如手术器械的高温蒸汽灭菌,病房的紫外线照射消毒等。同样值得注意的是,在进行蛋白质分离纯化或保存过程中,应尽量避免蛋白质变性,如利用低温进行蛋白质制剂(疫苗、激素、酶类、抗体)的有效保存。

当蛋白质变性程度较轻,在消除导致蛋白质变性因素的条件下,变性的蛋白质可以部分或全部恢复其原有的构象和生物学活性,称为复性(renaturation)。许多蛋白质变性后由于空间结构严重破坏,不能发生复性,称为不可逆变性。

2. 蛋白质的沉淀与凝固

蛋白质分子从溶液中析出的现象称为蛋白质沉淀。变性的蛋白质易于沉淀,但沉淀的蛋白质未必都是变性所致,如用盐析的方法沉淀的蛋白质并未发生变性。沉淀蛋白质的主要方法及其原理如表3-2所示。

表3-2 蛋白质的沉淀

方法	沉淀剂	原理	变性	应用
盐析	硫酸胺、氯化钠等	脱水、中和电荷	无	分离制备蛋白质、酶等
重金属盐	Cu^{2+}、Hg^{2+}、Pb^{2+}等	Pr—COO—Hg—OOC—Pr($pH>pI$时)	有	误服重金属盐中毒口服牛奶蛋清抢救
有机溶剂	乙醇、丙酮、甲醇等	脱水	有/无	消毒灭菌
某些酸类	苦味酸、磷钼酸、三氯醋酸等	Pr—NH_3^+ X^-($pH<pI$时)	有	检查尿蛋白、制备无蛋白血滤液、去除蛋白质杂质
加热凝固		蛋白质变性、凝固	有	消毒灭菌

许多天然蛋白质经过高温后变成凝块,称为蛋白质的凝固作用。蛋白质凝固是蛋白质变性进一步发展的结果,是不可逆的过程。变性的蛋白质不一定凝固,而凝固的蛋白质肯定经历了不可逆变性。

(四)蛋白质的呈色反应与紫外吸收特性

1. 蛋白质的显色反应

(1)茚三酮反应:蛋白质经水解后产生的氨基酸可发生茚三酮反应。此反应可用于蛋白质定性和定量分析。

(2)双缩脲反应:在碱性条件下,蛋白质中的肽键可与Cu^{2+}作用生成紫红色的内络盐,其最大吸收峰值在540nm处,且与蛋白质含量呈正比,因此临床上用此反应对蛋白质进行定性和定量测定。由于氨基酸不发生此反应,当溶液中蛋白质不断水解时,双缩脲反应的颜色逐渐减退,因此可用于检测蛋白质的水解程度。

(3)酚试剂反应：在碱性条件下，蛋白质分子中的色氨酸、酪氨酸可与还原酚试剂中的磷钨酸-磷钼酸反应，产生蓝色化合物（钼蓝），在 650nm 处有最大吸收峰。蓝色的深浅与蛋白质的含量成正比，且灵敏度较双缩脲反应高 100 倍，因此临床上常用于蛋白质的定量分析。

2. 蛋白质的紫外吸收特性

因色氨酸和酪氨酸含有共轭双键，在波长 280nm 处有最大吸收峰值，且蛋白质大多含有这两种氨基酸，可通过测定蛋白质溶液在 280nm 的光吸收值来进行蛋白质定量测定，这是分析溶液中蛋白质含量最简便、快速的方法。

第二节 核 酸

生物大分子核酸（nucleic acid）是一类含磷量很高的酸性化合物，以核苷酸为基本单位，于 1868 年首次被发现，因其存在于细胞核中且具有酸性，故被称为核酸。

一、核酸的生物学功能与分类

核酸广泛存在于各种生物体内，分为脱氧核糖核酸（deoxyribonucleic acid，DNA）和核糖核酸（ribonucleic acid，RNA）两类。

DNA 主要分布在细胞核，线粒体内也有分布，储存着遗传信息，决定人体的主要性状，是物种保持进化和世代繁衍的物质基础，与生物的遗传和变异密切相关。

RNA 主要分布在细胞质，细胞核内也有分布，参与蛋白质生物合成的主要有三类：信使 RNA（messenger RNA，mRNA），转移 RNA（transfer RNA，tRNA），核糖体 RNA（ribosomal RNA，rRNA）。20 世纪末又发现许多新的具有特殊功能的 RNA，几乎涉及细胞功能的各个方面。

绝大多数种类的生物既含有 DNA 又含有 RNA，但病毒只含有其中的一种，因此分为 DNA 病毒和 RNA 病毒两类。

二、核酸的分子组成

（一）核酸的元素组成

组成核酸的元素主要有 C、H、O、N、P 等，其中磷的含量较恒定，大约占 9%～10%，成为核酸的元素组成特点，故可利用这一特点，通过测定生物样品中 P 的含量来推算核酸的含量。

（二）核苷酸——核酸的基本组成单位

用核酸酶、酸或碱水解核酸，可得到核酸的基本组成单位——核苷酸（ribonucleotide）。继续酶解可得到核苷和磷酸，核苷进一步被水解得到含氮碱基（图 3-15，表 3-3）和戊糖。因此，磷酸、碱基和戊糖被称为核酸的组成成分，是核酸水解的最终产物。

图 3-15 核酸的分子组成

表 3-3 核酸的分子组成

组成成分	碱基		戊糖	磷酸
	嘌呤碱	嘧啶碱		
DNA	腺嘌呤(A) 鸟嘌呤(G)	胞嘧啶(C) 胸腺嘧啶(T)	D-2-脱氧核糖	磷酸
RNA	腺嘌呤(A) 鸟嘌呤(G)	胞嘧啶(C) 尿嘧啶(U)	D-核糖	磷酸

1. 碱基

构成核酸的碱基是含氮的杂环化合物,分为嘌呤碱(purine)和嘧啶碱(pyrimidine)两类,分别是嘌呤和嘧啶的衍生物。嘌呤碱包括腺嘌呤(adenine,A)和鸟嘌呤(guanine,G);嘧啶碱包括胞嘧啶(cytosine,C)、尿嘧啶(uracil,U)和胸腺嘧啶(thymine,T)。它们的化学结构见图 3-16。A、G 和 C 存在于 RNA 和 DNA 中,U 主要存在于 RNA 中,T 主要存在于 DNA

图 3-16 构成核苷酸的碱基结构

中。在某些 tRNA 分子中也有 T，少数几种噬菌体的 DNA 含 U 而不是 T。这五种碱基受介质 pH 值的影响而出现酮式、烯醇式互变异构体。

另外，除 A、G、C、U 或 T 等碱基，某些核酸特别是 tRNA 中还含有一些含量甚少的稀有碱基(rare bases)，种类很多，如黄嘌呤、次黄嘌呤、二氢尿嘧啶和 5-甲基胞嘧啶等(图 3-17)。

图 3-17 几种稀有碱基的结构

2. 戊糖

构成 DNA 和 RNA 的戊糖有两种：D-核糖(D-ribose)参与构成 RNA，D-2-脱氧核糖(D-2-deoxyribose)参与构成 DNA(图 3-18)，这一差别使 DNA 在化学上比 RNA 稳定得多。在核苷酸中，为了与碱基上的原子编号相区别，戊糖的碳原子编号都加有"′"，例如 C-2′表示戊糖的的第二位碳原子。

图 3-18 构成核酸的两种戊糖结构

3. 核苷

戊糖和碱基通过糖苷键(glycosidic bond)相连接而形成的化合物为核苷，根据核苷中戊糖的不同，分为核糖核苷和脱氧核糖核苷两类。命名方式如：鸟嘌呤核苷(简称鸟苷)、胸腺嘧啶脱氧核苷(简称脱氧胸苷)。糖苷键是由戊糖的 C-1′与嘧啶的 N-1，或嘌呤的 N-9 上的氢脱水缩合而成的(图 3-19，常见种类见表 3-4)，因是 N—C 键，一般称为 N-糖苷键。RNA 中含有稀有碱基，故存在异构化的核苷。

4. 核苷酸

(1) 参与核酸构成的核苷酸：核苷分子中戊糖上的羟基与磷酸通过磷酸酯键相连，得到的化合物称为核苷酸，根据其中戊糖的不同分为核糖核苷酸和脱氧核糖核苷酸。核糖核苷中的戊糖 2′，3′，5′位上有自由羟基，可分别形成 2′，3′或 5′-核苷酸三种；脱氧核糖核苷中的戊糖在 3′，5′位上有自由羟基，所以只能形成 3′或 5′两种脱氧核苷酸。生物体内游离存在的核苷酸大

鸟嘌呤核苷（鸟苷）　　胸腺嘧啶脱氧核苷（脱氧胸苷）

图 3-19　鸟苷和脱氧胸苷

多为5′-核苷酸，命名方式如鸟嘌呤核糖核苷酸称鸟苷酸或一磷酸鸟苷（GMP），胞嘧啶脱氧核糖核苷酸称脱氧胞苷酸或一磷酸脱氧胞苷（dCMP）。核苷酸是核酸的基本组成单位，参与构成 DNA 或 RNA 的核苷酸只含有一个磷酸，又称为单核苷酸。RNA 的基本单位是核糖核苷酸，分别为 AMP、GMP、CMP、UMP、DNA 的基本单位是脱氧核糖核苷酸，分别为 dAMP、dGMP、dCMP、dTMP（表 3-4）。核苷酸结构见图 3-20。

表 3-4　常见的核苷与核苷酸

碱基	核糖核苷	脱氧核糖核苷	核糖核苷酸	脱氧核糖核苷酸
A	腺苷（AR）	脱氧腺苷（dAR）	腺苷酸（AMP）	脱氧腺苷酸（dAMP）
G	鸟苷（GR）	脱氧鸟苷（dGR）	鸟苷酸（GMP）	脱氧鸟苷酸（dGMP）
C	胞苷（CR）	脱氧胞苷（dCR）	胞苷酸（CMP）	脱氧胞苷酸（dCMP）
U	尿苷（UR）	—	尿苷酸（UMP）	—
T	—	脱氧胸苷（dTR）	—	脱氧胸苷酸（dTMP）

（2）多磷酸核苷酸：构成核酸基本单位的核苷酸只含有一个磷酸基团，在此基础上再加一个或两个磷酸基团，就形成了多磷酸核苷酸。最常见的多磷酸核苷酸是由一磷酸腺苷（AMP）形成的二磷酸腺苷（ADP）和三磷酸腺苷（ATP）（图 3-21）。

在生物体内，多磷酸核苷酸具有非常重要的作用。ATP 在细胞的能量代谢中可以作为直接供能体；CTP、GTP、UTP 分别参与磷脂、蛋白质、糖原等物质的合成；四种三磷酸核苷（ATP、UTP、GTP、CTP）和四种三磷酸脱氧核苷（dATP、dTTP、dGTP、dCTP）分别是合成 RNA 和 DNA 的原料。

（3）环化核苷酸：核苷酸 C-5′磷酸上的羟基与 C-3′上的羟基经脱水缩合形成酯键，成为内环结构，称为 3′,5′-环化核苷酸，如 3′,5′-环化腺苷酸（cAMP）、3′,5′-环化鸟苷酸（cGMP）（图 3-22）。环化核苷酸在体内含量甚微，但广泛存在于组织细胞中，在信息传递中作为第二信使起重要作用。

腺苷酸（AMP）　　鸟苷酸（GMP）　　胞苷酸（CMP）

尿苷酸（UMP）　　脱氧腺苷酸（dAMP）

脱氧鸟苷酸（dGMP）　　脱氧胞苷酸（dCMP）　　脱氧胸苷酸（dTMP）

图 3-20　核苷酸的结构

图 3-21　ATP 的结构

环腺苷酸(3′,5′-cAMP)　　环鸟苷酸(3′,5′-cGMP)

图 3-22　环化核苷酸

(4) 辅酶类核苷酸：有些辅酶或辅基含有核苷酸，在生物氧化和物质代谢中起重要作用，如辅酶A(图 3-23)、尼克酰胺腺嘌呤二核苷酸(NAD^+)、尼克酰胺腺嘌呤二核苷酸磷酸($NADP^+$)、黄素单核苷酸(FMN)、黄素腺嘌呤二核苷酸(FAD)等。

图 3-23　辅酶 A 的结构

三、核酸的分子结构

核苷酸聚合成核酸大分子时，4 种核苷酸或脱氧核苷酸反复出现，按一定顺序排列起来，构成 RNA 或 DNA 序列。不同核苷酸之间的比例和排列顺序不同，是核酸分子多样性的原因。

(一) 核酸的一级结构

核酸由若干核苷酸共价相连，构成无分支结构的线性分子，连接方式见图 3-24，前一个核苷酸的 C-3′ 羟基和后一个核苷酸的 C-5′ 磷酸形成 3′,5′-磷酸二酯键，核酸中的核苷酸称为核苷酸残基,两个末端分别是 5′-磷酸基团与 3′-羟基,所以核酸链具有方向性。简化式与书写形式见图 3-24,习惯将 5′-末端写在左侧,3′-末端写在右侧,即 5′→3′方向。核苷酸链中核苷酸的排列顺序构成了核酸的基本结构,也称为一级结构。

图 3-24　核苷酸的连接方式及一级结构简化式

通常将少于 50 个核苷酸残基组成的核酸称为寡核苷酸(oligonucleotide),多于 50 个核苷酸残基组成的核酸称为多核苷酸(polynucleotide)。由于核苷酸序列间的差异主要是碱基不同,故被称为碱基序列。单链 DNA 和 RNA 分子的大小常用核苷酸(nucleotide,nt)数目表示,双链 DNA 则用碱基对(base pair,bp)或千碱基对(kilobase pair,kbp)数目表示。

(二)DNA 的空间结构

1.DNA 的二级结构

DNA 的二级结构为双螺旋结构(double helix structure)(图 3-25),其特点如下:①两条多脱氧核苷酸链反向平行,围绕一个共同的中心轴以右手螺旋的形式盘旋;②两条链靠嘌呤与嘧啶碱基配对之间的氢键结合在一起,A 与 T 之间形成 2 个氢键(A=T),G 与 C 之间形成 3 个氢键(G≡C),故 G 与 C 之间的连接较为稳定(图 3-26),互补配对的两个碱基称为互补碱基,通过互补碱基而结合的两条链彼此称为互补链;③脱氧核糖与磷酸相间连接形成的亲水骨架在螺旋外侧,疏水碱基对在螺旋内侧,碱基平面与螺旋轴垂直,旋转一周为 10 个碱基对,螺距为 3.4nm,即相邻碱基平面间隔为 0.34nm,夹角 36°,螺旋的直径为 2nm;④DNA 双螺旋表面形成一个大沟(major groove)和一个小沟(minor groove),相关蛋白质分子通过这两个沟识别碱基;⑤DNA 双螺旋结构比较稳定,主要靠碱基对之间的氢键维系横向稳定性,碱基平面间的疏水性堆砌力(stacking force)维持纵向稳定性。

图 3-25 DNA 双螺旋结构示意图

图 3-26 碱基互补配对

 知识链接

开创历史的伟大发现

20 世纪 50 年代初,英国女生物学家富兰克琳(R. Franklin,1920—1958 年)和英国生物物理学家威尔金斯(M. Wilkins,1916—2004 年)对 DNA 晶体作了 X 光衍射分析,奥地利裔美国生物化学家查加夫(Chargaff,1905—)等人分析多种生物 DNA 的碱基组成发现的规则。1953 年,美国生物学家沃森(J. Watson,1928—)和英国生物物理学家克里克(F. Crick,1916—2004 年),在前人的成果及其他化学分析结果的基础上,构建出了 DNA 分子的双螺旋结构模型,揭示出遗传信息是储存在 DNA 分子中的,半保留复制机制使遗传信息能够稳定在世代之间传递。这一成果标志着分子生物学成为了一门独立的学科。沃森、克里克和威尔金斯共享了 1962 年的诺贝尔生理或医学奖。

 知识链接

DNA 双螺旋结构与致癌物

大量实验证明了 Watson 和 Crick 提出的 DNA 双螺旋结构模型,X 射线衍射图为其提供了直接证据,不过需要相对湿度 92%、生理盐水的环境条件,此为 B 型构象,是细胞内 DNA 的主要存在形式。当离子强度、相对湿度等条件改变时,DNA 双螺旋结构沟的深浅、螺距、旋转都会变化,呈现不同的构型,已知有右手螺旋的 A - DNA、B - DNA、C - DNA、D - DNA、E - DNA 等,和左手螺旋的 Z - DNA,左手螺旋可能参与基因表达调控。

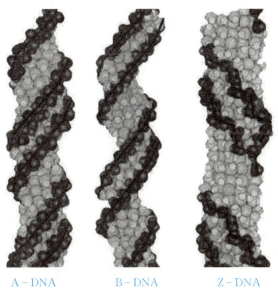

A - DNA　　　　B - DNA　　　　Z - DNA

B - DNA 和 Z - DNA 在溶液中可以互相转变,处于动态平衡,盐浓度影响着平衡点,某些致癌物影响这种转变,破坏动态平衡,导致转录发生异常。如多数致癌物都能使腺嘌呤的 N - 7 或胞嘧啶的 C - 5 甲基化,促进 B - DNA 转变为 Z - DNA;黄曲霉素产生的肝癌诱发剂黄曲霉素 B_1,强烈阻碍 B - DNA 向 Z - DNA 转变;2 - 乙酰基氨基荧光素与腺嘌呤的 C - 8 结合,可促使 B - DNA 向 Z - DNA 转变;纺锤菌素、远霉素盐酸盐可使人工合成的 poly(dGdC)或 poly(dAdT)DNA 左手螺旋结构转变为右手螺旋。

2.DNA 的三级结构——超螺旋

原核生物、某些病毒、细菌质粒和真核生物线粒体、叶绿体的 DNA 是环状的,天然状态的环状 DNA 分子在 DNA 双螺旋结构的基础上,可进一步扭曲形成超螺旋(super helical form)(图 3 -

27)的三级结构。根据螺旋方向分为正超螺旋和负超螺旋。正超螺旋使双螺旋结构更紧密,双螺旋圈数增加,负超螺旋减少双螺旋圈数。几乎所有天然DNA中都存在负超螺旋结构。

图3-27 环状DNA与超螺旋

3. DNA 的四级结构

真核生物DNA通常与蛋白质结合,并经多层次折叠压缩近10,000倍,以染色体形式存在于细胞核内。线性双螺旋DNA首先折叠形成核小体(nucleosome),核小体串联形成念珠状结构(图3-28)。核小体由直径为11nm×5.5nm的组蛋白核心和盘绕其上的DNA构成。核心由组蛋白H_2A、H_2B、H_3和H_4各2分子组成八聚体,146bp长的DNA以左手螺旋盘绕组蛋白核心1.75圈,形成核小体的核心颗粒。核心颗粒之间的连接区由约60bp的DNA双螺旋和1分子组蛋白H_1构成。因此,平均每个核小体约占200bp长度的DNA。DNA组装成核小体后,其长度约缩短7倍。在此基础上核小体又进一步盘绕折叠,最后形成染色体(图3-29)。

图3-28 核小体

(三)RNA 的结构

RNA在生命体内具有重要功能,其大小从数十个核苷酸到数千个核苷酸长度不等。

图 3-29 DNA 的结构

RNA 的种类、结构多样,主要类型见表 3-5。mRNA,tRNA 和 rRNA 在蛋白质生物合成中参与基因表达与调控。

表 3-5 RNA 的分类

类型	细胞核与细胞质	线粒体	功能
核糖体 RNA	rRNA	mt rRNA	核糖体组成成分
信使 RNA	mRNA	mt mRNA	蛋白质合成模板
转运 RNA	tRNA	mt tRNA	转运氨基酸
核不均一 RNA	hnRNA		成熟 mRNA 的前体
核小 RNA	snRNA		参与 hnRNA 的剪接、转运
核仁小 RNA	snoRNA		参与 rRNA 的加工、修饰
胞浆小 RNA	scRNA/7SL-RNA		蛋白质内质网定位合成的信号识别体的组分

RNA 大都是单链线状分子,但在某些区段自身回折碱基互补配对,形成局部双螺旋,A=U,G≡C,与 A 型 DNA 双螺旋相似,另外还存在非标准配对,如 G 与 U 配对。非互补区形成凸出(bulge)或环(loop),局部双螺旋与环状突起构成了发夹结构(hairpin)(图 3-30),是 RNA 中最常见的二级结构形式,其进一步折叠形成三级结构,成为活性分子。RNA 也能与蛋白质形成核蛋白复合物,即四级结构。

1. mRNA 的结构

在生物体内,mRNA 占细胞总 RNA 的 2%~5%,种类最多,寿命最短,大小不一。原核生物 mRNA 转录后不需加工,可直接进行蛋白质翻译,即转录和翻译同步进行。真核细胞成

图 3-30 RNA 的局部双螺旋与发夹结构

熟的 mRNA 由其前体核不均一 RNA(heterogeneous nuclear RNA,hnRNA)剪接加工后形成,而且是在出核进入细胞质后参与蛋白质的生物合成。

(1)原核生物 mRNA 的结构:原核生物 mRNA 往往是多顺反子,即含有几个功能上相关的蛋白质的编码序列,可翻译出几种蛋白质。在各段编码序列之间有间隔序列,在 5′-端与 3′-端有与翻译起始和终止有关的非编码序列。因为原核生物 mRNA 不含有修饰碱基、5′-帽子结构,3′-尾巴结构,所以半衰期比真核生物的要短得多,一般认为转录后 1min 就开始降解。

(2)真核生物 mRNA 的结构:真核生物 mRNA 是单顺反子结构,即一个 mRNA 分子只包含一条多肽链信息。在真核生物成熟 mRNA 中,5′-端有 m^7GpppN 帽子结构(图 3-31),保护 mRNA 不被核酸外切酶水解,并能与帽结合蛋白结合,识别并结合核糖体,与翻译起始有关。3′-端有长度为 20~250 个腺苷酸的 polyA 尾巴(polyadenylate tail),与 mRNA 的稳定性有关。

图 3-31 真核生物 mRNA5′-帽子结构

2.tRNA 的结构

tRNA 占细胞总 RNA 的 15%,已知的 tRNA 都是由 74~95 个核苷酸组成,沉降系数 4S。一般含有 10%~20% 的稀有碱基(rare bases),如假尿嘧啶、次黄嘌呤、二氢尿嘧啶、甲基化的嘌呤 mG,mA 等(图 3-32)。

tRNA 分子一级结构中大约 30% 的碱基是不变的或半不变的,3′-端为 CCA—OH,5′-端多为 pG。tRNA 的二级结构为三叶草型(图 3-33),由 4 臂 4 环组成。①氨基酸臂包括 7 对

假尿嘧啶(ψ)　　甲基鸟嘌呤(mG)

图 3-32　稀有碱基

碱基和 3′-末端的 4 碱基单链区—NCCA—OH，3′-末端腺苷酸残基的羟基可与氨基酸 α-羧基共价结合携带氨基酸；②二氢尿嘧啶环(D 环)因含有 2 个稀有碱基二氢尿嘧啶(DHU)得名，大小不恒定，不同 tRNA 一般含有 8~14 个碱基；③二氢尿嘧啶臂一般由 3~4 对碱基组成；④反密码环由 7 个碱基组成，大小相对恒定，底部反密码子(anticodon)由 3 个核苷酸组成，可与 mRNA 上相应的密码子配对；⑤反密码臂由 5 对碱基组成；⑥额外环又称可变环，在不同 tRNA 分子中变化较大，4~21 个碱基，其大小往往是 tRNA 分类的重要指标；⑦TψC 环含有 7 个碱基，大小相对恒定，几乎所有的 tRNA 在此环中都含 TψC 序列；⑧TψC 臂由 5 对碱基组成。

图 3-33　tRNA 的二级结构

tRNA 的三级结构呈倒 L 形(图 3-34)。其特点是氨基酸臂与 TψC 臂构成 L 的一横，-CCAOH 3′末端在其端点上，二氢尿嘧啶臂与反密码臂及反密码环共同构成 L 的一竖，反密码环在一竖的端点上，二氢尿嘧啶环与 TψC 环在 L 的拐角上。形成三级结构的很多氢键与 tRNA 中不变的核苷酸密切有关，这就使得各种 tRNA 三级结构都呈相似的倒 L 形。tRNA 的构型主要靠碱基堆积力维持。

图 3-34 tRNA 的三级结构

3. rRNA 的结构

生物体的核糖体都由大小不同的两个亚基所组成，rRNA 分子作为骨架与多种核糖体蛋白（ribosomal protein）装配成核糖体，作为蛋白质合成的场所。rRNA 占细胞总 RNA 的 80% 左右，具有复杂的空间结构（图 3-35），原核生物和真核生物的核糖体组成见表 3-6。

图 3-35 原核生物 16S rRNA 的二级结构

表 3-6 原核生物和真核生物的核糖体组成

原核生物（大肠杆菌）	核糖体（70S）	50S 大亚基	5S(120nt)	34 种蛋白质
			23S(2904nt)	
		30S 小亚基	16S(1542nt)	21 种蛋白质
真核生物（小鼠）	核糖体（80S）	60S 大亚基	5S(121nt)	49 种蛋白质
			5.8S(158nt)	
			28S(4718nt)	
		40S 小亚基	18S(1874nt)	33 种蛋白质

四、核酸的理化性质

(一) 一般性质

因为核苷酸中既有酸性磷酸基，又有碱性的碱基，因此核酸是两性电解质，但因磷酸酸性较强，故常表现为酸性。核酸微溶于水，不溶于乙醇、乙醚和氯仿等有机溶剂，因此常用乙醇从溶液中沉淀核酸，乙醇浓度达 50% 时 DNA 沉淀出来，达 75% 时 RNA 也沉淀出来。

DNA 和 RNA 在细胞内常与蛋白质结合成核蛋白，DNA 核蛋白难溶于 0.14mol/L 的 NaCl 溶液，可溶于高浓度(1～2mol/L)的 NaCl 溶液，RNA 核蛋白易溶于 0.14mol/L 的 NaCl 溶液，因此常用不同浓度的盐溶液分离两种核蛋白。

(二) 高分子性质

核酸是生物大分子，不同物种 DNA 分子大小相差较大，活体中 DNA 多为分子量很大的线性分子，如人二倍体细胞 DNA 展开后长约 1.7m，分子量为 3×10^{12}。因为 DNA 分子极大，故其溶液黏度很高，RNA 的分子比 DNA 分子小得多，黏度也小得多。核酸若发生变性或降解，其溶液的黏度会降低。

核酸分子的大小可用长度、核苷酸对（或碱基对）数目、沉降系数(S)和分子量等来表示。沉降系数是指不同种类的生物大分子由于分子量和分子形状不同，在超速离心力作用下呈现出的不同的沉降行为。总体上讲，分子量越大沉降越慢，沉降系数越小；反之，分子量越小沉降越快，沉降系数越大。常用测定 DNA 分子大小的方法有电泳法、离心法。凝胶电泳是当前研究核酸的最常用方法，有琼脂糖(agarose)凝胶电泳和聚丙烯酰胺(polyacrylamide)凝胶电泳。

(三) 紫外吸收性质

因为嘌呤碱和嘧啶碱都具有共轭双键，能强烈吸收紫外光，在 260nm 处有最大吸收峰（图 3-36)，所以可利用核酸紫外线吸收值的大小对核酸进行定性和定量分析。由于蛋白质的最大吸收峰在 280nm 处，故可以利用核酸和蛋白质的紫外吸收特性，来鉴别核酸样品中有无蛋白质杂质。例如利用 260nm 和 280nm 的吸光度比值来判断核酸样品的纯度，DNA 纯品比值为 1.8，RNA 纯品比值为 2.0。

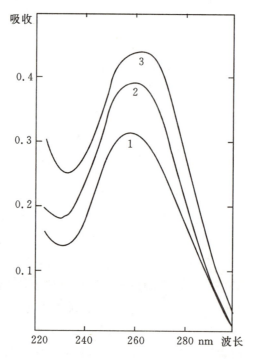

图 3-36　DNA 的紫外吸收光谱
1—天然 DNA；2—变性 DNA；3—核苷酸总吸收值

（四）变性、复性与杂交

1. 变性

核酸的变性（denaturation）指某些物理或化学因素可以使核酸空间结构发生改变，从而引起理化性质的改变及生物活性的降低或丧失。引起核酸变性的因素有加热、强酸、强碱、乙醇、丙酮、尿素、甲酰胺和甲醛等。

DNA 的变性是 DNA 分子由双链解离为单链的现象，DNA 变性后，双螺旋结构松散变成单链，共轭双键暴露出来，导致其在 260nm 处的吸收值上升，这种现象称为增色效应。增色效应常可用来衡量 DNA 变性的程度。另外，还可以通过黏度测定来检验 DNA 变性的程度，因为变性时 DNA 解螺旋，其黏膜会降低。

DNA 热变性的实践意义最大，只在很窄的温度范围内发生，是暴发式的。通常将 DNA 分子 50% 解链时的温度或紫外吸收值达到最大值一半时的温度称为 DNA 的熔点或熔解温度（Tm），也就是 DNA 的解链温度或变性温度（图 3-37）。不同的 DNA 有不同的 Tm，其大小与 DNA 分子中 G-C 含量成正关系，因为使 G≡C 断裂比使 A=T 断裂需要更多的能量。

2. 复性

在一定的盐浓度下，缓慢冷却热变性的 DNA，两条单链可以重新结合恢复原来的双螺旋结构，这一过程称为 DNA 的复性（renaturation），又称退火（annealing）（图 3-38）。复性使紫外吸收降低，称为减色效应。一般认为，DNA 复性的最佳温度比 Tm 值低 25℃。另外，复性时温度需缓慢降低，因为如果温度骤然降低，两条链的碱基来不及重新配对，很难复性。DNA

复性后理化性质和生物学活性可以得到恢复。

图 3-37　DNA 的解链温度（Tm）

图 3-38　退火

3. 分子杂交

不同来源的核酸变性后，混合在一起进行复性，若其中的序列可以形成碱基互补配对，即可形成杂化双链，这一过程称为杂交（hybridization）。杂交可发生于 DNA-DNA 之间（图 3-39），RNA-RNA 之间以及 RNA-DNA 之间。

图 3-39　DNA 分子杂交

作为一种确定单链核酸碱基序列的技术,分子杂交是分子生物学常用技术之一。常用的杂交方法有 Southern-blotting、Northern-blotting 和原位杂交(in situ hybridization)等。基本原理是将已知序列的单链核酸(30~50nt)作为探针,待测单链核酸与其通过碱基配对形成可检出的双螺旋片段,借此可对许多遗传性疾病进行产前诊断,或诊断乙型肝炎及研究其他病毒性疾病和癌基因等。

第三节　酶

酶(enzyme,E)是活细胞合成的生物催化剂,绝大部分酶的化学本质是蛋白质。在生物体内 37℃ 左右的温度、特定的 pH 值、水的基质中,每时每刻都在进行着各种各样的生物化学反应。如果没有酶的催化,绝大多数反应将不会发生或以极其缓慢的速度进行。

酶催化的化学反应叫酶促反应。如葡萄糖激酶催化的反应:

$$葡萄糖 + ATP \rightarrow 6\text{-}磷酸葡萄糖 + ADP$$

受酶催化的物质称为底物(substrate,S),例如上述反应中的葡萄糖和 ATP。反应生成的物质叫产物(product,P),如上述反应生成的 6-磷酸葡萄糖和 ADP。酶的作用底物非常广泛,可以是糖类、脂类、蛋白质、核酸及其他的小分子有机化合物等。本教材主要介绍化学本质是蛋白质的酶的基本内容。

知识链接

酶的发现历史

1773 年,意大利科学家斯帕兰扎尼发现鹰的黄色胃液可以消化肉块。1777 年,苏格兰医生史蒂文斯用导管插入哺乳动物的胃里抽出胃液,发现它对食物有分解作用。1836 年,德国生理学家施旺研究消化过程时,分离出一种在胃内消化蛋白的物质,将它命名为胃蛋白酶,用作消化药,这是第一个从动物组织中提取到的酶。1857 年,法国科学家巴斯德发现发酵与活细胞有关,起发酵作用的是整个酵母细胞。1878 年,德国化学家屈内把一系列从有机物中分泌出来的有催化作用的物质称之为"酶"。enzyme 这个词来自拉丁文,意思是"在酵母中(in yeast)"。1896 年,德国巴克纳兄弟研究酵母时发现,酵母的无细胞抽提液也能将糖发酵成酒精,他把这种能发酵的蛋白质称为酒化酶(eymase),表明酶能以溶解状态、有活性状态从破碎细胞中分离出来而非细胞本身。促进了酶的分离和对其理化性质的探讨,一般认为酶学研究始于此。1926 年,美国科学家萨姆纳从刀豆种子中提纯出来脲酶,并证明其化学本质是蛋白质。1981年至1982年,美国化学家切赫和他的同事在研究四膜虫的26S rRNA前体加工去除基因内含子时发现了rRNA具有自我催化的能力,切赫将具有酶活性的RNA命名为核酶(ribozyme),这一发现改变了酶都是蛋白质的传统观念。1983年,阿尔特曼等人发现核糖核酸酶P的RNA部分M1RNA具有核糖核酸酶P的催化活性。切赫和阿尔特曼由于在阐明RNA的酶活性方面所作出的杰出贡献而分享了1989年度诺贝尔化学奖。1994年,G.F.乔伊斯等报道了一个人工合成的35bp的多聚脱氧核糖核苷酸,能够催化特定的核糖核苷酸或脱氧核糖核苷酸形成磷酸二酯键,并将这一具有催化活性的DNA称为脱氧核酶。1995年,Cuenoud等在 Nature 上报道了一个具有连接酶活性的DNA,能够催化与它互补的两个DNA片断之间形成的磷酸二酯键,迄今已经发现了数十种脱氧核酶。

一、酶的反应特点

作为催化剂,酶具有一般催化剂的共性,如:在化学反应前后没有质和量的改变,只能催化热力学允许的化学反应,只能加速反应的进程而不改变反应的平衡点;对可逆反应的正、逆反应都有催化作用。作为生物催化剂,酶还具有一般催化剂所不具有的特性,主要包括高度的催化效率、高度的特异性、高度的不稳定性和可调节性。

(一)高度的催化效率

酶的催化效率极高,比一般催化剂高 $10^7 \sim 10^{13}$ 倍。例如,酵母蔗糖酶催化蔗糖水解的速度比 H^+ 的催化作用大 2.5×10^{12} 倍。因此,尽管生物细胞内酶的含量很少,但仍能催化底物快速的转化为产物。

在一个化学反应体系中,参与化学反应的每个分子具有的能量不同。在反应的每一瞬间,只有那些具有较高能量的"活化分子"才能发生反应。反应体系中活化分子越多,反应速度越快。非活化分子转变为活化分子所需要的能量称为活化能。活化能越高,活化分子就越少,反应速度就越慢;反之,活化能越低,活化分子就越多,反应速度就越快。

酶具有高度的催化效率,因为酶比一般催化剂更显著地降低反应的活化能。在酶促反应体系中,酶能与含较低能量的底物分子结合形成酶-底物复合物(E-S),是通过酶与底物相互接近、其结构相互诱导、相互变形和相互适应,进而相互结合的,这一过程称为酶-底物结合的诱导契合。

$$E+S \rightarrow E-S \rightarrow E+P$$

在中间产物内部,酶使底物分子产生邻近效应和定向排列,某些基团作用于底物分子中某些敏感键,使之紧张、扭曲,进而断裂转变为产物。因此,中间产物的形成大大降低了反应的活化能,也就大大加快了反应速度。

(二)高度的特异性

酶对其催化的底物所具有的严格选择性称为酶的特异性或专一性。根据酶对底物选择的严格程度不同,将酶的特异性分为以下三种类型。

1. 绝对特异性

一种酶只作用于一种底物,催化一种化学反应,生成特定的产物,这种严格的特异性称为绝对特异性。如脲酶只能催化尿素水解。

2. 相对特异性

有些酶可作用于一类化合物或一种化学键，这种不太严格的选择性称为相对特异性。如磷酸酶可催化磷酸酯水解，对含有磷酸酯的甘油、一元醇或酚的磷酸酯都有水解作用。

3. 立体异构特异性

这类酶对作用的底物有立体构型的选择性，称为立体异构特异性。如淀粉酶只能催化 α-1,4 糖苷键的水解，不能催化 β-1,4 糖苷键的水解。纤维素是多个葡萄糖分子通过 β-1,4 糖苷键连接形成的多糖，由于人体内不含有水解该化学键的酶，因此不能分解和利用纤维素。纤维素一般体积大，食用后会对肠道有刺激作用，能增多消化液分泌和增强胃肠道蠕动，有利于肠道健康，因此近年将纤维素与蛋白质、糖类、脂肪、维生素、无机盐、水并称为七大营养素。

已有两种模型解释酶的特异性。1894 年，Fischer 提出锁和钥匙模型，即底物的形状和酶的活性部位彼此相适合，这是一种刚性且固定的组合。1958 年，Koshland 提出诱导契合模型，这种作用是相互诱导、变形、适应的柔性过程（图 3-40）。

图 3-40　酶与底物结合的锁-钥学说(A)和诱导契合学说(B)

（三）高度的不稳定性

凡是能使蛋白质变性的因素（如强酸、强碱、X 射线、高温等）均能引起化学本质是蛋白质的酶的变性而丧失催化活性。因此大部分酶都要求比较温和的条件，如常温、常压、pH 接近中性等反应条件。在保存酶制剂和临床测定酶的活性时都应该避免上述因素的影响。

（四）酶促反应的可调节性

为适应机体内、外环境的不断变化和生命活动的需要，酶促反应受多种因素的调控。其调控方式有：酶与代谢物在胞液和亚细胞的隔离分布构成酶的区域化调节；改变酶的合成和降解速度调节酶的含量；代谢物浓度或产物浓度的变化抑制或激活酶的活性；激素和神经系统的信息通过对关键酶的变构调节和共价修饰，来影响整个酶促反应速度。因此，酶是催化剂又是代谢调节元件，酶水平的调节是代谢调控的基本方式。

二、酶的结构与功能

（一）酶的分子组成

1. 单体酶、寡聚酶、多酶体系与多功能酶

根据酶分子结构可将其分成单体酶、寡聚酶、多酶复合体和多功能酶。

（1）单体酶（monomeric enzyme）：由一条多肽链所构成，如溶菌酶、胰蛋白酶等。其分子量比较小，通常在 13k～15kD，具有完整的一、二、三级结构。

(2) 寡聚酶(oligomeric enzyme)：由若干个亚基组成，亚基之间通过非共价键的相互作用维系在一起，形成完整的四级结构。由相同亚基组成的酶称为同聚体，不同亚基聚合形成的酶称为异聚体。一般来讲，寡聚酶中单个亚基没有催化活性，只有聚合形成完整的四级结构才有催化活性。寡聚酶是酶活性变构调节的基础。酶与小分子的调节剂结合引起酶的构象变化，进而引起酶活性的改变。

(3) 多酶复合体(multienzyme complex)：也叫多酶体系，是催化功能上相关的几种酶通过非共价键相互作用彼此嵌合在一起，形成复合体。其中每个酶都有特定的催化活性及其相应的辅酶。特点是可以催化一个代谢途径中的一系列反应，进而使反应连续进行。前一个酶催化生成的产物直接作为后一个酶的催化底物，直到终产物生成后才从酶复合体上释放下来。如线粒体中的丙酮酸脱氢酶系，是由 3 个酶和 5 个辅酶组成的多酶复合体。

(4) 多功能酶(multifunctional enzyme)：指一条多肽链上具有几种酶的活性，这些酶活性分布在肽链不同的结构区域，在催化的整个反应中，每一种酶活性只能催化其中的一步。如真核生物的脂肪酸合成酶属多功能酶，每条多肽链含有 7 种酶的活性。

2. 单纯酶和结合酶

酶按其分子组成的不同可分为单纯酶和结合酶。单纯酶只含有蛋白质部分，如脲酶、脂肪酶、淀粉酶等。结合酶由蛋白质部分和非蛋白质部分组成。对结合酶而言，蛋白质部分称作酶蛋白，非蛋白质部分称作辅助因子。酶蛋白结合辅助因子后称为全酶。单独的酶蛋白或辅助因子都没有催化活性，只有全酶才具有催化活性。其中，酶蛋白决定催化反应的特异性，而辅助因子决定反应的类型，例如传递电子、原子或某些化学基团。一般而言，酶蛋白种类很多，辅助因子种类较少，一种酶蛋白与一种辅助因子结合构成特异性的酶，一种辅助因子可以和不同的酶蛋白结合构成特异性不同的酶。

酶的辅助因子可以是金属离子或小分子有机化合物，其中金属离子最多见。常见的金属辅助因子有 K^+、Na^+、Mg^{2+}、Zn^{2+}、Fe^{2+}(Fe^{3+})、Cu^{2+}(Cu^+)、Mn^{2+} 等，它们主要参与酶分子的活性构象的形成，传递电子，连接酶与底物，稳定酶的构象或降低反应的静电斥力等。小分子有机化合物是一些化学稳定的小分子物质，如维生素或维生素类物质(表 3-7)。

表 3-7 B 族维生素与辅助因子的关系

维生素	化学本质	辅助因子形式	主要功能
维生素 B_1	硫胺素	焦磷酸硫胺素(TPP)	脱羧
维生素 B_2	核黄素	黄素腺嘌呤单核苷酸(FMN) 黄素腺嘌呤二核苷酸(FAD)	递氢
维生素 B_3	尼克酸 尼克酰胺	尼克酰胺腺嘌呤二核苷酸(NAD^+) 尼克酰胺腺嘌呤二核苷酸磷酸($NADP^+$)	递氢
维生素 B_6	吡哆醇 吡哆醛 吡哆胺	磷酸吡哆醛或 磷酸吡哆胺	转氨基 氨基酸脱羧

续表 3-7

维生素	化学本质	辅助因子形式	主要功能
泛酸		辅酶 A	酰基转移
生物素		生物素	羧化
叶酸		四氢叶酸（FH_4）	一碳单位转移
维生素 B_{12}	钴胺素	甲基 B_{12}	甲基转移

酶的辅助因子按其与酶蛋白结合紧密程度不同可分为辅基和辅酶。与酶蛋白结合紧密，不能通过透析或超滤等方法去除的称辅基，如生物素、多数金属离子等；与酶蛋白结合疏松，可以用透析或超滤等方法去除的称辅酶，如 NAD^+，$NADP^+$ 等许多小分子有机化合物。

(二)酶的活性中心

在酶分子中，与酶活性密切相关的基团称酶的必需基团(essential group)。这些基团在一级结构中可能相距很远，然而在形成空间结构时，它们随肽链的盘曲、折叠和聚集而相互靠近，形成特殊的三维结构区域(形如裂缝或凹陷)，能结合底物并将底物转化为产物，这一区域称为酶的活性中心(active center)。辅酶或辅基参与酶的活性中心的组成。如溶菌酶的活性中心是一裂隙，可以容纳肽多糖的6个单糖基(A,B,C,D,E,F)，并与之形成氢键和范德华力。该酶的催化基团是 35 位 Glu，52 位 Asp；101 位 Asp 和 108 位 Trp 是溶菌酶的结合基团(图 3-41)。

图 3-41 溶菌酶的活性中心

酶与底物的结合通常局限于酶蛋白分子表面,即使是蛋白质和核酸等生物大分子作为酶的底物,酶与它们的结合范围也只是局部区域。任何酶发挥作用必须至少具有一个活性中心。如果没有活性中心或活性中心被掩盖,酶则不具有催化作用,酶活性中心的空间结构决定了酶对底物的专一性。

常见的酶的必需基团有组氨酸的咪唑基、丝氨酸的羟基、半胱氨酸的巯基等,按照其存在部位可分为活性中心内必需基团和活性中心外必需基团。酶活性中心内必需基团按照其功能可分为结合基团和催化基团。前者的作用是与底物结合,生成酶-底物复合物;后者的作用是影响底物分子中某些化学键的稳定性,催化底物发生化学反应并促进底物转变成产物。有些酶的必需基团同时兼有结合和催化两种功能。酶的活性中心外必需基团虽然不直接参与催化作用,但是对维持酶的特定空间结构及其功能的发挥非常关键(图3-42)。

图3-42 酶的活性中心示意图

(三)酶原及酶原的激活

有些酶在细胞内合成或初分泌时无活性,但到达特定部位或在特定条件下,通过水解一个或几个特定肽键,构象随之改变而具有特定的催化活性,这种无活性的酶的前体称酶原(zymogen)。如与食物消化、血液凝固、补体等有关的酶,初合成或初分泌时以酶原形式存在。酶原没有催化活性的根本原因是其不具备活性中心或者是酶的活性中心被掩蔽。

在合适的条件下和特定的部位,酶原可以转变成具有催化活性的酶,这一转化过程称为酶原激活。酶原激活的本质是酶原分子在另一蛋白水解酶的催化下,切除部分氨基酸残基或肽段,一级结构改变,进而形成或暴露酶的活性中心。酶原的激活再次表明蛋白质空间结构决定其功能,酶的结构改变是酶活性改变的基础。胰蛋白酶原的激活是典型例子(图3-43)。

胰蛋白酶属蛋白水解酶类,它最初是在胰脏细胞中合成并以胰蛋白酶原的形式分泌。当胰蛋白酶原进入小肠时,可被肠液中的肠激酶激活(激活后的胰蛋白酶可进一步激活胰蛋白酶原)。胰蛋白酶原在肠激酶的催化下,从N-端水解下一个六肽,一级结构的改变引起整条肽链的空间结构发生改变,必需基团空间上相互靠近进而形成胰蛋白酶的活性中心,于是无活性的胰蛋白酶原经过酶原激活过程转变成有催化活性的胰蛋白酶。

图 3-43 胰蛋白酶原的激活过程

酶原的激活具有重要的生物学意义,如:①消化道蛋白酶以酶原的形式分泌,能保护消化器官本身不受酶的水解破坏,同时保证酶能在特定部位、特定环境发挥催化作用;②酶原可视为是酶的储存形式,在机体需要时,酶原激活后能够快速地提供给机体。如肝细胞合成分泌的凝血因子及纤溶酶类,以酶原的形式分泌入血并在血液循环中运行,必要时转化为有活性的酶,迅速发挥止血或纤溶作用,对机体起到保护作用。

(四)同工酶

同工酶(isozyme)是指催化同一化学反应,但酶分子的结构、组成、理化性质甚至免疫学性质均不同的一组酶。同工酶可存在于同一种属或同一个体的不同组织,或同一细胞的不同亚细胞结构中,这使同一个体的不同组织、器官和亚细胞结构具有不同的代谢特征,因此,可为临床上诊断不同器官的疾病提供理论依据。同工酶常由两个或两个以上的亚基聚合而成,具有四级结构。目前发现的同工酶超过几百种,如乳酸脱氢酶(lactate dehydrogenase,LDH)、肌酸激酶(Creatine kinase,CK)和碱性磷酸酶(alkaline phosphatase,ALP)等。

乳酸脱氢酶(LDH)是 1959 年第一个被发现的同工酶。LDH 由两种不同类型的亚基(M:骨骼肌型;H:心肌型)组成四聚体,包括 5 种存在方式:H_4、H_3M、H_2M_2、HM_3、M_4(图 3-44)。乳酸脱氢酶同工酶除结构上的差异外,它们对底物的亲和力、电泳行为、组织分布也各不相同,但均能催化丙酮酸与乳酸之间的可逆反应,然而,催化反应的方向不同,如 LDH_1 主要分布于心肌细胞,它对 NAD^+ 具有较高的亲和力,主要催化乳酸脱氢生成丙酮酸,有利于心肌细胞将乳酸转化、氧化分解的功能,而 LDH_5 在肌细胞含量丰富,其对 NAD^+ 和乳酸的亲和力较低,而对 NADH 和丙酮酸的亲和力较高,主要是催化丙酮酸生成乳酸,由此看见,尽管同工酶催化同一反应,但其催化性质存在差别。

$$CH_3CH(OH)COOH + NAD^+ \xrightarrow{LDH} CH_3COCOOH + NADH + H^+$$

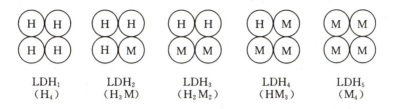

图 3-44　乳酸脱氢酶的同工酶

肌酸激酶(CK)在动物组织中以二聚体形式存在,由两类不同的亚基组成:脑型(B型)和骨骼肌型(M型),共有 CK_1(BB)、CK_2(BM)、CK_3(MM)三种同工酶形式(图 3-45)。CK_1 主要存在于脑组织,CPK_2 主要存在于心肌组织,CPK_3 主要存在于骨骼肌,其次是心肌。

图 3-45　肌酸磷酸激酶的同工酶

当机体某组织发生病变时,存在于细胞内的同工酶分子可能从病变组织细胞释放出来,进入血浆。因此,临床上针对血浆同工酶总活性和同工酶谱的分析,有助于疾病的诊断、鉴别诊断和判断预后。如血清 CK 活性在心肌梗死后 3~6h 后升高,24h 到达峰值,3d 内可恢复至正常水平。其峰值可达正常值的 6 倍左右。LDH 活性则在病情发作后 24~48h 后逐渐升高,3~6d 后达到峰值,8~14d 后恢复至正常水平。其峰值活性可达正常值的 2 倍左右。此外,不同同工酶的活性变化更有助于临床早期诊断。在 LDH 总活性尚无明显变化时,LDH_1 和 LDH_2 的活性就明显升高,48h 左右达到峰值;同样 CK_2 在心肌梗死 6~8h 就明显升高,在 24h 左右达到峰值。

(五)酶的调节

在生理状态下,酶的调节主要包括两个方面:酶活性的调节和酶量的调节。酶的共价修饰、变构效应以及酶原激活都可以改变酶的活性,但不影响酶的总量。酶的总量调节主要通过酶蛋白的合成和降解来实现。酶的可调节性保证了正常情况下体内各种生化反应有条不紊地协调进行,也保证了体内各种反应所需的原料和反应的产物不至于过度积蓄或严重缺乏,使之处于一种动态的平衡,保证了各种生命活动的需要。

1. 变构酶与变构调节

特异的代谢分子能够与酶活性中心以外的一个或几个部位专一、非共价、可逆地结合,引起酶的构象变化,进而引起酶活性的改变的现象,称作变构调节或别构调节。能够发挥变构调节作用的小分子物质称为变构调节剂或效应剂。在其他因素([E]和[S])不变的情况下,能够增加酶活性的称为变构激活剂,使酶活性降低的称为变构抑制剂。酶分子上结合变构效应剂的部位称为变构部位或调节部位,具有变构效应的酶称为变构酶(allosteric enzyme)。

变构酶通常为寡聚蛋白,具有四级结构,其亚基可以相同,也可以不同。能够与底物结合并发挥催化作用的亚基称为催化亚基,与变构调节剂结合的亚基称为调节亚基。变构调节剂通过与酶的调节亚基结合改变酶的空间构象,进一步影响酶活性中心与底物的结合,从而改变酶的活性。变构效应剂可以是酶的底物、产物或其他小分子物质。它们的浓度变化可通过变构效应改变酶的活性,从而影响该酶所催化的生化反应的速率、代谢途径的方向。在变构调节剂存在的情况下,变构酶的酶促反应速度对[S]的曲线与一般酶的矩形双曲线不同,大多数可呈 S 型(图 3-46)。如变构酶磷酸果糖激酶受 ATP、柠檬酸、脂肪酸等变构抑制剂调节,当 ATP 浓度处于较高水平时,该酶促反应速度对底物浓度曲线呈 S 型,显示该酶受 ATP 的变构抑制调节。

图 3-46　变构酶的 S 型曲线

2. 酶的共价修饰调节

酶蛋白的某些基团可以在另外一种酶的催化下发生可逆的共价修饰,引起酶活性的变化,这一过程称为酶的共价修饰(covalent modification)或化学修饰。经过共价修饰后,酶的空间结构发生了变化,进而引起酶活性改变,这再次验证了酶蛋白的结构改变是其功能(催化活性)改变的基础。酶的共价修饰包括磷酸化与去磷酸化、甲基化与去甲基化、羟基化与去羟基化和腺苷化与脱腺苷化等。其中最为常见的是酶的磷酸化与去磷酸化,其基本方式见图 3-47。

蛋白激酶和磷酸酶分别催化酶蛋白的磷酸化和去磷酸化。在蛋白激酶的作用下,酶蛋白的氨基酸残基(主要包括丝氨酸、苏氨酸、酪氨酸等)侧链的羟基通过酯键共价结合由 ATP 提供的磷酸基团,发生磷酸化。磷酸酶则水解磷酸酯键,这一过程称为去磷酸化。磷酸化和去磷酸化使酶活性从无(低)到有(高),也可使酶活性从有(高)到无(低)。不同酶经历相同的共价修饰,其酶活性变化可能相反。如磷酸化酶和糖原合成酶,经过磷酸化修饰后呈现反向变化,前者有活性,而后者无活性。

酶的共价修饰具有以下特点:①在共价修饰过程中,酶发生了有(高)活性与无(低)活性两种形式的互变;②存在级联放大效应,又称瀑布效应。如肾上腺素调节糖原分解时,体内微量的肾上腺素经过多级信号传导和层层共价修饰后,产生了瀑布效应,催化效率极高;③磷酸化

图 3-47　酶的磷酸化与去磷酸化共价修饰

修饰需要消耗 ATP,尽管如此,与酶蛋白的从头合成相比较,共价修饰调节消耗 ATP 要少得多,因此,酶的共价修饰调节是一种经济、有效且快速调节酶活性的方式。

3. 酶量的调节

细胞内各种酶的含量差异很大,但各种酶的合成与降解处于动态平衡,酶量处于相对恒定的水平。任何影响酶蛋白基因表达或者改变酶蛋白的降解速度的因素均可以改变酶量。

(1) 酶蛋白合成的诱导与阻遏:某些底物、产物、激素或药物等可以诱导或阻遏酶蛋白基因表达。通常能在转录水平促进酶蛋白合成的物质称诱导剂,反之称阻遏剂。如乳糖可以诱导大肠杆菌乳糖操纵子中与乳糖代谢相关的三个酶的基因表达。由于诱导剂在诱导酶蛋白基因转录后,还需要经过翻译和翻译后加工等过程才能完成酶的生物合成过程,因此其效应出现缓慢,一般需要数小时以上。一旦酶被诱导合成后,即使去除诱导剂,酶活性仍存在。由此可见,酶的诱导与阻遏作用对代谢的调节是缓慢而长效的。

(2) 酶蛋白降解的调节:酶蛋白降解速率也可改变细胞内的酶量。某种酶蛋白的降解速度用它的半衰期表示。所谓半衰期是指该酶降解 50% 所需要的时间。大部分在代谢调节中起重要作用的酶的半衰期都比较短,属于不稳定的酶。如细胞内高水平的胆固醇及其代谢产物可增加胆固醇合成限速酶降解的速度,从而控制细胞内胆固醇的合成,避免其过多累积。

三、影响酶促反应速度的因素

有关酶活性的研究,均以测定酶促反应速度(V)为主要依据。酶促反应速度常用单位时间里产物的生成量或底物的减少量表示。许多因素会影响酶促反应速度,其中主要包括底物浓度($[S]$)、酶浓度($[E]$)、温度(T)、pH 值、激活剂和抑制剂等。由于大多数酶促反应是可逆的双向反应,且同时可受多因素影响,因此,当研究某一因素对酶促反应速度的影响时,测定的是酶促反应的初速度,即反应体系中底物转化量小于 5% 时的反应速度,而且必须使酶促反应体系中其他因素保持不变,而单独改变所要研究的因素。

(一) 酶浓度的影响

要研究酶浓度对酶促反应速度的影响,必需满足一个前提,即反应体系中底物浓度要远远大于酶的浓度,以保证酶促反应过程中,随着酶浓度的增加,仍有足够的底物被其催化。此时酶浓度的变化与酶促反应速度呈正比关系(图 3-48)。

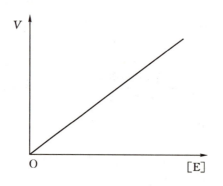

图 3-48 酶浓度对酶促反应速度的影响

其关系式为:

$$V = k[E]$$

式中 k 为速度常数。

[E]越高,反应体系中所含有的 E 分子越多,结合 S 而形成的 ES 也就越多,V 越快。

(二) 底物浓度的影响

1. 底物饱和现象

实验表明,在其他因素不变的情况下,以酶促反应体系中[S]为横坐标,V 为纵坐标作图,得到矩形双曲线(图 3-49)。从图可以看出,在[S]较低时,V 随着[S]的增加而升高,两者成正比关系;随着[S]的进一步增大,V 也继续升高,但两者不再呈正比关系而是呈现正相关关系;当[S]增加到很高,远远大于[E]时,V 不再随[S]的增加而上升,趋向于达到最大反应速度 V_{max}(maximum velocity)。此时,反应体系中所有酶的活性中心都已与底物结合,此现象称为底物饱和现象。所有酶都有底物饱和现象,不同的是达到饱和时所需的[S]大小不同而已。

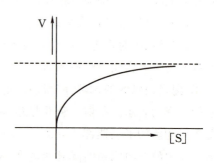

图 3-49 底物浓度对酶促反应速度的影响

V 和[S]的这种关系可以用中间产物学说加以解释。根据中间产物学说,酶催化底物变成产物的前提是酶要和底物识别结合形成中间复合物(ES),再进一步分解成产物(P),因此反应速度 V 与反应体系的 ES 成正比。在[S]较低时,只有一部分 E 与 S 形成 ES 复合物,故 V 较慢;随着[S]的增加,底物分子与 E 结合形成 ES 呈正比增加,V 也随之呈正比增加;当[S]增加到一定程度时,由于只有少数 E 未与 S 结合,此时若增加 S,反应体系中只有一部分 S 能和 E 结合,故 ES 会有增加,但不再随[S]呈正比增加;当[S]很大时,反应体系中所有 E 均已与 S 结合形成 ES,即 E 已经被 S 饱和,此时再增加[S],也没有 E 与之结合,原有的[ES]保持不变,此时的 V 达到最大反应速度 $V_{\max}$,不再升高。

2. 米氏方程

为了更好地阐明酶促反应中底物浓度和反应速度的关系,L. Michalis 和 M. L. Menten 于 1913 年提出了著名的米-曼氏方程,简称米氏方程:

$$V = \frac{V_{\max}[S]}{K_m + [S]}$$

式中 K_m 为米氏方程特有的米氏常数(Michalis constant, K_m)。当底物浓度很低([S]远小于 K_m)时,$V = V_{\max}[S]/K_m$,V 与[S]呈正比,当底物浓度很高([S]$\gg K_m$)时,$V \cong V_{\max}$,即反应速度最大,此时即使再增加底物浓度,反应速度不再受到影响。当 $V = 1/2 V_{\max}$,代入米氏方程,则:

$$\frac{1}{2}V_{\max} = \frac{V_{\max}[S]}{K_m + [S]}$$

即 $K_m = [S]$。因此,米氏常数等于酶促反应速度达到最大反应速度一半时底物的浓度。

3. 米氏常数的意义

K_m 值是研究酶学很重要的一个参数,其意义有以下几个方面:

(1) K_m 可以用来表示酶与底物的亲和力大小。K_m 值越小,意味着酶和底物的亲和力越大,也即不需要很高的底物浓度便可达到最大反应速度。

(2) K_m 是酶的特征常数之一,只与酶的结构、底物和反应环境(如温度、酸碱度、离子强度等)有关,与酶的浓度无关。各种酶的 K_m 值大致在 $10^{-6} \sim 10^{-2}$ mol/L 之间。同一底物,不同的酶有不同的 K_m 值;同一酶催化不同的底物具有不同的 K_m 值;各种同工酶的 K_m 值不相同。

(3) K_m 值可以判断酶作用的最适底物,K_m 值最小的底物一般认为是该酶的天然底物或最适底物。

(4) $V_{\max}$ 是酶完全被饱和时的反应速度,与[E]成正比。

(三)温度的影响

1. 温度对酶的双相作用

对一般的化学反应而言,升高温度可以使反应体系中分子运动速度加快,有利于相互之间的碰撞,反应速度也随之升高。但对酶促反应速度而言,温度的升高会产生效应相反的双向作用:一方面,在温度较低的一定范围内(40℃以内),酶促反应速度可随着温度的升高而加快;另一方面,当温度较高时(40~50℃),如果继续升高温度,酶促反应速度不但不随之升高,反而会下降。其根本原因在于酶是蛋白质,过高的温度会使酶蛋白发生变性而丧失催化活性。当温度升高到一定程度(80℃以上),酶分子完全变性失去活性(图 3-50)。

上述情况对一些生存在极端环境下的微生物例外,如 PCR 技术中应用广泛的耐热 Taq DNA 聚合酶在 70~80℃ 具有最大的催化活性,可在一定时间内耐受 100℃ 的高温而不变性。

图 3-50　温度对酶活性的影响（以唾液淀粉酶为例）

2．酶作用的最适温度

生物体内绝大部分的酶在30~40℃具有最大的催化活性。一般把酶促反应速度达最大时所需要的温度称作该酶的最适温度（optimum temperature）。最适温度不是酶的特征常数，会随着酶作用的时间的不同而发生变化。酶可以在短时间内耐受较高温度，但如果作用时间延长，酶的最适温度就会降低。由于温度对酶活性有较大的影响，临床上测定酶活性时，要注意控制反应温度。

值得一提的是，低温时酶的催化活性会降低，甚至难以测定，但酶蛋白没有变性失活，一旦温度回升，酶可以重新恢复活性。酶的这一特性常用于临床，如低温麻醉（氯丙嗪配合物理降温，使体温降至28~32℃）是利用低温降低酶的活性，进而降低机体的代谢率，藉以提高机体对手术的耐受性；同样，临床上护理脑出血患者时，常用戴冰帽、冰袋的方法减慢组织细胞的代谢速率，提高脑组织对氧和营养物质缺乏的耐受力。实验室中采用低温保存酶或蛋白质类的生物制剂，低温保存菌种、细胞株等也是根据这一原理。

（四）pH值的影响

环境pH值通过影响酶、辅酶、底物解离状态来影响酶促反应速度。酶、辅酶、底物都含有许多极性基团，在不同的pH值状态下解离状态不同，所带电荷的种类、数量也各不相同，从而影响酶与底物的结合，最终影响了酶促反应速度。如果以酶活性单位为纵坐标，反应体系的pH值为横坐标，可得到图3-51所示曲线。

图中显示，每种酶只能在一定的pH值范围内发挥催化活性，如果pH值超过了这个范围，酶就会失去催化能力，其根本原因就是强酸强碱环境会使酶蛋白发生变性。图中还显示，

图 3-51　pH 值对酶活性的影响

在某一 pH 值条件下,酶促反应速度最快,此 pH 值称为该酶的最适 pH 值。酶的最适 pH 不是酶的特征性常数,可因底物的种类及浓度,或所用的缓冲剂不同而稍有改变。体内绝大部分的酶的最适 pH 值接近中性,但也有例外,如胃蛋白酶的最适 pH 值为 1.8,而肝精氨酸酶的最适 pH 值为 9.8。临床上胃蛋白酶合剂中含有一定量的盐酸,目的是使胃蛋白酶更好地发挥作用。

由于 pH 值对酶活性有显著的影响,所以在测定酶活性时,应选择适宜的缓冲液,以保持酶的高活性和相对稳定性。

(五)激活剂的影响

使酶由无活性(低活性)变为有活性(高活性)的物质称为酶的激活剂。激活剂多是金属离子,如 Mg^{2+}、K^+、Mn^{2+} 等,少数为阴离子,也有的激活剂是有机化合物。大多数金属离子激活剂对酶促反应是必不可少的,这种激活剂称为必需激活剂。如 Mg^{2+} 为己糖激酶的必需激活剂。有些酶没有激活剂时表现出一定的催化活性,但加入激活剂后可使酶的催化活性增加,这类激活剂称为非必需激活剂,如 Cl^- 作为唾液淀粉酶的非必需激活剂能增加其催化活性。需要激活剂的酶一般都是单纯酶。

(六)抑制剂的影响

酶的抑制剂是指能够使酶活性下降但不引起酶蛋白变性的物质。某些理化因素(强酸、强碱、高温等)无选择性地使酶发生变性而导致酶活性下降,这类作用不属于酶的抑制作用。抑制剂多与酶的活性中心内、外必需基团结合,从而抑制酶的催化活性。根据抑制剂与酶的结合紧密程度的不同,可将酶的抑制作用分为不可逆性抑制和可逆性抑制。

1. 不可逆性抑制

抑制剂通过共价键与酶的活性中心上的必需基团牢固结合,从而影响 ES 复合物的生成,使酶活性受到抑制,称为不可逆性抑制(irreversible inhibition)。此种抑制不能用透析、超滤等简单的物理方法消除而恢复活性。酶的不可逆抑制剂通常对人体是有毒的,如重金属对巯基酶的抑制、有机磷毒物对羟基酶的抑制均发生不可逆抑制。

(1)巯基酶的抑制:巯基酶是指以巯基(—SH)作为必须基团的一类酶。这类酶结构上的巯基很容易和某些重金属离子(如 Hg^{2+}、Ag^+、Pb^{2+} 等)及 As^{3+} 以共价键不可逆性结合,使酶的活性受到抑制。被结合的巯基不仅仅局限于必需基团上,一些非必需基团巯基也可以被结合。因此也称为非专一性抑制。

机体内一些重要的巯基酶发生不可逆抑制时可导致中毒,甚至死亡。化学毒气路易士气是一种含砷化合物,它通过与巯基结合而抑制巯基酶活性,导致人畜中毒。临床上常用一些含有活性巯基的化合物进行解毒。富含巯基的药物如二巯丙醇(british anti-Lewisite,BAL)含有两个巯基,在体内达到一定浓度后,可与毒剂结合,使酶恢复活性,达到解毒的效果。

$$\underset{\text{路易士气}}{\overset{Cl}{\underset{Cl}{As-CH=CHCl}}} + \underset{\text{巯基酶}}{E{\overset{SH}{\underset{SH}{}}}} \longrightarrow \underset{\text{失活的酶}}{E{\overset{S}{\underset{S}{\diamond}}}As-CH=CHCl} + \underset{\text{酸}}{2HCl}$$

$$\underset{\text{失活的酶}}{E{\overset{S}{\underset{S}{\diamond}}}As-CH=CHCl} + \underset{\text{BAL}}{\overset{CH_2-SH}{\underset{CH_2-OH}{CH-SH}}} \longrightarrow \underset{\text{巯基酶}}{E{\overset{SH}{\underset{SH}{}}}} \longrightarrow \underset{\text{BAL 与砷剂结合物}}{\overset{CH_2-S}{\underset{CH_2-OH}{CH-S}}As-CH=CHCl}$$

(2)羟基酶的抑制:羟基酶是指以丝氨酸残基侧链上的羟基(—OH)为必需基团的一类酶。此类酶的活性中心上的羟基因被一些有机磷化合物(敌百虫、敌敌畏、对硫磷等)共价结合而失去活性,发生中毒。

$$\underset{\text{有机磷化合物}}{\overset{R-O}{\underset{R'-O}{P{\overset{O}{\underset{X}{}}}}}} + \underset{\text{羟基酶}}{HO-E} \longrightarrow \underset{\text{失活的酶}}{\overset{R-O}{\underset{R'-O}{P{\overset{O}{\underset{O-E}{}}}}}} + \underset{\text{酸}}{HX}$$

胆碱酯酶是羟基酶中的典型代表,胆碱酯酶能催化体内的神经递质乙酰胆碱水解。当有机磷进入机体,胆碱酯酶与之共价结合,其活性受到抑制,造成体内乙酰胆碱堆积,引起胆碱能神经过度兴奋,产生一系列中毒症状。有机磷农药中毒时可用解磷定治疗。因为解磷定能把已经和胆碱酯酶共价结合的有机磷解离出来而恢复酶的活性。

2. 可逆性抑制

抑制剂与酶以非共价键可逆性结合而使酶活性降低或丧失者称可逆性抑制(reversible inhibition)。这种结合能够用透析、超滤等简单的方法除去抑制剂而恢复酶的活性。根据抑制剂在酶分子上结合的位置不同,可逆性抑制分为竞争性抑制、非竞争性抑制。

(1)竞争性抑制:抑制剂与底物的结构相似,可竞争性地与酶的活性中心结合,从而阻碍底物与酶的有效结合,使酶活性下降,这种抑制作用称为竞争性抑制。

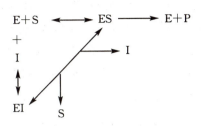

由于底物、抑制剂与酶的结合均是可逆的,所以抑制剂的抑制强度取决于它与酶的相对亲和力大小,以及抑制剂与底物浓度的相对比例。在抑制剂浓度不变的情况下,增加底物浓度能减弱抑制剂的抑制作用。在底物浓度不变的情况下,抑制剂只有达到一定浓度才起作用。

丙二酸对琥珀酸脱氢酶的抑制属于竞争性抑制的典型例子。丙二酸的结构与琥珀酸脱氢酶的底物琥珀酸类似,故能与琥珀酸竞争性结合琥珀酸脱氢酶的活性中心从而抑制该酶的活性。

$$\begin{array}{cc} \text{COOH} & \text{COOH} \\ | & | \\ \text{CH}_2 & \text{CH}_2 \\ | & | \\ \text{CH}_2 & \text{COOH} \\ | & \\ \text{COOH} & \end{array}$$

琥珀酸　　丙二酸

临床上很多药物都是根据酶的竞争性抑制来设计的,如磺胺类抑菌药物和抑制肿瘤生长的抗代谢物。磺胺类药物之所以能够抑制某些细菌的生长、繁殖,是因为这些细菌不能直接利用环境中的叶酸,在生长繁殖过程中需要利用对氨基苯甲酸、二氢蝶呤以及谷氨酸合成二氢叶酸(FH_2),进一步还原生成四氢叶酸(FH_4)。四氢叶酸是核苷酸合成过程中重要的辅酶之一。磺胺类药物的分子结构与 FH_2 的原料对氨基苯甲酸非常相似,因此可以竞争性的结合二氢叶酸合成酶,从而抑制二氢叶酸的合成,进一步减少四氢叶酸的生成。四氢叶酸的合成缺乏直接导致了细菌核酸合成障碍,致使细菌生长繁殖受到抑制。然而人类能直接利用食物中的叶酸,所以人类核酸的合成不受磺胺类药物的干扰。根据竞争性抑制的特点,在使用磺胺类药物时,应使血液中的药物迅速达到有效浓度,才能发挥抑菌作用。

图 3-52　磺胺类药物的作用机制

许多治疗肿瘤的抗代谢类药物,如氨甲蝶呤、5-氟尿嘧啶、6-巯基嘌呤等也是基于竞争性抑制的基本原理,针对特定的酶干扰核酸的合成过程,从而抑制肿瘤细胞的分裂、增殖。

(2)非竞争性抑制:抑制剂与酶的活性中心以外的必需基团结合,从而抑制酶的活性。抑制剂与底物之间不存在竞争关系,即抑制剂与酶的结合不影响酶与底物的结合,反之亦然。但在有抑制剂存在的情况下,生成的抑制剂-酶-底物复合物(ESI)不能进一步释放出产物,这种抑制作用称为非竞争性抑制作用,其作用过程如下。

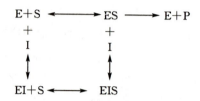

氰化物(—CN)结合细胞色素氧化酶的辅基铁卟啉属于非竞争性抑制作用。临床上应用的喹巴因是细胞膜上 Na^+-K^+-ATP 酶的强烈抑制剂,其通过对该酶的非竞争性抑制能产生利尿、强心作用。

(3)反竞争性抑制作用:此类抑制剂不与酶结合,仅与酶和底物形成的中间产物(ES)结合成 ESI,使中间产物的量下降,这样既减少了从中间产物转化为产物的量,同时也减少了从中间产物解离出游离酶和底物的量。在反应体系中反竞争性抑制不仅不排斥酶与底物的结合,反而可增加二者的亲和力,这与竞争性抑制作用相反,故称反竞争性抑制作用,其作用过程如下。

📖 本章小结

一、本章提要

通过本章学习,使同学们了解蛋白质、核酸和酶等生物大分子物质的结构,以及由其结构决定的生物学功能。具体包括以下内容:

1.掌握生物化学基本概念,包括各类大分子物质、小分子物质的结构、功能、性质、特点等。

2.熟悉各类生物大分子的基本结构单位及相互连接方式,一级结构与空间结构,理化性质,功能特点等。

3.了解各类生物大分子与人体生理、生化现象的关系。

二、本章重、难点

1.重点

氨基酸的结构、分类、性质,蛋白质的一级结构、空间结构。核酸的分类、功能,DNA 的一级结构、双螺旋结构。酶的反应特点,影响酶促反应速度的因素。

2. 难点

氨基酸的性质,蛋白质的空间结构,DNA的双螺旋结构。

课后习题

一、名词解释

1. 肽键　2. 蛋白质二级结构　3. 蛋白质等电点　4. 电泳　5. 蛋白质变性　6. 核苷酸　7. DNA的一级结构　8. 酶　9. 同工酶　10. 酶的特异性　11. 酶原的激活　12. 酶的活性中心　13. 酶的竞争性抑制作用

二、填空题

1. 组成蛋白质的基本元素主要有_____、_____、_____、_____,各种蛋白质的平均含氮量为_____,即每克氮相当于含有_____克蛋白质。

2. 蛋白质的基本组成单位是_____,在人体内组成蛋白质的氨基酸一般有_____种。

3. 蛋白质的一级结构、二级结构及三、四级结构的主要化学键是_____、_____和_____。

4. tRNA二级结构的主要功能性特点是_____和_____。

5. DNA具有的紫外吸收特征是在_____nm处,这主要因为在DNA分子中含有_____。DNA变性后的主要特征是_____、_____并产生_____效应。

6. 酶结构的调节包括_____和_____。

7. 磺胺类药对细菌二氢叶酸合成酶的抑制属于_____抑制。

三、选择题

1. 测得一蛋白质样品的含氮量为0.6g,含有的蛋白质是(　)
   A. 3.5　　　　　B. 3.65　　　　　C. 3.75　　　　　D. 3.8

2. 将pI5.0的蛋白质置于pH8.6的溶液中,这时蛋白质所带电荷的状态为(　)
   A. 正电荷　　　B. 负电荷　　　C. 静电荷为零　　　D. 正负电荷

3. 关于肽键的叙述,错误的是(　)
   A. 可自由旋转　　　　　　　　B. 为蛋白质空间结构的基础
   C. 为氨基酸之间的连接方式　　D. 不能自由旋转

4. 下列哪种为核酸中的特征性元素(　)
   A. N　　　　　B. P　　　　　C. O　　　　　D. C

5. 下列哪种核苷酸为RNA的基本组成成分(　)
   A. dAMP　　　B. TMP　　　C. UMP　　　D. dGMP

6. 关于核苷酸之间的连接方式,正确的说法是(　)
   A. 2′,5′-磷酸二酯键　　　　　B. 3′,5′-磷酸二酯键

C. 肽键　　　　　　　　　　　　D. 氢键

7. DNA 变性的主要特征是（　）

A. 螺旋松弛　　B. 二硫键断开　　C. 氢键断开　　D. 肽氢键断开

8. 酶原所以没有活性是因为（　）

A. 酶蛋白肽链合成不完全　　　　B. 活性中心未形成或未暴露

C. 酶原是普通的蛋白质　　　　　D. 缺乏辅酶或辅基

9. 竞争性抑制剂对酶促反应的影响具有下列哪些特性（　）

A. $K_m \downarrow, V_m \uparrow$　　　　　　　　B. K_m 不变, $V_m \uparrow$

C. $K_m \uparrow, V_m \uparrow$　　　　　　　　D. V_m 不变, $K_m \uparrow$

10. 酶在催化反应中决定专一性的部分是（　）

A. 酶蛋白　　　　　　　　　　　B. 辅基或辅酶

C. 金属离子　　　　　　　　　　D. 底物的解离程度

四、问答题

1. 蛋白质二级结构的形式有哪些？
2. 蛋白质变性在临床上的实际应用主要有哪些？
3. DNA 的二级结构的要点有哪些？
4. DNA 和三种 RNA 的主要功能有哪些？
5. 说明酶原激活的本质和生理意义？
6. 酶促反应的四大特点是什么？
7. 什么是竞争性抑制？其有何特点？

五、案例分析

一位 15 岁非洲少女来到急诊室就诊,主诉臀部和双侧大腿疼痛 1d,且不断加重,服用布洛芬不能缓解。患者否认最近有外伤和剧烈运动史，但她最近感觉疲劳，小便时尿道有灼烧感。患者既往有类似症状，有时需要住院。检查发现其体温正常，没有急性疼痛，结膜和口腔稍微苍白，双侧大腿外观正常，但有非特异性的大腿前部疼痛，其他体征正常。患者白细胞计数值 17000/mm³,血红蛋白含量低,为 71g/L,尿检分析白细胞数量显著增加。家族其他成员没有类似表现。初步诊断:镰刀型红细胞贫血。

思考问题：

镰刀型红细胞贫血的发病机制是什么？

（毕智丽,张丽娟）

第四章　物质代谢

学习目标

1. 掌握糖的生理功能、消化吸收及代谢概况，脂类的生理功能、消化吸收，蛋白质的营养作用及消化吸收。
2. 熟悉葡萄糖的分解代谢、糖原的合成与分解，血糖及临床常见糖代谢障碍，血脂与血浆脂蛋白，脂肪的中间代谢，磷脂与胆固醇代谢，氨基酸的一般代谢及个别代谢，三大营养物质代谢的联系，核苷酸的生理功能及消化吸收，维生素的概念与分类，维生素的生理功能及缺乏症。
3. 了解糖异生，核苷酸的合成与分解代谢，钠、氯和钾的含量、分布、吸收与排泄。

生物体的基本特征是新陈代谢，每个个体不断地与外界环境进行物质交换，摄取养料的同时排出废物，从而维持机体内环境的相对稳定，使生命得以延续。物质代谢是由一系列酶促化学反应所组成的各条代谢途径来完成的，包括合成代谢与分解代谢。物质代谢的同时会伴有能量的释放、储存、转移和利用，称为能量代谢。正常的物质代谢都能按照一定的规律有条不紊地进行，是正常生命过程的必要条件，物质代谢紊乱则导致疾病的发生。

第一节　糖的代谢

糖是食物中一大类重要的有机物，是人类生命活动不可缺少的营养物质之一，人体所需能量的 50%～70% 都由其提供，同时糖还作为机体主要的碳源参与氨基酸、脂肪、核苷酸等多种非糖物质的合成。食物中糖类的主要成分是淀粉，经消化吸收后以葡萄糖的形式吸收入血，构成血糖的主要来源，经血液循环送至细胞进行代谢。机体内糖的主要存在形式是葡萄糖和糖原，其中葡萄糖是机体内糖的运输形式，糖原为多糖，是体内糖的储存形式。

一、糖的生理功能、消化吸收及代谢概况

(一) 糖的生理功能

1. 氧化功能

糖是人类食物的主要成分之一，提供能量是糖最主要的生理功能。1mol 葡萄糖分解可产生 2840kJ(679kcal) 的能量，这些能量一部分用于维持体温的恒定，另一部分转化成高能化合物(如 ATP 等)，以供机体生命活动(如肌肉收缩、神经传导、胃肠蠕动、信息传递等)所需。

2.储存能量,补充血糖

糖在体内以糖原的形式将能量储存起来,当机体需要能量供应时,可快速分解释放入血,维持血糖的恒定。

3.为其他物质合成提供原料

糖是人体的重要碳源,在体内分解代谢过程中产生的中间产物可作为其他物质合成的原料。如5-磷酸核糖可用于核苷酸的合成,丙酮酸转变为丙氨酸用于蛋白质的合成,α-磷酸甘油可用于脂肪的合成等。

4.参与组织细胞和某些生物活性物质的构成

糖是构成人体组织结构的重要成分,如糖蛋白参与生物膜和神经组织的构成,蛋白聚糖参与结缔组织、软骨的构成。另外,体内还有一些具有特殊生理功能的糖蛋白,如免疫球蛋白、激素、酶、凝血因子等。

(二)糖的消化吸收

人类从食物摄取的糖主要是植物淀粉。淀粉是大分子的右旋糖酐-70,进入机体后必须在消化道水解酶的作用下水解为葡萄糖才能在小肠被吸收。唾液和胰液中都含有α-淀粉酶,可水解淀粉分子中的α-1,4-糖苷键。因食物在口腔停留的时间很短,所以淀粉的消化主要在小肠内进行。在肠腔胰液α-淀粉酶的催化下,淀粉被水解为麦芽糖、麦芽三糖及含有分支的异麦芽糖和α-临界糊精(4~9个葡萄糖残基),然后这些糖的中间消化产物需要在小肠黏膜上皮细胞刷状缘被α-葡萄糖苷酶、麦芽糖酶、α-临界糊精酶、异麦芽糖酶做进一步消化,直至被水解为葡萄糖。葡萄糖被小肠吸收,经门静脉进入肝脏,其中一部分在肝脏储存、转化和利用,另一部分经肝静脉进入体循环,供机体各组织细胞代谢和利用。

(三)糖代谢概况

机体摄入的糖,经消化吸收分解成单糖(主要是葡萄糖)入血,通过血液循环运送至各组织细胞内。体内糖代谢途径主要包括葡萄糖的分解(三条途径:无氧氧化、有氧氧化和磷酸戊糖途径)、糖原的合成与分解,糖异生等(图4-1)。

图4-1 糖代谢概况

二、葡萄糖的分解代谢

葡萄糖在机体内的分解代谢途径主要包括三条:糖的无氧氧化(anaerobic oxidation)、有氧氧化(aerobic oxidation)和磷酸戊糖途径(pentose phosphate pathway)。

(一)糖的无氧氧化

1. 概念和部位

葡萄糖或糖原在机体缺氧或氧供给不足的条件下经一系列酶促反应分解为乳酸,同时释放出少量能量的过程,称为糖的无氧氧化。因此过程与酵母菌使糖生醇发酵的过程相似,故又称为糖酵解(glycolysis)。糖无氧氧化过程所需要的酶均存在于细胞液中,所以无氧氧化的反应部位是细胞液。

2. 反应过程

糖无氧氧化的反应过程可分为三个阶段:第一阶段为耗能阶段,即葡萄糖分解为两个磷酸丙糖;第二阶段为产能阶段,即磷酸丙糖生成丙酮酸;第三阶段为还原阶段,即丙酮酸还原为乳酸。

(1)耗能阶段

1)葡萄糖磷酸化为6-磷酸葡萄糖:葡萄糖进入细胞后,在己糖激酶催化下由ATP提供磷酸基和能量,并需要Mg^{2+},生成6-磷酸葡萄糖,此酶催化的反应不可逆,是糖酵解的第一个关键酶。

葡萄糖　　　　　　　　　　　6-磷酸葡萄糖

己糖激酶

己糖激酶有4种同工酶,Ⅰ、Ⅱ、Ⅲ型主要存在于肝外组织,对葡萄糖有较强的亲和力,肝中的己糖激酶为Ⅳ型同工酶,也称为葡萄糖激酶,对葡萄糖的亲和力很低,在饱食后血糖浓度很高时,才能催化葡萄糖磷酸化。同工酶的这种分布特点与不同组织中葡萄糖的主要代谢途径相对应。

2)6-磷酸葡萄糖异构为6-磷酸果糖:该反应由磷酸己糖异构酶催化完成,此反应可逆。

6-磷酸葡萄糖　　　　　　6-磷酸果糖

3)6-磷酸果糖磷酸化为1,6-二磷酸果糖:此反应不可逆,由6-磷酸果糖激酶-1催化完成,且消耗1分子ATP,该酶是糖酵解的第二个关键酶。

4)1,6-二磷酸果糖裂解为2分子磷酸丙糖:此反应可逆,由醛缩酶催化生成2分子磷酸丙糖分别是3-磷酸甘油醛和磷酸二羟丙酮,两者互为同分异构体,在磷酸丙糖异构酶催化下可相互转化。

上述4步反应中包括2次磷酸化,消耗了2分子ATP,使葡萄糖分解为2分子磷酸丙糖,完成糖酵解反应的耗能阶段。

(2)产能阶段

1)3-磷酸甘油醛脱氢氧化为1,3-二磷酸甘油酸:是糖酵解途径中唯一的脱氢反应,由3-磷酸甘油醛脱氢酶催化,脱下的2个氢由NAD^+接受生成$NADH+H^+$,该反应可逆。生成的1,3-二磷酸甘油酸含有一个高能磷酸键,是高能化合物。

2)1,3-二磷酸甘油酸转变为3磷酸甘油酸:磷酸甘油酸激酶催化1,3-二磷酸甘油酸的高能键转移给ADP,生成ATP,这种ATP的生成方式属于底物水平磷酸化,该反应产生了1分子ATP。

$$\underset{\text{1,3-二磷酸甘油酸}}{\begin{array}{c}\text{COO}\sim\text{P}\\|\\ \text{CHOH}\\|\\ \text{CH}_2\text{O}-\text{P}\end{array}} \xrightleftharpoons[\text{ADP} \quad \text{ATP}]{\text{磷酸甘油酸激酶} \atop \text{Mg}^{2+}} \underset{\text{3-磷酸甘油酸}}{\begin{array}{c}\text{COOH}\\|\\ \text{CHOH}\\|\\ \text{CH}_2\text{O}-\text{P}\end{array}}$$

在红细胞中,1,3-二磷酸甘油酸还可以通过磷酸甘油酸变位酶催化生成2,3-二磷酸甘油酸,后者在2,3-二磷酸甘油酸磷酸化酶催化下生成3-磷酸甘油酸,这条途径称为2,3-二磷酸甘油酸支路,对红细胞血红蛋白运氧具有重要作用。

3)3-磷酸甘油酸转变为2-磷酸甘油酸:该反应可逆,由磷酸甘油酸变位酶催化。

$$\underset{\text{3-磷酸甘油酸}}{\begin{array}{c}\text{COOH}\\|\\ \text{HCOH}\\|\\ \text{CH}_2\text{O}-\text{P}\end{array}} \xrightleftharpoons{\text{磷酸甘油酸为位酶}} \underset{\text{2-磷酸甘油酸}}{\begin{array}{c}\text{COOH}\\|\\ \text{CHO}-\text{P}\\|\\ \text{CH}_2\text{OH}\end{array}}$$

4)2-磷酸甘油酸生成磷酸烯醇式丙酮酸:该反应可逆,由烯醇化酶催化,生成的磷酸烯醇式丙酮酸中含有高能键,是高能化合物。

$$\underset{\text{2-磷酸甘油酸}}{\begin{array}{c}\text{COOH}\\|\\ \text{CHO}-\text{P}\\|\\ \text{CH}_2\text{OH}\end{array}} \xrightleftharpoons{\text{烯醇化酶} \atop \text{Mg}^{2+}\text{或 Mn}^{2+}} \underset{\text{磷酸烯醇式丙酮酸}}{\begin{array}{c}\text{COOH}\\|\\ \text{C}-\text{O}\sim\text{P}\\|\\ \text{CH}_2\end{array}} + \text{H}_2\text{O}$$

5)磷酸烯醇式丙酮酸生成丙酮酸:由丙酮酸激酶催化,将磷酸烯醇式丙酮酸中的高能键转移给 ADP,生成 ATP 和烯醇式丙酮酸,烯醇式丙酮酸不稳定,自动转变为丙酮酸,这个 ATP 的生成同样属于底物水平磷酸化。此反应不可逆,丙酮酸激酶是糖酵解过程的第三个关键酶。

$$\underset{\text{磷酸烯醇式丙酮酸}}{\begin{array}{c}\text{COOH}\\|\\ \text{C}-\text{O}\sim\text{P}\\|\\ \text{CH}_2\end{array}} \xrightarrow[\text{Mg}^{2+},\text{K}^+ \quad \text{ADP} \quad \text{ATP}]{\text{丙酮酸激酶}} \underset{\text{烯醇式丙酮酸}}{\begin{array}{c}\text{COOH}\\|\\ \text{C}-\text{OH}\\|\\ \text{CH}_2\end{array}}$$

通过上述5步反应,1分子磷酸丙糖转变为丙酮酸,经过两次底物水平磷酸化,生成2分子 ATP,完成糖酵解的产能阶段。因1分子葡萄糖裂解为2分子磷酸丙糖,故产能阶段产生4分子ATP。

(3)还原阶段:丙酮酸在乳酸脱氢酶的催化下,由3-磷酸甘油醛氧化生成的 $NADH+H^+$ 提供氢,还原生成乳酸,此反应可逆。

$$\text{丙酮酸 (COOH-C(=O)-CH}_3\text{)} \underset{\text{NAD}^+}{\overset{\text{乳酸脱氢酶, NADH+H}^+}{\rightleftharpoons}} \text{乳酸 (COOH-CHO-CH}_3\text{)}$$

糖酵解的全过程见图 4-2。

图 4-2 糖酵解反应的全过程

3. 反应特点

(1) 反应的全过程没有氧的参与,产能阶段生成的 $NADH+H^+$ 只能将 2H 加到丙酮酸上,使之生成糖无氧氧化的最终产物乳酸。

(2) 糖酵解的全过程均在细胞液中进行,其中包括 3 步不可逆反应,催化 3 步不可逆反应的己糖激酶(葡萄糖激酶)、6-磷酸果糖激酶-1 和丙酮酸激酶是糖酵解的关键酶。

(3) 1 分子葡萄糖经无氧氧化,耗能阶段消耗 2 分子 ATP,产能阶段产生 4 分子 ATP,故净产生 2 分子 ATP。糖原进行无氧氧化时,因少消耗 1 分子 ATP,则可净产生 3 分子 ATP。

4. 生理意义

(1) 其是机体在缺氧时迅速获得能量的主要方式:在生理性缺氧情况下,如剧烈运动时,能量需求增加,糖酵解可迅速为肌肉收缩提供急需的能量;在病理性缺氧情况下,如呼吸功能障碍造成机体缺氧时,组织细胞内糖酵解会加强,使体内乳酸生成增多,有可能出现乳酸酸中毒。

(2) 其是成熟红细胞获得能量的唯一途径:成熟的红细胞因没有线粒体,故只能靠糖酵解获取能量。

(3) 机体少数代谢比较活跃的组织,如视网膜、睾丸、肾髓质等,即使在有氧条件下,也仍需通过糖酵解获得部分能量。

(二)糖的有氧氧化

1.概念和部位

葡萄糖或糖原在机体氧供给充足的条件下彻底氧化分解生成 CO_2 和 H_2O,同时释放大量能量的过程,称为糖的有氧氧化。有氧氧化是糖分解的主要途径,绝大多数组织细胞通过有氧氧化途径获得能量。有氧氧化先在细胞液中进行,然后进入线粒体中进行。

2.反应过程

糖有氧氧化的反应过程可分为三个阶段(图4-3)。第一阶段:葡萄糖经糖酵解途径分解为丙酮酸,在细胞液中进行。第二阶段:丙酮酸进入线粒体氧化脱羧生成乙酰CoA。第三阶段:乙酰CoA进入三羧酸循环彻底氧化,在线粒体内进行。

图4-3 糖有氧氧化的三个阶段

(1)葡萄糖分解为丙酮酸:此阶段反应步骤与糖酵解途径相同。在有氧条件下,1分子葡萄糖经糖酵解途径分解为2分子丙酮酸,该过程中消耗2分子ATP,经底物水平磷酸化生成4分子ATP,同时3-磷酸甘油醛脱下的氢被2分子 NAD^+ 接受,生成2分子 $NADH+H^+$,然后通过穿梭机制进入线粒体,经氧化磷酸化生成ATP,因穿梭方式不同,通过氧化磷酸化生成3或5分子ATP,加上底物水平磷酸化产生的ATP,减去消耗的ATP,该阶段净产生5或7分子ATP。

(2)丙酮酸进入线粒体生成乙酰CoA:第一阶段葡萄糖生成的2分子丙酮酸进入线粒体,在丙酮酸脱氢酶复合体的催化下氧化脱羧生成2分子乙酰CoA和2分子 $NADH+H^+$,反应不可逆。此阶段脱下的氢经氧化磷酸化产生5分子ATP。

丙酮酸脱氢酶复合体由 3 种酶蛋白和 5 种辅助因子组成(表 4-1)。

表 4-1 丙酮酸脱氢酶复合体的组成

酶	辅助因子	所含维生素
丙酮酸脱氢酶	TPP	维生素 B_1
二氢硫辛酰胺转乙酰酶	硫辛酸,CoA	硫辛酸、泛酸
二氢硫辛酰胺脱氢酶	FAD、NAD^+	维生素 B_2、维生素 B_3

由于有多种 B 族维生素参与丙酮酸脱氢酶复合体的组成,所以当维生素缺乏时,会导致糖代谢障碍。例如,维生素 B_1 缺乏时,体内 TPP 不足,丙酮酸氧化分解受阻,能量生成减少,丙酮酸堆积,可发生多发性神经末梢炎,严重缺乏时可导致心脏肥大和心排血量降低,出现脚气病的临床表现。

(3)三羧酸循环:三羧酸循环(tricarboxylic acid cycle,TCA 循环)是乙酰 CoA 与草酰乙酸缩合生成柠檬酸开始,经一系列酶促反应,又生成草酰乙酸的过程,因第一个反应生成的柠檬酸中含有三个羧基,故称为三羧酸循环,也叫柠檬酸循环。又因为这个循环是 Krebs 提出的,又称为 Krebs 循环。三羧酸循环的过程如下。

1)乙酰 CoA 与草酰乙酸缩合成柠檬酸:此反应由柠檬酸合酶催化,不可逆。柠檬酸合酶是三羧酸循环的第一个关键酶。

$$CH_3-\overset{O}{C}\sim SCoA + \underset{CH_2-COOH}{O=C-COOH} \xrightarrow[\text{柠檬酸合酶}]{+H_2O} HO-\underset{CH_2-COOH}{\overset{CH_2-COOH}{C-COOH}} + HSCoA$$

乙酰 CoA   草酰乙酸   柠檬酸

2)柠檬酸异构生成异柠檬酸:在顺乌头酸酶的催化下,柠檬酸通过脱水和加水生成异柠檬酸。

$$\underset{CH_2-COOH}{\overset{CH_2-COOH}{HO-C-COOH}} \underset{+H_2O}{\overset{-H_2O}{\rightleftharpoons}} \underset{\text{顺乌头酸酶}}{\overset{CH_2-COOH}{\underset{CH-COOH}{C-COOH}}} \underset{-H_2O}{\overset{+H_2O}{\rightleftharpoons}} \underset{CH_2COOH}{\overset{HOCH-COOH}{HC-COOH}}$$

柠檬酸   顺乌头酸   异柠檬酸

3)异柠檬酸氧化脱羧生成 α-酮戊二酸:在异柠檬酸脱氢酶催化下,异柠檬酸氧化脱羧生成 α-酮戊二酸和 CO_2,脱下的氢由 NAD^+ 接受,生成 $NADH+H^+$,然后经呼吸链传递给氧生成水,可产生 2.5 分子 ATP。此反应不可逆,异柠檬酸脱氢酶是三羧酸循环的第二个关键酶。

$$\underset{CH_2COOH}{\overset{HOCH-COOH}{HC-COOH}} + NAD^+ \xrightarrow{\text{异柠檬酸脱氢酶}} \underset{CH_2COOH}{\overset{CO-COOH}{CH_2}} + NADH+H^+ + CO_2$$

异柠檬酸   α-酮戊二酸

4) α-酮戊二酸氧化脱羧生成琥珀酰CoA：在α-酮戊二酸脱氢酶复合体催化下，α-酮戊二酸氧化脱羧生成琥珀酰CoA和CO_2，此反应释放的自由能较多，在琥珀酰CoA分子中形成一个高能键。反应脱下的氢由NAD^+接受，生成$NADH+H^+$，然后经呼吸链传递给氧生成水，可产生2.5分子ATP。反应不可逆，α-酮戊二酸脱氢酶复合体是三羧酸循环的第三个关键酶。

$$\begin{array}{c}CO-COOH\\|\\CH_2\\|\\CH_2COOH\end{array} + NAD^+ + CoASH \xrightarrow{\text{α-酮戊二酸脱氢酶复合体}} \begin{array}{c}O\\\|\\CH_2-C\sim SCoA\\|\\CH_2COOH\end{array} + CO_2 + NADH + H^+$$

α-酮戊二酸　　　　　　　　　　　　　　　琥珀酰CoA

5) 琥珀酰CoA生成琥珀酸：琥珀酰CoA是高能化合物，在琥珀酰CoA合成酶的催化下，其分子中的高能键水解，释放能量，转移给GDP，使之磷酸化生成GTP。琥珀酰CoA生成琥珀酸是三羧酸循环中唯一的底物水平磷酸化反应，生成的GTP可直接利用，也可将其高能磷酸基团转移给ADP生成ATP。

$$\begin{array}{c}O\\\|\\CH_2-C\sim SCoA\\|\\CH_2COOH\end{array} + H_3PO_4 + GDP \underset{Mg^{2+}}{\overset{\text{琥珀酰-CoA合成酶}}{\rightleftharpoons}} \begin{array}{c}CH_2COOH\\|\\CH_2COOH\end{array} + GTP + CoASH$$

琥珀酸

$$GTP+ADP \rightleftharpoons ATP+GDP$$

6) 琥珀酸脱氢生成延胡索酸：在琥珀酸脱氢酶的催化下，琥珀酸脱氢生成延胡索酸，脱下的氢由FAD接受，经呼吸链传递给氧生成水，产生1.5分子ATP。

$$\begin{array}{c}CH_2COOH\\|\\CH_2COOH\end{array} + FAD \overset{\text{琥珀酸脱氢酶}}{\rightleftharpoons} \begin{array}{c}CHCOOH\\\|\\CHCOOH\end{array} + FADH_2$$

琥珀酸　　　　　　　　　　　延胡索酸

7) 延胡索酸加水生成苹果酸：此反应由延胡索酸酶催化。

$$\begin{array}{c}CHCOOH\\\|\\CHCOOH\end{array} + H_2O \overset{\text{延胡索酸酶}}{\rightleftharpoons} \begin{array}{c}CH_2COOH\\|\\CHOH\\|\\COOH\end{array}$$

延胡索酸　　　　　　　　　苹果酸

8) 苹果酸脱氢生成草酰乙酸：在苹果酸脱氢酶的催化下，苹果酸脱氢生成草酰乙酸，脱下的氢由NAD^+接受，生成$NADH+H^+$，然后经呼吸链传递给氧生成水，可产生2.5分子ATP。草酰乙酸可再次携带乙酰CoA进入三羧酸循环。

三羧酸循环全过程(图4-4)有三个关键酶，催化三步反应是单向不可逆的，所以整个循环不可逆。这三个关键酶是柠檬酸合酶、异柠檬酸脱氢酶和α-酮戊二酸脱氢酶复合体。该循环中共有4次脱氢，2次脱羧，4次脱氢共生成3分子$NADH+H^+$和1分子$FADH_2$，经呼吸链传递给氧生成 4 分子 H_2O，2 次脱羧产生 2 分子 CO_2，是机体产生 CO_2 的主要方式。三羧酸循环是体内产生能量的主要途径，1 分子乙酰 CoA 经三羧酸循环生成 10 分子 ATP。

图 4-4　三羧酸循环反应全过程

知识链接

回补反应

体内各代谢途径是相互联系和相互转化的，三羧酸循环的中间产物经常移出循环参与其他代谢途径，如草酰乙酸可转变为天冬氨酸而参与蛋白质代谢，α-酮戊二酸可转变为谷氨酸等。为了维持三羧酸循环中间产物的一定浓度，保证循环正常进行，就必须不断补充被消耗的中间产物，这些由其他物质转变为三羧酸循环中间产物的反应称为回补反应（anaplerotic reaction），草酰乙酸是三羧酸循环的重要启动物质，是乙酰 CoA 进入三羧酸循环的重要载体，直接影响整个循环的反应速度，因此丙酮酸羧化酶催化丙酮酸生成草酰乙酸是最重要的回补反应。

3.有氧氧化的生理意义

（1）糖有氧氧化是机体大多数组织细胞获得能量的主要途径：1 分子葡萄糖经糖酵解净产生 2 分子 ATP，而经有氧氧化可产生 30 或 32 分子 ATP（表 4-2），后者是前者的 15 或 16 倍。

表 4-2 葡萄糖有氧氧化生成的 ATP

	反应	辅酶	ATP
第一阶段	葡萄糖→6-磷酸葡萄糖		−1
	6-磷酸葡萄糖→1,6-二磷酸果糖		−1
	2×3-磷酸甘油醛→2×1,3-二磷酸甘油酸	2NADH	3 或 5*
	2×1,3-二磷酸甘油酸→2×3-磷酸甘油酸		2
	2×磷酸烯醇式丙酮酸→2×丙酮酸		2
第二阶段	2×丙酮酸→2×乙酰 CoA	2NADH	5
第三阶段	2×异柠檬酸→2×α-酮戊二酸	2NADH	5
	2×α-酮戊二酸→2×琥珀酰 CoA	2NADH	5
	2×琥珀酰 CoA→2×琥珀酸		2
	2×琥珀酸→2×延胡索酸	2FADH$_2$	3
	2×苹果酸→2×草酰乙酸	2NADH	5
	1 分子葡萄糖彻底氧化净产生 ATP 分子数		30 或 32

* 在细胞液中经糖酵解途径产生的 NADH+H$^+$,如经 α-磷酸甘油穿梭机制进入线粒体通过氧化磷酸化产生 1.5 分子 ATP,如经苹果酸穿梭机制进入线粒体则产生 2.5 分子 ATP

(2)三羧酸循环是三大营养物质的共同代谢途径:糖、脂肪、蛋白质在体内进行氧化均可分解为共同的中间产物乙酰 CoA,然后进入三羧酸循环被彻底氧化,最终生成 CO_2 和 H_2O,同时释放出大量的能量供机体需要。

(3)三羧酸循环是三大物质代谢相互联系的枢纽:三羧酸循环是一个开放的系统,它的许多中间产物与其他代谢途径相沟通。如谷氨酸先转变为 α-酮戊二酸,再经草酰乙酸异生为糖,α-酮戊二酸和草酰乙酸又可通过氨基化生成谷氨酸和天冬氨酸。

(三)磷酸戊糖途径

1. 概念和部位

在机体内,除糖酵解和有氧氧化代谢途径外,某些代谢比较活跃的组织中,如肝脏、脂肪组织、红细胞、肾上腺皮质等,还存在另一条代谢途径,葡萄糖经此途径能产生磷酸戊糖和 NADPH,称为磷酸戊糖途径(pentose phosphate pathway,PPP)。

2. 反应过程

磷酸戊糖途径从 6-磷酸葡萄糖开始,在细胞液中进行。经过氧化反应和基团转移反应两个阶段,生成糖酵解途径的中间产物。

(1)氧化反应阶段:6-磷酸葡萄糖首先在 6-磷酸葡萄糖脱氢酶的催化下,脱氢生成 6-磷酸葡萄糖酸;后者再次脱氢、脱羧,生成 5-磷酸核酮糖;再经异构化反应生成 5-磷酸核糖。6-磷酸葡萄糖脱氢酶是磷酸戊糖途径的关键酶。

(2)基团转移反应阶段:5-磷酸核酮糖经一系列转酮基和转醛基反应,最后生成 3-磷酸甘油醛和 6-磷酸果糖,后两者进入糖酵解途经进一步分解。

磷酸戊糖途径的总反应过程见图 4-5。

图 4-5 磷酸戊糖途径

3. 生理意义

(1) 为核酸的生物合成提供 5-磷酸核糖：磷酸戊糖途径是葡萄糖在体内生成 5-磷酸核糖的唯一途径。5-磷酸核糖是核酸的组成成分，因此该途径在损伤后修复再生的组织、更新旺盛的组织中代谢比较活跃。

(2) 为多种代谢反应提供 NADPH

1) NADPH 作为供氢体参与体内多种生物的合成反应，如脂肪酸、胆固醇的生物合成。

2) NADPH 是谷胱甘肽还原酶的辅酶，它可使氧化型谷胱甘肽（G-S-S-G）还原为还原型谷胱甘肽（G-SH），对维持红细胞中的 G-SH 含量起着重要作用（图 4-6）。G-SH 是红细胞中的重要抗氧化物质，它可以对抗氧化剂的作用，保护红细胞中含巯基酶和蛋白质免遭氧化破坏，从而维护细胞结构和功能的完整。

图 4-6 谷胱甘肽的氧化还原反应

6-磷酸葡萄糖脱氢酶先天性缺陷或活性低下的患者，其磷酸戊糖途径不能正常进行，

NADPH生成减少,G-S-S-G难于还原,使G-SH含量减少,导致红细胞抗氧化能力下降。氧化剂极易使含巯基的酶类和蛋白质失活,引起红细胞破坏,发生急性溶血,临床上称为蚕豆病。

3) NADPH参与肝的生物转化作用。肝细胞内质网含有NADPH为供氢体的单加氧酶体系,参与激素、药物及毒物的生物转化过程。

知识链接

蚕豆病

蚕豆病是因6-磷酸葡萄糖脱氢酶缺乏所导致的性染色体隐性遗传病,致病基因位于X染色体上,所以患者男多于女(男女比约为7:1)。具有致病基因的人在食用新鲜蚕豆或接触蚕豆花粉等后可发病,主要表现为急性溶血性贫血。目前认为,6-磷酸葡萄糖脱氢酶的缺乏,使NADPH缺乏,不能维持红细胞内GSH的浓度,细胞膜就会被蚕豆中的某些因子诱发氧化,产生急性溶血反应。

三、糖原的合成与分解

糖原(glycogen)是由葡萄糖聚合而成的具有多分支结构的大分子多糖,是动物体内糖的贮存形式。糖原主要由葡萄糖通过α-1,4糖苷键链接而成,分支点处则有α-1,6糖苷键链接(图4-7)。糖原主要储存于肌肉组织和肝中,由肌肉组织合成的糖原为肌糖原,约占糖原总量的2/3,主要用于肌肉收缩;由肝合成的糖原为肝糖原,占糖原总量的1/3,主要用于调节血糖浓度。

图4-7 糖原的结构示意图

(一)糖原的合成

1. 概念和部位

由单糖(主要是葡萄糖)合成糖原的过程称为糖原合成。糖原合成在细胞液中进行,反应过程需要消耗能量。

2. 反应过程

(1)葡萄糖生成6-磷酸葡萄糖:此反应与糖酵解的第一步反应相同,消耗1分子ATP。

(2)6-磷酸葡萄糖生成1-磷酸葡萄糖:此反应在磷酸葡萄糖变位酶催化下完成。

(3)尿苷二磷酸葡萄糖生成:在尿苷二磷酸葡萄糖焦磷酸化酶催化下,消耗1分子UTP,1-磷酸葡萄糖生成尿苷二磷酸葡萄糖(UDPG),释放出焦磷酸。UDPG作为体内糖原合成的葡萄糖供体,被称为"活性葡萄糖"。

(4)从UDPG合成糖原:在糖原合酶的作用下,UDPG将葡萄糖单位转移到糖原引物上,并以α-1,4糖苷键链接,每反应一次,糖原引物上增加一个葡萄糖单位。

$$UDPG + 糖原引物(G_n) \xrightarrow{糖原合酶} UDP + 糖原(G_{n+1})$$

引 物

所谓引物,是指在聚合反应中作为底物而引发产生聚合反应的分子。起糖原引物作用的是糖原引物蛋白,其分子中194位酪氨酸残基的酚羟基被糖基化,形成寡糖链(至少含有4个葡萄糖残基),作为糖原合成时葡萄糖单位的接受体,即糖原引物。

(5)糖原分支的形成:糖原合酶只能催化α-1,4糖苷键的生成,因此只能延长糖链,而不能形成分支。糖原分支的形成需要分支酶的作用,当糖链长度达到12~18个葡萄糖单位时,分支酶可将一段糖链(6~7个葡萄糖单位)转移到邻近的糖链上,并以α-1,6糖苷键相连接,形成分支结构(图4-8)。

图4-8 分支酶的作用

3.糖原合成的特点

(1)糖原合成需要引物:糖原合成不能从头开始将2个葡萄糖分子连接,而是需要把活化的葡萄糖连接到糖原引物上。

(2)糖原合酶是糖原合成的关键酶。

(3)糖原合成是消耗能量的过程:每增加1个葡萄糖单位,需要消耗2个高能磷酸键。

(4)糖原支链的形成需要分支酶的催化。

(二)糖原的分解

1.概念和部位

由肝糖原分解为葡萄糖的过程称为糖原的分解。

2.反应过程

(1)糖原分解为1-磷酸葡萄糖在糖原磷酸化酶催化下,使α-1,4糖苷键断裂,分解下一个葡萄糖单位,生成1-磷酸葡萄糖。糖原磷酸化酶是糖原分解的关键酶。

$$\text{糖原}(G_n) + Pi \xrightarrow{\text{磷酸化酶}} \text{糖原}(G_{n-1}) + 1\text{-磷酸葡萄糖}$$

(2)1-磷酸葡萄糖生成6-磷酸葡萄糖:此反应由磷酸葡萄糖变为酶催化。

(3)6-磷酸葡萄糖脱磷酸生成葡萄糖:该反应由葡萄糖-6-磷酸酶催化,生成葡萄糖进入血液,补充血糖。葡萄糖-6-磷酸酶主要存在于肝细胞中,肌肉组织缺乏此酶,因此肌糖原不能直接分解为葡萄糖,只能生成6-磷酸葡萄糖,后者通过糖酵解或有氧氧化为肌肉收缩提供能量。

(4) 糖原分支的水解:糖原磷酸化酶只能催化α-1,4糖苷键的断裂,当其催化至距分支点4个葡萄糖单位时就不再起作用。这时需要脱支酶的作用,脱支酶先将糖原上4葡聚糖分支链上的3葡聚糖基转移到邻近糖链末端,以α-1,4糖苷键相连,然后水解分支点处剩余的单个葡萄糖单位,生成游离葡萄糖(图4-9)。糖原在磷酸化酶和脱支酶的协同和反复作用下,糖原分支不断减少,分子逐渐缩小,完成糖原分解。

图4-9 脱支酶的作用

(三) 糖原合成与分解的生理意义

糖原合成与分解对于维持血糖浓度的相对恒定,具有重要的生理意义。当进食后血糖升高时,肝和肌肉组织摄取血液中葡萄糖合成糖原,使血糖浓度不至于过高;当空腹或饥饿时,肝糖原分解为葡萄糖进入血液,使血糖浓度不至于过低。

四、糖异生

(一) 概念和部位

非糖类物质转变为葡萄糖或糖原的过程称为糖异生(gluconeogenesis)。能转变为糖的非糖物质主要有丙酮酸、甘油、乳酸和生糖氨基酸等。进行糖异生的主要器官是肝脏,其次是肾脏。

(二) 糖异生途径

糖异生途径是指从丙酮酸生成葡萄糖的过程,基本上是糖酵解的逆过程,但糖酵解途径由己糖激酶、6-磷酸葡萄糖激酶-1 和丙酮酸激酶催化的 3 个反应不可逆。要实现糖异生必须有另外不同的酶来催化其逆反应,这些酶就是糖异生的关键酶,共有 4 个,分别是丙酮酸羧化酶、磷酸烯醇式丙酮酸羧激酶、果糖二磷酸酶和葡萄糖-6-磷酸酶。

1. 丙酮酸转变为磷酸烯醇式丙酮酸

此过程需要两步反应,首先丙酮酸羧化酶催化丙酮酸生成草酰乙酸,然后草酰乙酸在磷酸烯醇式丙酮酸羧激酶催化下生成磷酸烯醇式丙酮酸,此过程称为丙酮酸羧化支路(图 4-10)。丙酮酸羧化酶存在于线粒体中,而磷酸烯醇式丙酮酸羧激酶在线粒体和胞液中均存在。

图 4-10 丙酮酸羧化支路

2. 1,6-二磷酸果糖转变为 6-磷酸果糖

此反应由果糖 1,6-二磷酸酶-1 催化完成。

$$1,6\text{-二磷酸果糖} + H_2O \xrightarrow{\text{果糖二磷酸酶}} 6\text{-磷酸果糖} + Pi$$

3. 6-磷酸葡萄糖水解为葡萄糖

由葡萄糖-6-磷酸酶催化,6-磷酸葡萄糖水解生成葡萄糖。

$$6\text{-磷酸葡萄糖} + H_2O \xrightarrow{\text{葡萄糖-6-磷酸酶}} \text{葡萄糖} + Pi$$

(三)糖异生的生理意义

1. 长期饥饿时,维持血糖浓度恒定

空腹或饥饿时,机体首先靠肝糖原分解补充血糖,但肝糖原的储存量有限,空腹 8~12h 后,肝糖原就会消耗殆尽,这时糖异生就是补充血糖的重要来源。因此,糖异生对机体最主要的生理意义是机体长期空腹或饥饿状态下,可将体内的一些非糖类物质转变为葡萄糖来补充血糖,以维持血糖浓度的相对恒定。

2. 有利于乳酸再利用,防止乳酸酸中毒

在剧烈运动或某些原因导致缺氧时,肌糖原酵解增强,产生大量的乳酸,这些乳酸的大部分随血液运输到肝,经糖异生为葡萄糖以补充血糖;血糖可以被肌肉再利用,如此形成一个循环过程,称为乳酸循环(图 4-11)。乳酸循环的意义在于有利于乳酸再利用的同时,也利于防止因乳酸堆积而导致的乳酸酸中毒的发生。

3. 有利于维持酸碱平衡

长期饥饿时,肾糖异生增强,有利于维持酸碱平衡。肾糖异生增强时,肾中 α-酮戊二酸因进行糖异生而含量减少,这可促进谷氨酰胺脱氨生成谷氨酸,后者再脱氨基生成 α-酮戊二酸,生成的氨分泌入肾小管中,与原尿中的 H^+ 结合,降低原尿中 H^+ 浓度,有利于保钠作用的进

图 4-11 乳酸循环

行,这是防止酸中毒,维持酸碱平衡的重要作用。

五、血糖

血糖(blood sugar)是指血液中的葡萄糖。正常情况下,血糖含量相对恒定,维持在3.89～6.11mmol/L。血糖浓度的相对恒定,是机体对血糖来源和去路进行精细调节,使之维持动态平衡的结果。

(一)血糖的来源和去路

1. 血糖的来源

(1)食物中糖的消化吸收:这是机体血糖的主要来源。

(2)肝糖原分解:空腹8～12h以内,肝糖原分解可以补充血糖。

(3)糖异生:长期饥饿时,糖异生作用增强,将体内非糖类物质转化为糖,补充血糖。

2. 血糖的去路

(1)氧化供能:血糖的主要去路。

(2)合成糖原:当机体血糖供应充足时,葡萄糖进入肝、肌肉合成糖原储存起来。

(3)转变为其他物质:血糖可以转变为脂肪、非必需氨基酸、其他糖类及其衍生物。

(4)随尿排出:当血糖浓度高于8.89～10.0mmol/L(肾糖阈)时,超过肾小管最大吸收能力,葡萄糖会随着尿排出,出现尿糖。

血糖的来源与去路见图4-12。

(二)血糖的调节

1. 肝对血糖的调节

肝是调节血糖浓度最主要的器官。当饱食血糖升高时,肝脏可以合成肝糖原,而使血糖降低;空腹时,肝糖原可以分解为葡萄糖进入血液,使血糖升高;长期饥饿时,肝可以利用非糖类物质通过糖异生生成葡萄糖进入血液,维持血糖的恒定。

图 4-12 血糖的来源与去路

2. 激素对血糖的调节

根据激素对血糖的调节作用,可将调节血糖的激素分为两类:一类是降低血糖的激素,即胰岛素;另一类是升高血糖的激素,有胰高血糖素、糖皮质激素和肾上腺素等。两类不同作用的激素相互协调,相互制约,共同调节血糖浓度恒定(表 4-3)。

表 4-3 激素对血糖水平的调节

降低血糖的激素		升高血糖的激素	
胰岛素	①促进肌肉脂肪组织细胞膜葡萄糖载体增加,促进葡萄糖转运入细胞 ②加速糖原合成,抑制糖原分解 ③促进葡萄糖有氧氧化 ④促进糖转变为脂肪 ⑤抑制肝糖原分解 ⑥抑制糖异生 ⑦抑制激素敏感性脂肪酶,减少脂肪动员	胰高血糖素	①促进肝糖原分解,血糖升高 ②抑制糖酵解,促进糖异生 ③激活激素敏感脂肪酶
		糖皮质激素	①促进肌肉蛋白质分解产生的氨基酸转移到肝进行糖异生 ②协助促进脂肪动员
		肾上腺素	①加速肝糖原分解 ②促进肌糖原酵解成乳酸,转入肝异生成糖

(三)高血糖和低血糖

1. 高血糖

临床上将空腹血糖高于 7.2mmol/L,称为高血糖。引起高血糖的原因有两方面:一方面是生理性高血糖,如一次性进食或静脉输入大量葡萄糖时,糖来源增加,使血糖浓度急剧升高,可引起饮食性高血糖,情绪激动时,肾上腺素分泌增加,使血糖增高,可出现感情性高血糖;另一方面是病理性高血糖,多见于糖尿病,也可见于脑垂体前叶增生,功能亢进时,生长素和促肾上腺皮质激素分泌过多;也可见于胰岛 A 细胞增生,胰高血糖素分泌过多。

2. 低血糖

空腹血糖浓度低于 3.0mmol/L,称为低血糖。引起低血糖的常见原因包括:长期饥饿或不能进食时,糖来源不足;胰岛 β-细胞增生时,胰岛素分泌过多;严重肝病时,肝功能障碍,肝不能及时有效地调节血糖浓度;内分泌异常(垂体功能或肾上腺功能低下)时,升高血糖激素分泌减少；空腹饮酒。

空腹饮酒为什么会出现低血糖

由于乙醇在肝内氧化而使 NAD^+ 过多地转化为 $NADH+H^+$，进而过多地将丙酮酸还原为乳酸，不仅造成乳酸浓度升高，而且抑制其糖异生作用，减少血糖的来源，引起低血糖。

第二节 脂类代谢

脂类(lipids)是脂肪和类脂的总称，是一类难溶于水而易溶于有机溶剂，并能为机体利用的有机化合物。脂肪是由 1 分子甘油与 3 分子脂肪酸通过酯键结合而生成，故又称为甘油三酯(triglyceride,TG)或三脂酰甘油。类脂是某些物理性质与脂肪相似的物质，包括磷脂(phospholipids,PL)、糖脂(glycolipid,GL)、胆固醇(cholesterol,Ch)及胆固醇酯(cholesteryl ester,CE)。脂类代谢异常与临床很多疾病的发生有关。

一、概述

(一)脂类的生理功能

1. 脂肪的功能

(1)储能供能：脂肪主要的生理功能是储能供能。人体活动所需能量的 20%～30% 是由脂肪所提供。每氧化 1g 脂肪可释放能量 38.94kJ，比同等重量的糖或蛋白质约多 1 倍。体内可贮存大量脂肪，当机体需要时，可及时动员出来分解供给机体能量。空腹或禁食时因葡萄糖供给不足，脂肪是体内的主要能量来源。

(2)保温和保护内脏：分布在皮下的脂肪组织不导热，可防止热量散失而保持体温。内脏周围的脂肪组织还能缓冲外界的机械撞击，使内脏器官免受损伤。

(3)供给必需脂肪酸：多数不饱和脂肪酸在体内能合成，但亚油酸(18∶2)、亚麻酸(18∶3)、花生四烯酸(20∶4)这些不能在体内合成，必须从食物摄取的脂肪酸，称为必需脂肪酸(essential fatty acid)。

2. 类脂的功能

(1)维持生物膜的结构和功能：类脂是生物膜的重要组分，其所具有的亲水头部和疏水尾部构成生物膜脂质双分子层结构的基本骨架，不仅构成了镶嵌膜蛋白的基质，也为细胞提供了通透性屏障，从而维持细胞正常结构与功能。

(2)转变为多种重要活性物质：胆固醇在体内可转变成胆汁酸、维生素 D_3、性激素及肾上腺皮质激素等具有重要功能的物质。

(二)脂类在体内的分布

1. 脂肪的分布

脂肪主要分布在脂肪组织中，以皮下、大网膜、肠系膜及肾周围等处最多。脂肪含量因人而异，成年男性的脂肪含量占体重的 10%～20%，女性稍高。其含量多少会受到膳食、运动、营养状况等多种因素的影响，故称为可变脂

2. 类脂的分布

类脂是生物膜结构的基本组成成分，广泛分布在机体的各个组织细胞，其含量多少基本不受膳食、营养状况和机体活动的影响，故称为恒定脂。

(三)脂类的消化吸收

1. 脂类的消化

食物中的脂类主要为脂肪，还有少量磷脂、胆固醇等。脂类难溶于水，必须在小肠经胆汁酸盐乳化成微小颗粒溶于消化液中才能被脂肪酶消化。小肠上段是脂肪消化的主要场所，脂肪在胰脂肪酶作用下逐步水解，生成甘油、脂肪酸及少量的甘油一酯；磷脂在磷脂酶的作用下水解，生成脂肪酸和溶血磷脂；胆固醇酯在胆固醇酯酶的作用下生成游离脂肪酸和胆固醇。

2. 脂类的吸收

脂类的吸收主要在十二指肠下段和空肠上段。消化吸收后的脂类大部分通过小肠绒毛的中央乳糜管，从淋巴进入血液；少量也可直接经门静脉入肝，再经肝进入血液运至全身各组织器官。

二、甘油三酯的代谢

(一)甘油三酯的分解代谢

1. 脂肪动员

储存在脂肪组织中的甘油三酯在一系列脂肪酶的作用下逐步水解为甘油和脂肪酸并释放入血液被其他组织细胞摄取利用的过程称为脂肪动员。

甘油三酯的氧化分解必须有充足的氧供应才能进行，体内各组织除脑和成熟的红细胞外，几乎都有氧化脂肪及分解其产物的能力。催化脂肪水解的酶包括甘油三酯脂肪酶、甘油二酯脂肪酶和甘油一酯脂肪酶，其中甘油三酯脂肪酶活性最低，是脂肪动员的关键酶。该酶受到多种激素的调节，称为激素敏感性脂肪酶（hormone-sensitive triglyceride lipase, HSL）。有些激素能使此酶的活性升高，促进脂肪动员，称为脂解激素，如肾上腺素、胰高血糖素、促肾上腺皮质激素（ACTH）及促甲状腺激素（TSH）等。有些激素能使此酶的活性降低，抑制脂肪动员，称为抗脂解激素，如胰岛素、前列腺素 E_2 等。甘油三酯的水解过程如图 4-13 所示。

图 4-13 甘油三酯的水解

2. 甘油的代谢

脂肪动员产生的甘油，由于分子量小、极性大，直接扩散入血，随血液循环运往肝、肾等组织被摄取利用。甘油在甘油激酶的催化下消耗 1 分子 ATP 生成 α-磷酸甘油，后者在 α-磷酸甘油脱氢酶的催化下脱氢转变为磷酸二羟丙酮，磷酸二羟丙酮是糖酵解途径的中间产物，可循糖分解途径继续氧化释放能量；在肝细胞中也可经糖异生途径生成葡萄糖或糖原。在脂肪细胞中没有甘油激酶,所以不能利用脂肪分解产生的甘油。甘油的代谢过程见图4-14。

图4-14 甘油的代谢

3.脂肪酸的氧化

脂肪动员产生的脂肪酸难溶于水,入血后需与清蛋白结合形成脂肪酸-清蛋白复合体运输到全身各组织利用。脂肪酸是人体重要的能源物质,在氧供给充足的条件下可以彻底氧化生成CO_2和H_2O并释放出大量的能量,以ATP的形式供给机体利用。脂肪酸的氧化分解过程分为4个阶段:脂肪酸的活化、脂酰CoA进入线粒体、β-氧化和乙酰CoA的彻底氧化。

(1)脂肪酸的活化:脂肪酸的活化是指脂肪酸在脂酰CoA合成酶催化下生成脂酰CoA的过程,在细胞液中进行。此反应由ATP供能,需要HSCoA和Mg^{2+}参与。

$$R-COOH + HSCoA + ATP \xrightarrow[Mg^{2+}]{\text{脂酰CoA合成酶}} R-CO\sim SCoA + AMP + PPi$$

活化后生成的脂酰CoA分子中含有高能硫酯键,且极性增强,有利于氧化。该反应是脂肪酸氧化过程中唯一消耗ATP的反应,反应过程中产生的焦磷酸(PPi)立即被细胞内的焦磷酸酶水解,阻止了逆向反应的进行。因此,1分子脂肪酸活化,实际上消耗了2个高能磷酸键。

(2)脂酰CoA进入线粒体:脂肪酸活化在细胞液中进行,而催化脂酰CoA氧化的酶系分布在线粒体基质内,因此脂酰CoA必须进入线粒体内才能氧化。长链脂酰CoA不能直接通过线粒体内膜,需卡尼汀(carnitine)转运才能进入线粒体。

卡尼汀通过其羟基与脂酸连接成酯,生成脂酰卡尼汀很容易通过线粒体内膜。线粒体外膜存在卡尼汀脂酰转移酶Ⅰ(carnitine acyl transferase Ⅰ,CAT Ⅰ)催化脂酰CoA的脂酰基转移至卡尼汀生成脂酰卡尼汀,随即可通过线粒体内膜,再在卡尼汀脂酰CoA转移酶Ⅱ(CAT Ⅱ)催化下脱去卡尼汀,将脂酰基转移至基质内CoA分子上,重新形成脂酰CoA,这样脂酰CoA就可以在线粒体的基质中进行β-氧化(图4-15)。

图4-15 脂酰CoA进入线粒体内

知识链接

左旋肉碱与减肥

左旋肉碱是一种促使脂肪转化为能量的类氨基酸,红色肉类是左旋肉碱的主要来源,对人体无毒副作用。左旋肉碱是脂肪代谢过程中的一种载体,能促进脂肪酸进入线粒体氧化分解。但左旋肉碱只是一种运载工具,至于到底消耗多少脂肪,并不取决于左旋肉碱的量的多少,而是取决于能量消耗的多少。因此,要想通过左旋肉碱减肥,就必须配合适当的运动,控制饮食。

(3)脂酰CoA的β-氧化:脂酰CoA进入线粒体基质后,从脂酰基的β-碳原子开始,在脂肪酸氧化酶系作用下进行脱氢、加水、再脱氢和硫解四步连续反应,脂酰断裂生成一分子乙酰CoA和比原来少两个碳原子的脂酰CoA。

脂酰CoA的β-氧化过程如下。①脱氢:脂酰CoA经脂酰CoA脱氢酶催化,α和β碳原子上各脱去一个氢,生成α,β烯酯酰CoA,脱下的2H由辅酶FAD接受,生成$FADH_2$。②加水:α,β烯酯酰CoA在α,β烯酯酰CoA水化酶的催化下,双键加水生成β-羟脂酰CoA。③再脱氢:β-羟脂酰CoA在β-羟脂酰CoA脱氢酶的催化下脱去β-碳原子与羟基上的氢原子,生成β-酮脂酰CoA,脱下的2H由辅酶NAD^+接受,生成$NADH+H^+$。④硫解:在β-酮脂酰CoA硫解酶的催化下,β-酮脂酰CoA与HSCoA作用,硫解产生1分子乙酰CoA和比原来减少2个碳原子的脂酰CoA。

1分子脂酰CoA通过上述脱氢、加水、再脱氢和硫解4步连续反应后生成1分子乙酰CoA和比原来少2个碳原子的脂酰CoA。新生成的脂酰CoA可继续重复上述4步反应直至完全分解为乙酰CoA为止(图4-16)。

(4)乙酰CoA的彻底氧化:脂酰CoA氧化产生的乙酰CoA通过三羧酸循环和氧化磷酸化彻底氧化生成CO_2和H_2O并释放能量。

以软质酸为例计算其彻底氧化生成ATP的分子数:软脂酸是16个碳原子的饱和脂肪酸,需要经7次β-氧化循环,共生成8分子乙酰CoA。1次β-氧化有2次脱氢反应分别生成$FADH_2$和NADH,$FADH_2$经琥珀酸氧化呼吸链将2H传递给氧生成水,产生1.5分子ATP,而NADH经NADH氧化呼吸链将2H传递给氧生成水,产生2.5分子ATP,所以1次β-氧化可产生4分子ATP。每分子乙酰CoA经三羧酸循环可产生10分子ATP。脂肪酸活化成脂酰CoA时消耗2个高能磷酸键可视为消耗2分子ATP,所以1分子软脂酸完全氧化生成CO_2和H_2O生成ATP的分子数是:

7次β-氧化,产生$7×(1.5+2.5)=28$分子ATP;生成8分子乙酰CoA,产生$8×10=80$分子ATP。28分子ATP+80分子ATP=108分子ATP,减去开始活化消耗的2分子ATP,共净产生106分子ATP。

4.酮体的生成和利用

在肌肉组织中脂肪酸经β-氧化生成的乙酰CoA能彻底氧化生成CO_2和H_2O,但在肝中的脂肪酸经β-氧化生成的乙酰CoA除进入三羧酸循环彻底氧化外,还能缩合生成乙酰乙酸、β-羟丁酸和丙酮,三者统称为酮体(ketone bodies)。酮体是脂肪酸氧化分解的正常中间产物。

图 4-16 脂肪酸的氧化

(1)酮体的生成:酮体在肝细胞的线粒体内合成。合成的原料是脂肪酸 β-氧化产生的乙酰 CoA,合成过程见图 4-17。

具体为:①2 分子乙酰 CoA 在肝线粒体乙酰乙酰 CoA 硫解酶的催化下,缩合生成乙酰乙酰 CoA,并释放出 1 分子 HSCoA。②乙酰乙酰 CoA 在羟甲基戊二酸单酰 CoA(HMGCoA)合成酶催化下,再与 1 分子乙酰 CoA 缩合生成 HMGCoA,并释放出 1 分子 HSCoA。

图 4-17 酮体的生成

③HMGCoA在 HMGCoA 裂解酶的作用下裂解生成乙酰乙酸和乙酰 CoA。乙酰乙酸在线粒体内膜 β-羟丁酸脱氢酶的催化下,被还原成 β-羟丁酸,所需的氢由 NADH/NAD$^+$ 的比值决定。部分乙酰乙酸可在酶催化下脱羧生成丙酮。

肝线粒体含有各种合成酮体的酶类,尤其 HMGCoA 合成酶,该酶催化的反应是酮体生成的限速步骤。但是肝氧化酮体的酶类活性很差,所以不能利用酮体。肝生成的酮体,透过细胞进入血液运输到肝外组织进一步氧化分解。

(2)酮体的利用:肝外组织,特别是肌肉、脑和肾等组织是利用酮体的最主要的组织器官。这些组织中具有活性较强的利用酮体的酶,如琥珀酰 CoA 转硫酶、乙酰乙酰 CoA 硫解酶及乙酰乙酰硫激酶,它们都可以催化酮体的代谢。酮体的利用,首先要进行活化,乙酰乙酸在琥珀酰 CoA 转硫酶或乙酰乙酸硫激酶的催化下,转变为乙酰乙酰 CoA,乙酰乙酰 CoA 在硫解酶的催化下分解为 2 分子乙酰 CoA,后者进入三羧酸循环彻底氧化成 CO_2 和 H_2O,同时释放出能量。β-羟丁酸可在 β-羟丁酸脱氢酶催化下氧化生成乙酰乙酸,然后沿乙酰乙酸的分解途径氧化。丙酮在酮体中占的比例甚微,主要随尿排出,当血中酮体显著升高时,丙酮也可从肺直接呼出,使呼出的气体有烂苹果味(图 4-18)。

总之,肝是生成酮体的器官,但不能利用酮体;肝外组织不能生成酮体,却可以利用酮体。肝内生酮肝外利用是酮体代谢的特点。

(3)酮体代谢的生理意义:酮体是脂肪酸在肝内生成的正常的中间产物,是肝输出脂肪类

图 4-18 酮体的利用

能源物质的一种形式。酮体分子小，溶于水，运输时不需要载体，能通过血脑屏障和毛细血管壁，是脑、肌肉等组织的重要能源。长期饥饿、糖供给不足时，酮体可以替代葡萄糖成为脑组织和肌肉的主要能源。

正常人血中酮体含量很少，为 0.03～0.5mmol/L，其中以 β-羟丁酸约占酮体总量的 70%，乙酰乙酸占 30%，丙酮的量甚微。但在饥饿、低糖高脂膳食或糖尿病时，由于机体不能充分地利用葡萄糖获取能量，致使脂肪动员速度加快，酮体生成增加，当肝内酮体的生成量超过肝外组织的利用能力时，可使血中酮体升高，称为酮血症，如尿中出现酮体称为酮尿症。由于酮体中的乙酰乙酸和 β-羟丁酸是酸性物质，血中浓度过高可使 pH 下降，出现酮症酸中毒。

(二) 甘油三酯的合成代谢

人体许多组织都可以合成甘油三酯，其中脂肪组织和肝最为活跃。摄入的甘油三酯、糖及蛋白质转变而来的甘油三酯都可以在脂肪组织中储存，以满足饥饿或禁食时的能量需要。在体内，合成脂肪的原料是 α-磷酸甘油和脂酰 CoA。因此甘油三酯的合成主要介绍脂肪酸的合成和 α-磷酸甘油的来源。

1. α-磷酸甘油的来源

体内合成脂肪所需要的 α-磷酸甘油的来源有两条。一条是由糖酵解的中间产物磷酸二羟丙酮加氢还原而成，这是 α-磷酸甘油的主要来源。

$$\text{磷酸二羟丙酮} + NADH + H^+ \xrightleftharpoons{\text{α-磷酸甘油脱氢酶}} \text{α-磷酸甘油} + NAD^+$$

另一条是甘油在甘油磷酸激酶催化下，消耗 ATP 生成 α-磷酸甘油，脂肪组织因缺乏甘油磷酸激酶，因此不存在此途径。

$$\text{甘油} + ATP \xrightarrow{\text{甘油磷酸激酶}} \text{α-磷酸甘油} + ADP$$

2. 脂肪酸的生成

(1) 合成部位：合成脂肪酸的酶系主要存在于肝、肾、脑、乳腺及脂肪组织，其中肝是合成脂肪酸的主要场所。

(2) 合成原料：乙酰 CoA 是合成脂肪酸的主要原料，主要来自于葡萄糖的有氧氧化。细胞内的乙酰 CoA 全部在线粒体内生成，而合成脂肪酸的酶系存在于胞液。线粒体内的乙酰 CoA 必须进入胞液才能用于脂肪酸的合成。实验证明，乙酰 CoA 不能透过线粒体内膜，主要通过柠檬酸-丙酮酸循环（citrate-pyruvate cycle）完成（图 4-19）。在此循环中，乙酰 CoA 首先在线粒体内与草酰乙酸缩合生成柠檬酸，柠檬酸通过线粒体内膜上的载体转运进入胞液；然后由胞液中的柠檬酸裂解酶催化裂解释放出草酰乙酸和乙酰 CoA。乙酰 CoA 用于脂肪酸的合成，而草酰乙酸则在苹果酸脱氢酶的作用下，还原成苹果酸，再经线粒体内膜载体转运入线粒体内。苹果酸也可以在苹果酸酶的作用下分解为丙酮酸，再转运入线粒体，最终均形成线粒体内的草酰乙酸，参与转运乙酰 CoA。

图 4-19 柠檬酸-丙酮酸循环

脂肪酸的合成除需要乙酰 CoA 外，还需 ATP、NADPH、CO_2 及 Mn^{2+} 等。其中 NADPH 主要来自于磷酸戊糖途径。

(3) 合成过程

1) 丙二酸单酰 CoA 的合成：乙酰 CoA 羧化生成丙二酸单酰 CoA 是脂肪酸合成的第一步，由乙酰 CoA 羧化酶催化，是脂肪酸合成的限速酶。该酶存在于细胞液中，辅酶是生物素，Mn^{2+} 为激活剂。有 2 种存在形式，一是无活性的单聚体，另一是有活性的多聚体，柠檬酸、异柠檬酸可使此酶由无活性的单体聚合成有活性的多聚体，而软脂酰 CoA 及其他长链脂酰 CoA 能使多聚体解成单体，抑制其活性。

$$CH_3CO\sim SCoA + HCO_3^- + ATP \xrightarrow[\text{生物素、}Mg^{2+}]{\text{乙酰 CoA 羧化酶}} HOOC-CH_2-CO-SCoA + ADP + Pi$$

2) 软脂酸的合成：软脂酸的合成过程是一个连续的酶促反应，其中合成过程以 1 分子乙酰

CoA 和 7 分子丙二酰 CoA 为原料，在脂肪酸合成酶系的催化下，由 NADPH 提供氢合成软脂酸。碳链每增加两个碳原子，都要重复进行缩合、加氢、脱水和再加氢的过程，经过 7 次循环后，生成 16 个碳的软脂酸，最后经硫酯酶水解释放出软脂酸。

大肠埃希菌的脂肪酸合成酶系中，有酰基载体蛋白（acyl carrier protein，ACP），脂肪酸合成的各步反应均在 ACP 的辅基上进行。

软脂酸合成的总反应式为：

$$CH_3CO\sim SCoA + 7HOOCCH_2CO\sim SCoA \xrightarrow[14(NADPH+H^+)\quad 7CO_2\quad 14NADP^+ + 8HSCoA + 6H_2O]{\text{脂肪酸合成酶系}} CH_3(CH_2)_{14}COOH$$

2. 脂肪的合成

肝细胞和脂肪组织的内质网是合成甘油三酯的主要部位，小肠黏膜细胞在吸收脂类后也可以合成大量的甘油三酯。小肠黏膜上皮细胞利用消化吸收的甘油一酯为起始物，再加上 2 分子脂酰 CoA，合成甘油三酯。肝细胞和脂肪组织主要通过甘油二酯途径合成甘油三酯，此途径是利用糖代谢生成的 α-磷酸甘油，在脂酰 CoA 转移酶的催化下，依次加上 2 分子脂酰 CoA 生成磷脂酸，磷脂酸在磷酸酶的催化下，水解脱去磷酸生成 1,2-甘油二酯，然后在脂酰 CoA 转移酶的催化下，再加上 1 分子脂酰 CoA 即生成甘油三酯。脂肪生物合成过程，见图 4-20。

图 4-20　脂肪酸的生物合成过程

三、磷脂的代谢

含磷酸的脂类称为磷脂。按其化学组成不同分为甘油磷脂和鞘磷脂两类，前者以甘油为基本骨架，后者以鞘氨醇为基本骨架。体内含量最多的磷脂是甘油磷脂，而且分布广泛，鞘磷脂主要分布于大脑和神经髓鞘中。

（一）甘油磷脂的合成代谢

甘油磷脂由甘油、脂肪酸、磷酸及含氮化合物组成，其基本结构为：

$$\begin{array}{l}CH_2OCOR_1\\|\\CHOCOR_2\\|\quad\quad\quad O\\|\quad\quad\quad \|\\CH_2-O-P-O-X\\\quad\quad\quad |\\\quad\quad\quad O\end{array}\quad X\begin{cases}\text{胆碱:磷脂酰胆碱}\\\text{乙醇胺:磷脂酰乙醇胺}\\\text{丝氨酸:磷脂酰丝氨酸}\\\text{肌醇:磷脂酰肌醇}\end{cases}$$

在甘油的1位和2位羟基上各结合1分子脂肪酸,通常2位脂肪酸为花生四烯酸,在3位羟基再结合1分子磷酸,即为最简单的甘油磷脂-磷脂酸。因磷酸羟基的取代基团不同,即X的不同,可将甘油磷脂分为磷脂酰胆碱(卵磷脂)、磷脂酰乙醇胺(脑磷脂)、磷脂酰丝氨酸及磷脂酰肌醇等。

1. 合成部位

全身各组织的内质网中都含有合成甘油磷脂的酶,但以肝、肾和小肠等组织最为活跃。

2. 合成的原料及辅助因子

磷脂合成的原料主要包括甘油、脂肪酸、磷酸盐、胆碱、丝氨酸、乙醇胺及肌醇等物质。除甘油和脂肪酸主要由糖代谢转变而来外,其2位碳上的不饱和脂肪酸必须从食物中摄取。胆碱和乙醇胺可由食物提供,也可由丝氨酸在体内转变而来。除由ATP供能外,还需要CTP供能。

3. 合成过程

磷脂酰胆碱和磷脂酰乙醇胺这两类磷脂在体内含量最多,占组织和血液磷脂的75%以上,甘油二酯是合成的重要中间物,磷脂酰胆碱亦可由磷脂酰乙醇胺从S-腺苷甲硫氨酸获得甲基生成,通过这种方式合成占人肝的10%~15%。合成过程见图4-21。

(二)甘油磷脂的分解代谢

生物体内存在能使甘油磷脂水解的多种磷脂酶类,分别作用于甘油磷脂分子中不同的酯键。作用于1,2位酯键的酶分别为磷脂酶 A_1 和 A_2,磷脂酶 A_2 使甘油磷脂水解为溶血磷脂和多不饱和脂肪酸。溶血磷脂是一种较强的表面活性物质,能使红细胞膜和其他细胞膜破坏而引起溶血或细胞坏死。磷脂酶 A_2 存在于各组织细胞膜和线粒体内膜。急性胰腺炎的发病就与胰腺细胞膜中的磷脂酶 A_2 被提前激活而导致胰腺细胞膜受损有关。某些毒蛇唾液中含有磷脂酶 A_2,故被蛇咬伤后,可出现溶血症状。

(三)甘油磷脂与脂肪肝

在肝内合成的磷脂,除了作为质膜的组成成分外,还参与脂蛋白的合成,并以VLDL的形式将肝合成的脂肪转运出去。正常成人肝中脂类含量约占肝重的5%,其中磷脂含量最多,约占3%,甘油三酯约占2%。如果肝中脂类含量超过10%,且主要是甘油三酯堆积,肝实质细胞脂肪超过30%,即为脂肪肝。形成脂肪肝的常见原因有:磷脂合成原料不足(如胆碱、甲硫氨酸、必需脂肪酸等缺乏),可导致磷脂合成不足,引起VLDL合成障碍,致使肝内脂肪不能运出,则以脂滴的形式聚集于肝细胞而导致脂肪肝;肝细胞内甘油三酯的来源过多,如高脂、高糖饮食或长期酗酒;肝功能障碍,影响VLDL的合成与释放。上述原因均可导致肝细胞内甘油三酯堆积形成脂肪肝,重度脂肪肝可导致肝硬化。磷脂及其合成原料和有关辅助因子(叶酸、维生素 B_{12}、CTP等)在临床上常用于防治脂肪肝,就是因为它们能促进肝中磷脂的合成,以促进脂蛋白的合成。

图 4-21 甘油磷脂的合成过程

四、胆固醇的代谢

胆固醇是最早由动物胆结石中分离出的具有羟基的固体醇类化合物,故称为胆固醇(cholesterol)。所有固醇(包括胆固醇)均具有环戊烷多氢菲的共同结构,不同的固醇区别在于碳原子数及取代基不同,其生理功能各异。

胆固醇的结构

胆固醇有内源性和外源性:内源性胆固醇是自身合成的,占总胆固醇的50%以上;外源性胆固醇主要来自于动物性食物,如蛋黄、肉、肝和脑等。

人体约含有胆固醇140g,广泛分布于全身各组织中,大约1/4分布在脑及神经组织中,约占组织的2%。肝、肾、肠等内脏及皮肤脂肪组织亦含有较多的胆固醇,每100g组织含200~500mg,其中肝最多,肌肉组织含量较低。肾上腺、卵巢等合成类固醇激素的内分泌腺胆固醇含量较高,达5%~10%。

(一)胆固醇的合成代谢

1.合成部位

除成年动物脑组织及成熟红细胞外,几乎全身各组织均可合成胆固醇,每天约合成1g左右。其中肝合成胆固醇的能力最强,体内70%~80%的胆固醇由肝合成,10%由小肠合成。其合成部位主要是胞液和内质网,因胆固醇合成酶系存在于胞液和内质网。

2.合成原料

乙酰CoA是合成胆固醇的原料,此外还需要ATP和NADPH+H$^+$。每合成1分子胆固醇需要18分子乙酰CoA、36分子ATP及16分子NADPH+H$^+$。乙酰CoA和能量大多数由葡萄糖的有氧氧化提供,NADPH+H$^+$来自磷酸戊糖途径。因此,糖是胆固醇合成原料的主要来源。乙酰CoA在线粒体内生成,需要通过柠檬酸-丙酮酸循环转运到胞液才能合成胆固醇。

3.合成基本过程

胆固醇的合成过程复杂,有近30步反应,大致可分为3个阶段(图4-22)。

图4-22 胆固醇的合成过程

(1) 甲羟戊酸的合成：在胞液中,2 分子乙酰 CoA 在乙酰乙酰硫解酶催化下,缩合生成乙酰乙酰 CoA；然后在羟甲基戊二酸单酰 CoA（HMGCoA）合成酶的催化下再与 1 分子乙酰 CoA 合成 HMGCoA。HMGCoA 是合成酮体和胆固醇的重要中间产物。在线粒体中 3 分子乙酰 CoA 合成的 HMGCoA 裂解后生成酮体；在胞液中生成的 HMGCoA 在内质网 HMGCoA 还原酶催化下,由 $NADPH+H^+$ 供氢,还原生成甲羟戊酸。HMGCoA 还原酶是胆固醇合成的限速酶。

(2) 鲨烯的合成：由 ATP 供能,甲羟戊酸经磷酸化、脱羧基、脱羟基等反应转变为焦磷酸化合物（5 碳）,再缩合生成 30 碳的鲨烯。

(3) 胆固醇的合成：鲨烯在多种酶催化下,经羟化、环化、脱甲基、还原等一系列反应,最后生成胆固醇。

4. 胆固醇合成的调节

HMGCoA 还原酶是胆固醇合成的限速酶,各种因素通过影响此酶来调节胆固醇的合成。

(1) 饥饿与饱食的调节：饥饿或禁食时,糖供给不足,胆固醇合成所需的原料——乙酰 CoA、ATP 及 $NADPH+H^+$ 不足,HMGCoA 还原酶活性降低,抑制胆固醇合成。反之,摄入高糖饮食后,HMGCoA 还原酶活性增强,会加快胆固醇合成。

(2) 胆固醇的负反馈调节：食物胆固醇及体内合成胆固醇增加时,反过来会阻遏 HMGCoA 还原酶合成胆固醇,使胆固醇的合成量减少；反之,可解除对此酶的阻遏作用,使胆固醇的合成增加。这种调节主要存在于肝细胞,小肠黏膜细胞的胆固醇合成不受这种反馈调节。因此,单靠限制摄入食物胆固醇,对降低血液中胆固醇含量是有限的。

(3) 激素的调节：胰岛素、甲状腺素能诱导 HMGCoA 还原酶的合成,从而增加胆固醇的合成。甲状腺素还可以促进胆固醇向胆汁酸的转化,并且转化大于合成作用,因此,甲状腺功能亢进的患者,血中胆固醇含量反而降低。胰高血糖素和糖皮质激素能抑制 HMGCoA 还原酶,使胆固醇的合成量减少。

(二) 胆固醇的酯化

胞液中和血浆中游离胆固醇都可以转化为胆固醇酯,但不同部位催化胆固醇酯化的酶及其反应过程不同。

1. 血浆内胆固醇的酯化

血浆中,游离胆固醇在卵磷脂胆固醇脂酰转移酶（LCAT）的催化下,卵磷脂 2 号碳位上的脂酰基转移至胆固醇 3 号碳位的羟基上,生成胆固醇酯。

$$胆固醇 + 卵磷脂 \xrightarrow{LCAT} 胆固醇酯 + 溶血卵磷脂$$

LCAT 由肝实质细胞合成后分泌入血,在血浆中发挥催化作用。因此肝实质细胞发生病变时可使 LCAT 合成量减少,引起血浆胆固醇酯化量下降。

2. 细胞内胆固醇的酯化

在组织细胞内,游离胆固醇可在脂酰 CoA 胆固醇脂酰转移酶（ACAT）催化下,接受脂酰 CoA 的脂酰基形成胆固醇酯。

$$胆固醇 + 脂酰 CoA \xrightarrow{ACAT} 胆固醇酯 + HSCoA$$

(三)胆固醇的转化与排泄

胆固醇在体内不能彻底氧化分解为 CO_2 和 H_2O,因此不能作为能源物质。其母核环戊烷多氢菲在体内不能被降解,但它的侧链可被氧化、还原或降解转变为其他具有环戊烷多氢菲母核的生理活性化合物,参与调节代谢,或排出体外。

1. 转变为胆汁酸

胆固醇在肝中转化成胆汁酸是肝脏清除胆固醇的主要方式。胆汁酸主要通过胆道排入肠腔,促进脂类物质的消化吸收。

2. 转变为类固醇激素

胆固醇是肾上腺皮质、睾丸、卵巢等内分泌腺合成类固醇激素的原料。肾上腺皮质中存在大量的胆固醇酯,其含量可达 2%～5%,90%来自血液,10%自身合成。肾上腺皮质球状带、束状带和网状带细胞可以胆固醇为原料分别合成醛固酮、皮质醇及雄激素。睾丸间质细胞合成睾酮,卵巢的卵泡内膜细胞及黄体可合成及分泌雌二醇及黄体酮,三者也可以胆固醇为原料合成。

3. 转化为维生素 D_3

胆固醇在皮肤、肝脏和小肠黏膜等部位被氧化成 7-脱氢胆固醇,7-脱氢胆固醇经紫外线照射后转变为维生素 D_3。维生素 D_3 在肝和肾经羟化反应后生成 1,25-二羟基维生素 D_3,从而促进钙磷的吸收。

4. 胆固醇排泄

体内大部分胆固醇在肝转变为胆汁酸以胆汁酸盐的形式随胆汁排出。还有一部分胆固醇可直接随胆汁排出,排入肠道的胆固醇一部分经肠肝循环入血,另一部分受肠菌作用转变为粪固醇,随粪便排出。

五、血脂与血浆脂蛋白

(一)血脂

血脂是血浆所含脂类物质的总称,包括甘油三酯、磷脂、胆固醇、胆固醇酯及游离脂肪酸(free fatty acid,FFA)等。血脂的来源有二:一是外源性,从食物摄取的脂类经消化吸收入血;二是内源性,由机体自身组织细胞合成释放入血。血脂的去路主要有:氧化分解供能,进入脂库储存,构成生物膜及转变为其他物质等(图 4-23)。

图 4-23 血脂的来源与去路

正常情况下,血脂的来源和去路处于动态平衡,血脂含量相对稳定,当长期摄入高脂高糖饮食后,可导致血脂升高。此外,血脂含量远不如血糖恒定,易受年龄、性别、膳食、运动及代谢等多种因素的影响,波动范围较大。正常成年人空腹 12～14h 血脂的组成和含量见表 4-4。

表 4-4　正常成人空腹血脂的主要成分和含量

组成	mg/dL	mmol/L	空腹时主要来源
脂类总量	400～700	6.7～12.22	
甘油三酯	10～150	0.11～1.69	肝
总胆固醇	100～250	2.59～6.47	肝
胆固醇酯	70～200	1.81～5.17	
游离胆固醇	40～70	1.03～1.81	
总磷脂	150～250	48.44～80.73	肝
磷脂酰胆碱	50～200	16.15～64.60	肝
磷脂酰乙醇胺	15～35	4.85～13.0	肝
神经磷脂	50～130	16.15～42.0	肝
游离脂肪酸	5～20	0.5～0.7	脂肪组织

(二)血浆脂蛋白

血脂难溶于水,除游离脂肪酸与清蛋白结合外,其他血脂都与载脂蛋白结合形成脂蛋白(lipoprotein,LP),以脂蛋白的形式运输。因此,脂蛋白是脂类在血浆中的存在形式,也是脂类在血液中的运输及代谢形式。

1. 血浆脂蛋白的组成

血浆脂蛋白由血浆中的脂类和蛋白质组成。目前已发现的载脂蛋白有十多种,主要有载脂蛋白 A、B、C、D 和 E 五类。载脂蛋白是决定脂蛋白的结构、功能和代谢的主要因素。其主要功能有:构成并稳定血浆脂蛋白结构,作为脂类的运输载体;可调节脂蛋白代谢关键酶的活性;参与脂蛋白受体的识别、结合及其代谢过程。

各种血浆脂蛋白的功能见表 4-5。

表 4-5　血浆脂蛋白的分类、组成及功能

| 分类 | 密度法 | 乳糜微粒 | 极低密度脂蛋白 | 低密度脂蛋白 | 高密度脂蛋白 |
	电泳法		前 β-脂蛋白	β-脂蛋白	α-脂蛋白
性质	电泳位置	原点	α_2-球蛋白	β-球蛋白	α_1-球蛋白
	密度	<0.95	0.95～1.006	1.006～1.063	1.063～1.210
	颗粒直径(nm)	80～500	25～80	20～25	7.5～10
组成(%)	蛋白质	0.5～2	5～10	20～25	50
	脂类	98～99	90～95	75～80	50
	磷脂	5～7	15	20	25
	甘油三酯	80～95	50～70	10	5
	总胆固醇	1～4	15	45～50	20
	游离型	1～2	5～7	8	5

续表 4-5

分类	密度法 电泳法	乳糜微粒	极低密度脂蛋白 前β-脂蛋白	低密度脂蛋白 β-脂蛋白	高密度脂蛋白 α-脂蛋白
	酯型	3	10～12	40～42	15～17
合成部位		小肠黏膜细胞	肝细胞	血浆	肝、肠、血浆
生理功能		转运外源性甘油三酯及胆固醇	转运内源性甘油三酯及胆固醇	转运胆固醇出肝	逆转运胆固醇回肝

2.血浆脂蛋白的分类

各种血浆脂蛋白因所含有的脂类及蛋白质的量不同，其密度、颗粒大小、表面电荷、电泳行为及免疫性均有不同。用电泳法和超速离心法可将血浆脂蛋白分为4类。

(1)电泳分离法：由于各种脂蛋白中的载脂蛋白不同，所以颗粒表面电荷多少也不同，因此在电场中的移动速度不同。经电泳后用脂类染色剂染色，可将脂蛋白分为4个区带，移动由慢到快的顺序是乳糜微粒、β-脂蛋白、前β-脂蛋白和α-脂蛋白。正常人电泳图谱上β-脂蛋白多于α-脂蛋白，而α-脂蛋白多于前β-脂蛋白。前β-脂蛋白含量少时一般在电泳图谱上不明显。乳糜微粒仅在进食后才有，空腹时难以检测出。

(2)超速离心法(密度分离法)：由于各种脂蛋白中脂类和蛋白质的比例不同，因而密度各不相同(脂类比例高的密度相对小)。将血浆置于一定密度的盐溶液中进行超速离心，脂蛋白密度不同或漂浮或沉降，可分为密度不同的4个组分，密度由小到大依次是：乳糜微粒(chylomicrons,CM)、极低密度脂蛋白(very low density lipoprotein,VLDL)、低密度脂蛋白(low density lipoprotein,LDL)和高密度脂蛋白(high density lipoprotein,HDL)。

(3)血浆脂蛋白的生理功能

1)乳糜微粒(CM)：乳糜微粒在小肠上皮细胞中合成，其特点是含有大量脂肪(约占90%)。肠黏膜上皮细胞利用食物中消化吸收的脂类合成脂肪，然后与蛋白质、磷脂、胆固醇等形成乳糜微粒。乳糜微粒中的脂肪来自于食物，因此乳糜微粒主要运输的是外源性脂肪。乳糜微粒经乳糜管、胸导管进入血液。因乳糜微粒的颗粒很大，能使光散射而呈乳浊状，故餐后会血清浑浊。

2)极低密度脂蛋白(VLDL)：极低密度脂蛋白主要由肝实质细胞合成，其主要成分也是脂肪，但磷脂和胆固醇的含量比乳糜微粒高。极低密度脂蛋白的脂肪来源于肝自身合成的内源性脂肪，所以它的主要功能是运输内源性脂肪。当血液经过脂肪组织、肝、肌肉等组织毛细血管时，管壁的脂蛋白酶可使乳糜微粒和极低密度脂蛋白中的脂肪水解成脂肪酸和甘油，这些水解产物大部分进入细胞被氧化或重新合成脂肪储存。这种作用进行的速度很快,所以正常人的空腹血浆几乎检测不出乳糜微粒,而且极低密度脂蛋白也很少。

3)低密度脂蛋白(LDL):低密度脂蛋白是血液中极低密度脂蛋白在水解掉部分脂肪及少量蛋白质后的残余部分。由于其中脂肪已被水解掉一部分,低密度脂蛋白中脂肪含量减少,而胆固醇和磷脂的含量则相对增高。因此,它的主要功能是从肝运输胆固醇到全身各组织细胞。在临床上对低密度脂蛋白的含量增多很重视,因为它的增多会导致胆固醇总量的增加。如果低密度脂蛋白结构不稳定,胆固醇很容易在血管壁沉着而形成斑块,这就是动脉粥样硬化的病理基础,由此诱发一系列心血管系统疾病。

4)高密度脂蛋白(HDL):高密度脂蛋白主要在肝生成。新生成的 HDL 以磷脂和载脂蛋白为主,形成圆盘状磷脂双层结构,几乎不含胆固醇,是外周游离胆固醇最好的接受体。肝合成的新生 HDL 入血后,在 LCAT 的作用下,将胆固醇转化为胆固醇酯,通过胆固醇酯转运蛋白将胆固醇酯转入 HDL 内核,内核中胆固醇酯逐步增加,最终生成成熟的 HDL。成熟的 HDL 由肝细胞膜上 HDL 受体识别而被摄取、降解、清除。HDL 的胆固醇逆向转运是将胆固醇转运至肝内并转化成胆汁酸盐或通过胆汁直接排出体外的过程,从而促进外周组织胆固醇的清除,降低组织胆固醇的沉积,因此 HDL 具有抗动脉粥样硬化的作用。

(三)临床常见的血浆脂蛋白代谢异常

1. 高脂血症

高脂血症(hyperlipidemia)是指血浆中甘油三酯或胆固醇浓度异常升高。由于血脂在血中以脂蛋白的形式运输,实际上高脂血症就是高脂蛋白血症(hyperlipoproteinemia,HLP)。目前临床上的高脂血症主要是指血浆中甘油三酯及胆固醇含量超过正常范围的上限,称为高甘油三酯血症或高胆固醇血症。一般以成人空腹 12~14h,血浆甘油三酯超过 2.26mmol/L(200mg/dL),胆固醇超过 6.21mmol/L(240mg/dL),儿童胆固醇超过 4.14mmol/L(160mg/dL)作为高脂血症的诊断标准。

世界卫生组织(WHO)建议将高脂蛋白血症分为五型六类(表 4-6)。

表 4-6 高脂蛋白血症的分型及特点

分型	脂蛋白变化	血脂变化	发病率
Ⅰ	CM↑	TG↑↑↑	罕见
Ⅱa	LDL↑	TC↑↑	常见
Ⅱb	VLDL 及 LDL↑	TC↑,TG↑	常见
Ⅲ	IDL↑	TC↑,TG↑	罕见
Ⅳ	VLDL↑	TG↑↑	常见
Ⅴ	CM 及 VLDL↑	TG↑↑↑,TC↑	较少

高脂蛋白血症分为原发性和继发性两类。原发性高脂血症与脂蛋白的组成和代谢过程中有关载脂蛋白、酶和受体等先天性缺陷有关;而继发性高脂蛋白血症常继发于其他疾病如糖尿病、肾病、肝病及甲状腺功能减退等。除此之外,部分伴有遗传性缺陷、家族史、肥胖、不良饮食

和生活习惯、激素及神经调节异常是诱发高脂血症的重要原因。

2. 动脉粥样硬化

动脉粥样硬化主要是血浆中胆固醇含量过多,沉积于大、小动脉内膜上,形成粥样斑块,导致管腔狭窄甚至阻塞,从而影响了受累器官的血液供应。如冠状动脉粥样硬化,会引起心肌缺血,甚至心肌梗死,称为冠状动脉粥样硬化性心脏病,简称冠心病。研究证实,粥样斑块中的胆固醇来自血浆低密度脂蛋白。极低密度脂蛋白是低密度脂蛋白的前体,因此,血液中 LDL 和 VLDL 增高患者,冠心病的发病率显著升高。近年来的研究表明,高密度脂蛋白的水平与冠心病的发病率呈负相关,HDL 具有抗动脉粥样硬化的作用。这是由于 HDL 主要通过参与胆固醇的逆向转运,既能清除外周组织的胆固醇、降低动脉壁胆固醇含量,又能抑制 LDL 氧化作用,保护细胞膜不受 LDL 损害。总之,凡能增加动脉壁胆固醇内流和沉积的脂蛋白如 LDL、VLDL 等是致动脉粥样硬化的因素。凡能促进胆固醇从血管壁外运的脂蛋白如 HDL,则能抗动脉粥样硬化。因此,降低 LDL 和 VLDL 的水平和提高 HDL 的水平是防治动脉粥样硬化、冠心病的基本原则。

第三节　蛋白质代谢

蛋白质是人体组织细胞的重要组成成分,是生命的物质基础,其重要作用是其他物质无法取代的。蛋白质的基本组成单位是氨基酸,在体内蛋白质首先分解为氨基酸,而后进一步代谢,因此氨基酸代谢是蛋白质分解代谢的中心内容。体内细胞不停地利用氨基酸合成蛋白质和分解蛋白质为氨基酸。蛋白质的更新与氨基酸的分解需要食物蛋白质来补充。

一、蛋白质的营养作用

(一)蛋白质的生理功能

1. 构成组织细胞的组成成分

蛋白质是构成组织细胞的重要组分,其最主要的功能是维持细胞的生长、更新和修复,这是蛋白质特有的功能,是糖和脂类所不能替代的。

2. 构成具有重要生理功能的物质

蛋白质参与构成机体很多具有生理功能的物质,如酶、抗体、受体、血红蛋白等,参与机体的物质代谢、免疫、血液运输、肌肉收缩等几乎所有的生命活动。

3. 氧化供能

蛋白质也是能源物质,每克蛋白质在体内氧化分解可释放 17kJ 能量(蛋白质的供能功能可由糖和脂肪代替)。在长期饥饿或禁食情况下,蛋白质氧化分解是体内能量的来源之一。

体内没有蛋白质或氨基酸的储存库,因此提供足够食物蛋白质对正常代谢和各种生命活动的进行十分重要,对生长发育的儿童和康复期的患者更为重要。

(二)蛋白质的需要量和营养价值

1. 氮平衡

机体每天摄入食物的含氮量(摄入氮)与随尿液和粪便排出去的含氮量(排出氮)的比例关系,称为氮平衡,通过测定氮平衡,可反映体内蛋白质的代谢情况。根据摄入和排出氮的比例关系不同,将氮平衡分为三种类型。

(1)氮总平衡:摄入氮=排出氮,反映体内蛋白质的合成与分解相当,主要见于健康的成年人。

(2)正氮平衡:摄入氮>排出氮,反映体内蛋白质的合成大于分解,见于生长发育期的儿童、孕妇或康复期的患者等。

(3)负氮平衡:摄入氮<排出氮,反映体内蛋白质的合成小于分解,见于长期饥饿、营养不良及恶病质的患者等。

2. 蛋白质的需要量

根据氮平衡实验计算,成人如进食不含蛋白质的食物,每日蛋白质最低分解量约为20g。因食物蛋白质与人体蛋白质组成差异,不可能全部被利用,因此成人每日至少需要补充35~45g蛋白质。为了长期保持氮总平衡,我国营养协会推荐成人每天蛋白质需要量为80g左右。

3. 蛋白质的营养价值

在营养方面,不仅要注意膳食蛋白质的量,还必须注意蛋白质的质。由于各种蛋白质所含有的氨基酸的种类、数量及比例不同,它们的质也不同。

组成人体蛋白质的氨基酸有20种,其中有8种人体不能合成。必须由食物提供的氨基酸,称为营养必需氨基酸(essential amino acid)。它们是缬氨酸、苯丙氨酸、蛋氨酸、赖氨酸、苏氨酸、色氨酸、亮氨酸、异亮氨酸。其余12种氨基酸体内可以合成,不一定需要食物提供,在营养上称为非必需氨基酸(non-essential amino acid)。由于酪氨酸和半胱氨酸在体内可由苯丙氨酸和蛋氨酸转变而来,故称为半必需氨基酸,这两种氨基酸对于新生儿属于必需氨基酸。组氨酸和精氨酸虽在人体能合成,但合成量不足,若长期缺乏也能造成负氮平衡,因此有人将这两种氨基酸也归为营养必需氨基酸。

食物蛋白质含必需氨基酸种类多,数量充足,各种必需氨基酸在蛋白质中的比例与人体所需要的接近,其营养价值高,反之营养价值低。一般来说,动物蛋白的营养价值比植物蛋白的营养价值高。

蛋白质的营养价值有高有低,将多种营养价值低的蛋白质食物混合食用,使其所缺少的必需氨基酸互相补充,从而提高食物中蛋白质的营养价值,称为食物蛋白质的营养互补作用。例如,谷类食物中含赖氨酸较少而色氨酸较多,豆类食物中含赖氨酸较多而色氨酸较少,两者混合食用取长补短即可提高食物中蛋白质的营养价值。在某些疾病情况下,为保证氨基酸的需要,可输入氨基酸混合液,以防止病情恶化。

 知识链接

混合氨基酸输液

氨基酸制剂是人为地按物质含量和比例以各种结晶氨基酸为原料配置而成的氨基酸混合液,其主要成分是营养必需氨基酸。临床上常用的氨基酸制剂有14氨基酸800(含14种氨基酸)、凡命(含17种氨基酸)、复方结晶氨基酸、复合氨基酸(18F)、支链氨基酸3H(含亮氨酸、异亮氨酸和缬氨酸)等注射液。

(三)蛋白质的消化吸收与腐败

1. 蛋白质的消化

蛋白质的消化吸收是人体氨基酸的主要来源。食物蛋白质需经消化道内一系列酶的消化,分解为氨基酸或小肽才能吸收。同时,消化过程还可以消除食物蛋白质的特异性和抗原性,避免异体蛋白对机体产生过敏反应和毒性反应。唾液中不含有水解蛋白质的酶,故食物蛋白质的消化从胃开始,主要在小肠中进行。

(1)胃内的消化:胃黏膜主细胞所分泌的胃蛋白酶原在胃内经过胃酸或胃蛋白酶本身激活而成胃蛋白酶。胃蛋白酶最适pH为1.5~2.5,对蛋白质肽键作用的特应性较差,产物为多肽和少量氨基酸。此外,胃蛋白酶还具有凝乳作用,使乳中的蛋白质转化成凝块,使乳汁在胃中停留时间延长,有利于乳汁中蛋白质的充分消化。

(2)小肠内的消化:小肠是蛋白质消化的主要场所。在小肠内,蛋白质的消化产物及未被消化的蛋白质再受胰液及肠黏膜细胞分泌的多种蛋白酶及肽酶的共同作用,进一步水解成氨基酸。小肠内蛋白质的消化主要依靠胰酶来完成,这些酶的最适pH为7.0左右。胰液中的蛋白酶按水解肽键位置不同分为内肽酶与外肽酶。内肽酶可以水解蛋白质肽链内部的一些肽键,如胰蛋白酶、糜蛋白酶及弹性蛋白酶等。这些蛋白酶由胰腺细胞分泌时,均以无活性的酶原,进入十二指肠后才被激活,然后从多肽的内部水解特定的肽键。外肽酶主要有羧基肽酶A和羧基肽酶B,它们自肽链的特定羧基末端水解肽键。蛋白质在胰酶的催化下,最终水解为氨基酸或一些寡肽。小肠黏膜细胞中存在两种寡肽酶及氨基肽酶和二肽酶,氨基肽酶从氨基末端逐步水解寡肽生成二肽。二肽再经二肽酶作用生成氨基酸。食物中的蛋白质经过上述酶的共同作用,最终水解成氨基酸被吸收。

2. 氨基酸的吸收

氨基酸的吸收主要在小肠进行。小肠黏膜细胞膜上存在转运氨基酸的载体蛋白,能与氨基酸和Na^+结合成三联体,使氨基酸和Na^+转入肠黏膜上皮细胞,Na^+则借Na^+泵排出细胞外,同时消耗ATP,是Na^+的主动转运。由于氨基酸侧链结构差异较大,主动转运氨基酸的载体也不相同,小肠黏膜细胞上有多种氨基酸的转运载体参与不同侧链结构氨基酸的吸收。除此之外,肠黏膜细胞上还存在吸收二肽或三肽的转运体系,这种转运也是一个耗能的主动转运过程。

3. 蛋白质的腐败作用

肠道细菌对部分未被消化的蛋白质及部分未被吸收的消化产物进行分解的过程称为腐败作用(putrefaction)。其作用的主要方式是脱羧、脱氨基、水解、氧化、还原等。蛋白质的腐败产物大多数对机体有害,如胺类、酚、氨、吲哚及硫化氢等;也有少量可被机体利用的有机酸和维生素。腐败产物生成过多或肝功能低下时,则会对机体产生毒害作用,其中胺和氨的危害最大。

(1)胺类的生成:氨基酸脱羧基生成胺类化合物,如组氨酸脱羧生成组胺,赖氨酸脱羧生成尸胺,色氨酸脱羧生成色胺,酪氨酸脱羧生成酪胺,苯丙氨酸脱羧生成苯乙胺等。其组胺、尸胺有较强的降血压作用,酪胺和色胺具有升压作用。酪胺和苯乙胺不经肝内分解而进入脑组织,分别羟化生成多巴胺和苯乙醇胺,两者结构与神经递质儿茶酚胺相似,称为假神经递质。如大量生成可干扰正常神经递质功能,使大脑发生异常抑制,这可能是肝性脑病的发生机制之一。

(2)氨的生成:肠道内氨的主要来源有两个。一是未被吸收的氨基酸在肠道细菌作用下脱氨基生成;二是血液中尿素扩散到肠腔,在肠道细菌产生的尿素酶的作用下水解生成。这些氨均可被吸收入血,经血液循环运送到肝脏合成尿素。因此严重肝病患者因其处理血氨的能力下降,可引起高血氨,严重时可发生昏迷。降低肠道 pH,可减少氨的吸收。

正常情况下,上述有毒有害的物质大部分会随粪便排出,只有小部分被吸收,经肝的代谢转变而解毒,故不会发生中毒现象。但长期便秘或肠梗阻时,肠道吸收的腐败产物增加,可引起头昏、头痛、血压波动等中毒症状。

二、氨基酸的一般代谢

食物蛋白质经消化而被吸收的氨基酸与体内合成的非必需氨基酸及组织蛋白质降解生成的氨基酸在细胞内和体液中混为一体,构成氨基酸代谢库。这些氨基酸主要用于合成组织蛋白质、多肽及其他含氮化合物。此外,一部分氨基酸可彻底氧化分解供能。由于各种氨基酸具有共同的结构特点,因此它们具有共同的代谢方式,而不同的氨基酸由于结构差异,代谢方式也有不同之处,体内氨基酸的代谢概况,见图 4-24。

图 4-24 氨基酸代谢概况

(一)氨基酸的脱氨基作用

氨基酸在酶的催化下脱去氨基生成 α-酮酸的过程称为脱氨基作用。它是体内氨基酸分解代谢的主要途径,体内多数组织中均可进行。脱氨基方式包括氧化脱氨基作用、转氨基作用、联合脱氨基作用和嘌呤核苷酸循环等方式,其中联合脱氨基作用是最主要的脱氨基方式。

1.氧化脱氨及作用

氨基酸脱去氨基的同时伴有脱氢氧化反应的过程称为氧化脱氨基作用。催化氧化脱氨基的酶有氨基酸氧化酶和 L-谷氨酸脱氢酶,其中 L-谷氨酸脱氢酶最为重要。L-谷氨酸脱氢酶是以 NAD^+(或 $NADP^+$)为辅酶的不需氧脱氢酶,主要分布在肝、肾、脑等组织中,在骨骼肌和心肌中活性很低。它催化谷氨酸脱氨基生成 α-酮戊二酸及氨,反应过程如下:

$$\underset{\text{L-谷氨酸}}{\begin{array}{c}\text{COOH}\\|\\\text{CH}_2\\|\\\text{CH}_2\\|\\\text{CHNH}_2\\|\\\text{COOH}\end{array}} \underset{\text{NAD}^+ \quad \text{NADH+H}^+}{\overset{\text{L-谷氨酸脱氢酶}}{\rightleftharpoons}} \underset{\text{亚谷氨酸}}{\begin{array}{c}\text{COOH}\\|\\\text{CH}_2\\|\\\text{CH}_2\\|\\\text{C=NH}\\|\\\text{COOH}\end{array}} \underset{-\text{H}_2\text{O}}{\overset{+\text{H}_2\text{O}}{\rightleftharpoons}} \underset{\alpha\text{-酮戊二酸}}{\begin{array}{c}\text{COOH}\\|\\\text{CH}_2\\|\\\text{CH}_2\\|\\\text{C=O}\\|\\\text{COOH}\end{array}} + \text{NH}_3$$

L-谷氨酸脱氢酶催化的反应是可逆的，α-酮戊二酸还原加氨可生成谷氨酸。虽然L-谷氨酸脱氢酶的专一性高，只能催化L-谷氨酸氧化脱氨基，但它可以与转氨酶联合作用，因此它在氨基酸的分解和合成中起着重要的作用。

2.转氨基作用

转氨基作用是指在转氨酶的催化下，α-氨基酸的氨基转移给α-酮酸，生成相应的α-酮酸，而原来的α-酮酸获得氨基生成相应的氨基酸。其通式为：

$$\begin{array}{c}R_1\\|\\\text{CHNH}_2\\|\\\text{COOH}\end{array} + \begin{array}{c}R_2\\|\\\text{C=O}\\|\\\text{COOH}\end{array} \overset{\text{转氨酶}}{\rightleftharpoons} \begin{array}{c}R_1\\|\\\text{C=O}\\|\\\text{COOH}\end{array} + \begin{array}{c}R_2\\|\\\text{CHNH}_2\\|\\\text{COOH}\end{array}$$

体内大多数氨基酸（除甘氨酸、苏氨酸、赖氨酸、脯氨酸、羟脯氨酸外）均可在相应的转氨酶作用下与α-酮酸（多为α-酮戊二酸）发生转氨基反应。转氨酶所催化的反应是可逆的，反应并没有脱下氨基，只是发生转移而已。α-酮酸可通过此酶的作用接受氨基酸转来的氨基生成相应的氨基酸，这是体内合成非必需氨基酸的重要途径。

体内存在着多种转氨酶。各种转氨酶中丙氨酸氨基转移酶（alanine transaminase，ALT，又称谷丙转氨酶）和天冬氨酸氨基转移酶（aspartate transaminase，AST，又称谷草转氨酶）最为重要，它们在体内广泛存在，但各组织中含量不等，前者在肝细胞含量最高，后者在心肌细胞含量较高（表4-7），其催化的反应如下：

谷氨酸 + 丙酮酸 $\overset{\text{谷丙转氨酶}}{\rightleftharpoons}$ α-酮戊二酸 + 丙氨酸

天冬氨酸 + α-酮戊二酸 $\overset{\text{谷草转氨酶}}{\rightleftharpoons}$ 草酰乙酸 + 谷氨酸

表4-7 正常成人各组织中ALT和AST活性（单位/克湿组织）

组织	AST	ALT	组织	AST	ALT
心	156000	7100	胰腺	28000	2000
肝	142000	44000	脾	14000	1200
骨骼肌	99000	4800	肺	10000	700
肾	91000	19000	血清	20	16

由表中可见，正常时上述转氨酶主要存在于细胞内，而血清中的活性很低，各组织器官中

以心或肝活性为最高。当某种原因使细胞膜通透性增加或组织坏死,细胞破裂时可使大量的转氨酶释放入血,导致血中转氨酶活性增高。如急性肝炎时血清 ALT 活性显著升高;心肌梗死时 AST 活性明显升高。因此,临床上测定血清 ALT 和 AST 活性可作为疾病诊断和预后的判断指标之一。

转氨酶是结合酶,其辅酶是维生素 B_6 的活化形式磷酸吡哆醛和磷酸吡哆胺,在转氨酶催化反应中起到传递氨基的作用(图 4-25)。

图 4-25 磷酸吡哆醛和磷酸吡哆胺传递氨基的作用

3. 联合脱氨基作用

联合脱氨基作用是指转氨基作用和氧化脱氨基作用相偶联,使氨基酸的 α-氨基脱去并产生游离氨的过程(图 4-26)。

图 4-26 转氨酶和谷氨酸脱氢酶联合脱氨基作用

经联合脱氨基作用,氨基酸可脱去氨基生成 NH_3 和相应的 α-酮酸。由于 α-酮戊二酸参加的转氨基作用在体内普遍进行,L-谷氨酸脱氢酶在体内广泛分布,所以联合脱氨基作用是脱氨基的主要方式。

4. 嘌呤核苷酸循环

在骨骼肌和心肌等组织中,L-谷氨酸脱氢酶活性很低,因而氨基酸难以通过上述联合脱氨基作用脱氨基,而是通过嘌呤核苷酸循环(图4-27)脱去氨基。氨基酸通过转氨基作用生成天冬氨酸,后者再和次黄嘌呤核苷酸(IMP)反应生成腺苷酸代琥珀酸,然后裂解出延胡索酸,同时生成腺嘌呤核苷酸(AMP),AMP又在腺苷酸脱氨酶催化下脱去氨基,最终完成氨基酸的脱氨基作用。IMP可以再参与循环。由此可见,嘌呤核苷酸循环实际上也可以看成另一种形式的联合脱氨基作用。此外,通过嘌呤核苷酸循环也把氨基酸代谢和核苷酸代谢联系起来。氨基酸脱去氨基生成 α-酮酸和 NH_3,它们可沿不同途径再进一步代谢。

图 4-27 嘌呤核苷酸循环

(二) α-酮酸的代谢

氨基酸经脱氨基后生成的 α-酮酸在体内的代谢途径主要有以下3条。

1. 氧化供能

α-酮酸在体内可通过三羧酸循环彻底氧化生成 CO_2 和 H_2O,同时释放出能量供机体生命活动需要。

2. 经氨基化生成非必需氨基酸

α-酮酸通过联合脱氨基作用的逆反应生成非必需氨基酸。

3. 转变为糖及脂类

大多数氨基酸脱去氨基后生成的 α-酮酸,可通过糖异生途径转变为糖,此类氨基酸称为生糖氨基酸。有的 α-酮酸可转变为酮体,称为生酮氨基酸。某些氨基酸在代谢中既能生成糖又能生成酮体,称为生糖兼生酮氨基酸(表4-8)。

表 4-8 氨基酸生糖及生酮性质的分类

类 别	氨基酸
生糖氨基酸	甘氨酸、丝氨酸、缬氨酸、精氨酸、半胱氨酸、脯氨酸、羟脯氨酸、丙氨酸、谷氨酸、谷氨酰胺、天冬氨酸、天冬氨酰、甲硫氨酸
生酮氨基酸	亮氨酸、赖氨酸
生糖兼生酮氨基酸	异亮氨酸、苯丙氨酸、酪氨酸、苏氨酸、色氨酸

(三)氨的代谢

氨是机体正常代谢的产物,是一种神经毒素,能透过细胞膜和血脑屏障,脑组织对其特别敏感。正常人血氨浓度很低,一般不超过 $60\mu mol/L$,是因为体内氨的来源和去路(图 4-28)处于动态平衡,所以血氨能维持相对恒定。

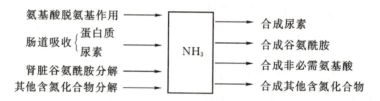

图 4-28 血氨的来源与去路

1. 体内氨的来源

(1)氨基酸脱氨基作用:氨基酸脱氨基作用产生的氨是体内氨的主要来源。

(2)肠道吸收:肠道中产生氨的途径有两条:一是食物蛋白质的腐败作用产生的氨;二是血中尿素扩散入肠腔,在肠道细菌产生的尿素酶作用下水解产生氨。NH_3 比 NH_4^+ 更易透过肠黏膜细胞被吸收入血。当肠道 pH 偏碱性时,NH_4^+ 偏向于转变为 NH_3,因此在碱性环境中氨的吸收增加。故临床上对于高血氨的患者通常采用弱酸性透析液做结肠透析,禁止用碱性水灌肠,其目的是减少肠道氨的吸收。

(3)肾产氨:在肾远曲小管上皮细胞中的谷氨酰胺酶催化下,谷氨酰胺可水解产生氨,然后分泌到肾小管中与原尿中的 H^+ 结合成 NH_4^+,以铵盐的形式排出体外。因此,酸性尿有利于肾小管细胞中氨扩散入尿,相反碱性尿不利于氨的排出,氨可被重吸收入血液使血氨升高。故临床上肝硬化水肿腹水的患者,不宜选择碱性利尿药,防止血氨升高。

(4)其他来源:其他含氮化合物如胺、嘌呤、嘧啶等分解时也可以产生少量的氨。

2. 氨的转运

为避免氨对机体的毒性作用,各组织产生的氨以无毒的谷氨酰胺和丙氨酸形式运送到肝合成尿素或运送到肾以铵盐形式排出。

(1)谷氨酰胺转运氨:谷氨酰胺是脑、肌肉等组织向肝或肾运输氨的主要形式。氨与谷氨酸在谷氨酰胺合成酶的催化下,消耗 ATP,生成谷氨酰胺,并通过血液循环运送到肝或肾,经谷氨酰胺酶水解成谷氨酸和氨,氨在肝脏用于尿素的合成,在肾脏以铵盐的形式随尿排出。因此,谷氨酰胺既是氨的解毒形式,又是氨的储存和运输形式。

$$\underset{\text{L-谷氨酸}}{\begin{matrix}\text{COOH}\\|\\(\text{CH}_2)_2\\|\\\text{CHNH}_2\\|\\\text{COOH}\end{matrix}} \xrightarrow[\text{NH}_3]{\text{NH}_3+\text{ATP} \quad \text{谷氨酰胺合成酶} \quad \text{ADP+Pi}}_{\text{H}_2\text{O}} \underset{\text{谷氨酰胺}}{\begin{matrix}\text{CONH}_2\\|\\(\text{CH}_2)_2\\|\\\text{CHNH}_2\\|\\\text{COOH}\end{matrix}}$$

(2)丙氨酸-葡萄糖循环:通过丙氨酸-葡萄糖循环,氨从肌肉运往肝。肌肉中的氨基酸经转氨基作用将氨基转移给丙酮酸生成丙氨酸,丙氨酸进入血液,随血液循环运送至肝脏,在肝中通过联合脱氨基作用释放出氨用于尿素合成。丙氨酸脱氨后生成的丙酮酸经糖异生途径生成葡萄糖进入血液,随血液循环被运送至肌肉,在肌肉中葡萄糖又可分解为丙酮酸,供再次接受氨基生成丙氨酸,因此形成丙氨酸-葡萄糖循环(图 4-29)。

图 4-29 丙氨酸葡萄糖循环

3. 体内氨的去路

(1)合成尿素:正常情况下,体内氨的主要去路是在肝脏合成尿素,由肾排出。实验证明,将犬的肝切除,则血和尿中尿素含量减少,而血氨升高,结果导致氨中毒。临床上重症肝炎患者血及尿中几乎不含有尿素而氨基酸量增多。动物实验和临床观察都证实尿素主要在肝脏合成。肾及脑等其他组织虽然也能合成尿素,但合成量甚微。

氨在肝脏合成尿素的途径是鸟氨酸循环(图 4-30),其过程分为以下 4 步。

1)氨基甲酰磷酸的合成:NH_3 和 CO_2 在肝线粒体中氨基甲酰磷酸合成酶 I (carbamoyl phosphate synthetase I,CPS-I)催化下,合成氨基甲酰磷酸。其辅助因子有 Mg^{2+},ATP 及 N-乙酰谷氨酸。此反应不可逆,消耗 2 分子 ATP。N-乙酰谷氨酸由乙酰 CoA 和谷氨酸合成,它是 CPS-I 的变构激活剂。

$$CO_2+NH_3+H_2O+2ATP \xrightarrow[\text{N-乙酰谷氨酸,Mg}^{2+}]{\text{氨基甲酰磷酸合成酶 I}} H_2N-\overset{\overset{O}{\|}}{C}-O \sim PO_3^{2-}+2ADP+Pi$$

2) 瓜氨酸的合成：在鸟氨酸氨基甲酰转移酶的催化下，氨基甲酰磷酸将氨基甲酰基转移到鸟氨酸上生成瓜氨酸，此反应不可逆。

$$\begin{array}{c}NH_2\\|\\(CH_2)_3\\|\\CH-NH_2\\|\\COOH\end{array} + \begin{array}{c}NH_2\\|\\C=O\\|\\O\sim PO_3^{2-}\end{array} \xrightarrow{\text{鸟氨酸氨基甲酰转移酶}} \begin{array}{c}NH_2\\|\\C=O\\|\\NH\\|\\(CH_2)_3\\|\\CH-NH_2\\|\\COOH\end{array} + H_3PO_4$$

鸟氨酸　　　　氨基甲酰磷酸　　　　　　　　　　　　　瓜氨酸

3) 精氨酸的合成：在胞液中，瓜氨酸与天冬氨酸在精氨酸代琥珀酸合成酶的催化下，由ATP提供能量合成精氨酸代琥珀酸，后者在精氨酸代琥珀酸裂解酶催化下，分解为精氨酸和延胡索酸。在上述反应中，天冬氨酸起着提供氨基的作用。天冬氨酸可以由草酰乙酸与谷氨酸经过转氨基作用生成，而谷氨酸的氨基又可以来自体内多种氨基酸。因此，多种氨基酸的氨基也可以通过天冬氨酸的形式参与尿素的合成。在尿素合成酶系中，精氨酸代琥珀酸合成酶活性最低，是尿素合成的限速酶。

$$\begin{array}{c}NH_2\\|\\C=O\\|\\NH\\|\\(CH_2)_3\\|\\CH-NH_3\\|\\COOH\end{array} + \begin{array}{c}COOH\\|\\H_2N-C-H\\|\\CH_2\\|\\COOH\end{array} \xrightarrow[ATP\quad AMP+PPi]{\text{精氨酸代琥珀酸合成酶}} \begin{array}{c}NH_2\quad COOH\\|\quad\quad|\\C=N-C-H\\|\quad\quad|\\NH\quad CH_2\\|\quad\quad|\\(CH_2)_3\quad COOH\\|\\CH-NH_2\\|\\COOH\end{array} \xrightarrow{\text{精氨酸代琥珀酸裂解酶}} \begin{array}{c}NH_2\\|\\C=NH\\|\\NH\\|\\(CH_2)_3\\|\\CH-NH_2\\|\\COOH\end{array} + \begin{array}{c}COOH\\|\\CH\\||\\CH\\|\\COOH\end{array}$$

瓜氨酸　　　　天冬氨酸　　　　　　　　　　精氨酸代琥珀酸　　　　　　　　粗氨酸　　　延胡索酸

4) 精氨酸水解生成尿素：精氨酸在胞液中精氨酸酶的催化下，水解生成尿素和鸟氨酸，鸟氨酸再进入线粒体并参与瓜氨酸的合成，如此反复不断合成尿素。

$$\begin{array}{c}NH_2\\|\\C=NH\\|\\NH\\|\\(CH_2)_3\\|\\CH-NH_2\\|\\COOH\end{array} + H_2O \xrightarrow{\text{粗氨酸酶}} \begin{array}{c}NH_2\\|\\C=O\\|\\NH_2\end{array} + \begin{array}{c}NH_2\\|\\(CH_2)_3\\|\\CH-NH_2\\|\\COOH\end{array}$$

精氨酸　　　　　　　　　　　尿素　　　　鸟氨酸

现将尿素合成的详细过程总结，见图 4-30。

图 4-30 尿素的合成过程

从图 4-30 可见:尿素合成是在肝细胞线粒体和胞液两部分进行;合成尿素的 2 分子 NH_3,1 分子来自氨基酸脱氨基,另 1 分子则由天冬氨酸提供,而天冬氨酸又可由多种氨基酸通过转氨基反应而生成;尿素的生成是个耗能的过程,每合成 1 分子尿素需要消耗 4 个高能磷酸键;调节尿素合成速度的是精氨酸代琥珀酸合成酶。

(2)合成谷氨酰胺:在脑、肌肉等组织,有毒的氨与谷氨酸结合成谷氨酰胺,所以谷氨酰胺的生成不仅参与蛋白质的生物合成,而且也是体内储氨、运氨及解除氨毒的重要方式。

(3)其他代谢途径:氨可使 α-酮戊二酸氨基化生成谷氨酸,再与其他 α-酮酸转氨基作用的逆过程,合成非必需氨基酸。氨还为体内其他含氮化合物的生成提供氮源。

4.高血氨和氨中毒

正常生理情况下,血氨的来源和去路处于动态平衡,血氨的浓度处于较低水平,肝脏是通过合成尿素、消除氨毒的主要器官。当肝功能严重受损时,尿素合成障碍,血氨浓度升高,称为高氨血症(hyperammonemia)。一般认为,高血氨时,扩散进入脑组织,与脑内 α-酮戊二酸结合生成谷氨酸,后者再与氨结合消耗 ATP 生成谷氨酰胺。高血氨时脑中氨持续增加,可使 α-酮戊二酸减少,导致三羧酸循环速度减慢。ATP 生成减少,致使大脑能量供给不足,引起大脑功能障碍,严重时发生昏迷,称为肝昏迷或肝性脑病。

三、个别氨基酸代谢

除一般代谢外,有些氨基酸还有其特殊的代谢途径,生成某些具有重要生理意义的含氮化合物。

(一)氨基酸的脱羧基作用

在体内,除上述的分解途径外,有些氨基酸还可以通过脱羧基作用生成相应的胺类,具有重要生理功能。催化氨基酸脱羧反应的酶称为脱羧酶,其辅酶是含维生素 B_6 的磷酸吡哆醛。

下面举例介绍几种氨基酸脱羧基产生的重要胺类物质。

1. γ-氨基丁酸

谷氨酸在谷氨酸脱羧酶催化下,生成γ-氨基丁酸(γ-aminobutyric acid,GABA),谷氨酸脱羧酶主要存在于脑、肾,因而γ-氨基丁酸在脑中的含量较高。GABA是一种抑制性神经递质,对中枢神经具有抑制作用。临床上使用维生素 B_6 治疗妊娠呕吐及小儿惊厥,是因为磷酸吡哆醛是谷氨酸脱羧酶的辅酶,可增加γ-氨基丁酸的生成,从而使兴奋的中枢得到抑制以缓解症状。

2. 组胺

组氨酸通过组氨酸脱羧酶催化,生成组胺,组胺在体内分布广泛,主要由肥大细胞产生,具有强烈的扩张小动脉、降低血压、增加毛细血管通透性以及促进胃液分泌的作用。

3. 5-羟色胺

在脑组织中色氨酸经色氨酸羟化酶的作用,生成5-羟色氨酸,后者再脱羧生成5-羟色胺(5-hydroxytryptamine,5-HT)。5-HT是一种抑制性神经递质,与睡眠、疼痛和体温调节有密切关系。在外周组织,5-羟色胺具有收缩血管的作用。

4. 牛磺酸

牛磺酸由半胱氨酸代谢转变而来。半胱氨酸首先氧化成磺酸丙氨酸，再脱去羧基生成牛磺酸。反应在肝细胞内进行，牛磺酸是结合胆汁酸的组成成分。现已发现脑组织中含有较多的牛磺酸，表明它可能具有更为重要的生理功能。

$$\begin{array}{c} CH_2SH \\ | \\ CH-NH_2 \\ | \\ COOH \end{array} \xrightarrow{3[O]} \begin{array}{c} CH_2SO_3H \\ | \\ CH-NH_2 \\ | \\ COOH \end{array} \xrightarrow{\text{磺酸丙氨酸脱羧酶}} \begin{array}{c} CH_2SO_3H \\ | \\ CH_2NH_2 \end{array} + CO_2$$

L-半胱氨酸 　　　　磺酸丙氨酸　　　　　　　　牛磺酸

5. 多胺

某些氨基酸的脱羧基作用可以产生多胺类物质，鸟氨酸脱羧生成腐胺，然后再转变成精脒和精胺，反应如下：

$$L\text{-鸟氨酸} \xrightarrow[-CO_2]{\text{鸟氨酸脱羧酶}} H_2N-(CH_2)_4-NH_2 \text{（腐胺）}$$

$$S\text{-腺苷蛋氨酸(SAM)} \xrightarrow[-CO_2]{\text{SAM 脱羧酶}} \text{胺苷-}S^+(CH_3)-(CH_2)_3-NH_2 \text{（S-腺苷甲硫基丙胺）}$$

$$\text{腐胺}+S\text{-腺苷甲硫基丙胺} \xrightarrow[\text{腺苷-S-CH}_3]{\text{丙胺转移酶}} H_2N-(CH_2)_4-NH-(CH_2)_3-NH_2 \text{（精脒）}$$

$$\text{亚精胺}+S\text{-腺苷甲硫基丙胺} \xrightarrow[\text{腺苷-S-CH}_3]{\text{丙胺转移酶}} H_2N-(CH_2)_3-NH-(CH_2)_4-NH-(CH_2)_3-NH_2 \text{（精胺）}$$

多胺是调节细胞生长的重要物质，它具有促进核酸和蛋白质合成的作用，故可促进细胞分裂增殖。凡生长旺盛的组织，如胚胎、再生肝、癌瘤组织等，鸟氨酸脱羧酶（多胺合成限速酶）活性较强。多胺的含量也较高。目前临床上利用测定癌瘤患者血、尿中多胺含量作为观察病情的指标之一。

（二）一碳单位代谢

1. 一碳单位的概念

某些氨基酸在分解代谢中产生的含有 1 个碳原子的有机基团，称为一碳单位（one carbon unit）。体内一碳单位包括甲基（—CH_3）、亚甲基（—CH_2—）、次甲基（—CH＝）、甲酰基（—CHO）及亚氨甲基（—CH＝NH）等。CO_2，CO 不属于一碳单位。

2. 一碳单位的载体

一碳单位性质活泼，不能单独存在，通常与四氢叶酸（tetrahydrofolic acid，FH_4）结合而转运或参与物质代谢。因此，FH_4 是一碳单位的载体。哺乳类动物体内 FH_4 由叶酸经二氢叶酸还原酶催化，通过 2 步还原反应而生成（图 4-31）。

一碳单位通常结合在 FH_4 分子的 N^5，N^{10} 位上。FH_4 携带一碳单位的形式及其化学结构如下，其中线框代表一碳单位（图 4-32）。

图 4-31 四氢叶酸生成及结构式

图 4-32 一碳单位与四氢叶酸

3. 一碳单位的来源及互变

一碳单位可由甘氨酸、丝氨酸、组氨酸和色氨酸代谢产生,其中丝氨酸是主要来源(图 4-33)。

图 4-33 一碳单位来源

来自不同氨基酸的一碳单位与 FH_4 结合,在酶催化下经过氧化、还原等反应彼此之间可以相互转变(图 4-34)。

4. 一碳单位的生理功能

一碳单位作为嘌呤及嘧啶的合成原料,在核酸的生物合成中起着重要的作用。一碳单位代谢异常可造成某些病理情况,如由于叶酸、维生素 B_{12} 缺乏造成一碳单位运输障碍,直接影响造血细胞的 DNA 合成,引起巨幼红细胞性贫血等。磺胺类药物及某些抗肿瘤药物(甲氨蝶呤等)也正是通过干扰细菌及恶性肿瘤细胞的叶酸、四氢叶酸合成,进一步影响一碳单位代谢与核酸合成而发挥药理作用。

(三)含硫氨基酸代谢

体内的含硫氨基酸有三种:蛋氨酸、半胱氨酸和胱氨酸。这三种氨基酸的代谢是相互联系的,蛋氨酸可转变为半胱氨酸和胱氨酸,半胱氨酸和胱氨酸也可以互变,但两者不能变为蛋氨酸。

1. 蛋氨酸的代谢

(1)蛋氨酸与转甲基作用:蛋氨酸分子中含有 S-甲基,通过各种转甲基作用可以生成多种含有甲基的重要生理活性物质,但是蛋氨酸在转甲基前,首先必须与 ATP 作用,生成 S-腺苷蛋氨

$$N^{10}-CHO-FH_4$$
$$N^{10}\text{甲酰四氢叶酸}$$

$$\updownarrow \;\; H_2O$$

$$N^5,N^{10}=CH-FH_4 \xrightleftharpoons[-NH_3]{+NH_3} N^5-CH=NH-FH_4$$
$$N^5,N^{10}\text{次甲四氢叶酸} \quad\quad N^5\text{亚氨甲基四氢叶酸}$$

$$\updownarrow \;\; NADPH+H^+ / NADP$$

$$N^5,N^{10}-CH_2-FH_4$$
$$N^5,N^{10}\text{亚甲四氢叶酸}$$

$$\updownarrow \;\; NADH+H^+ / NAD^+$$

$$N^5-CH_3-FH_4$$
$$N^5\text{甲基四氢叶酸}$$

图 4-34　一碳单位的相互转变

酸(S-adenosyl methionine,SAM)。此反应由蛋氨酸腺苷转移酶催化。SAM 称为活性蛋氨酸。

蛋氨酸 + ATP →(腺苷转移酶, PPi+Pi) S-腺苷蛋氨酸

SAM 在甲基转移酶的作用下,可将甲基转移至另一种物质,生成甲基化合物,而 SAM 即变为 S-腺苷同型半胱氨酸,后者进一步脱去腺苷,生成同型半胱氨酸,同型半胱氨酸可以接受 N^5-甲基四氢叶酸提供的甲基,重新生成蛋氨酸,形成一个循环过程,称为蛋氨酸循环(图4-35)。

(2)蛋氨酸循环的生理意义:由 $N^5-CH_3-FH_4$ 供给甲基合成蛋氨酸,再通过循环的 SAM 提供甲基以进行体内广泛存在的甲基化反应。$N^5-CH_3-FH_4$ 是体内甲基的间接供体。据统计体内约有 50 多种物质合成需要 SAM 提供甲基,生成甲基化合物。如肾上腺素、肌酸、胆碱、卡尼汀等。

图 4-35 蛋氨酸循环

$N^5-CH_3-FH_4$ 转甲基酶的辅酶是维生素 B_{12}，当维生素 B_{12} 缺乏时，$N^5-CH_3-FH_4$ 上的甲基不能转移给同型半胱氨酸，即影响了蛋氨酸的合成，降低了 FH_4 的利用。此外，维生素 B_{12} 缺乏还会引起血中同型半胱氨酸升高。目前认为高同型半胱氨酸血症具有重要的病理意义，可能是动脉粥样硬化发病的独立危险因子。

知识链接

同型半胱氨酸和心脑血管疾病

近年来大量实验研究、临床资料和流行病学调查表明，血同型半胱氨酸升高可以促进动脉粥样硬化及血栓的形成。科学家将同型半胱氨酸与胆固醇一起归为导致心血管疾病的独立致病因子。进一步研究发现，由于遗传缺陷、B 族维生素（叶酸、维生素 B_{12}）缺乏及雌激素缺乏等因素引起血中同型半胱氨酸升高。同型半胱氨酸可刺激血管平滑肌细胞增殖、损伤血管内皮细胞、促进血小板的激活、增强凝血功能，进而导致心血管疾病的发生。

2. 半胱氨酸和胱氨酸的代谢：

(1) 半胱氨酸和胱氨酸的互变：半胱氨酸含有巯基（—SH），胱氨酸含有二硫键（—S—S—），两者可以相互转变。

$$2\begin{matrix} CH_2SH \\ CHNH_2 \\ COOH \end{matrix} \xrightarrow[+2H]{-2H} \begin{matrix} CH_2-S-S-CH_2 \\ CHNH_2 \quad\quad CHNH_2 \\ COOH \quad\quad\quad COOH \end{matrix}$$

半胱氨酸　　　　　　　胱氨酸

蛋白质中两个半胱氨酸残基之间形成二硫键对维持蛋白质的空间结构具有重要作用。体内许多重要的酶，如琥珀酸脱氢酶、乳酸脱氢酶等活性与半胱氨酸的巯基有关，故称为巯基酶。有些毒物如重金属盐、芥子气等，能与酶分子中的巯基结合而抑制酶的活性。

(2) 生成谷胱甘肽（GSH）：GSH 是由谷氨酸、半胱氨酸和甘氨酸合成的三肽，其功能基团是半胱氨酸的巯基。GSH 的重要功能是保护某些蛋白质或酶分子中巯基不被氧化，从而维持其生物活性。红细胞内 GSH 含量较多，它对于保护红细胞膜的完整性及促使高铁血红蛋白转变为血红蛋白均有重要作用。

(3) 硫酸根的代谢：含硫氨基酸经氧化分解均可以产生硫酸根，半胱氨酸是体内硫酸根的主要来源。半胱氨酸脱去巯基和氨基，生成丙酮酸、NH_3 和 H_2S，后者再经氧化而生成 H_2SO_4。体内的硫酸根一部分以无机盐形式随尿排出，另一部分经 ATP 活化生成活性硫酸根，及 $3'$-磷酸腺苷-$5'$-磷酸硫酸（$3'$-phosphor-adenosine-$5'$-phosphosulfate，PAPS）。反应过程见图 4-36。

$$ATP + SO_4^{2-} \xrightarrow{-PPi} \underset{\text{腺苷-}5'\text{-磷酸硫酸}}{AMP-SO_3^-} \xrightarrow{+ATP} 3-PO_3H_2-AMP-SO_3^- + ADP$$
$$PAPS$$

PAPS 的结构

图 4-36　PAPS 的生成

PASA 性质活泼，可提供硫酸根使某些物质形成硫酸酯。如类固醇激素可形成硫酸酯而被灭活，一些外源性酚形成硫酸酯而排出体外等，这些反应在肝生物转化中有重要意义。

(四) 芳香族氨基酸代谢

芳香族氨基酸包括苯丙氨酸、酪氨酸和色氨酸。

1. 苯丙氨酸的代谢

正常情况下，苯丙氨酸在苯丙氨酸羟化酶催化下生成酪氨酸。当先天性苯丙氨酸羟化酶缺乏时，苯丙氨酸不能转变为酪氨酸，而经转氨基反应生成苯丙酮酸，导致尿中出现大量苯丙酮酸，称为苯丙酮酸尿症（phenyl ketonuria，PKU）。苯丙酮酸的堆积对中枢神经系统有毒性作用，常导致患者智力发育障碍。对此病的防治，应早期发现并控制膳食中的苯丙氨酸含量。

2. 酪氨酸的代谢

(1) 合成甲状腺素：在甲状腺内酪氨酸逐步碘化，生成三碘甲状腺原氨酸（T_3）和四碘甲状腺原氨酸（T_4），两者合称甲状腺素，在机体代谢中起着重要的调节作用。临床上测定 T_3、T_4 是诊断甲状腺疾病的主要指标。

(2) 合成儿茶酚胺：儿茶酚胺是酪氨酸经羟化、脱羧后形成的一系列邻苯二酚胺类化合物的总称。它包括多巴胺、去甲肾上腺素和肾上腺素。这些物质属于神经递质或激素，它是维持神经系统正常功能和正常代谢不可缺少的物质。帕金森病患者，多巴胺生成减少。

(3) 合成黑色素：在黑色素细胞，酪氨酸在酪氨酸酶催化下，经羟化生成多巴胺，后者经氧化、脱羧生成黑色素。先天性酪氨酸酶缺乏时，可导致黑色素合成障碍，皮肤、毛发等皆为白色，称为白化病。

(4) 酪氨酸的分解：酪氨酸在酪氨酸转氨酶催化下，生成羟基苯丙酮酸，后者经尿黑酸等中间产物进一步转变为延胡索酸和乙酰乙酸，两者分别参与糖和脂肪酸代谢。如果尿黑酸氧化酶缺乏，则尿黑酸不能氧化而由尿排出，尿液与空气接触后呈黑色，称为尿黑酸症。该病早期临床表现不明显,中年患者,由于黑色素在结缔组织堆积,引起关节炎。

苯丙氨酸和酪氨酸代谢途径(图 4-37)。

图 4-37 苯丙氨酸和酪氨酸代谢途径

3. 色氨酸的代谢

色氨酸除生成 5-羟色胺外，还可以分解代谢。在肝中色氨酸通过色氨酸加氧酶的作用，生成一碳单位。色氨酸分解可产生丙酮酸和乙酰乙酰 CoA，所以色氨酸是体内的生糖兼生酮氨基酸。此外，色氨酸分解还可产生少量的烟酸，这是体内合成维生素的特例，但其合成量很少，不能满足机体需要。

四、糖、脂类、蛋白质代谢的联系

氨基酸、糖与脂肪尽管在代谢途径上各不相同，但它们可以通过共同的中间代谢产物及三羧酸循环和生物氧化等相互联系，其中乙酰 CoA、三羧酸循环是氨基酸、糖与脂肪代谢的重要枢纽。当其中某种物质代谢障碍时，也可引起其他物质代谢紊乱。如糖尿病患者糖代谢障碍时，可引起脂类、氨基酸代谢甚至水盐代谢紊乱。

（一）糖与脂类代谢的联系

当摄入的糖超过机体的能量消耗时，一部分以糖原的形式储存在肝脏和肌肉外，其余的氧化生成柠檬酸和 ATP，可变构激活乙酰 CoA 羧化酶，使由糖分解而来的乙酰 CoA 羧化成丙二酸单酰 CoA，进而合成脂肪酸及脂肪储存在脂肪组织中。此外糖代谢的某些中间产物还是磷脂、胆固醇合成的原料。

然而，绝大部分脂肪成分不能转变成糖，这是因为丙酮酸脱氢酶催化的反应是不可逆反应，当脂肪酸分解成乙酰 CoA 后，其无法转变成丙酮酸。脂肪分解代谢的产物之一甘油可以在肝、肾及肠等组织中经甘油激酶活化为磷酸甘油，进而异生成糖，这只是机体处于饥饿状态下的葡萄糖的来源之一。

此外，脂肪分解代谢的强度有赖于糖代谢的正常进行。当饥饿、糖供应不足或糖代谢障碍时，脂肪大量动员，脂肪酸进入肝细胞氧化生成的酮体的量增加，超过肝外组织利用酮体的能力，导致血中酮体含量超过正常，甚至出现尿酮症状。

（二）糖与氨基酸代谢的联系

构成蛋白质的 20 种氨基酸，除了生酮氨基酸（赖氨酸、亮氨酸）外，都可通过脱氨基作用，生成对应的 α-酮酸，沿糖异生途径转变为糖。如甘氨酸、丙氨酸、半胱氨酸、丝氨酸、苏氨酸可代谢为丙酮酸；组氨酸、精氨酸、脯氨酸可转变成谷氨酸，然后形成 α-酮戊二酸、天冬酰胺，天冬氨酸转变成草酰乙酸，α-酮戊二酸经草酰乙酸转变成磷酸烯醇式丙酮酸，再异生成糖。

糖代谢的中间产物丙酮酸、α-酮戊二酸、草酰乙酸等可转变成丙氨酸、谷氨酸、谷氨酰胺、天冬酰胺及天冬氨酸等非必需氨基酸。但其中的氨基最终大部分还是来源于其他氨基酸。

（三）脂类与氨基酸代谢的联系

无论生糖氨基酸、生酮氨基酸或生糖兼生酮氨基酸分解后均生成乙酰 CoA，后者经还原缩合反应可合成脂肪酸进而合成脂肪，即氨基酸可以转变成脂肪。乙酰 CoA 也是合成胆固醇的原料，此外，丝氨酸脱羧生成乙醇胺，经甲基化变为胆碱。丝氨酸、乙醇胺、胆碱是合成磷脂的原料。因此，氨基酸可以转变成类脂。但是，一般来说，氨基酸转变为脂肪不是一个主导过程。

脂类不能转变为氨基酸。仅脂肪分解的中间产物甘油可通过糖异生途径转变为糖，然后再转变成某些非必需氨基酸(图 4-38)。

图 4-38 糖、脂类、蛋白质代谢的联系

第四节 核苷酸代谢

核苷酸是核酸的基本组成单位,其主要的功能是作为原料参与 DNA 和 RNA 的生物合成。人体内的核苷酸主要由机体自身细胞合成,食物中虽含有核苷酸,但很少为机体所用,故核苷酸不属于营养必需物质。

核苷酸在体内分布广泛,主要以 5′-核苷酸的形式存在,其中以 5′-ATP 含量最多。核苷酸除了合成核酸外,还有其他重要生物学功能:供能物质,如 ATP;其衍生物是许多物质代谢的活性中间物,如 UDPG、CDP-胆碱等;组成辅酶,如 NAD$^+$、FAD 等;参与物质代谢调节,许多代谢过程受 ATP、ADP 或 AMP 水平的调节;cAMP 或 cGMP 作为多种激素作用的第二信使,参与细胞间的信号转导等。

临床上,很多遗传、代谢疾病如痛风、Lesh-Nyhan 综合征、乳清酸尿症等的发病机制都与核苷酸代谢障碍有关。此外,某些核苷酸组分的类似物作为抗代谢、抗肿瘤药物已被广泛应用于临床。

一、核苷酸的合成代谢

体内嘌呤核苷酸、嘧啶核苷酸合成途径有两条:一是利用磷酸核糖、氨基酸、一碳单位及 CO_2 等简单物质原料,经一系列酶促反应合成核苷酸的过程,称为从头合成途径(de novo synthesis),此途径是体内合成核苷酸的主要途径;二是利用体内原有的游离碱基或核苷为原料,经简单反应过程合成核苷酸的途径,称为补救合成途径(salvage pathway)。在脑、骨髓等少数组织因缺少从头合成途径的酶,只能进行补救合成。核苷酸合成所需要的 5-磷酸核糖由磷酸戊糖途径提供,故各种核苷酸合成实际上就是嘌呤碱基和嘧啶碱基的合成。

(一)嘌呤核苷酸的合成

1. 嘌呤核苷酸的从头合成

(1)原料与部位:体内嘌呤核苷酸从头合成的原料有 5-磷酸核糖、氨基酸(甘氨酸、天冬氨酸、谷氨酰胺)、一碳单位及 CO_2(图 4-39)。肝是嘌呤核苷酸从头合成的主要器官,其次是小肠黏膜和胸腺,反应过程在细胞液中进行。

图 4-39 嘌呤碱基从头合成的元素来源

(2)合成过程:嘌呤核苷酸从头合成过程的特点是嘌呤环在 5-磷酸核糖的基础上逐渐合成,其合成过程分两阶段,首先合成次黄嘌呤(IMP),然后在 IMP 的基础上通过不同途径分别合成 AMP 和 GMP。

1) IMP 的合成：IMP 是 AMP 和 GMP 合成的前体物质，其合成需经过 11 步反应完成（图 4-40）。首先，5-磷酸核糖在磷酸核糖焦磷酸合成酶（PRPP 合成酶）的催化下被活化生成磷酸核糖焦磷酸（phosphoribosyl pyrophosphate，PRPP），PRPP 是 5-磷酸核糖参与体内各种核苷酸合成的活化形式；然后，在磷酸核糖酰胺转移酶（PRPP 酰胺转移酶）的催化下，PRPP 上的焦磷酸被谷氨酰胺的酰胺基取代生成 5-磷酸核糖胺（PRA）。以上两个步骤是 IMP 合成的

图 4-40　IMP 的合成

关键步骤,催化这两步反应的 PRPP 合成酶和 PRPP 酰胺转移酶是 IMP 合成的限速酶。在 PRA 的基础上,在经过八步连续的酶促反应,甘氨酸、$N^{10}-CH_3-FH_4$、谷氨酰胺的酰胺氮、CO_2、天冬氨酸依次参与,最终生成 IMP。

2)IMP 转变成 AMP 和 GMP:由 GTP 提供能量,天冬氨酸提供氨基,使 IMP 生成腺苷酸代琥珀酸,后者在裂解酶作用下裂解成延胡索酸和 AMP;IMP 脱氢氧化生成黄嘌呤核苷酸 (xanthine monophosphate, XMP),然后由 ATP 提供能量,谷氨酰胺提供氨基,XMP 被氨基化生成 GMP(图 4-41)。

图 4-41 IMP 转化为 AMP 和 GMP

AMP 的生成需要 GTP 参与,而 GMP 的生成需要 ATP 参与,所以 GTP 可以促进 AMP 的生成,而 ATP 可以促进 GMP 的生成,这种交叉调节作用对于维持 AMP 和 GMP 浓度的平衡具有重要意义。

AMP 和 GMP 在激酶的连续作用下,分别生成 ATP 和 GTP,参与 RNA 的合成。

$$AMP \xrightarrow[ATP \ ADP]{激酶} ADP \xrightarrow[ATP \ ADP]{激酶} ATP$$

$$GMP \xrightarrow[ATP \ ADP]{激酶} GDP \xrightarrow[ATP \ ADP]{激酶} GTP$$

2. 嘌呤核苷酸的补救合成

嘌呤核苷酸的补救合成是细胞利用嘌呤碱基或嘌呤核苷,经过简单的反应合成嘌呤核苷酸的过程。参与嘌呤核苷酸补救合成的酶主要有:腺嘌呤磷酸核糖转移酶(APRT)、次黄嘌呤-鸟嘌呤磷酸核糖转移酶(HGPRT)、腺苷激酶。主要的补救合成反应如下:

$$腺嘌呤 + PRPP \xrightarrow{APRT} AMP + PPi$$

$$次黄嘌呤 + PRPP \xrightarrow{HGPRT} IMP + PPi$$

$$鸟嘌呤 + PRPP \xrightarrow{HGPRT} GMP + PPi$$

$$腺嘌呤核苷 + ATP \xrightarrow{腺苷激酶} AMP + ADP$$

嘌呤核苷酸补救合成的意义:简单,可以节省能量和氨基酸,是脑、骨髓等组织合成嘌呤核苷酸的主要途径。临床上的 Lesh-Nyhan 综合征(自毁容貌症),就是由于先天基因缺陷导致 HGPRT 缺失所引起的一种遗传代谢疾病。

(二)嘧啶核苷酸的合成

1.嘧啶核苷酸的从头合成

(1)合成原料与部位:嘧啶核苷酸从头合成的原料有天冬氨酸、谷氨酰胺、CO_2 和 5-磷酸核糖(图 4-42)。肝是嘧啶碱基从头合成的主要器官,反应过程在细胞液中进行。

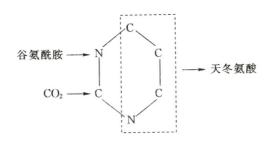

图 4-42 嘧啶碱基的各元素来源

(2)合成过程:与嘌呤核苷酸合成不同,嘧啶核苷酸从头合成的主要特点是先合成嘧啶环,再与磷酸核糖连接而成嘧啶核苷酸。首先合成 UMG,然后 UTP,接受来自谷氨酰胺的氨基生成 CTP。具体过程如下。

1)UMP 的合成:首先谷氨酰胺、CO_2 和 ATP 在氨基甲酰磷酸合成酶Ⅱ的催化下生成氨基甲酰磷酸,后者在天冬氨酸氨基甲酰转移酶催化下与天冬氨酸合成氨甲酰天冬氨酸,氨甲酰天冬氨酸在二氢乳清酸酶的催化下脱水生成二氢乳清酸,此时嘧啶环形成;二氢乳清酸脱氢生成乳清酸,后者在乳清酸磷酸核糖转移酶的作用下与 PRPP 化合,生成乳清酸核苷酸;乳清酸核苷酸脱羧生成 UMP(图 4-43)。

嘧啶核苷酸合成代谢障碍可引起遗传性代谢疾病,如乳清酸尿症就是由于患者体内的乳清酸磷酸核糖转移酶和乳清酸核苷酸脱羧酶的活性降低所导致的一种隐性遗传代谢疾病,其特征是尿中排出乳清酸增多。UMP 和 CTP 可以反馈抑制乳清酸的生成,故临床上给该病患者服用酵母提取液中的 UMP 和 CTP 的混合液,可明显降低患者尿中乳清酸含量。

2)CTP 的合成:UMP 在激酶的连续作用下生成 UTP,后者在 CTP 合成酶的催化下,由谷氨酰胺提供氨基,被氨基化生成 CTP。

$$UMP \xrightarrow[ATP \quad ADP]{激酶} UDP \xrightarrow[ATP \quad ADP]{激酶} UTP \xrightarrow[Gln+ATP \quad Gln+ADP+Pi]{CTP 合成} CTP$$

图 4-43 嘧啶核苷酸的从头合成

3) dTMP 的合成：dTMP 是由 dUMP 经甲基化而成的。该反应由胸苷酸合成酶催化，N^5，N^{10}-亚甲四氢叶酸提供甲基。dUMP 可由 dUDP 水解生成，也可由 dGMP 脱氨生成，以后者为主（图 4-44）。如图所示，N^5，N^{10}-甲烯四氢叶酸提供甲基后生成二氢叶酸，后者又可在二氢叶酸还原酶作用下重新生成四氢叶酸。胸苷酸合成酶和二氢叶酸还原酶常被用于化疗的靶点。

2. 嘧啶核苷酸的补救合成

嘧啶核糖转移酶是嘧啶核苷酸补救合成的主要酶，此酶能利用尿嘧啶、胸腺嘧啶和乳清酸作为底物，但对胞嘧啶不起作用。尿苷激酶和胸苷激酶也是催化补救合成的酶，其具体反应如下：

嘧啶（除胞嘧啶）＋PRPP $\xrightarrow{\text{嘧啶磷酸核糖转移酶}}$ 嘧啶核苷酸＋PPi

尿嘧啶核苷 + ATP $\xrightarrow{\text{尿苷激酶}}$ UMP + ADP

脱氧胸苷 + ATP $\xrightarrow{\text{胸苷激酶}}$ dTMP + ADP

图 4-44　dTMP 的生成

(三) 脱氧核苷酸的合成

DNA 是由脱氧核苷酸组成的,体内的脱氧核糖核苷酸包括嘌呤脱氧核糖核苷酸和嘧啶脱氧核糖核苷酸。现已证实,除 dTMP 外,体内的脱氧核糖核苷酸均由相应的核糖核苷酸直接还原而来,这种还原作用是在核苷二磷酸水平上进行的,催化反应进行的酶是核糖核苷酸还原酶,其总体反应式如下:

$$\left.\begin{array}{l}\text{ADP}\\\text{GDP}\\\text{CDP}\\\text{UDP}\end{array}\right\} + \text{NADPH} + \text{H}^+ \xrightarrow{\text{核糖核苷酸还原酶}} \left\{\begin{array}{l}\text{dADP}\\\text{dGDP}\\\text{dCDP}\\\text{dUDP}\end{array}\right. + \text{NADP}^+ + \text{H}_2\text{O}$$

上述生成的脱氧核苷二磷酸(dNDP),经激酶的作用再被磷酸化生成脱氧核苷三磷酸(dNTP),参与 DNA 的生物合成。

(四) 核苷酸抗代谢药物

1. 嘌呤核苷酸的抗代谢物

嘌呤核苷酸的抗代谢物主要是嘌呤、氨基酸或叶酸等类似物。它们主要以竞争性抑制方式干扰或阻断嘌呤核苷酸的合成,从而进一步阻止核糖和蛋白质的生物合成。肿瘤细胞的核酸和蛋白质合成十分旺盛,因此,这些抗代谢物具有抗肿瘤的作用。临床上常用的嘌呤核苷酸的抗代谢物有:6-巯基嘌呤(6-MP)、6-巯基鸟嘌呤、氮杂丝氨酸、氨蝶呤、甲氨蝶呤(MTX)等。

2. 嘧啶核苷酸的抗代谢物

嘧啶核苷酸的抗代谢物也是一些嘧啶、氨基酸、叶酸的类似物。如 5-氟尿嘧啶(5-FU)、氮杂丝氨酸、氨蝶呤、甲氨蝶呤及阿糖胞苷等。它们通过影响或阻断嘧啶核苷酸的合成起到抗肿瘤的作用。

二、核苷酸的分解代谢

体内核苷酸分解首先由核苷酸酶催化水解成核苷，核苷进一步由核苷磷酸化酶催化生成碱基和1-磷酸核糖，后者可转变为5-磷酸核糖被再利用，也可经磷酸戊糖途径氧化分解。各种碱基进一步分解生成不同的产物。

（一）嘌呤核苷酸的分解代谢

体内嘌呤碱基分解代谢的终产物是尿酸（图4-45），尿酸的排泄器官是肾脏。

图4-45 嘌呤核苷酸的分解代谢

正常人血浆中尿酸含量为 0.12～0.36mmol/L。尿酸的水溶性较差，某些原因可引起嘌呤核苷酸分解增强，尿酸生成过多，超过肾脏的排泄能力时，就会导致血中尿酸含量增高，尿酸盐晶体可沉积于关节、软组织及肾等处，而导致关节炎、尿路结石及肾脏疾患，即痛风。临床上常用别嘌呤醇治疗痛风。别嘌呤醇与次黄嘌呤结构类似，可竞争性抑制黄嘌呤氧化酶，抑制尿酸的生成。

(二)嘧啶核苷酸的分解代谢

嘧啶碱基的分解代谢主要在肝中进行,胞嘧啶脱氨转化为尿嘧啶,后者再还原成二氢尿嘧啶,并水解开环,最终生成 NH_3、CO_2 和 β-丙氨酸;β-丙氨酸可转变为乙酰 CoA,然后进入三羧酸循环被彻底氧化分解。胸腺嘧啶降解可生成 β-氨基异丁酸,后者可转变为琥珀酰 CoA,同样进入三羧酸循环被彻底氧化。NH_3 和 CO_2 可合成尿素,排出体外(图 4-46)。

图 4-46 嘧啶核苷酸的分解代谢

此外,一部分 β-氨基异丁酸还可以直接随尿排出,其排泄量可反映细胞及其 DNA 的破坏程度。白血病患者及放、化疗的癌症患者,由于 DNA 破坏过多,往往会导致尿中 β-氨基异丁酸的排泄增加。食用含 DNA 丰富的食物也可使其排出量增多。

第五节 无机盐与维生素

一、无机盐

无机盐在细胞里含量很少,人体内的无机盐大约占 5% 左右。人体内无机盐的种类很多,含量最多的无机盐是钙和磷盐,约占无机盐含量的一半左右,主要沉积在骨骼和牙齿中,无机盐的另一半大多以水合离子状态存在于体液中。

无机盐是机体新陈代谢的重要调节和参与因素。由于无机盐的种类多样,因此功能不一。总体来说,无机盐有如下功能。

(1)构成组织细胞成分:骨骼中无机物约占 1/3,有机物占 2/3。存在于骨骼中的无机盐主要是钙和磷,有机物主要是蛋白质。有机物使骨骼具有韧性,无机盐使骨骼具有硬度。骨骼中的钙、磷盐是体液中钙、磷盐的贮存场所(钙、磷库)。

(2)维持生命活动的正常生理环境:Na^+、Cl^-、K^+、HPO_4^{2-}在维持细胞内、外液的容量方面起着重要的作用。体内各种酶的作用需要相对恒定的 pH 值,体液的缓冲系统由这些盐类构成,发挥稳定氢离子浓度的功能。同样,无机盐对肌肉应激性的维持也有重要作用。

(3)参与或调节新陈代谢:体内很多酶需要离子结合才具有活性,有些离子可以增强或抑制酶的活性。某些离子具有参与物质转运、代谢反应、信息传递等多种功能。

(一)钾

人体内钾的含量为 31~57mmol(1.1~2.2g)/kg 体重,60kg 体重人的总钾量约为 120g。其中约 98%分布于细胞内,仅约 2%存在于细胞外液。血清钾浓度为 3.5~5.5mmol/L,而细胞内液钾浓度高达 150mmol/L 左右。可见,钾是人类营养中的一种必要微量元素,也是人类细胞中主要的阳离子,同时在维持体液及电解质平衡上非常重要。

成人每天钾的需要量为 2~3g。体内钾主要来自食物,蔬菜和肉类均含有丰富的钾,故一般饮食即可满足机体对钾的生理需要。来自食物的钾 90%被消化道吸收,其余未被吸收的部分则随粪便排出体外。约 80%~90%的钾经肾由尿排出,肾对钾的排泄能力很强,特点是"多吃多排,少吃少排,不吃也排"。即使禁钾 1~2 周,肾脏每天排钾仍可达 5~10mmol,故禁食或大量输液者常常出现缺钾现象,此时应注意适当补钾。临床上给严重低血钾的患者静脉滴注补钾时,为防止高血钾,坚持"不宜过快、不宜过浓、不宜过多、见尿补钾"的原则。

(二)钠和氯

人体内钠的含量为 40~50mmol(0.9~1.1g)/kg 体重,60kg 体重人的总钠量约为 60g。其中约 40%结合于骨骼的基质,约 50%存在于细胞外液,10%存在于细胞内液。血清钠浓度平均为 142mmol/L。氯主要存在于细胞外液,血清氯浓度平均为 103mmol/L。

人体钠和氯主要来自食盐(NaCl),我国营养学会推荐 18 岁以上成年人每天的食盐摄入量以 2.2g 为宜,老年人应淡食。Na^+、Cl^-主要经肾由尿排出,其尿中的排泄量与摄入量几乎相等。肾对 Na^+ 排出有很强的调控能力,即"多吃多排,少吃少排,不吃不排",如果数天至数十天内摄入无盐饮食,则尿钠的排出量几乎为零。但在严重呕吐、腹泻、高温作业、剧烈运动等过量出汗情况下,则会丢失大量的 Na^+、Cl^-,在补充水分的同时应适当补钠。

(三)钙

钙是骨骼的重要组成部分。缺钙可导致骨软化病、骨质疏松症等。我国营养学会推荐 18~50 岁成年人的钙每天适宜摄入量为 800mg,50 岁以后的中老年人为 1000mg。常见含钙丰富的食物有牛奶、酸奶、燕麦片、海参、虾皮、小麦、大豆粉、豆制品等。

(四)磷

磷是构成骨骼及牙齿的重要组成部分。严重缺磷可导致厌食、贫血等。我国营养学会推荐 18 岁以上成年人的磷每天适宜摄入量为 700mg。常见含磷的食物有瘦肉、蛋、奶、动物内脏、海带、花生、坚果、粗粮等。

知识链接

科学补钙

安全有效的补钙方法,最好是通过改善饮食结构,达到从天然食品中获取足量钙的目的。在家庭日常的食物中,含钙较多的有牛奶、奶酪、鸡蛋、豆制品、海带、紫菜、虾皮、芝麻、山楂、海鱼、蔬菜等,特别是牛奶,每100g鲜牛奶含钙120mg,如果每人每天喝奶250g,能提供钙300mg;每天喝牛奶500g,能供给600mg的钙;再加上膳食中其他食物供给的300mg左右的钙,便能完全满足人体对钙的需要。值得注意的是,在食用这些含钙丰富的食品时,应避免过多食用含磷酸盐、草酸、蛋白质丰富的食物,以免影响钙的吸收。

二、维生素

维生素是人体代谢中必不可少的有机化合物。人体犹如一座极为复杂的化工厂,不断地进行着各种生化反应。其反应与酶的催化作用有密切关系。已知许多维生素是酶的辅酶或是辅酶的组成分子。因此,维生素是维持和调节机体正常代谢的重要物质。

(一)维生素概述

维生素(vitamin)是指维持细胞正常功能所必需、但人体内不能合成或合成量不足必须由食物提供的一类有机化合物。维生素在体内的含量很少,但在人体生长、代谢、发育过程中却发挥着重要的作用。各种维生素的化学结构及性质虽然不同,但它们却有着以下共同点:①维生素均以维生素原(维生素前体)的形式存在于食物中;②维生素既不是构成机体组织和细胞的组成成分,也不会产生能量,它的作用主要是参与机体代谢的调节;③大多数的维生素,机体不能合成或合成量不足,不能满足机体的需要,必须从食物中获得;④人体对维生素的需要量很小,日需要量常以毫克(mg)或微克(μg)计算,但一旦缺乏就会引发相应的维生素缺乏症,对人体健康造成损害。

1.分类

维生素通常按其溶解性分为脂溶性和水溶性两大类。脂溶性维生素包括维生素A、维生素D、维生素E、维生素K四种,水溶性维生素包括B族维生素和维生素C两类。B族维生素又包括维生素B_1、维生素B_2、维生素B_3、维生素B_6、泛酸、生物素、叶酸、硫辛酸、维生素B_{12}等。

2.缺乏原因

人体所需维生素主要由食物供给,无论何种原因造成维生素缺乏都会导致体内代谢异常而引起疾病。常见维生素缺乏症的原因如下。

(1)摄入量不足:食物中供给的维生素不足或食物的烹饪方法和贮存不当,都可以造成维生素大量破坏与丢失。如做饭时淘米过度、煮稀饭时加碱、米面加工过细都可造成维生素B_1缺乏;新鲜蔬菜、水果贮存过久,或炒菜时先切后洗,可造成维生素C丢失和破坏。

(2)吸收障碍:消化系统疾病的患者常伴有维生素吸收不良,如长期慢性腹泻可导致维生素吸收不良。肝脏疾病引起胆汁分泌障碍或胆道梗阻的患者,可导致脂溶性维生素吸收障碍。胃大部分切除的患者,由于内因子分泌减少可影响维生素B_{12}的吸收。

(3)需要量增加:生长发育期的儿童、孕妇、乳母等对维生素的需要量增加,重体力劳动、长期高热及慢性消耗性疾病都需要较多的维生素,若未足量补充,可引起维生素缺乏甚至引起维生素缺乏症。

(4)长期服用某些药物:在正常肠道中细菌可以合成某些维生素,这是体内维生素的来源之一,如维生素 B_1、维生素 B_2、维生素 B_3、维生素 B_6、叶酸等。若长期服用抗菌药物,抑制了消化道细菌的生长,可造成由肠道细菌合成的维生素缺乏。

每种维生素缺乏症都有其特有的临床症状,在护理工作中应注意观察,尤其是遇到上述易引起维生素缺乏的情况时,更应根据缺乏症的表现给患者补充维生素,以免造成维生素的缺乏。

(二)脂溶性维生素生理作用和缺乏症

维生素 A、维生素 D、维生素 E、维生素 K 不溶于水,易溶于脂类和有机溶剂中,因此称其为脂溶性维生素。食物中的脂溶性维生素常与脂类共存,故它们在肠道中的吸收与脂类吸收密切相关。当脂类吸收出现障碍时,可影响脂溶性维生素吸收,甚至引起维生素缺乏症。吸收后的脂溶性维生素主要在肝贮存,若食入过量可引起维生素中毒症。

1. 维生素 A

维生素 A 的化学本质是多不饱和的一元醇类。已知维生素 A 有 A_1 和 A_2 两种,A_1 存在于动物肝脏、血液和眼球的视网膜中,又称为视黄醇,天然维生素 A 主要以此形式存在。A_2 主要存在于淡水鱼的肝脏中。维生素 A 分子中有不饱和键,化学性质活泼,在空气中易被氧化,或受紫外线照射破坏而失去生理作用,故维生素 A 的制剂应装在棕色瓶内避光保存。许多植物含有 β-胡萝卜素,在体内可转变为维生素 A,故称为维生素 A 原。β-胡萝卜素含有两个维生素 A_1 的环结构,转换率最高。动物的肝脏为储存维生素 A 的主要场所,当机体需要时,再释放入血。

维生素 A 是机体必需的一种营养素,它以不同方式几乎影响机体的一切组织细胞。维生素 A(包括胡萝卜素)主要生理功能有以下几点。

(1)构成视觉细胞内感光物质:人类感受暗光的物质是视紫红质,当维生素 A 缺乏时,视紫红质合成受阻,视网膜不能很好地感受弱光,暗适应能力下降,称为夜盲症。

(2)促进生长发育:与视黄醇对基因的调控有关。视黄醇也具有相当于类固醇激素的作用,可促进糖蛋白的合成,促进生长、发育,强壮骨骼,维护头发、牙齿和牙床的健康。

(3)维持上皮结构的完整与健全:维生素 A 可以调节上皮组织细胞的生长,维持上皮组织的正常形态与功能。保持皮肤湿润,防止皮肤黏膜干燥角质化,不易受细菌伤害,有助于对粉刺、脓包、疖疮、皮肤表面溃疡等症的治疗;有助于祛除老年斑;能保持组织或器官表层的健康。缺乏维生素 A,会使上皮细胞的功能减退,导致皮肤弹性下降,干燥粗糙,失去光泽。

(4)抗癌作用:许多研究显示皮肤癌、肺癌、喉癌、膀胱癌和食道癌都与维生素 A 的摄取量有关,不过这些研究仍有待临床更进一步的研究证实其可靠性。

2. 维生素 D

维生素 D 是固醇类衍生物,最重要的是 D_2(麦角钙化醇)和 D_3(胆钙化醇)。维生素 D 有两个来源:从食物中获取;日光照射皮肤产生。进入体内的维生素 D_3 需要活化生成 1,25-$(OH)_2D_3$ 后,才能够促进钙、磷的吸收,调节钙、磷代谢。其主要生理功能为:促进儿童、青少年骨骼成长,预防佝偻病;防止中老年人骨质疏松。

3. 维生素 E

维生素 E 又称为生育酚,具有延缓衰老及抗氧化作用。动物实验发现缺乏维生素 E 可造成雄性白鼠生育能力下降,雌性白鼠易早产,因其对生殖能力的显著效果,被命名为生育酚。现证实维生素 E 有延缓衰老作用,人体细胞体外培养,有维生素 E 存在时,人体细胞寿命翻了一番;有抗氧化、清除自由基作用,外用可滋润皮肤清除色斑,口服可净化血液,保护血管;提高免疫力、增强抗病能力等。

4. 维生素 K

维生素 K 分为二大类,一类是脂溶性维生素(天然的),从绿色植物中提取的称维生素 K_1,肠道细菌(如大肠杆菌)合成的称维生素 K_2。另一类是水溶性的维生素,由人工合成的,即维生素 K_3 和 K_4。维生素 K 主要功能:促进肝脏合成凝血酶原,加速血液凝固;对凝血因子 Ⅶ、Ⅸ、Ⅹ 等的合成起重要作用。缺乏维生素 K 可引起凝血受阻,长期服用抗生素也会导致维生素 K 缺乏。因此,维生素 K 又称凝血维生素。

(三)水溶性维生素的活性形式

水溶性维生素包括 B 族维生素和维生素 C,均溶于水。水溶性维生素在体内贮存量有限,摄入量达饱和后,多余部分随尿排出。B 族维生素主要包括维生素 B_1、维生素 B_2、维生素 B_3、维生素 B_6、泛酸、生物素、叶酸、硫辛酸和维生素 B_{12}。在体内大都以辅酶或辅基的形式参与物质代谢。B 族维生素对酸稳定,遇碱易被破坏。

1. B 族维生素

(1)维生素 B_1:又名硫胺素,体内的活性形式为焦磷酸硫胺素(TPP,又称辅羧化酶)。维生素 B_1 主要存在于种子外皮及胚芽中,米糠、麦麸、黄豆、酵母、瘦肉等食物中含量最丰富。此外,白菜、芹菜及中药防风、车前子也富有维生素 B_1。维生素 B_1 易溶于水,在食物清洗过程中可随水大量流失,经加热后菜中 B_1 主要存在于汤中。如菜类加工过细、烹调不当或制成罐头食品,维生素会大量丢失或破坏。维生素 B_1 在碱性溶液中加热极易被破坏,而在酸性溶液中则对热稳定。氧化剂及还原剂也可使其失去作用。TPP 是 α-酮酸氧化脱羧酶和转酮醇酶的辅酶,并可抑制胆碱酯酶的活性,缺乏时可引起脚气病和(或)末梢神经炎,因此维生素 B_1 又称抗脚气病维生素。TPP 参与糖代谢,因此维生素 B_1 缺乏时,糖在组织内的氧化受到影响。它还有抑制胆碱酯酶活性的作用,缺乏维生素 B_1 时此酶活性过高,乙酰胆碱(神经递质之一)大量破坏使神经传导受到影响,可造成胃肠蠕动缓慢、消化道分泌减少、食欲不振、消化不良等。

(2)维生素 B_2:又名核黄素,体内的活性形式为黄素单核苷酸(FMN)和黄素腺嘌呤二核苷酸(FAD)。维生素 B_2 大量存在于谷物、蔬菜、牛乳和鱼等食品中,纯品为橙黄色针状晶体,味微苦,水溶液有黄绿色荧光,在碱性或光照条件下极易分解。熬粥不放碱就是这个道理。成年人每天应摄入 2~4mg,缺乏时可引起口角炎、唇炎、阴囊炎、眼睑炎等症。FMN 和 FAD 是体内氧化还原酶的辅基,参与体内多种物质的脱氢与加氢反应。

(3)维生素 B_3:包括尼克酸及尼克酰胺,两者能在体内相互转化。体内的活性形式包括尼克酰胺腺嘌呤二核苷酸(NAD^+)和尼克酰胺腺嘌呤二核苷酸磷酸($NADP^+$)。维生素 B_3 在酵母、花生、肝、鱼及瘦肉中含量丰富,也可人工合成。缺乏时,主要表现为神经营养障碍,初时全身乏力,以后在两手、两颊、左右额及其他裸露部位出现对称性皮炎,称为癞皮病,故维生素 B_3

又名抗癞皮病维生素。大剂量的尼克酸能扩张小血管和降低血胆固醇的含量。临床上常用以治疗内耳眩晕症、外周血管病、高胆固醇血症、视神经萎缩等。肝内能将色氨酸转变成维生素B_3。NAD^+和$NADP^+$在体内是多种不需氧脱氢酶的辅酶,糖、脂肪及蛋白质的代谢过程均需要此类辅酶参加。

抗结核药异烟肼与维生素B_3结构相似,可对维生素B_3起拮抗作用,所以长期服用异烟肼者,应注意补充维生素B_3。

(4)维生素B_6:包括吡哆醇、吡哆醛及吡哆胺,体内活性型为磷酸吡哆醛和磷酸吡哆胺。磷酸吡哆醛是氨基酸代谢中的转氨酶及脱羧酶的辅酶,也是δ-氨基γ-酮戊酸(ALA)合成酶的辅酶,故对氨基酸代谢十分重要。维生素B_6在酵母、肝、瘦肉及谷物、卷心菜等食物中均含量丰富,肠道细菌亦可合成,一般不易缺乏。维生素B_6易溶于水和酒精,稍溶于脂肪溶剂;遇光和碱易被破坏,不耐高温。

临床上常用维生素B_6治疗婴儿惊厥和妊娠呕吐(详见氨基酸代谢)。维生素B_6具有促进发育等功能,缺乏时可引起抽筋等症状。

抗结核药异烟肼可与吡哆醛结合成异烟腙,加速维生素B_6的排泄,因此长期服用异烟肼时,除应注意补充维生素B_3外,还应适当补充维生素B_6。

(5)泛酸:又称遍多酸,广泛存在于生物界。生物体内的泛酸几乎全部用以构成辅酶A。辅酶A由泛酸、巯基乙胺和3′-磷酸腺苷5′-焦磷酸三部分构成,分子中的巯基(—SH)为辅酶A的活性基团。辅酶A是酰基转移酶的辅酶,在代谢过程中起酰基载体的作用。

临床上常将辅酶A、ATP和细胞色素C合用,以活化细胞的代谢,作为心、肝、肾等疾病和白细胞减少症的辅助治疗药物。

(6)生物素:又称维生素H,生物素的活性形式就是其本身,是体内多种羧化酶的辅酶。其主要作用是在生物合成中活化CO_2,进行羧化反应。生物素在肠道中由细菌可以合成,因此很少有缺乏症。生蛋清中富含抗生物素蛋白,长期食生蛋可造成生物素缺乏。

(7)叶酸:在体内的活性形式是四氢叶酸(FH_4),其四个氢原子分布在5,6,7,8位。FH_4是一碳单位的载体,也是一碳单位代谢的辅酶,主要参与一碳单位的代谢。体内多种重要物质的生物合成过程与四氢叶酸有关。叶酸在绿叶蔬菜中含量丰富,人体肠道细菌能合成叶酸,一般不易缺乏。少数人体内缺乏叶酸时,影响红细胞成熟,造成巨幼红细胞性贫血。

(8)维生素B_{12}:又称为钴胺素,是唯一含金属的维生素。在体内以多种活性形式存在,其中主要的活性形式是甲基钴胺素。甲基钴胺素作为转甲基酶的辅酶参与甲基的形成与转移,与胆碱、蛋氨酸等合成有关。缺乏维生素B_{12}时,影响红细胞分裂,造成巨幼红细胞性贫血。

(9)硫辛酸:活性形式为二氢硫辛酸,作为硫辛酸乙酰转移酶的辅酶,参与丙酮酸氧化脱羧反应。目前人类没有发现缺乏症。

2. 维生素C

维生素C又称抗坏血酸,是含6个碳原子的不饱和多羟基化合物,其分子中C_2和C_3位的碳原子上的两个烯醇式羟基极易释放出H^+,具有酸性。大多数动物体内可以利用葡萄糖合成维生素C,但人类不能合成,必须从食物中摄取。

维生素C的主要功能是在体内多种羟化反应中起重要的辅助因子作用。如促进胶原蛋白的合成,参与胆固醇的转化,参与芳香族氨基酸的代谢。参与体内的氧化还原反应:如作为供氢体可保护巯基,使之处于还原状态;可使高价血红蛋白(MHb)还原为血红蛋白(Hb)恢复其运输氧的能力;可使三价铁(Fe^{3+})还原为二价铁(Fe^{2+})以被肠黏膜吸收;还能促进叶酸转化为具有生理活性的四氢叶酸。此外,还具有增强机体免疫力等功能。

知识链接

维生素与美容护肤

多种维生素具有美容护肤作用。维生素 A 与皮肤正常角化有关,缺乏时可出现皮肤干燥、角质层增厚、毛孔堵塞,严重时影响皮脂分泌。所以,皮肤干燥、粗糙、无光泽、脱屑、有小角栓者服用维生素 A 有一定疗效。维生素 B_6 与氨基酸代谢密切相关,能促进氨基酸的代谢和蛋白质的合成,为细胞生长所必需,对脂肪代谢亦有影响,与皮脂分泌紧密相关。因而,临床上可用于治疗头皮脂溢、多屑等。维生素 C 是强氧化剂,能够清除自由基,保护细胞膜,促进胶原蛋白的合成,有助于保持细胞间质的完整,并具有促进细胞分化的作用。所以,皮肤组织的完整,血管正常通透性的维持等都离不开它。维生素 E 具有抗衰老功效,能促进皮肤血液循环和肉芽组织生长,使毛发、皮肤光润,皱纹展平。

本章小结

一、本章提要

通过本节学习,使同学们了解正常人物质代谢的过程,逐步树立代谢联系、整体统一观点,学会用所学知识解释临床常见的物质代谢异常疾病。具体包括以下内容:

1. 掌握糖的生理功能、消化吸收及代谢概况,脂类的生理功能、消化吸收,蛋白质营养作用及消化吸收等。掌握维生素概念与分类,维生素的生理功能及缺乏症。

2. 具有积极的学习态度、良好的沟通能力、团结协作及科学严谨的作风;初步具有"以人的健康为中心"的理念、良好的职业道德和社会责任感;能初步运用物质代谢的基本理论解释日常生活及临床中的实践问题;能够运用所学的维生素知识解释某些维生素缺乏时的症状。具有初步的自主学习新知识、新技能的能力等。

3. 了解糖异生,核苷酸的合成与分解代谢,了解无机盐的概念,钠、氯和钾的含量、分布、吸收与排泄。

二、本章重、难点

1. 重点

糖的生理功能及代谢概况,糖代谢各条途径的生理意义;脂类的生理功能,血浆脂蛋白的分组分类及生理功能,脂肪动员、脂肪酸的 β-氧化、酮体的生成和利用,脂肪酸和胆固醇合成的原料,胆固醇的转化排泄;蛋白质的营养价值,氮平衡的意义,必需氨基酸的概念及种类,氨基酸的脱氨基方式,氨的来源和去路。

2. 难点

糖代谢的各条途径;脂肪的分解代谢;氨基酸的一般代谢。

课后习题

一、名词解释

1. 糖酵解 2. 三羧酸循环 3. 糖异生 4. 血糖 5. 必需脂肪酸 6. 脂肪动员 7. 必需氨基酸 8. 蛋白质的营养互补作用 9. 联合脱氨基作用 10. 核苷酸的从头合成

二、填空题

1. 糖分解代谢途径主要包括_____、_____、_____。
2. 糖酵解三个关键酶是_____、_____、_____。
3. 三羧酸循环的主要过程有_____次脱氢，_____次脱羧，每次循环生成_____分子ATP。
4. 磷酸戊糖途径的生理意义是生成_____和_____。
5. 正常人空腹血糖是_____。
6. 脂肪酸β氧化在_____进行，包括_____、_____、_____和_____四步连续反应。每次β-氧化生成_____分子ATP。
7. 酮体包括_____、_____和_____，合成的主要器官是_____。
8. 血脂包括_____、_____、_____、_____和_____。
9. 必需脂肪酸包括_____、_____和_____。
10. 人体氮平衡的种类有_____、_____和_____。
11. 食物蛋白质的营养价值高低取决于_____。
12. 核苷酸在体内的合成途径有_____和_____。
13. 参与嘌呤核苷酸合成的氨基酸有_____、_____和_____。
14. 一碳单位转移酶的辅酶是_____，其中含有的维生素是_____。

三、选择题

1. 关于糖酵解下列叙述正确的是（   ）
   A. 所有反应均可逆　　　B. 终产物是丙酮酸　　　C. 不消耗ATP
   D. 通过氧化磷酸化生成ATP
   E. 途径中催化各反应的酶均存在于胞液中
2. 机体生命活动的能量直接供应者是（   ）
   A. 葡萄糖　　　　　　　B. 蛋白质　　　　　　　C. 乙酰辅酶
   D. ATP　　　　　　　　E. 脂肪
3. 下列哪个代谢过程不能补充血糖（   ）
   A. 肝糖原分解　　　　　B. 肌糖原分解　　　　　C. 糖异生作用
   D. 食物糖类消化吸收　　E. 乳酸循环

4. 1分子乙酰CoA进入三羧酸循环和氧化磷酸化彻底氧化可生成( )

   A. $2CO_2+2H_2O+6ATP$　　　　B. $2CO_2+3H_2O+8ATP$

   C. $2CO_2+2H_2O+10ATP$　　　D. $2CO_2+4H_2O+10ATP$

   E. $3CO_2+4H_2O+12ATP$

5. 不能作为糖异生原料的物质是( )

   A. 甘油　　　　　　　　B. 生糖氨基酸　　　　　　C. 丙酮酸

   D. 乙酰辅酶A　　　　　E. 甘油

6. 下列哪种酶缺乏引起红细胞中GSH不足导致溶血( )

   A. 葡萄糖-6-磷酸酶　　　B. 果糖二磷酸酶　　　　C. 6-磷酸葡萄糖脱氢酶

   D. 磷酸果糖激酶　　　　E. 异柠檬酸脱氢酶

7. 抑制脂肪动员的激素是( )

   A. 肾上腺素　　　　　　B. 胰高血糖素　　　　　　C. 胰岛素

   D. 糖皮质激素　　　　　E. 甲状腺素

8. 能生成酮体的器官是( )

   A. 脑　　　　B. 肝　　　　C. 肾　　　　D. 肌肉　　　　E. 心肌

9. 脂酰辅酶A在肝脏进行β-氧化,其酶促反应的顺序为( )

   A. 脱氢、硫解、再脱氢、加水　　　B. 脱氢、再脱氢、加水、硫解

   C. 脱氢、加水、硫解、再脱氢　　　D. 脱氢、硫解、加水、再脱氢

   E. 脱氢、加水、再脱氢、硫解

10. 1mol软脂酸彻底氧化时净生成多少ATP( )

    A. 104mol　　　　　　　B. 106mol　　　　　　　C. 108mol

    D. 129mol　　　　　　　E. 120mol

11. 氨中毒的根本原因为( )

    A. 肠道吸收氨过量　　　B. 氨基酸在体内分解增强　　　C. 肾衰竭排出障碍

    D. 肝功能损伤,不能合成尿素　E. 合成谷氨酰胺减少

12. α-酮戊二酸可经下列哪种氨基酸脱氨基作用直接生成( )

    A. 谷氨酸　　　　　　　B. 甘氨酸　　　　　　　　C. 丝氨酸

    D. 酪氨酸　　　　　　　E. 色氨酸

13. ALT活性最高的组织是( )

    A. 心肌　　　　B. 脑　　　　C. 骨骼肌　　　　D. 肝　　　　E. 肾

14. 白化病是由于人体内缺乏( )

    A. 色氨酸加氧酶　　　　B. 酪氨酸酶　　　　　　　C. 酪氨酸羟化酶

    D. 苯丙氨酸羟化酶　　　E. 赖氨酸酶

15. 高血氨的患者下列处理正确的是( )

    A. 碱性肥皂水灌肠　　　B. 酸性灌肠液灌肠　　　　C. 给碱性利尿药

    D. 高蛋白饮食　　　　　E. 以上均不对

16. 蛋白质营养价值高低取决于( )

A. 氨基酸的种类　　　　B. 必需氨基酸的种类　　　　C. 必需氨基酸的数量

D. 氨基酸的数量　　　　E. 必需氨基酸的种类、数量及比例

17. 人体内嘌呤核苷酸分解代谢的主要终产物是（　）

A. 尿素　　　　　　　　B. 肌酸　　　　　　　　　　C. 肌酸酮

D. 尿酸　　　　　　　　E. β-丙氨酸

18. 氨基酸转氨酶中含有（　）

A. 维生素 B_1　　　　　B. 维生素 B_2　　　　　　C. 维生素 B_3

D. 维生素 B_6　　　　　E. 叶酸

19. TPP 中含有的维生素是（　）

A. 维生素 A　　　　　　B. 维生素 B_1　　　　　　C. 维生素 B_2

D. 维生素 B_6　　　　　E. 维生素 B_3

20. 以下关于 $1,25-(OH)_2D_3$ 的叙述中哪项不正确（　）

A. 通过促进相应基因的转录，使钙结合蛋白和 Ca^{2+}-ATP 酶合成增加，促进 Ca^{2+} 的吸收和转运

B. 可改变小肠黏膜细胞膜磷脂的组成，增强对 Ca^{2+} 的通透性，有利于 Ca^{2+} 的吸收

C. 在促进 Ca^{2+} 吸收的同时增加磷的吸收

D. 既可加速间叶细胞形成新的破骨细胞，又可增强破骨细胞的活性

E. 升高尿钙和尿磷的浓度

四、问答题

1. 简述血糖的来源和去路。
2. 比较糖酵解和有氧氧化。
3. 简述糖异生的生理意义。
4. 肝脏如何维持血糖恒定。
5. 血浆脂蛋白的分类方法和分别将脂蛋白分为哪几种？各种血浆脂蛋白的功能是什么？
6. 氨基酸的脱氨基作用有几种方式？
7. 简述血氨的来源和去路。

五、案例分析

患者，女，55 岁，因"烦渴、多饮、多尿、消瘦 10 年，咳嗽 3 天，伴意识模糊 1 天"为主诉入院。患者既往曾有糖尿病史 10 年，血糖控制情况不详。3 天前患感冒出现咳嗽，未及时治疗。1 天前患者出现意识不清，呼吸急促，呼出的气味伴有"烂苹果味"。

通过体格检查、生化检查，诊断为"糖尿病酮症酸中毒"。

思考问题：

1. 用所学的生化知识，分析确诊主要依据有哪些？
2. 酮症酸中毒的生化发生机制是什么？

（赵利娜）

第五章　生物氧化与能量代谢

学习目标

1. 掌握基础代谢、正常体温及生理变动。
2. 熟悉生物氧化中 CO_2、ATP 生成的方式，影响能量代谢的因素，机体的产热和散热。
3. 了解生物氧化的方式特点，氧化磷酸化的概念，能量的来源和利用，体温调节。

一切生物都要依靠能量维持生存，大多数生物所需要的能量主要来自糖、脂肪、蛋白质等有机物的氧化。糖、脂肪、蛋白质等营养物质在体内经过一系列氧化分解，最终生成 CO_2 和 H_2O 并伴随着能量的释放、储存、转移和利用。

第一节　生物氧化概述

糖、脂肪、蛋白质等营养物质在体内经过一系列氧化分解，最终生成 CO_2 和 H_2O 并释放能量的过程称为生物氧化（biological oxidation）。由于此过程是在组织细胞内进行，伴随氧的利用和二氧化碳的生成，与呼吸作用相似，故又称为细胞呼吸或组织呼吸。

一、生物氧化的方式和特点

(一) 生物氧化的特点

生物氧化与体外物质氧化或燃烧的化学本质是相同的，消耗的氧量和最终产物（CO_2 和 H_2O）以及释放的总能量也相同。但是机体的生物氧化又有其特点：①反应条件温和。生物氧化是在体温、pH 近中性的体液环境中进行的酶促反应。②能量逐步释放。生物氧化所释放的能量一部分以化学能的形式储存在高能化合物主要是 ATP 中，另一部分则以热能的形式散发以维持体温。③有机酸脱羧生成二氧化碳。生物氧化中产生的二氧化碳不是有机物中所含的碳与氧的直接化合，而是来自有机酸的脱羧基反应。④有机物脱氢经呼吸链生成水。体内物质氧化主要以脱氢、脱电子的方式进行，物质代谢脱下的氢通过呼吸链传递给氧生成水。

(二) 生物氧化的方式

生物体内物质氧化的方式和一般化学上的氧化反应完全相同，主要包括加氧、脱氢、失电子等，其中以脱氢和失电子为常见的生物氧化方式。

与氧化反应相反，脱氧、加氢和得电子属于还原反应。氧化反应和还原反应不能单独进行，而是在一个反应中同时进行，通常一种物质被氧化的同时另一种物质被还原。氧化还原反应的基本原理是电子或氢的转移。失去电子或氢的物质被氧化，称为供电子体或供氢体；得到电子或氢的物质被还原，称为受电子体或受氢体；既可以接受电子或氢，又可以供给电子或氢的物质，具有传递电子或氢的作用，称为递电子体或递氢体。

$$R^{2+} + S^{3+} \longrightarrow R^{3+} + S^{2+}$$
供电子体　受电子体

$$RH_2 + S \longrightarrow R + SH_2$$
供氢体　　受氢体

(三) 生物氧化酶类

1. 氧化酶类

氧化酶均为结合酶，辅基常含有铁、铜等离子。如细胞色素氧化酶、抗坏血酸氧化酶等。代谢物脱下的氢在氧化酶类的催化下与氧结合生成 H_2O。

2. 需氧脱氢酶类

需氧脱氢酶是以黄素腺嘌呤二核苷酸（FAD）或黄素单核苷酸（FMN）为辅基的一类黄素蛋白，如黄嘌呤氧化酶、L-氨基酸脱氢酶等。在需氧脱氢酶类的催化下，代谢物脱下的氢与氧结合生成 H_2O_2。

3. 不需氧脱氢酶类

不需氧脱氢酶类是人体最重要的脱氢酶类，其直接受氢体不是氧，而是某些辅酶（NAD^+、$NADP^+$）或辅基（FAD、FMN），经过一系列递氢体或递电子体传递后，最终与氧生成 H_2O。根据酶的辅助因子的不同分为两类：一类是以 FAD 或 FMN 为辅基的不需氧脱氢酶，包括脂酰 CoA 脱氢酶、琥珀酸脱氢酶等；另一类是以 NAD^+、$NADP^+$ 为辅酶的需氧脱氢酶，如乳酸脱氢酶、柠檬酸脱氢酶等。

二、生物氧化中 CO_2 的生成

生物氧化中 CO_2 的生成，主要来自糖、脂肪、蛋白质在体内代谢过程中产生的有机酸的脱羧基作用。

$$\begin{array}{c} CH_2-COOH \\ | \\ CH(OH)COOH \end{array} \xrightarrow[NAD^+ \quad NADH+H^+]{苹果酸酶} \begin{array}{c} CH_3 \\ | \\ COCOOH \end{array} + CO_2$$

三、生物氧化中 H_2O 的生成

生物氧化过程中水是在线粒体中生成的。代谢物脱下的成对氢原子（2H）通过一系列的递氢体和递电子体按一定的顺序排列所组成的连锁反应体系，逐步传递给氧生成水。此连锁反应体系称为电子传递链，由于其与细胞呼吸有关，又称为呼吸链（respiratory chain）。呼吸链主要分布在线粒体的内膜上，与细胞利用氧密切相关。

(一)呼吸链的组成及作用

1. 复合体Ⅰ(NADH-泛醌还原酶)

由 NADH 脱氢酶和铁硫蛋白组成。它从 NADH 得到两个电子,经铁硫蛋白传递给泛醌。

2. 复合体Ⅱ(琥珀酸-泛醌还原酶)

由琥珀酸脱氢酶和铁硫蛋白组成。可将从琥珀酸得到的电子传给泛醌。

3. 复合体Ⅲ(泛醌-细胞色素 c 还原酶)

其是细胞色素 c(Cyt c)和铁硫蛋白的复合体,把来自泛醌的电子,依次传递给 Cyt c。

4. 复合体Ⅳ(Cyt c 氧化酶)

其是由 Cyt a 和 Cyt a_3 组成,将电子从 Cyt c 直接传递给氧。由于 Cyt a 和 Cyt a_3 结合紧密不易分开,所以被称为 Cyt aa_3。在呼吸链中只有 Cyt aa_3 可直接将电子传递给氧,使氧激活为 O^{2-},所以 Cyt aa_3 又被称为细胞色素氧化酶。

泛醌又称辅酶 Q(C_0Q),是一种脂溶性醌类化合物,广泛存在于自然界,将电子传递给细胞色素体系,同时将质子留在环境中。

细胞色素(cytochrome, Cyt)是一类以铁卟啉为辅基的结合蛋白质,可将电子从泛醌传递到氧。根据其吸收光谱不同,将细胞色素分为 Cyt a、Cyt b、Cyt c 三类。构成呼吸链的细胞色素主要含有 Cyt b、Cyt c_1、Cyt c、Cyt a、Cyt a_3。在呼吸链中传递电子的顺序是:Cyt b→Cyt c_1→Cyt c→Cyt aa_3→氧。

(二)重要的氧化呼吸链及排列顺序

人体细胞的线粒体内有两条重要的呼吸链:NADH 氧化呼吸链和 $FADH_2$ 氧化呼吸链。

1. NADH 氧化呼吸链

NADH 氧化呼吸链是细胞内最重要的一条呼吸链。由 NAD^+、复合体Ⅰ、C_0Q、复合体Ⅲ、Cyt c 和复合体Ⅳ组成。人和动物细胞内的大多数代谢物(如丙酮酸、苹果酸等)脱下的氢经 NADH 氧化呼吸链生成水。

2. $FADH_2$ 氧化呼吸链

$FADH_2$ 氧化呼吸链又叫琥珀酸氧化呼吸链,由复合体Ⅱ、C_0Q、复合体Ⅲ、Cyt c 和复合体Ⅳ组成。体内少数代谢物(如琥珀酸、酯酰 C_0A 等)脱下的氢经 $FADH_2$ 氧化呼吸链生成水(见图 5-1)。

图 5-1　NADH 氧化呼吸链和 $FADH_2$ 氧化呼吸链

第二节　生成 ATP 的氧化体系

一、ATP

糖、脂肪和蛋白质等营养物质在生物氧化过程中释放能量,以维持生命活动。其中约 60% 的能量以热能形式散发以维持体温,40% 的能量以化学能形式储存于高能化合物中,供机体利用。

含有高能键的化合物称为高能化合物。高能键是指水解时释放的能量大于 21kJ/mol 的化学键,用"～"表示。体内的高能键主要是高能磷酸键(用"～P"表示),此外还有高能硫酯键等。体内的高能化合物大多数是高能磷酸化合物,以 ATP 最为重要,ATP 又叫三磷酸腺苷(adenosine triphosphate),它是体内一切生命活动所需能量的直接来源。

知识链接

ATP 针剂

ATP 针剂为临床常用辅酶类药物,又叫三磷酸腺苷二钠注射液,是体内能量的主要来源,同时是一种可以改善机体代谢作用的辅酶,参与体内物质和能量的代谢过程。实验证明:ATP 针剂可以抑制钙离子内流,阻滞或延缓房室结折返途径中的前向传导;大剂量使用能够阻断或者延缓旁路的前向或逆向传导;还有短暂增强迷走神经兴奋的作用,因而能终止房室结折返和旁路折返机制引起的心律失常。

适应证:用于心功能不全、心肌疾病、进行性肌萎缩、脑出血后遗症和肝炎的辅助治疗。

二、氧化磷酸化

体内 ATP 的生成方式有两种:底物水平磷酸化(substrate level phosphorylation)和氧化磷酸化(oxidative phosphorylation)。其中以氧化磷酸化为主。

(一)底物水平磷酸化

代谢物在分解过程中,由于脱氢或脱水引起分子内部能量聚集产生高能键,将此高能键直接转移给 ADP 生成 ATP 的方式称为底物水平磷酸化。例如:

$$1,3\text{-二磷酸甘油酸} + ADP \xrightleftharpoons{\text{磷酸甘油酸激酶}} 3\text{-磷酸甘油酸} + ATP$$

$$\text{硝酸烯醇式丙酮酸} + ADP \xrightarrow{\text{丙酮酸激酶}} \text{丙酮酸} + ATP$$

$$\text{琥珀酰 CoA} + GDP + Pi \xrightleftharpoons{\text{琥珀酸硫激酶}} \text{琥珀酸} + HSCoA + GTP$$

$$GTP + ADP \rightleftharpoons GDP + ATP$$

(二)氧化磷酸化

1. 概念

代谢物脱下的氢通过呼吸链传递给氧生成水释放能量的同时,使 ADP 磷酸化生成 ATP

的过程称为氧化磷酸化。氧化磷酸化作用是在线粒体中进行的,需要消耗氧气。

2.氧化磷酸化偶联的部位

氧化磷酸化的过程中氧化与磷酸化偶联进行,因此该过程中消耗氧的同时也消耗无机磷。P/O 比值是指每消耗 1mol 氧原子时所消耗的无机磷的摩尔数,也就是生成 ATP 的摩尔数。测定 P/O 比值即可推断呼吸链存在几个偶联部位。

实验证明,呼吸链中可以使 ADP 磷酸化为 ATP 的偶联部位有三个,分别从 NADH 到 C_oQ 之间、C_oQ 到 Cyt c 之间、Cyt aa_3 到 O_2 之间(见图 5-2),近年来的实验证实,代谢物脱下的两个 H,经 NADH 氧化呼吸链传递生成水时 P/O 比值为 2.5,也就是生成 2.5 分子 ATP,而经 $FADH_2$ 氧化呼吸链传递时 P/O 比值为 1.5,即生成 1.5 分子 ATP。

图 5-2 氧化磷酸化偶联部位

3.影响氧化磷酸化的因素

(1)ADP/ATP 比值的调节:这是调节氧化磷酸化的主要因素。当机体利用 ATP 增多,ADP 浓度升高时,ADP/ATP 比值增高,氧化磷酸化速度加快。反之,当 ADP 不足时,ADP/ATP 比值下降,氧化磷酸化反应速度减慢。这种调节能够使机体能量的产生适应生理需要。

(2)甲状腺激素的调节:甲状腺激素可以加速 ATP 水解,使 ADP 生成增多,ADP/ATP 比值增高,氧化磷酸化速度加快。甲状腺功能亢进患者由于 ATP 的生成和分解都加快,机体耗氧量和产热量都增加,基础代谢率增高,怕热易出汗。

(3)抑制剂:呼吸链抑制剂的作用主要是抑制氢和电子的传递,使组织细胞不能有效利用氧,造成细胞内呼吸停止,严重时引起机体的迅速死亡,如鱼藤酮、粉蝶霉素 A、异戊巴比妥、一氧化碳、氰化物等。一氧化碳是含碳物质(煤炭、木材等)燃烧不完全时的产物,天然气也含有一氧化碳。一氧化碳经过呼吸道吸入而引起中毒。原因是一氧化碳与血红蛋白的亲和力比氧和血红蛋白的亲和力高 200~300 倍,所以一氧化碳极易与血红蛋白结合,形成碳氧血红蛋白,使血红蛋白失去携带氧气的能力和作用,造成组织缺氧,尤其是对大脑皮质的影响最严重。高浓度的一氧化碳还能与细胞色素氧化酶中的二价铁相结合,直接抑制呼吸链中电子的传递。

知识链接

氰化物中毒机制

误食大量含氰化物的食物(如木薯、苦杏仁等)或吸入含氰化物的蒸汽会引起氰化物中毒。氰化物中毒的原理是:细胞内的氰酸离子易与三价铁(Fe^{3+})结合,不能与二价铁(Fe^{2+})结合,当其被吸收入血后,因血红蛋白含二价铁,故不与之结合。随血液循环至全身各组织细胞时,氰化物很快与细胞色素氧化酶的 Fe^{3+} 结合,生成氰化高铁细胞色素氧化酶,使细胞色素氧化酶失去传递电子的作用,造成组织严重缺氧,甚至危及生命。

氰化物中毒抢救时可吸入亚硝酸异戊酯和注射亚硝酸钠,使部分血红蛋白氧化成高铁血红蛋白,后者能夺取氰化高铁细胞色素氧化酶中的氰化物,生成氰化高铁血红蛋白,使细胞色素氧化酶恢复活性。但是氰化高铁血红蛋白不稳定,几分钟后又会分解成氰化物,故需注射硫代硫酸钠,使氰化物生成毒性较小的硫氰酸盐随尿排出。

解偶联剂:这类物质可解除呼吸链中电子传递和磷酸化的偶联作用,即电子传递可以继续进行,而 ADP 不能磷酸化生成 ATP,氧化过程中适当的能量以热能的形式散失。新生儿的棕色脂肪组织线粒体内膜有解耦联剂,可通过这种机制产生热量来维持体温。新生儿硬肿症是由于缺乏棕色脂肪组织,不能维持正常的体温而使皮下脂肪凝固。

氧化磷酸化抑制剂:这类物质既可抑制电子传递,又可抑制 ADP 磷酸化为 ATP,如寡霉素。

第三节　能量代谢

机体在进行新陈代谢过程中,物质的变化与能量的转变是紧密相连的。人体所能利用的能量来源于糖、脂肪、蛋白质中蕴藏的化学能。这些营养物质主要在线粒体内氧化分解生成 CO_2 和 H_2O 并释放能量。体内物质代谢过程中所伴随的能量释放、转移、贮存和利用称为能量代谢(energy metabolism)。

一、机体能量的来源和利用

(一)能量的来源

机体一切生命活动所需的能量,主要来自于糖和脂肪的氧化分解,其中 70% 以上来自于葡萄糖,其次是脂肪。在生理状态下,蛋白质是机体细胞的重要组成成分,不作为供能物质。只有在某些特殊情况下,如长期不能进食时,体内的糖原和贮存的脂肪大量消耗,机体能量极度缺乏时,才开始分解蛋白质,以维持必需的生理活动。

(二)能量的利用

糖、脂肪、蛋白质等能源物质在体内氧化时所释放的能量,其总量的 50% 以上直接转化为热能,用来维持体温;其余不足 50% 是可以被机体利用的自由能,这部分能量以高能磷酸键的形式贮存于 ATP 分子中。当机体组织细胞进行各种功能活动需要耗能时,ATP 的一个高能磷酸键断裂,ATP 转变成 ADP,同时将大量能量释放出来。据测定,1mol 的 ATP 转变成 ADP 时,可释放出 33.5kJ 的能量。因此 ATP 既是体内重要的贮能物质,又是直接的供能物质。但体内以 ATP 形式的贮能是有限的,在能量产生过剩时,ATP 可将其高能磷酸键转移给肌酸,形成磷酸肌酸(creatine phosphate, CP)。CP 只是贮能形式,不能直接供能。在 ATP 消耗较快时,CP 可将高能磷酸键再转给 ADP 形成 ATP。机体细胞利用 ATP 分解所释放的能量,可以完成各种生理功能,如肌肉收缩、神经传导、各种生物活性物质的合成、物质转运、腺体分泌等。能量利用的最终结果,除骨骼肌收缩时所完成的机械功以外,其他都转化为热能,参与体温的维持(见图5-3)。

图5-3 能量的释放、转移、贮存和利用示意图
C:肌酸。Pi:无机磷酸。C～P:磷酸肌酸

二、影响能量代谢的因素

(一)肌肉活动

肌肉活动对能量代谢的影响最为显著。机体任何轻微的活动都会提高能量代谢率。人在劳动或运动时耗氧量可达安静时的10～20倍(表5-1)。

表5-1 劳动或运动时的能量代谢值　单位:$kJ/(m^2 \cdot min)$

肌肉活动形式	平均产热量
静卧休息	2.73
出席会议	3.40
擦窗	8.30
洗衣物	9.89
扫地	11.36
打排球	17.04
踢足球	24.96

(二)环境温度

当环境温度在20～30℃时,机体安静状态下的能量代谢最为稳定,而环境温度低于20℃或高于30℃时,能量代谢率都会增加。

(三)食物的特殊动力效应

进食之后人体即使处于安静状态,其产热量也要比进食前有所增加。这种由食物引起人体额外产生热量的作用称为食物的特殊动力效应(food specific dynamic effect)。各种营养物

质的特殊动力效应是不同的,蛋白质的特殊动力效应是其产热量的30%左右。糖和脂肪的特殊动力效应是其产热量的6%和4%,混合食物可使产热量增加约10%左右。食物的特殊动力效应大约在进食后1h左右开始,持续7~8h。这种特殊动力效应产生的机制尚不十分清楚。目前认为,进食后的额外热量可能来源于肝脏处理蛋白质的分解产物,尤其是与肝脏中氨基酸的脱氨基作用以及尿素形成有关。

(四)精神活动

当处于精神紧张状态时,由于骨骼肌紧张性增加和交感-肾上腺系统活动加强,使机体产热量增加。能量代谢的高低还受到年龄、性别等因素的影响。

三、基础代谢

基础代谢是指人体处于基础状态下的能量代谢。单位时间内的基础代谢称为基础代谢率(basal metabolic rate,BMR)。所谓基础状态是指:①受试者空腹,排除食物的特殊动力效应的影响,一般要求在进食12~14h后;②静卧一定时间后,使肌肉处于松弛状态,以排除肌肉活动影响;③清晨、清醒、安静,尽量让被试者排除精神紧张、焦虑和恐惧等心理;④环境温度保持在20~25℃之间。

此外,基础代谢率随年龄和性别的不同存在着生理变异,一般规律是年龄越大,代谢率越低,而同年龄段内男性高于女性。我国正常人基础代谢率的平均值如表5-2所示。

表5-2　我国正常人基础代谢率的平均值　　单位:kJ/(m²·h)

性别	11~15岁	16~17岁	18~19岁	20~30岁	31~40岁	41~50岁	>51岁
男	195.4	193.3	166.1	157.7	158.6	154.0	149.0
女	172.4	181.6	154.0	146.4	146.9	142.3	138.5

基础代谢率有实测值和相对值两种表示法,实测值以kJ/(m²·h)为单位,相对值以高于或低于正常平均值的百分数表示,临床工作中常用相对值,计算公式如下:

$$基础代谢率(相对值) = \frac{实测值 - 正常平均值}{正常平均值} \times 100\%$$

一般来说,实际测得的基础代谢率值与正常平均值比较,相差值在±10%~±15%之内属正常范围。只有当相差值超过±20%时,才认为可能是病理性的。在各种疾病中,甲状腺功能改变对基础代谢率影响最为显著,如甲状腺功能减退时,基础代谢率将比正常值低20%~40%;甲状腺功能亢进时,基础代谢率可比正常值高25%~80%。因此,基础代谢率的测定,是临床诊断甲状腺疾病的重要辅助方法。其他如肾上腺及脑垂体功能低下时,基础代谢率可能也降低;发热时基础代谢率会升高,体温每升高1℃,基础代谢率一般要增加13%。

第四节　体温及其调节

机体的新陈代谢过程是以酶促反应为基础的,而酶必须在适宜的温度条件下才具备较高的活性。因此,人和高等动物的体温都是相对恒定的,这是内环境稳态的重要表现,是机体进行新陈代谢和正常生命活动的必要条件。

一、体温正常值和生理变异

(一)人体体温正常值

机体的温度分为体表温度和体核温度。体表温度不稳定,各部位之间的差异较大。机体的深部温度称体核温度,比体表温度高,各部位的温度差异很小而且比较稳定。生理学定义的体温(body temperature)就是指机体深部的平均温度。人体深部的温度虽然是相对稳定的,由于体内各器官的代谢水平不同,各内脏器官的温度也存在一定差别。由于人体深部(体核)温度,特别是血液温度不易测试,所以临床上通常用直肠、口腔和腋窝的温度来代表体温。

正常情况下,直肠温度为 36.9~37.9℃,平均 37℃;口腔(舌下)温度一般比直肠温度低,为 36.7~37.7℃;腋窝温度更低,为 36.0~37.4℃。直肠温度虽然更接近机体深部温度,但由于测试不便,其主要对象是昏迷患者和 3 岁以下儿童。临床工作中一般测量腋窝或口腔温度。

(二)体温生理变异

虽然体温是相对稳定的,但许多因素可以引起体温的生理性变动,主要影响因素有:

1. 昼夜变化

正常人(新生儿除外)的体温按昼夜变化呈周期性波动,清晨 2~6 时体温最低,午后 1~6 时最高。波动幅度一般不超过 1℃。体温的这种昼夜周期性波动称为昼夜节律或日节律(circadian rhythm)。这种现象与地球的自转周期相吻合,因此认为与下丘脑的生物钟功能有关。

2. 年龄

体温的高低与体内能量代谢有关,不同年龄的人能量代谢不同,体温也不同。儿童、青少年的体温较高,随着年龄增长体温逐渐接近成人体温。老年人的体温偏低。新生儿尤其是早产儿的体温调节中枢发育还不成熟,调节体温的能力差,体温易受环境温度变化而变化。在护理工作中,应该注意老年人和新生儿的体温特点,病房内注意保持适宜的温度。

3. 性别

成年女性的体温平均比男性高 0.3℃,而且基础体温(指基础状态下的体温)随月经周期发生规律性变化(图 5-4)。月经期到排卵日之前体温较低,排卵日最低,排卵后体温升高,并且维持在较高水平,直到下次月经期前。排卵后的体温升高,一般认为是由于孕激素的生热作用。临床上通过测定女性月经周期中基础体温的变化,有助于了解有无排卵及排卵的日期。

4. 肌肉活动

肌肉活动时代谢增强,产热量明显增加,导致体温升高。因此,临床上测量体温时应先让受试者安静一段时间后进行。测定小孩体温时应避免哭闹。另外,麻醉药通常会影响体温调节能力,同时扩张皮肤血管使体热散发增加,所以对麻醉手术患者应注意术中及术后的保温护理。

图 5-4 女子月经周期中基础体温的变化

知识链接

环境温度与"黄金分割"

早在古希腊和罗马时代,一些艺术家就发现,最能体现美的比例关系就是"黄金分割",即 1∶0.618。"黄金分割"这一数学定理与生命、生长发育、健康、疾病、衰老和死亡等也有着千丝万缕的联系,有时甚至是生命内在形式的基本规律。例如,人的正常体温是 37℃,在这一温度下,人体的各种生理功能才能维持和正常发挥。但人类在什么样的环境温度下会感觉最舒服呢?根据黄金分割的原理,将人的正常体温乘以 0.618,则为 22.87℃,这也是为什么人们总是感到平均温度在 23℃左右的秋季是最好的季节的原因之一。实验也表明,人处于这种环境温度下,机体内的新陈代谢和各种生理功能处于最佳状态,比如各种酶的代谢、人的消化功能、人体抗御疾病的免疫功能等都很好。

二、人体的产热和散热

正常机体温度所以能维持相对稳定,是在体温调节机构的控制下,机体的产热(thermogenesis)和散热(thermolysis)两个生理过程保持动态平衡的结果。

(一)产热过程

机体产热的多少取决于代谢水平的高低。不同的组织、器官因代谢水平不同产热量也不相同。机体在安静时,主要由内脏器官产热,其中肝脏的代谢最旺盛,产热量最高,其次是肾。由于骨骼肌占人体体重的 40%~50%,剧烈活动时其产热量约占总产热量的 90% 以上,比安静时高出 10~15 倍,为运动时的主要产热器官(表 5-3)。当机体处于寒冷环境中时,为防止体温下降,主要通过寒战来增加产热量。寒战是骨骼肌发生的不随意的节律性收缩,其特点是屈肌和伸肌同时收缩,不做外功,但产热量很高。发生寒战时,基础代谢率可增加 4~5 倍。此外,凡能提高能量代谢的因素如交感神经兴奋、甲状腺素、肾上腺素、去甲肾上腺素分泌增加等,都能增加产热。

第五章 生物氧化与能量代谢

表 5-3 骨骼肌、内脏等产热百分比

器官、组织	占体重的百分比(%)	产热量(%)	
		安静状况	劳动或运动
脑	2.5	16	1
内脏	34.0	56	8
骨骼肌	56.0	18	90
其他	7.5	10	1

(二)散热过程

人体散热的主要部位是皮肤,其次还可通过呼吸、排便及排尿过程散发少量热量。常温下人体散热方式及其所占百分比见表 5-4。

表 5-4 常温下人体散热方式及其所占百分比

散热方式	散热量(kJ)	所占百分比
辐射、对流、传导	8786.40	70.0
皮肤水分蒸发	1820.04	14.5
呼吸道水分蒸发	1004.16	8.0
呼出气	439.32	3.5
加温吸入气	313.80	2.5
粪、尿	188.28	1.5
合计	12552.00	100.0

1. 散热方式

(1)辐射(radiation)散热:辐射散热是指机体以发射红外线的形式将体热传给外界较冷物体的一种散热方式。在安静状态下,机体以此种方式散发的热量大约占总散热量的 60% 左右。辐射散热量的多少取决于皮肤与环境间的温度差,以及机体的有效辐射面积等因素。温差越大,或有效辐射面积越大,则辐射散热量越多。

(2)传导(conduction)散热:传导散热是指机体的热量直接传给同它接触的较冷物体的一种散热方式。机体深部的热量以传导的方式传到皮肤,再由皮肤直接传给同它接触的物体。传导散热量的多少与所接触物体的面积、温差以及接触物体的导热性能等有关。另外,人体脂肪是热的不良导体,因此肥胖者由深部向体表的传导散热量要少些,所以胖人在夏天较瘦人怕热。水的导热性好,热容量大,因此冷水浴可有效散热。临床上利用冰袋、冰帽等给高热患者降温,就是利用皮肤与冰袋间的巨大温差来增强传导散热的。

(3)对流(convection)散热:对流散热是指通过气体的流动进行热量交换的一种散热方式。人体周围总是有一层同皮肤接触的空气,当人体的热量传给这一层空气后,受热的空气不断上升流走,再由较冷的空气下降到体表,与皮肤进行热量交换。这样周而复始,体热就将不断地发散到空间。对流散热的多少,受风速影响极大。风速越大,对流散热量越多。因此夏天用扇,可感到凉爽;而冬天刮风时,对流散热增加,人就会感到特别寒冷,需要增加衣着来保暖御寒。

(4) 蒸发(evaporation)散热:蒸发散热是指水分从体表吸收热量而发生气化时,将体热散发的一种方式。在正常体温条件下,体表每蒸发 1g 水可带走 2.43kJ 热量,因此蒸发散热是一种十分有效的散热方式。蒸发散热有不感蒸发和可感蒸发两种形式。

不感蒸发(insensible perspiration)是指体液的水分在体表未聚成明显水滴之前的直接蒸发。因不易被人所察觉,且与汗腺活动无直接关系,不受生理性体温调节机制的控制,即使在寒冷的冬季也存在,故又被称为不显汗。当环境温度低于 30℃时,人体一昼夜的不感蒸发量约为 1000mL 左右,其中通过皮肤蒸发约 600mL,通过呼吸道黏膜约 400mL。当环境温度升高、人体活动增加或发热时,不感蒸发量可以增加;当环境温度降低或患者休克时,不感蒸发量减少。因此,给患者补液时,应当把由不感蒸发所丢失的这部分液体考虑补充进去。

可感蒸发是指汗腺分泌的汗液在皮肤表面以明显汗滴形式蒸发的散热过程,也称发汗(sweating)。人体皮肤上分布有大汗腺和小汗腺。大汗腺局限于腋窝和外阴等处,与体温调节无关;小汗腺分布于全身皮肤,在体温调节中起着重要作用。因此,通常所说的汗腺是指小汗腺而言。

当环境温度等于或高于皮肤温度时,机体通过辐射、传导和对流的散热活动就会停止,此时发汗散热便成为机体唯一的散热方式。临床上对高热患者采用酒精擦浴,就是利用酒精的易蒸发性增加蒸发散热,而达到降温的目的。

汗液中水分占 99% 以上,而固体成分则不到 1%。固体成分中又以 NaCl 为主,也有少量 KCl、尿素等。刚从汗腺细胞分泌出来的汗液与血浆是等渗的,但在流经汗腺管腔时,在醛固酮的作用下,由于部分 Na^+、Cl^- 被重吸收,最后排出的汗液是低渗的(0.3% NaCl)。因此,当机体大量出汗而造成脱水时,常导致高渗性脱水。若发汗速度过快,由于汗腺管来不及吸收 NaCl,机体的水分和 NaCl 都会大量丢失,所以此时除要注意及时补充水分外,还应补充 NaCl,否则会引起机体发生电解质紊乱。

2. 散热的调控

机体主要通过皮肤血流量的调节和发汗来调控散热。

(1) 皮肤血流量的调节:皮肤血流量决定着皮肤的温度。机体通过交感神经控制皮肤血管的口径,改变皮肤血流量和皮肤温度,影响机体辐射、传导和对流的散热量。当环境温度升高,交感神经紧张性降低,皮肤血管舒张,动-静脉吻合支开放,皮肤血流量增加,皮肤的散热增加,以防止体温增高;而在寒冷环境中,交感神经紧张性增加,皮肤血管收缩,动-静脉吻合支关闭,皮肤血流量减少,散热减少。

(2) 发汗的调节:小汗腺分布于全身皮肤,主要受交感胆碱能神经支配,其末梢释放递质为乙酰胆碱,故乙酰胆碱有促进汗腺分泌的作用,而阿托品可阻断汗液分泌。由温热刺激而引起的汗腺分泌称为温热性发汗,可发生于机体任何部位,参与体温调节过程。精神紧张或情绪激动时,常出现手掌、足底、前额等局部汗腺的分泌,称为精神性发汗,在体温调节中作用不大。

三、体温调节

维持机体体温的相对稳定,有赖于自主性体温调节和行为性体温调节的共同参与,使机体的产热和散热过程处于动态平衡之中。自主性体温调节(automatic thermoregulation)是在下丘脑体温调节中枢控制下,随机体内、外环境温热性刺激信息的变动,通过增减皮肤血流量、发汗、战栗等生理反应,调节体热的产生和放散,使体温保持恒定。行为性体温调节(behavioral thermoregulation)是指机体通过一定的行为来保持体温相对恒定。如动物避开过冷或过热的环境向适宜的温度环境靠近,或改变姿态如蜷缩而保暖,伸展肢体而散热,以及人类在寒冷时拱肩缩背、踏步跺脚以御寒等。行为性体温调节是以自主性体温调节为基础的,是对自主性体温调节的补充。其他如人类的生火取暖、衣着增减、人工御寒防暑措施的采取等,均属行为性体温调节。生理学仅讨论自主性体温调节,它是通过复杂的非条件反射来实现的。

(一)温度感受器

温度感受器是感受机体各个部位温度变化的特殊结构,按其分布的位置可分为外周温度感受器和中枢温度感受器两类。前者是游离的神经末梢,后者是神经元。

1. 外周温度感受器

此种感受器分布于皮肤、黏膜和内脏中,主要感受环境的冷热变化,并将信息传入体温调节中枢。

2. 中枢温度感受器

存在于中枢神经系统内的对温度变化敏感的神经元,称为中枢温度感受器。下丘脑、脑干网状结构、延髓和脊髓等部位都有对温度敏感的神经元。其中,有些神经元在局部组织温度升高时兴奋,称为热敏神经元;有些神经元在局部组织温度降低时兴奋,称为冷敏神经元。在视前区-下丘脑前部(preoptic-anterior hypothalamus area,PO/AH)中,存在热敏神经元和冷敏神经元,它们能够感受机体深部组织的温度变化,从而参与体温调节。

(二)体温调节中枢

调节体温的中枢存在于从脊髓到大脑皮质的整个中枢神经系统中,但是体温调节的基本中枢位于下丘脑。实验表明,PO/AH是体温调节中枢整合的关键部位。

由PO/AH发出的指令性信号可通过不同途径调节效应器活动,以维持体温的稳定。主要包括下述途径:①通过交感神经系统来调节皮肤血管舒缩反应和汗腺分泌活动,改变机体的散热量;②由躯体神经调节骨骼肌活动(如战栗),调节机体的产热量;③通过改变激素的分泌,如甲状腺激素、肾上腺髓质激素等,调节机体的代谢率,最终调节产热和散热过程。

(三)调定点学说

体温调定点(set point)学说认为,在PO/AH中设置了一个控制体温的调定点,即机体设置的温度值,如37℃。当体温处于这个温度值时,热敏神经元和冷敏神经元的活动处于动态平衡状态,产热和散热过程处于平衡状态,因此体温能维持在调定点设定的温度值水平。当体温高于调定点37℃时,热敏神经元活动增强,增加散热;当温度低于37℃时,冷敏神经元活动增强,增加产热,最终使体温维持在37℃左右。此学说认为,细菌感染所致的发热,是致热原导致体温调定点上移，PO/AH 的热敏神经元对温度反应的阈值升高，而冷敏神经元的阈值降低，因此体内的产热活动加强，散热活动减弱，于是体温升高，导致发热。

本章小结

一、本章提要

通过本节学习，使同学们了解三大营养物质代谢过程中水、CO_2 的生成以及能量的产生、储存和利用。具体包括以下内容：

1. 掌握基础代谢的概念，正常体温范围及生理变动等。
2. 具有分析物质代谢中代谢产物及能量产生的过程的能力，并能分析能量代谢异常和机体产热散热改变的原因等。
3. 了解生物氧化的特点，氧化磷酸化的过程和影响因素以及能量的来源和利用，影响体温调节的因素等。

二、本章重、难点

1. 重点

基础代谢的概念，各种测量方法测得的正常体温和生理变化区间。

2. 难点

呼吸链的组成和排列顺序，氧化磷酸化过程中 ATP 的产生及影响因素。

课后习题

一、名词解释

1. 生物氧化 2. 呼吸链 3. 体温 4. 基础代谢率

二、填空题

1. 生物氧化的终产物是_____和_____。
2. 人体细胞的线粒体内有两条重要的呼吸链：_____氧化呼吸链和_____氧化呼吸链，体内大多数代谢物脱下的氢进入_____呼吸链。
3. 体内 ATP 的生成方式有：_____和_____。其中以_____为主。
4. 代谢物脱下的两个 H，经 NADH 氧化呼吸链传递生成水时可生成_____分子 ATP，而经 $FADH_2$ 氧化呼吸链传递只能生成_____分子 ATP。
5. 机体安静时的产热器官是_____，运动时的产热器官是_____。
6. 正常人（新生儿除外）的体温按昼夜变化呈周期性波动，_____体温最低，_____最高。波动幅度一般不超过_____。

三、选择题

1. 生物氧化的特点不包括（ ）
   A. 逐步放能　　　　　　　B. 有酶催化　　　　　　C. 常温常压下进行
   D. 能量全部以热能形式释放　E. 可产生 ATP

2. 生物氧化是指（ ）
   A. 生物体内的脱氢反应
   B. 生物体内释出电子的反应
   C. 营养物质氧化成 H_2O 及 CO_2 的过程
   D. 生物体内与氧分子结合的反应
   E. 生物体内加氧反应

3. 人体内 CO_2 生成的方式是（ ）
   A. 有机酸脱氢　　　　　　B. 有机酸脱羧　　　　　C. 有机酸羧化
   D. O_2 与 C 直接化合　　　E. O_2 与 CO 的结合

4. 呼吸链存在于细胞的（ ）
   A. 粗面内质网上　　　　　B. 线粒体内膜上　　　　C. 高尔基复合体中
   D. 细胞核中　　　　　　　E. 细胞液中

5. 营养物质在体内氧化所释放能量主要储存在下列哪种高能化合物中（ ）
   A. TTP　　　　　　　　　B. ATP　　　　　　　　C. UTP
   D. CTP　　　　　　　　　E. GTP

6. 呼吸链中能将电子直接传递给氧的物质是（ ）
   A. Cyt b　　　　　　　　B. Cyt c　　　　　　　　C. Cyt aa$_3$
   D. CoQ　　　　　　　　　E. FMN

7. 生物氧化中大多数代谢物是以下列哪种物质作为受氢体（ ）
   A. Cyt　　　　　　　　　B. CoQ　　　　　　　　C. NAD^+
   D. FAD　　　　　　　　　E. FMN

8. 经过呼吸链氧化的产物是（ ）
   A. H^+　　　　　　　　　B. CO_2　　　　　　　　C. O^{2-}
   D. H_2O_2　　　　　　　　E. H_2O

9. ATP 的生成方式以何为主（ ）
   A. 底物水平磷酸化　　　　B. 氧化磷酸化　　　　　C. 脱羧基作用
   D. 脱氨基作用　　　　　　E. 氧化脱氨基作用

10. 1mol 琥珀酸脱下的 2H 经氧化磷酸化生成 ATP 的摩尔数是（ ）
    A. 1.5　　　　　　　　　B. 2.5　　　　　　　　　C. 3.5
    D. 4.5　　　　　　　　　E. 6.5

11. 1mol $NADH+H^+$ 经 NADH 呼吸链将氢传递给氧生成水的过程中,产生 ATP 摩尔数是（ ）

A. 1.5　　　　　　　　B. 3　　　　　　　　　C. 2.5
D. 4　　　　　　　　　E. 6

12. 在调节氧化磷酸化的因素中,最主要的是（　　）

    A. $FADH_2$　　　　　B. O_2　　　　　　　C. 甲状腺激素
    D. ADP/ATP　　　　　E. $NADH/NAD^+$

13. 劳动或运动时 ATP 因消耗而大量减少,此时（　　）

    A. ADP 相应增加,ATP/ADP 下降,氧化磷酸化加快
    B. ADP 相应减少,以维持 ATP/ADP 恢复正常
    C. ADP 大量减少,ATP/ADP 增高,氧化磷酸化减慢
    D. ADP 也减少,但较 ATP 减少的程度低,因此 ATP/ADP 比值增大,氧化磷酸化减慢
    E. 以上都不对

14. 甲亢患者,甲状腺激素分泌增高,不会出现（　　）

    A. ATP 合成增多　　　B. ATP 分解加快　　　C. 耗氧量增多
    D. 呼吸加快　　　　　E. 氧化磷酸化反应受抑制

15. 调节氧化磷酸化作用的激素是（　　）

    A. 肾上腺素　　　　　B. 甲状腺素　　　　　C. 胰岛素
    D. 甲状旁腺素　　　　E. 生长素

16. 人体活动主要的直接供能物质是（　　）

    A. ATP　　　　　　　B. GTP　　　　　　　C. UTP
    D. CTP　　　　　　　E. 磷酸肌酸

17. 当环境温度高于或接近皮肤温度时,机体唯一有效的散热方式是（　　）

    A. 辐射散热　　　　　B. 传导散热　　　　　C. 对流散热
    D. 蒸发散热　　　　　E. 辐射和对流散热

18. 测定基础代谢率的条件,错误的是（　　）

    A. 清醒　　　　　　　B. 室温 25℃　　　　　C. 餐后 2h
    D. 肌肉放松　　　　　E. 静卧

19. 食物特殊动力效应最强的物质是（　　）

    A. 糖　　　　　　　　B. 混合食物　　　　　C. 脂肪
    D. 蛋白质　　　　　　E. 维生素

20. 对高热患者的降温措施中,不包括（　　）

    A. 服用降低调定点的药物　　B. 减少室内空气的对流　　C. 用冰袋置于枕部
    D. 酒精擦浴　　　　　E. 打开室内空调

四、问答题

1. 生物氧化的特点有哪些?
2. 影响氧化磷酸化的因素有哪些?
3. 影响能量代谢的主要因素有哪些?

五、案例分析

患者,男,28岁,建筑工人,以"头痛、头晕,全身乏力,伴有恶心、呕吐,继之瘫软在地 2h"为主诉入院。

5h 前患者在酷暑下进行建筑作业时,突感头痛、头晕、胸闷、全身乏力,并伴有大量出汗,恶心、呕吐,继之瘫软在地,并出现轻度意识障碍而送医院就诊。门诊体格检查:体温 41℃,脉搏 110 次/分,呼吸 19 次/分,血压 18.6/11kPa,面色潮红,表情痛苦,有轻度意识障碍,瞳孔等大等圆,对光反射正常,全身浅表淋巴结无肿大,心肺正常,腹软、无压痛,肝、脾无肿大,余无阳性体征。血常规检查:Hb15g/L,RBC 450×10^{12}/L,WBC 5×10^9/L,N67%,L30%,M3%。

思考问题:
(1)结合散热的相关知识分析该患者出现体温升高甚至意识障碍的原因。
(2)对于中暑患者应采取什么降温护理措施?
(3)应补充什么样的液体?

(许爱辉,韩玉霞)

第六章 遗传信息传递

> **学习目标**
>
> 1. 掌握 DNA 的复制、RNA 的转录及转录后加工、基因工程技术。
> 2. 熟悉反转录，RNA 的转录体系，蛋白质生物合成体系、过程及调控，聚合酶链反应技术。
> 3. 了解 DNA 损伤与修复，转基因技术与克隆技术。

DNA 是遗传的主要物质基础，其中脱氧核苷酸残基的排列顺序就是 DNA 分子中储存的遗传信息。基因是具有遗传效应的 DNA 片段，是遗传的功能单位。

遗传信息的传递包括基因的传递与表达。基因的传递是亲代将遗传信息传递给子代，即复制的过程。基因的表达包括转录和翻译的过程，是指 DNA 通过转录将遗传信息传递给 mRNA，mRNA 再通过翻译将遗传信息以蛋白质的形式表达。

在遗传信息的传递过程中，遗传信息的流向是从 DNA 到 DNA，或从 DNA 到 RNA 再到蛋白质，这种遗传信息的传递规律称中心法则。1970 年，Temin 等在病毒体内发现了反转录酶，并证实一些病毒 RNA 不仅能自身复制，而且感染宿主细胞后，可以以病毒 RNA 为模板，指导细胞合成一条与其互补的 DNA 链。因此，完整的中心法则如图 6-1 所示。

图 6-1 遗传信息传递的中心法则

第一节 DNA 的生物合成

一、DNA 的复制

DNA 进行复制时，亲代 DNA 双螺旋解开，形成两条单链称为母链。以两条母链作为模板，dNTP 为原料，按碱基互补配对原则形成的与母链完全互补的新链，称为子链。一条母链与子链重新形成双螺旋结构,这样 1 分子亲代 DNA 就生成了 2 分子与其完全相同的子代 DNA,该过程即 DNA 的复制。

DNA 复制形成的子代 DNA,有一条链来自亲代,另一条链是新合成的,子代 DNA 分子中保留一条来自亲代的 DNA 链,故称为半保留复制(图 6-2)。

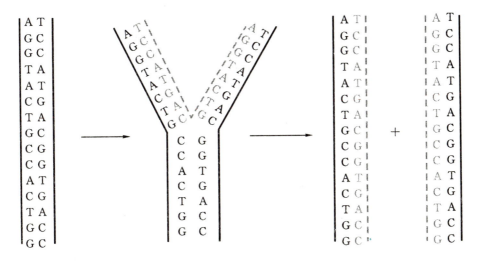

图 6-2 半保留复制

所有 DNA 聚合酶催化的反应都是在引物 3′-OH 上合成,使 DNA 链沿 5′→3′方向延长。但 DNA 两条链反向平行,一条链走向为 5′→3′,另一条链为 3′→5′。以 3′→5′走向的链为模板的新链合成方向为 5′→3′,与复制叉移动方向一致,称为前导链(领头链);另一条以 5′→3′走向的链为模板的新链合成方向与复制叉移动的方向相反,称为随从链。随从链合成是不连续的,先形成许多不连续的片断(冈崎片断),最后连成一条完整的 DNA 链。此即 DNA 合成的半不连续性(图 6-3)。

图 6-3 半不连续复制

(一)DNA 复制的体系

DNA 复制是核苷酸聚合的复杂酶促反应过程,需要底物、DNA 聚合酶、模板、引物及蛋白质因子等多种物质共同参与,并由 ATP 和 GTP 提供能量。

1. 原料

DNA 合成的主要原料（底物）是四种脱氧核苷三磷酸（dNTP），即 dATP、dTTP、dCTP、dGTP。DNA 的基本构成单位为脱氧核苷一磷酸（dNMP），故每聚合 1 分子核苷酸需水解 1 分子的焦磷酸，DNA 的合成为耗能过程。

2. 模板

DNA 复制的模板是亲代 DNA 的两条单链。DNA 复制时，需以亲代双链 DNA 解开的 DNA 单链为模板，严格根据碱基配对规律指导 dNTP 逐一加入，合成子链 DNA。

3. 引物

DNA 聚合酶不能催化两个游离的 dNTP 直接进行聚合，新链的合成只能从已有的寡核苷酸链 3′－OH 末端开始。这种提供 3′－OH 末端的小分子寡核苷酸称为引物（primer），通常作为引物的寡核苷酸为一段小分子的 RNA。

4. 主要酶及蛋白质

（1）参与 DNA 解螺旋和解链的酶及蛋白因子：DNA 在核染色体中是以超螺旋状态存在的。复制时，它必须首先解开超螺旋和双螺旋，形成单链，才能作为复制的模板。拓扑异构酶和解链酶分别负责解开超螺旋和 DNA 双链。

拓扑异构酶：该酶对 DNA 分子的作用是既能水解又能连接磷酸二酯键，使 DNA 超螺旋松弛，克服扭结现象。拓扑异构酶主要有两种：拓扑异构酶Ⅰ（TopoⅠ）和拓扑异构酶Ⅱ（TopoⅡ）。TopoⅠ在 DNA 一定部位将双链中的一条切开，使链末端沿螺旋松解方向转动松弛，然后将切口封闭，解开 DNA 的超螺旋结构，使 DNA 呈松弛状态。TopoⅡ能切开 DNA 双链中的两股，断端通过切口使分子去除超螺旋，变为松弛状态，利用 ATP 供能把断端连接起来，使松弛状态的 DNA 又进入负超螺旋状态（图 6-4）。

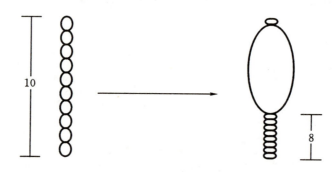

图 6-4 拓扑异构酶使 DNA 形成负超螺旋

解链酶：又称解螺旋酶，使 DNA 双螺旋局部的双链结构解开成单链。

单链结合蛋白质（single strand binding protein，SSB）：SSB 可与解开的单链牢固结合，防止两条单链再结合为双螺旋结构，稳定 DNA 解开的单链，使其保持模板状态。

（2）引物酶：DNA 复制时，需要先合成一小段 RNA 引物，然后在引物的 3′－OH 端逐个加上脱氧核苷酸合成 DNA 链。催化 RNA 引物合成的酶称为引物酶。

（3）DNA 聚合酶：又称 DNA 指导的 DNA 聚合酶（DNA polymerase，DNA pol）。其作用

为:在 DNA 模板链的指导下,以 dNTP 为原料,按碱基配对原则,将 dNTP 逐个加在寡核苷酸片段的 3′—OH 上,形成磷酸二酯键,从而使新合成的 DNA 链沿 5′→3′方向延长,此即 5′→3′聚合酶活性(图 6-5)。

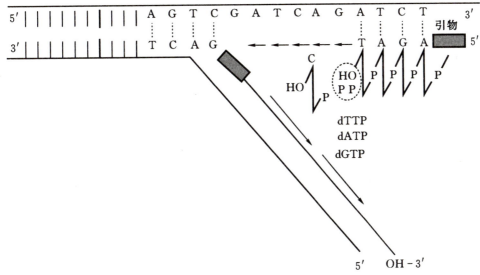

图 6-5 复制过程中的脱氧核苷酸聚合反应

原核生物有三种 DNA pol(Ⅰ、Ⅱ、Ⅲ),其中比较重要的是Ⅰ和Ⅲ。DNA 聚合酶Ⅲ,是复制中起主要作用的酶,需 RNA 引物,大多数 DNA 链的合成都是由此酶来催化。该酶还具有 3′→5′核酸外切酶的功能,可以切除 3′-末端错配的 dNTP,发挥即时校读功能。DNA 聚合酶Ⅰ能将 DNA 链损伤的部分或两个 DNA 片段之间的引物切除,然后催化脱氧核苷酸聚合,填补间隙,也具有核酸外切酶的功能。

真核生物发现了五种 DNA pol(α、β、γ、δ、ε),在复制中起主要作用的是 DNA polyase α,相当于原核生物 DNA polⅢ。

(4)DNA 连接酶:复制过程中,一条子链是连续的,另一条是断续的 DNA 片段——冈崎片段。连接酶催化冈崎片段之间形成 3′,5′-磷酸二酯键,将相邻的两片段连接起来(图 6-6)。

图 6-6 DNA 连接酶的作用

(二)DNA 复制过程

真核生物与原核生物的 DNA 复制过程都分为起始、延长和终止 3 个阶段,但是各个阶段都有一定的差别。在此主要介绍原核生物的 DNA 复制过程。

1. 复制的起始

DNA 复制是在特定起始部位开始。原核生物的环状 DNA 一般只有一个复制起始点,而真核生物细胞线状 DNA 具有多个起始点。当复制开始时,DNA 拓扑异构酶 Ⅱ 和解链酶与 DNA 的复制起始部位结合,使该部位解螺旋、解链,从而解开双链。SSB 与解开的两条模板链牢固结合,使其保持单链状态。此时复制起始点处形状像叉形,称复制叉(图 6-7)。

图 6-7 复制的起始及复制叉

引物酶辨认复制起始点,在模板链指导下,按照 T—A、A—U、G—C 的配对原则,聚合 NTP,形成 RNA 引物。

2. 复制的延长

RNA 引物合成以后,在模板指导下,DNA pol Ⅲ 催化 dNTP 按碱基配对原则逐个聚合,同时复制叉也不断向前推进,新合成的 DNA 链沿 $5'→3'$ 方向不断延伸。

子链 DNA 中前导链的延伸方向与复制叉前进方向相同,随从链的延伸方向与复制叉的前进方向相反。故前导链的合成是连续的,而随从链是断续合成(形成多个冈崎片段)。当复制到一定程度后,DNA pol Ⅰ 将冈崎片段之间的 RNA 引物切除,并发挥 DNA 聚合酶功能,催化冈崎片段 $3'$-OH 端延长,直到后一个冈崎片段 $5'$-末端。

3. 复制的终止

复制终止时,核酸外切酶将引物切除,由 DNA pol Ⅰ 催化填补空缺,然后由连接酶连接两个相邻的冈崎片段,形成完整的长链,两条子链分别与两条亲链重新形成双螺旋(图 6-8)。

图 6-8 连接酶连接冈崎片段

二、DNA 的逆转录合成

(一)逆转录的概念与逆转录酶

1. 逆转录

逆转录又称反转录,是依赖 RNA 的 DNA 合成作用,以单链 RNA 为模板,由 dNTP 聚合成双链 DNA 分子。此过程中,核酸合成(RNA→DNA)与转录(DNA→RNA)过程遗传信息的流动方向相反。逆转录是某些生物的特殊复制方式(图 6-9)。

图 6-9 逆转录过程

2. 逆转录酶

逆转录酶也叫反转录酶，参与催化逆转录反应的酶，是依赖RNA的DNA聚合酶。逆转录酶主要有三种功能。①DNA聚合酶活性：以RNA为模板，催化dNTP聚合成DNA的过程。此过程需要RNA病毒中的tRNA作为引物提供3'-OH末端，沿5'→3'方向合成DNA。②RNA酶活性：水解RNA-DNA杂交体上的RNA功能。③DNA指导的DNA聚合酶活性：以逆转录合成的第一条DNA单链为模板，以dNTP为底物，再合成第二条DNA分子。逆转录酶没有3'→5'外切酶活性，因此没有校正功能，所以由逆转录酶催化合成的DNA出错率比较高。

在RNA病毒感染宿主细胞后，逆转录酶以病毒的RNA为模板，以dNTP为原料，按5'→3'方向，合成一条与RNA模板互补的DNA单链（complementary DNA，cDNA），cDNA它与RNA模板形成RNA-cDNA杂交体。随后又在反转录酶的作用下，水解掉RNA链，再以cDNA为模板合成第二条DNA单链。至此，完成由RNA指导的DNA合成过程。

知识链接

HIV与逆转录

艾滋病的病原体是人类免疫缺陷病毒（Human Immunodeficiency Virus，HIV）。HIV分为两型，每一型又分为许多亚型。HIV含四个重要酶：逆转录酶、核糖核酸酶H、整合酶和蛋白酶。这四种酶在病毒繁殖及感染中发挥不同作用。其中，逆转录酶能以病毒RNA为模板逆转录合成一条与模板RNA互补的DNA（cDNA），并能以cDNA为模板合成另一条与其互补的DNA单链并形成双链DNA分子；核糖核酸酶H能从RNA-DNA杂交体中分割出DNA单链；整合酶能将病毒DNA整合入宿主细胞基因；蛋白酶则促进HIV病毒颗粒在宿主细胞内成熟。

（二）逆转录的意义

1. 扩充了生物学的中心法则

传统的中心法则认为，生物体的遗传物质是DNA，生物遗传信息的传递与表达都是在DNA基础上进行的。逆转录酶及逆转录现象的发现及研究证明，RNA不仅具有基因表达的功能，同时也能作为遗传物质而反向复制产生DNA，这使科学界认识到不仅DNA是遗传的物质基础，在某些生物中，RNA也是遗传物质，在生物遗传活动中也发挥着重要作用。逆转录的存在进一步扩充和发展了生物学的中心法则。

2. 有助于病毒致癌、致病分子机制的深入研究

目前，已从逆转录病毒中发现了数十种癌基因（v-onc），这些病毒癌基因可以整合到宿主细胞染色体DNA中，使宿主细胞发生癌变。近年来，利用重组DNA和核酸探针技术发现正常真核细胞（包括人的正常细胞）基因组中均含有和病毒癌基因相同的碱基序列，即原癌基因（pro-onc），正常状态下，原癌基因可能有限地表达，但在化学致癌物的存在下，这些基因表达加快。

3. 逆转录酶是分子生物学研究的一种重要工具酶

逆转录酶应用到分子生物学研究是基因工程中获取目的基因的重要方法之一，是不可替

代、不可缺少的重要工具酶。利用逆转录和逆转录酶人们发现很多蛋白质编码基因,并以此建立了多种不同种属和细胞来源的含有所有表达基因的 cDNA 文库,以方便人们从中获取目的基因。

三、DNA 损伤与修复

DNA 分子中碱基序列的改变称为 DNA 损伤(damage)或 DNA 突变(mutation)。突变是生物界普遍存在的一种现象,理化因素和外源 DNA 整合导致的突变为诱发突变(induced mutation),DNA 复制过程中发生的突变为自发突变(spontaneous mutation),其发生频率约为 10^{-9}。纠正突变恢复 DNA 正常碱基序列的过程称为 DNA 修复(DNA repairing)。

(一)DNA 损伤

1. 引起 DNA 损伤的因素

(1)诱发因素

物理因素:常见的有紫外线和电离辐射。

化学因素:通常为化学诱变剂或致癌剂。

生物因素:主要是致癌病毒,如逆转录病毒感染后产生的双链 cDNA 可整合到宿主细胞染色体 DNA,导致 DNA 碱基序列的改变。

(2)自发因素

DNA 复制错误:由于 DNA 复制的半保留性和高保真性,确保了遗传的稳定性,但由于 DNA 复制速度非常快,在复制中可能发生碱基的错配而致突变。遗传的稳定性和变异性是对立统一的。没有变异就不会有生物进化。

不明原因的碱基损伤:如碱基发生自身水解脱落、脱氨基等。

2. DNA 损伤的类型

DNA 损伤有多种表现形式,可表现为点突变(point mutation)、缺失突变(deletion mutation)、插入突变(insertion mutation)、框移突变(frameshift mutation)、重排突变(rearrangement mutation)等。

3. DNA 损伤的后果

(1)生物进化:遗传的稳定性和变异性是对立统一的。没有变异就不会有生物进化。DNA 突变引起蛋白质结构和功能的改变,这种改变可能使生物个体性能更加优越,生物种属得到改良,因此,突变是生物进化的分子基础。

(2)基因多态性:只有基因型改变而表型没有改变的突变导致个体之间基因型的差异,称为基因多态性。基因多态性是个体识别、亲子鉴定及器官移植配型的分子基础。

(3)致病:DNA 突变引起蛋白质结构和功能的改变,这种改变也可能导致生物体某些功能的改变或缺失而产生疾病,如遗传病和肿瘤,这是基因病发生的分子基础。

(4)死亡:与生命攸关的重要基因发生突变,可导致细胞或生物个体的死亡,这是人类消灭病原生物体的分子基础。

(二)DNA 损伤后的修复

DNA 损伤既可促进生物进化也可导致遗传信息稳定性的下降,其至引起疾病和生物细胞或个体的死亡,通过 DNA 修复可提高遗传信息的稳定性,减少突变对生物细胞或个体带来的不利影响。DNA 修复是指对已发生缺陷的 DNA 进行的修补纠正。其修复方式主要有光修复、切除修复、重组修复和 SOS 修复等。

1. 光修复

光修复又称光逆转,是一种在光修复酶的作用下,完成损伤修复的过程。DNA 链在紫外线作用下,相邻的两个嘧啶核苷酸碱基发生共价结合,生成嘧啶二聚体,导致 DNA 损伤。光修复酶已在细菌、酵母菌、原生动物、藻类、蛙、鸟类、哺乳动物中的有袋类和高等哺乳类及人类的淋巴细胞和皮肤成纤维细胞中发现。该酶被波长 400nm 的可见光照射激活后,能催化嘧啶二聚体分解为非聚合状态,使 DNA 链恢复正常。这种修复功能虽然普遍存在,但主要是低等生物的一种修复方式,随着生物的进化,它所起的作用也随之削弱。

2. 切除修复

切除修复是细胞内最重要和有效的修复机制,其过程包括切除损伤的 DNA 片段、填补空隙和连接。修复过程需要核酸内切酶、DNA 聚合酶Ⅰ和 DNA 连接酶发挥作用。修复方式主要包括碱基切除修复、核苷酸切除修复、碱基错配修复三种。

(1) 碱基切除修复:用于修复单个碱基的突变。首先由糖基酶识别并切除损伤的碱基,然后由核酸内切酶在 $5'$-端切开 DNA 链,再由 DNA 聚合酶Ⅰ填补正确的碱基,最后由 DNA 连接酶连接切口。

(2) 核苷酸切除修复:如果 DNA 损伤造成 DNA 螺旋结构发生较大改变,则需要以核苷酸切除修复方式进行修复。

(3) 碱基错配修复:在含有错配碱基的 DNA 分子中,使正常核苷酸序列恢复的修复方式,主要用来纠正 DNA 双螺旋上错配的碱基对。碱基错配修复过程需要区分母链和子链,做到只切除子链上错误的核苷酸,而不会切除母链上本来就正常的核苷酸。修复的过程是:识别出正确的链,切除掉不正确的部分,然后通过 DNA 聚合酶Ⅰ和 DNA 连接酶的作用,合成正确配对的双链 DNA。

3. 重组修复

重组修复是先复制再修复,其过程是损伤的 DNA 先进行复制然后进行同源重组。复制时,无损伤的 DNA 单链复制成正常的子代 DNA 双链,而有损伤 DNA 单链的损伤不能进行复制,于是在新合成的子链上就出现了缺口,这时重组蛋白 A 发挥核酸酶的活性,把另一股模板链的同源序列交换至子链缺口处,形成完整的 DNA 子链;DNA 重组后未受损伤的模板链出现缺口,此缺口由 DNA 聚合酶Ⅰ和 DNA 连接酶修补和连接。由此可见,重组修复实际上并没有将原始的损伤去除,但随着 DNA 复制的不断进行,若干代以后,在后代细胞群中子代 DNA 中的损伤比例越来越低,损伤的 DNA 链逐渐"稀释",最后无损于正常生理功能,损伤也就得到了修复。

4. SOS 修复

SOS(save our souls)是国际呼救信号,SOS 修复是指 DNA 损伤严重、细胞处于危急状态下产生的一种抢救性修复。

SOS 修复是当 DNA 受到广泛损伤,危及细胞生存时,许多参与 DNA 修复的复制酶和蛋白质因子被诱导产生,从而启动 DNA 修复或增强修复能力。由于这些酶对碱基的识别能力差,因而在复制时会产生较高的变异率。可见,通过 SOS 修复,细胞得以存活,但由于 DNA 保留的错误较多,会引起长期而广泛的突变。

第二节　RNA 的生物合成

一、转录的概念

转录即以 DNA 为模板合成 RNA 的过程,遗传信息由 DNA 流向了 RNA。转录是基因表达的第一步,也是关键的一步。

在体内,DNA 两条链中仅有一条链可用于转录,或者某些区域以这一条链转录,另一区域以另一条链转录。用于转录的链称为模板链,与模板链互补的 DNA 链称为编码链,编码链与转录出来的 RNA 链碱基序列一样,只是尿嘧啶(U)取代胸腺嘧啶(T),它无转录功能。当一个基因片段进行转录时,双链 DNA 分子中只有一条链作为模板进行转录,而 DNA 分子中不同的基因片段转录时模板链并非总是在同一单链 DNA 上,转录模板的这种选择性称为不对称性转录(图 6-10)。

图 6-10　不对称性转录

DNA 链上有转录的启动部位(启动子)和终止部位,启动子含有转录酶的识别位点和转录起始点。启动子中有一段富含 A,T 的序列(A—T 之间两个氢键,结合力弱,双链容易打开)。

原核生物转录在胞液中进行;真核生物转录在胞核中,转录完成后,生成的 RNA 由胞核进入胞液。

转录与 DNA 复制相比,有很多相同之处,如基本化学反应、核苷酸链的合成方向、模板、碱基配对原则等,但它们之间又有区别(表 6-1)。

表 6-1　复制与转录的区别

	复制	转录
模板	两股链均复制	模板链复制(不对称转录)
原料	dNTP	NTP
酶	DNA 聚合酶	RNA 聚合酶
产物	子代双链 DNA(半保留复制)	mRNA、tRNA、rRNA
配对	A—T、G—C	A—U、T—A、G—C

二、转录的体系

转录体系包括 DNA 模板、四种核苷三磷酸(NTP)、RNA 聚合酶、某些蛋白因子及必要的无机离子等。

(一)模板

RNA 合成时只需结构基因双链中的一股链为模板进行转录,转录产物 RNA 的碱基序列取决于模板 DNA 的碱基序列。

(二)原料

RNA 聚合酶催化合成 RNA 是以 4 种核苷三磷酸(ATP、GTP、UTP 和 CTP)为原料,还需要 Mg^{2+},Mn^{2+}。四种单核苷酸通过 $3'$,$5'$-磷酸二酯键连续聚合成 RNA 长链。

(三)RNA 聚合酶

参与转录的 RNA 聚合酶被称为依赖 DNA 的 RNA 聚合酶(DNA dependent RNA polymerase,缩写为 DDRP),在原核和真核生物中广泛存在。

1. 原核生物的 RNA 聚合酶

原核生物(细菌)中的 RNA 聚合酶在组成、分子质量及功能上极其相似。大肠埃希菌(E.Coli)中的 RNA 聚合酶是由 4 种亚基(α、β、β'、σ)组成的五聚体($α_2ββ'σ$)。各亚基的功能见表 6-2。

表 6-2 大肠埃希菌 RNA 聚合酶组成及功能

亚基	分子量	功能
α	36512	决定哪些基因被转录
β	150618	催化功能
β'	155613	结合 DNA 模板
σ	70263	辨认起始点

由四种亚基构成的五聚体($α_2ββ'σ$)称为全酶;σ 亚基脱落后余下的四聚体($α_2ββ'$)称为核心酶。核心酶参与整个转录过程,其催化活性中心由 β 亚基和 β'亚基组成;α 亚基则是核心酶组装所必需的,并与 RNA 聚合酶及某些转录激活因子之间的相互作用有关。σ 因子能辨认 DNA 模板上的转录起始部位(启动子),但其与核心酶结合不紧密,容易脱落。E.Coli 中含有多种 σ 因子,能够识别不同基因的启动序列,从而使 RNA 聚合酶能特异地启动不同基因的转录。

原核生物的 RNA 聚合酶均受利福霉素类抗生素(如利福平)的特异性抑制,它们可通过与细菌 RNA 聚合酶的 β 亚基以非共价键结合,阻止第一个 NTP 的进入,抑制 RNA 合成的起始。

利福霉素类抗生素

利福霉素类抗生素是地中海链霉菌产生的、结构与功能相近的一组抗生素,对革兰氏阳性菌和结核分枝杆菌有效。该类药的作用机制是抑制细菌 RNA 聚合酶活性,从而影响核糖核酸的合成和蛋白质代谢,导致细菌生长繁殖停止而达到杀菌作用。利福霉素类药物主要有利福霉素 B 二乙酰胺、利福平等。利福平是其中药效最好、目前应用最多的一种,能用于多种细菌感染性疾病,而且与其他药物之间无交叉抗药性,对结核病的疗效尤为突出,是异烟肼最有效的合用药物,但此药单独使用比合用效果差,易产生抗药性。此外,半合成的利福霉素钠也是临床常用的一种广谱抗菌药。

2. 真核生物的 RNA 聚合酶

真核生物 RNA 聚合酶有Ⅰ、Ⅱ、Ⅲ型,Ⅰ型存在于核仁中,催化 rRNA 前体的合成;Ⅱ型存在于核质中,催化 mRNA 前体的合成;Ⅲ型存在于核质中,催化 tRNA 前体的合成。

无论原核生物还是真核生物,RNA 聚合酶都具有以下主要功能:①使 4 种 NTP 沿 $5'→3'$ 方向通过磷酸二酯键依次聚合,因此转录生成的 RNA 链是从 $5'→3'$ 端方向延长的,这是其最主要的功能;活细胞的转录起始需要以全酶形式启动,而转录延长阶段只需要核心酶。②具有解旋解链酶的活性,可以将模板 DNA 链解开一小段,通常约在 20 个以下碱基对,以利转录的进行。③能识别模板 DNA 分子中的转录起始部位和转录终止信号,因此启动与终止 RNA 聚合酶的活性能进行选择性转录。④由于 RNA 聚合酶缺乏 $3'→5'$ 核酸外切酶活性,故没有校读功能,这使得 RNA 合成的错误率较 DNA 合成高得多。

(四)蛋白因子

RNA 转录还需要一些蛋白因子的参与。如在 E. Coli 和噬菌体中发现的一种蛋白因子与转录终止有关;真核生物启动转录时,需要一些称为转录因子的蛋白质,才能启动转录。

三、转录的过程

原核生物和真核生物基因的转录过程均包括转录起始、延长和终止三个阶段。但真核生物除转录延长过程与原核生物相似外,起始和终止阶段都与原核生物有较多的不同,还需要多种蛋白因子参与。

(一)原核生物 RNA 的转录过程(图 6-11)

1. 转录的起始

转录起始主要指 RNA 聚合酶以全酶的形式结合在 DNA 的转录起始部位,促使 DNA 双链解开,使第一个核苷酸连接上去,启动转录。

由于 RNA 聚合酶有辨认起始点的 σ 亚基,RNA 聚合酶不需引物便挤入 DNA 双螺旋中,同时起着解链的作用。转录一开始的第一个核苷酸以 GTP 为最常见,GTP 与第二个核苷酸形成磷酸二酯键以后,仍保持三磷酸核苷的状态,转录首先便生成了一个四磷酸二核苷酸(pppGpN—OH),它与 RNA 聚合酶全酶统称为转录的起始复合物。

2. 转录的延长

当形成了第一个磷酸二酯键以后,σ 亚单位从转录起始复合物上脱落,RNA 聚合酶只剩下核心酶,继续向前移动,催化核苷酸的聚集,使转录不断延长形成 RNA 链,如果 σ 亚单位不脱落,转录就不会继续下去。

图 6-11 转录过程

转录过程中,DNA 与 RNA 形成杂化双链的结构不如 DNA 与 DNA 形成的双螺旋结构稳定,所以 DNA 双螺旋力可把 RNA 排斥开,以至于在一个较长的 DNA 链上,有合成的 RNA 呈羽毛状散开。较长的 RNA 链上可有多个核糖体附着,也就是说,在转录还未完全终止时,翻译即已开始了(图 6-12)。

图 6-12 电镜下原核生物的转录现象

3. 转录的终止

原核生物转录终止信号有两种:①依赖 Rho 因子的转录终止;②不依赖 Rho 因子的转录终止。Rho 因子(ρ 因子)是一种蛋白质,它结合 RNA 后,会使 DNA-RNA 双链变性,有利于转录产物的释放。不依赖 Rho 因子的转录终止信号是在靠近终止处转录的 RNA 上形成了鼓槌状茎环的特殊结构或称发卡结构,这个特殊结构导致转录的终止。某些抗生素,如利福霉素能抑制细菌的 RNA 聚合酶活性;利福平是利福霉素的衍生物,它的作用点可能是 RNA 聚合酶的 β 亚基,干扰 RNA 合成的启动而不干扰已经开始合成的链的继续转录。这种抑制作用有很高的选择性,故利福平是非常有用的实验工具。

(二)真核生物 RNA 的转录过程

1. 转录的起始

真核生物转录起始的基本过程与原核生物相似,但更为复杂。除需要 RNA 聚合酶外,还需要多种转录因子(transcription factors，TF)的参与。转录因子可分为 TFⅠ、TFⅡ、TFⅢ，其中最为重要的是与 RNA 聚合酶Ⅱ相关的 TFⅡ类转录因子，包括 TFⅡA、TFⅡB、TFⅡD 等亚型，其功能各不相同(表 6-3)。

表 6-3　参与 RNA 聚合酶Ⅱ转录的 TFⅡ

转录因子	亚基组成和(或)分子量	功能
TFⅡA	12,19,35	稳定 TFⅡD-DNA 复合物
TFⅡB	33	促进 RNA 聚合酶Ⅱ结合
TFⅡD	TBP 38	结合 TATA 盒
	TAF	辅助 TBP-DNA 结合
TFⅡE	38(β)57(α)	ATPase
TFⅡF	30,74	解螺旋酶
TFⅡH		蛋白激酶活性，使 CTD 磷酸化

真核生物转录起始首先是 TFⅡD 的 TATA 结合蛋白(TATA-binding protein，TBP)亚基结合启动子的 TATA 盒，然后 TFⅡA 及 TFⅡB 识别并结合于 TFⅡD；随后 RNA 聚合酶在 TFⅡF 的辅助下与 TFⅡB 结合。RNA 聚合酶就位后，转录因子 TFⅡE 及 TFⅡH 加入，形成转录起始复合物，并开始转录(图 6-13)。可见真核生物转录起始时，RNA 聚合酶与 DNA 模板的结合，是在转录因子协同下完成的。

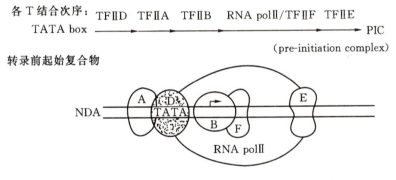

图 6-13　真核生物 RNA 聚合酶Ⅱ转录复合体的形成

2. 转录的延长

真核生物和原核生物基因的转录延长过程基本一致。但与原核生物的转录延长不同的是，真核生物由于有核膜相隔，使转录和翻译在细胞内的不同区间进行，因此没有转录与翻译同步的现象。

3. 转录的终止

目前，真核生物的转录终止机制还不十分清楚，但和转录后修饰有着密切的关系。研究发现，真核生物结构基因的下游存在一组共同序列 AATAAA，其下游还有相当多的 GT 序列，这些序列称为转录终止修饰点。转录越过修饰点，mRNA 在修饰点处被切断，随即加入 3′-端 polyA 尾及 5′-端帽子结构；下游的 RNA 虽然继续转录，但很快被 RNA 酶降解。

四、转录后的加工

无论是真核生物还是原核生物,经转录生成的 RNA 都是初级转录产物,它们没有生物学活性,需要经过一系列加工修饰,才能成为具有生物学活性、成熟的 RNA。

(一) mRNA 转录后的加工

原核生物 mRNA 的初级转录产物不需加工就能作为翻译的模板,进行蛋白质的生物合成。真核生物 mRNA 的初级转录产物为分子量较大的非均一核 RNA(heterogeneous-nuclear RNA, hnRNA)。hnRNA 在细胞核中合成后,必须经过 5′-端和 3′-端的修饰和剪接等一系列处理后,才能到达胞液指导蛋白质的合成。真核生物 mRNA 的转录后加工包括 3 个方面。

1. 5′-端形成帽子结构

mRNA 的帽子结构是 7-甲基鸟苷三磷酸(m^7GpppN),是在转录产物的基础上形成的,前面提到转录的第一个核苷酸常常是 5′-三磷酸鸟苷,mRNA 成熟过程中将鸟苷水解并加入另一个三磷酸鸟苷,且将第二个鸟苷进行甲基化,形成帽子结构。

2. 3′-端加入多聚腺苷酸尾巴

3′-端的修饰是加上聚腺苷酸尾巴(polyA),polyA 尾巴主要作用是维持 mRNA 的稳定性。有少数例外,如组蛋白基因的转录产物,无论是初级的或成熟的,都没有 polyA 尾巴。mRNA 首、尾修饰都是在细胞核内完成,都先于剪接的发生。

3. 对整个 RNA 进行剪接

转录的最初产物是 hnRNA,它是 mRNA 的前身,其长度比 mRNA 大几倍。也就是说,从 hnRNA 到 mRNA 需经过一个剪接的过程。这是因为真核生物的基因都是断裂基因,它包括外显子和内含子。外显子是基因的编码氨基酸的序列,而内含子是非编码的基因序列。转录过程中同时将外显子与内含子都转录下来形成 hnRNA,在首、尾两端修饰以后,由特异性的 RNA 酶将编码区与非编码区的磷酸二酯键水解,再使编码区连接,生成成熟的 mRNA 输入胞质,mRNA 是作为蛋白质合成的直接模板(图 6-14)。一种相同的初级转录在不同的组织中由于剪接作用的差异,可以产生不同的 mRNA。

图 6-14 mRNA 的转录后修饰

知识链接

选择性剪接

一种相同的初级转录产物在不同的组织中由于剪接作用的差异,可以产生不同的mRNA,导致翻译生成不同的蛋白质产物。例如,甲状腺中降钙素与脑中降钙素基因相关肽就是来自相同的初级转录产物。这种由同一初级转录产物经剪接产生不同成熟 mRNA 的剪接方式称为选择性剪接。

(二) tRNA 转录后的加工

原核生物和真核生物 tRNA 前体分子的加工基本相同。

1. 剪切

转录后的加工过程中,在多种核糖核酸酶的催化下,切除一定的核苷酸序列的过程称为剪切。原核生物和真核生物的 tRNA 初级转录产物均为较大的 tRNA 前体,其存在插入序列及一些多余的核苷酸序列。tRNA 转录后,需经剪切作用,将 5'-端和 3'-端多余的核苷酸序列以及 tRNA 反密码环的部分插入序列切除(图 6-15)。

图 6-15 tRNA 前体的剪切

2. 3'-末端加上 CCA—OH

在核苷酸转移酶作用下,3'-末端除去个别碱基后,换上 tRNA 分子统一的 CCA—OH 末端,完成 tRNA 分子中的氨基酸臂结构,使 tRNA 具有携带氨基酸的能力。

3. 碱基的修饰

成熟的 tRNA 分子中有许多的稀有碱基,是由高度专一的修饰酶催化实现的。其包括:①甲基化反应:A→mA,G→mG。②还原反应:尿嘧啶(U)还原为双氢尿嘧啶(DHU)。③脱氨基反应:腺嘌呤(A)→次黄嘌呤(I)。④碱基转位反应:U→Ψ(假尿苷)。

(三) rRNA 转录后的加工

rRNA 的转录后加工与核糖体的形成是同步的,即一边转录,一边有蛋白质结合到 rRNA 上形成核蛋白颗粒。

原核生物的 rRNA 前体为 30S，在各种核酸内切酶的作用下切除 28% 左右的核苷酸，最终生成成熟的 16SrRNA、23SrRNA 和 5SrRNA。此外，还有碱基和核糖的甲基化。

真核生物的 rRNA 前体为 45S，首先剪掉 5′-末端序列，形成 41S 的中间体，然后将 41S RNA 裂解成 32S 和 20S 两段，最后，32S 经裂解和修饰后生成 28S rRNA、5.8S rRNA 与 5S rRNA 以及多种蛋白质分子一起组装成为核糖体大亚基，而 18S rRNA 与相关蛋白质一起，装配成核糖体的小亚基（图 6-16）。然后，通过核孔转移到细胞质，作为蛋白质生物合成的场所。

图 6-16 真核生物 rRNA 前体的加工示意图

（四）RNA 编辑

RNA 编辑（RNA editing）是指在 mRNA 水平上改变遗传信息的过程。具体说来，指基因转录产生的 mRNA 分子中，由于核苷酸的缺失、插入或置换，基因转录物的序列不与基因编码序列互补，使翻译生成的蛋白质的氨基酸组成，不同于基因序列中的编码信息现象。

RNA 编辑同基因的选择性剪接一样，使得一个基因序列有可能产生几种不同的蛋白质，这可能是生物在长期进化过程中形成的、更经济有效地扩展原有遗传信息的机制。

由于 RNA 编辑是基因转录后在 mRNA 中插入、缺失或核苷酸的替换而改变 DNA 模板来源的遗传信息，翻译出多种氨基酸序列不同的蛋白质，RNA 编辑的结果不仅扩大了遗传信息，而且使生物更好地适应生存环境。有些基因的主要转录产物必须经过编辑才能有效地起始翻译，或产生正确的开放性阅读框（open reading frame，ORF）。

第三节 蛋白质的生物合成

mRNA 分子中的核苷酸的序列决定着蛋白分子中氨基酸残基的排序，每三个相邻的核苷酸（三联密码）代表一种氨基酸，将 mRNA 分子中核苷酸残基序列转变为蛋白分子中氨基酸序列的过程称翻译（translation）。

一、蛋白质生物合成体系

蛋白质生物合成是一个由多种分子参与的复杂过程。20 种编码氨基酸是蛋白质生物合成的基本原料,mRNA,tRNA 和核糖体分别是蛋白质生物合成的模板、"适配器"和"装配机"。此外,还需要多种蛋白质因子、酶类和某些无机离子的参与。

(一)三种 RNA 在蛋白生物合成中的作用

1. mRNA 与遗传密码

mRNA 决定蛋白质中氨基酸的顺序,是蛋白质合成的模板。mRNA 中每三个相邻的核苷酸组成一个三联体密码子,4 种核苷酸(A、U、C、G)可组成 4^3 即 64 种密码子,代表 20 种氨基酸(表 6-4)。

表 6-4 遗传密码表

第一个核苷酸	第二个核苷酸				第三个核苷酸
	U	C	A	G	
U	苯丙氨酸	丝氨酸	酪氨酸	半胱氨酸	U
	苯丙氨酸	丝氨酸	酪氨酸	半胱氨酸	C
	亮氨酸	丝氨酸	终止密码	终止密码	A
	亮氨酸	丝氨酸	终止密码	色氨酸	G
C	亮氨酸	脯氨酸	组氨酸	精氨酸	U
	亮氨酸	脯氨酸	组氨酸	精氨酸	C
	亮氨酸	脯氨酸	谷氨酰胺	精氨酸	A
	亮氨酸	脯氨酸	谷氨酰胺	精氨酸	G
A	异亮氨酸	苏氨酸	天冬酰胺	丝氨酸	U
	异亮氨酸	苏氨酸	天冬酰胺	丝氨酸	C
	异亮氨酸	苏氨酸	赖氨酸	精氨酸	A
	蛋氨酸	苏氨酸	赖氨酸	精氨酸	G
G	缬氨酸	丙氨酸	天冬氨酸	甘氨酸	U
	缬氨酸	丙氨酸	天冬氨酸	甘氨酸	C
	缬氨酸	丙氨酸	谷氨酸	甘氨酸	A
	缬氨酸	丙氨酸	谷氨酸	甘氨酸	G

64 种密码子中 AUG 编码蛋氨酸,当它位于 mRNA 的起始部位时,又可作为肽链合成起始信号,又称起始密码子。UAG、UGA、UAA 不代表任何氨基酸,只作为肽链合成的终止信号,称为终止密码子,起始密码子位于 mRNA 的 $5'$-端,终止密码子位于 $3'$-端。遗传密码具有下列特性。

(1)连续性:密码子在 mRNA 链上是连续排列的,密码子之间没有任何标点隔开。阅读时,从起始点开始沿着 $5'→3'$ 方向连续阅读直到终止密码子。

(2)简并性:除蛋氨酸和色氨酸,其他18种氨基酸的密码子均有两个或以上的密码子为其编码,这种同一氨基酸有多种密码子的现象称为密码子的简并性。

(3)方向性:mRNA 中密码子的排列有一定的方向性。起始密码子位于 mRNA 链的 $5'$-端,终止密码子位于 $3'$-端,翻译时从起始密码子开始,沿 $5'→3'$ 方向进行,直至终止密码子为止,与此相对应多肽链的合成从 N-端向 C-端延伸。

(4)摆动性:编码同一种氨基酸的一组密码子称同义密码子。同义密码子的第一、二个核苷酸残基总是相同的,第三个核苷酸残基常发生改变。mRNA 密码子与 tRNA 反密码子在配对辨认时,有时密码子的第三位碱基与反密码子的第一碱基不严格互补配对也可以相互辨认,这种现象称为"摆动现象"。

(5)通用性:自然界所有生物都通用这套标准遗传密码。

2. tRNA 与氨基酰-tRNA

tRNA 在蛋白质生物合成过程中具有双重功能:一方面是携带氨基酸;另一方面是识别 mRNA 分子上的密码子,使它所携带的氨基酸在核糖体上准确地对号入座合成多肽链。这是由于 tRNA 氨基酸臂的—CCA—OH 可与氨基酸以共价键结合,tRNA 反密码环上有一个三联密码子,即反密码子。带有不同反密码子的 tRNA 可共价结合不同的氨基酸。反密码子与 mRNA 模板上的密码子互补结合,从而按照 mRNA 模板上的密码子顺序,将所携带的氨基酸准确带到指定的位置合成肽链。

翻译作用是依靠 tRNA 反密码子与密码子的互补识别。反密码子与密码子是反向平行的,但阅读是都沿 $5'→3'$ 方向。mRNA 密码子的第一、二、三位碱基与反密码子的第三、二、一位碱基相配对。密码子的第一、二位碱基与反密码子的第三、二位碱基严格遵守碱基配对规律,而第三位碱基与反密码子的第一位碱基配对不严格,即摆动配对(如 U—G、I—C、I—A)。其意义是几种同义密码均可与携带同一种氨基酸的 tRNA 结合。

3. rRNA 与核糖体

其作用是与多种蛋白质形成核糖体,作为蛋白质合成的场所。核糖体的结构如图 6-17 所示。

图 6-17 核糖体结构示意图

核糖体由大、小两个亚基组成,大亚基具有两个 tRNA 结合位点和转肽酶活性:①结合肽酰-tRNA 的部位(P 位);②结合氨基酰-tRNA 部位(A 位)。小亚基有结合 mRNA 的部位。

(二)合成原料、酶与蛋白因子

1.合成原料

蛋白质合成的基本原料是 20 种编码氨基酸。合成过程需 ATP 或 GTP 提供能量,并需 Mg^{2+} 和 K^+ 参与。

2.酶及蛋白因子

(1)氨基酰-tRNA 合成酶:可催化氨基酸的—COOH 与 tRNA 的氨基酸臂上的 CCA—OH 结合成酯键,使氨基酸活化。该过程需 ATP 供能。其催化的特异性很强,每种氨基酰-tRNA 合成酶只催化特定的氨基酸与相应的 tRNA 结合。

(2)转肽酶:位于核糖体的大亚基上,催化大亚基 P 位上的肽酰基转移到其相邻的 A 位上,并催化氨基酰-tRNA 的氨基酸连接到肽酰基上,使肽链延长。

(3)转位酶:催化核糖体向 mRNA 的 3′-端移动一个密码子的距离,使下一个密码子定位于"A 位"。

(4)蛋白因子包括:①起始因子(IF,真核生物 eIF),与翻译起始有关;②延长因子(EF,真核生物 eEF),参与肽链的延长过程;③终止因子(RF,真核生物 eRF,又称释放因子),参与合成终止时肽链的解离。

二、蛋白质生物合成的过程

(一)氨基酸的活化与转运

氨基酸的活化:氨基酸活化成氨基酰-tRNA 才能参与蛋白质的合成,由特异性的氨基酰合成酶催化,利用 ATP 供能。原核细胞中某些氨基酸还需要甲酰化,形成甲酰氨基酸-tRNA。tRNA 通过其反密码子与 mRNA 上的密码子互补结合,将不同的氨基酸转运到正确的位置。

(二)多肽链的形成——核糖体循环

原核生物与真核生物的肽链合成过程基本相似,因为早期研究工作都是利用大肠埃希菌的原核细胞体系进行的,因而对原核细胞的蛋白质合成过程了解较清楚。现以原核细胞为例介绍蛋白质生物合成过程。

肽链的合成过程从核糖体的大亚基、小亚基、mRNA 和蛋氨酰-tRNA 聚合成起始复合体开始,到肽链合成完成、核糖体解聚为止。解聚后的大、小亚基,mRNA 重新聚合成新的起始复合体,进行下一条肽链的合成,该循环过程称核糖体循环(ribosome cycle)。具体步骤如下。

1.起始阶段

原核生物中,启动翻译的氨基酰-tRNA 是甲酰蛋氨酰-tRNA(fMet-tRNA);真核生物中为蛋氨酰-tRNA(Met-tRNA)。蛋氨酰-tRNA 有两种:一种具有启动作用,其 5′-端可被起始因子识别并结合,由起始因子转运到 mRNA 模板的起始密码子上;另一种不具有启动作用,被延伸因子识别,只能与起始部位以后的 AUG 密码子结合。原核生物起始复合物的形成过程如下。

(1) 核糖体大、小亚基的分离：肽链的合成是一个连续的过程，上一轮合成的终止紧接着下一轮合成的开始。在起始因子IF-1和IF-3的作用下，核糖体大、小亚基分离，准备小亚基、mRNA和起始氨基酰-tRNA的结合。

(2) mRNA与小亚基定位结合：核糖体小亚基与mRNA结合时需识别一个合适的起始密码子AUG，以便形成一个特异的开放阅读框，从而准确地翻译出目的蛋白质。

(3) fMet-tRNA$_f^{Met}$结合到小亚基：翻译起始时A位被IF-1占据，不被任何氨基酰-tRNA结合。fMet-tRNA$_f^{Met}$、IF-2和GTP结合形成复合体，识别并结合对应于小亚基P位mRNA序列上的起始密码子AUG。

(4) 核糖体大亚基结合：小亚基、mRNA和fMet-tRNA$_f^{Met}$结合完成后，再与核糖体大亚基结合，同时IF-2结合的GTP水解释能，促使3种IF释放，形成由完整核糖体、mRNA和fMet-tRNA$_f^{Met}$组成的翻译起始复合物。此时，fMet-tRNA$_f^{Met}$占据核糖体上的P位，A位空缺（图6-18）。

图6-18 原核生物肽链合成的起始

起始复合体上存在：①结合 mRNA 的部位（小亚基上）；②结合氨基酰 tRNA 的部位（A 位）；③结合肽酰-tRNA 的部位，又称给位（P 位），在肽链合成过程中 P 位可提供肽酰基，与 A 位上的氨基酰 tRNA 结合；④催化肽键形成的部位（大亚基上），该部位存在的转肽酶可催化肽键形成；⑤各种蛋白因子的结合部位。

整个核糖体就像一个装配蛋白质的机器，被形象地称为蛋白装配体。

2. 延伸阶段

起始复合物形成以后，按照 mRNA 模板的密码顺序，各种氨基酰-tRNA 依次结合到核糖体上使肽链不断延长，过程包括：

(1) 进位：在合成肽链前，A 位是空的。通过反密码子识别 mRNA 模板上 A 位处对应的密码子，使相应的氨基酰-tRNA 进入该位置，此反应有 EF 参与，GTP 供能。

(2) 成肽：通过转肽酶的作用，P 位上甲酰蛋氨酰-tRNA 的氨酰基转移到 A 位，其活化了的羧基与 A 位上氨基酰-tRNA 的 α-氨基缩合形成肽键。同时，P 位的 tRNA 从大亚基上脱落，该过程不消耗 ATP，需 Mg^{2+} 或 K^+。成肽后，大亚基上的 P 位成为空位。

(3) 转位：在延长因子 EF-2 作用下，核糖体沿 mRNA 向 3'-端移动一个密码子的位置，这样，新形成的肽酰-tRNA 即从 A 位移位到了 P 位上，mRNA 的下一个密码子移到 A 位上。与该密码子相对应的氨基酰-tRNA 又进入 A 位，进入下一轮的进位、成肽、转位，如此反复，使肽链不断延长。每循环一次，肽链延长一个氨基酸残基，使相应肽链的合成从 N-端→C-端延伸，直至终止信号出现在核糖体 A 位（图 6-19）。

图 6-19 原核生物肽链合成的延长

3. 终止阶段

肽链合成时，核糖体沿 mRNA $5'→3'$ 方向移行，当遇到终止信号（UAA、UAG、UGA）时，所有氨基酰-tRNA 均不能再进位，只有释放因子（RF）能够与终止密码子结合，并进入 A 位。释放因子结合在大亚基的 A 位后，可使转肽酶表现为水解酶的活性，催化肽酰-tRNA 水解，使合成的肽链从核糖体中释放出来，反应过程中水解 GTP 供能。肽链释放后，原来结合在一起的 tRNA、mRNA 与核糖体大小亚基分离，起始复合物解聚。解体后的各成分可重新组合参与其他肽链的合成（图 6-20）。事实上，在细胞中进行蛋白质合成时，每分子 mRNA 上都是同时结合着多个核糖体，相邻两个核糖体之间相距约 80~90 个核苷酸残基，同时进行多条肽链的合成，即多核糖体循环。

图 6-20 原核生物肽链合成的终止

(三) 肽链合成后的加工

新合成的多肽链只有一级结构，必须形成特定的空间结构才有活性。肽链的空间结构是按照其一级结构的特点，自行折叠形成的，一般不需能量，但多数蛋白质在形成空间结构前，肽链还需要经过加工，进行肽键水解、剪切等。

第四节 常用基因技术

一、基因工程技术

基因工程诞生于20世纪70年代，是人为地对基因进行切割、重组、转移并表达的技术。第一个利用大肠埃希菌通过基因工程重组表达的多肽是生长激素释放抑制因子。此后，人胰岛素、胸腺素、干扰素等基因工程产品相继问世，对人类的生活、疾病的诊治等产生了巨大的影响。

(一) 重组 DNA 技术的基本概念

重组 DNA 技术又称基因工程，是在对遗传物质深入研究后，基于分子生物学基础建立起来的以基因为操作对象的一门技术。基因工程(genetic engineering)指分离目的基因片段，经过剪接后连接到载体上构成重组体，导入宿主细胞后，在宿主细胞内进行表达。其核心是 DNA 片段的重组和细胞克隆。

基因工程把一种生物的基因放置到另一生物中，这两种生物可以毫无亲缘关系。外源核酸分子在宿主细胞中进行复制，跨越了天然物种屏障，这种能力是基因工程的第一个重要特点。第二个特点是，通过基因工程技术，少量目的基因片段在宿主细胞中可以实现大量扩增。

📝 知识拓展

基因工程的问世

1973年，Cohen 等科学家将重组质粒 DNA 转化入大肠埃希菌内。其后，又用非洲爪蟾含核糖体基因的 DNA 片段与质粒 pSC101 重组，转化大肠埃希菌，转录出了相应的 mRNA。此系列的研究成果表明基因工程正式问世，宣告质粒分子可以作为基因克隆的载体，能携带外源 DNA 导入宿主细胞，证实真核生物的基因可以转移到原核生物细胞中，并在其中实现功能表达。

(二) 重组 DNA 技术的原理和过程

基因工程的基本程序主要包括以下几个步骤：①目的基因的分离、克隆，这部分工作属于基因工程的基础，因此又称为基因工程的上游部分；②表达载体的构建；③外源基因导入宿主细胞；④外源基因在宿主基因组上的整合、表达及检测；⑤外源基因表达产物的分离、纯化和活性检测。

1. 目的基因的制备

目的基因是指所要研究或应用的基因，也就是需要克隆或表达的基因。目的基因的制备依据构建 DNA 重组体的目的可采用不同的方法。

(1)制备基因组 DNA 文库:采用限制性内切酶将基因组 DNA 切成片段,每一 DNA 片段都与一个载体分子拼接成重组 DNA。将所有的重组 DNA 分子都引入宿主细胞并进行扩增,得到分子克隆的混合体,这个混合体称为基因文库(gene library)。完成 DNA 重组后可通过杂交筛选获得特定的基因片段。

(2)制备 cDNA 文库:以 mRNA 为模板,经反转录酶催化合成 cDNA,将 cDNA 的混合体与载体进行连接,使每一个 cDNA 分子都与一个载体分子拼接成重组 DNA。将所有的重组 DNA 分子都引入宿主细胞并进行扩增,得到分子克隆的混合体,这个混合体就称为 cDNA 文库(cDNA library)。完成 DNA 重组后可通过杂交筛选获得特定的 cDNA 克隆。

(3)聚合酶链式反应:如果已经知道目的基因的序列,可以通过聚合酶链式反应技术从基因组 DNA 中扩增目的基因。

(4)化学合成:如果知道肽链的氨基酸顺序,则可按照对应的密码子推导出 DNA 的碱基序列,然后用化学方法将这段序列合成出来。目前使用 DNA 合成仪合成的片段长度有限,较长的链则需分段合成,然后用连接酶进行连接。

2. 目的基因与载体的连接

将目的基因或序列插入载体,主要通过 DNA 连接酶和双链 DNA 黏性末端序列互补结合,可以在体外重新连接成人工重组体。体外连接的方法主要有:①黏性末端连接;②同聚物加尾连接;③平末端连接;④人工接头连接。

3. 外源 DNA 导入宿主细胞

将重组 DNA 或其他外源 DNA 导入宿主细胞,常用的方法有以下两种。

(1)转化(transformation):指将质粒或其他外源 DNA 导入处于感受态的宿主细胞,并使其获得新的表型的过程。转化常用的宿主细胞是大肠杆菌。大肠杆菌悬浮在 $CaCl_2$ 溶液中,并置于低温(0~5℃)环境下一段时间,钙离子使细胞膜的通透性增加,从而具有摄取外源 DNA 的能力,这种细胞称为感受态细胞(competent cell)。

(2)感染(infection):指以噬菌体进入宿主菌或病毒进入宿主细胞中繁殖的过程。用经人工改造的噬菌体或病毒的外壳蛋白将重组 DNA 包装成有活力的噬菌体或病毒,就能以感染的方式进入宿主菌或细胞。

4. 目的基因的筛选和鉴定

将外源基因导入宿主细胞后,要筛选含有目的基因的转化菌并加以扩增。其步骤是:①筛选出转化菌;②筛选出带有重组体的克隆;③对 DNA 重组体进行鉴定。常用的方法有:

(1)遗传学方法:是针对载体携带有某种或某些标志基因和目的基因而设计的筛选方法。如果克隆载体携带有抗药性标志基因,如氨苄西林、卡那霉素、四环素等,转化后只有含这种抗药基因的转化子才能在含该抗生素的培养基中生存并形成菌落,这样就可以区分重组体和非重组体。

(2)免疫学方法:利用特异性抗体与目的基因表达产物特异性结合的方法筛选。免疫学方法特异性强、灵敏度高。

(3)分子杂交方法:利用 ^{32}P 标记的探针与转移至膜上的重组 DNA 或克隆的 DNA 片段进行分子杂交,直接筛选并鉴定目的基因。

5. 克隆基因的表达

利用重组 DNA 技术可实现目的基因或 cDNA 在受体细胞中的表达,即产生 mRNA 和合成蛋白质产物。

大肠杆菌是最常用的原核表达体系,酵母、昆虫细胞或哺乳类动物细胞是常用的真核表达体系。真核细胞中表达有两种情况:①以细胞的培养物作为受体细胞;②以整个真核生物作为受体,例如把克隆基因导入动物或植物体内,这称为转基因动物或转基因植物的操作过程。

以上五个环节是重组 DNA 技术的基本步骤(图 6-21)。

图 6-21 以质粒为载体的 DNA 克隆过程

(三)重组 DNA 技术在医学中的应用

1. 基因工程制药

很多活性多肽和蛋白质都具有治疗和预防疾病的作用,它们都是从相应的基因表达而来的。但是由于在组织细胞内的表达量很少,所以采用常规方法很难分离纯化获得足够量以供临床应用。而利用基因工程技术则可以大规模生产药物和制剂。先确定对某种疾病有预防和治疗作用的蛋白质,然后将编码该蛋白质的基因克隆出来,通过重组 DNA 技术,获得重组子,诱导表达目的蛋白(重组蛋白),从而大规模生产具有预防和治疗这一疾病的蛋白质。通过 DNA 重组技术获得的用于临床治疗用的重组蛋白包括:免疫性蛋白(如一些抗原和单克隆抗体)、细胞因子(如各种干扰素、集落刺激生长因子等)、激素(如胰岛素、心钠肽)、各种酶类(如尿激酶、链激酶等)。

> **知识拓展**
>
> **重组人胰岛素**
>
> 胰岛素是治疗糖尿病的特效药。长期以来,只能依靠从猪、牛等动物的胰腺中提取,100g 胰腺只能提取 4~5g 胰岛素,产量低,价格高,堪比黄金。
>
> 将合成的胰岛素基因导入大肠埃希菌,实现基因工程制药后,每 2000L 培养液就能分离纯化得到 100g 胰岛素蛋白。大规模工业化生产解决了药品的产量问题,将药品价格降低了 30%~50%。

2. 重组 DNA 技术在疾病诊治中的应用

人类疾病直接或间接地与基因相关,重组 DNA 技术的发展,使某些未知基因得以克隆和扩增,从而进一步研究它们的结构和功能,确定该基因在疾病发生、发展过程中的作用。

在基因水平对疾病进行诊断和治疗称为基因诊断和基因治疗。基因诊断是直接检测与疾病相关的 DNA 分子结构和表达水平是否异常,从而对疾病做出判断。目前基因诊断被广泛应用于遗传病、肿瘤、心脑血管疾病、病毒感染和职业病等。而基因治疗则是通过 DNA 重组技术克隆外源正常基因,构建具有特定功能的基因重组体,以补偿缺陷基因的功能,或是增加某种功能以利于对异常细胞进行矫正或消灭。

二、聚合酶链反应技术

聚合酶链式反应(polymerase chain reaction,PCR)是在体外将微量的目的基因片段大量扩增,以得到足量的 DNA 供研究分析和检测鉴定用的技术,属于分子生物学技术中最常用的方法。PCR 技术具有高特异性、高敏感度、高产率、快速简便、重复性好、易自动化等优点。

PCR 技术的基本原理与体内 DNA 的复制过程相似(图 6-22),由变性、退火、延伸三个基本步骤构成。①变性:93℃孵育一定时间后,模板 DNA 双链变性为单链。②退火(复性):温

图 6-22 PCR 工作原理

度下降至适宜温度,一般是比目的基因片段 Tm 值再减 5℃,此时模板 DNA 单链与引物碱基互补配对,形成 DNA 单链模板——引物复合物。③延伸:温度上升至 72℃,复合物在 Taq DNA 聚合酶的作用下,以 dNTP 为原料,单链序列为模板,在引物 3′-OH 端延伸出一条新的与模板 DNA 链互补的链。

以上三步重复循环进行,就可获得更多的 DNA 链,每一次循环产生的链又可成为下次循环的模板。

三、转基因技术

转基因技术的理论基础来源于进化论衍生来的分子生物学。基因片段的来源可以是提取特定生物体基因组中所需要的目的基因,也可以是人工合成指定序列的 DNA 片段。DNA 片段被转入特定生物中,与其本身的基因组进行重组,再从重组体中进行数代的人工选育,从而获得具有稳定表现特定的遗传性状的个体。该技术可以使重组生物增加人们所期望的新性状,培育出新品种。转基因动物还可能使动物器官安全有效地移植到人体的梦想成为现实。

(一)技术原理

转基因技术的原理是将人工分离和修饰过的优质基因,导入到生物体基因组中,从而达到改造生物的目的。

(二)分类

转基因过程按照途径可分为人工转基因和自然转基因;按照对象可分为植物转基因技术、动物转基因技术和微生物基因重组技术。

1. 按途径分类

(1)人工转基因:由于导入基因的表达,引起生物体的性状,可遗传的修饰改变,这一技术称之为人工转基因技术(Transgene technology)。人们常说的"遗传工程"、"基因工程"、"遗传转化"均为转基因的同义词。如今,改变动植物性状的人工技术往往被称为转基因技术,而对微生物的操作则一般被称为遗传工程技术。

(2)自然转基因:不是人为导向的,自然界里动物、植物或微生物自主形成的转基因现象,例如慢病毒载体里的乙型肝炎病毒 DNA 整合到人精子细胞染色体上、噬菌体将自己的 DNA 插入到溶源细胞 DNA 上。

2. 按对象分类

(1)植物转基因:植物转基因是基因组中含有外源基因的植物。它可通过原生质体融合、细胞重组、遗传物质转移、染色体工程技术获得,有可能改变植物的某些遗传特性,培育高产、优质、抗病毒、抗虫、抗寒、抗旱、抗涝、抗盐碱、抗除草剂等的作物新品种,如玉米稻、北极鳄梨、转基因三倍体毛白杨。而且可用转基因植物或离体培养的细胞来生产外源基因的表达产物,如人的生长激素、胰岛素、干扰素、白介素 2、表皮生长因子、乙型肝炎疫苗等基因已在转基因植物中得到表达。

(2)动物转基因:动物转基因就是基因组中含有外源基因的动物。它是按照预先的设计,通过细胞融合、细胞重组、遗传物质转移、染色体工程和基因工程技术将外源基因导入精子、卵细胞或受精卵,再以生殖工程技术,有可能育成转基因动物。

通过生长素基因、多产基因、促卵素基因、高泌乳量基因、瘦肉型基因、角蛋白基因、抗寄生虫基因、抗病毒基因等基因转移,能够繁育出生长周期短,产仔、生蛋多和泌乳量高,生产的肉类、皮毛品质与加工性能好,并具有抗病性的转基因动物。目前,已在牛、羊、猪、鸡、鱼等家养动物中取得一定成果。

但由于转基因动物受遗传镶嵌性和杂合性的影响,其有性生殖后代变异较大,难以形成稳定遗传的转基因品系。因而,尝试将外源基因导入线粒体,再送入受精卵中,由于线粒体的细胞质遗传,其有性后代可能全都是转基因个体,从而解决这一问题。

(3) 微生物重组:在所有转基因技术中,以微生物基因重组技术应用最为宽泛和常见。与动植物不同的是,微生物重组技术通常需要用到专门的重组基因载体——质粒。质粒是一种细胞质遗传因子,因此具有不稳定的遗传特性。但相比于动植物,微生物重组技术具有周期短、效果显著、控制性强的特点,因而广泛应用于生物医药和酶制剂行业。经过多年的理论奠基,现已在微生物领域中开发出酵母表达系统、大肠杆菌表达系统和丝状真菌表达系统,其中酵母表达系统和大肠杆菌表达系统最受欢迎,具有表达效率高(外源蛋白占细胞总蛋白的10%~40%)、生产成本低的特点,一般常见的诸如胰岛素、白细胞介素、α-高温淀粉酶、重组人 p53 腺病毒注射液、啤酒酵母乙肝疫苗、抗生素、饲料用木聚糖酶、壳聚糖酶等都是由这两种表达系统生产的。

四、克隆技术

克隆(clone)是利用生物技术由无性生殖产生与原个体有完全相同基因组后代的过程。科学家把人工遗传操作动物繁殖的过程叫克隆,这门生物技术叫克隆技术,含义是无性繁殖。克隆技术在现代生物学中被称为"生物放大技术"。

一个克隆就是一个多细胞生物在遗传上与另外一个生物完全一样。克隆可以是自然克隆,例如由于偶然的原因产生两个遗传上完全一样的个体(像同卵双生一样,但同卵双生人的基因有时有微妙的不同)。不过我们通常所说的克隆是指通过有意识的设计来产生的完全一样的复制(如人工克隆)。

 知识拓展

克隆羊多利

1997 年 2 月 27 日的英国《自然》杂志报道了一项震惊世界的研究成果:1996 年 7 月 5 日,英国爱丁堡罗斯林研究所(Roslin)的伊恩·维尔穆特(Wilmut)领导的一个科研小组,利用克隆技术培育出一只小母羊。这是世界上第一只用已经分化的成熟的体细胞(乳腺细胞)克隆出的羊。克隆羊多莉的诞生,引发了世界范围内关于动物克隆技术的热烈争论,是科学界克隆成就的一大飞跃。它还被美国《科学》杂志评为 1997 年世界十大科技进步的第一项,也是当年最引人注目的国际新闻之一。科学家们普遍认为,多莉的诞生标志着生物技术新时代来临。继多莉出现后,克隆,这个以前只在科学研究领域出现的术语变得广为人知。克隆猪、克隆猴、克隆牛纷纷问世,似乎一夜之间,克隆时代已来到人们眼前。

本章小结

一、本章提要

通过本章学习,使同学们熟悉遗传信息传递的相关知识,运用遗传信息传递规律相关知识,具备分析、理解分子病等遗传病发病机制的能力,运用蛋白质生物合成过程及参与物质进行实际应用,解释抗生素的研制和临床应用,对临床上一些常用分子生物学技术有所知晓。具体包括以下内容:

1. 掌握遗传信息传递的中心法则、DNA复制的过程及主要酶、转录的概念、翻译的概念、基因工程的基本过程。

2. 熟悉DNA复制的特点,能够区别复制与转录、逆转录的概念,DNA损伤的概念、类型与修复方式,蛋白质生物合成的体系及三种RNA的作用、遗传密码的特点,基因工程的概念、基本原理和临床应用。

3. 了解逆转录的过程、意义,RNA转录的基本过程,蛋白质生物合成过程,常用分子生物学技术的分类和应用,基因诊断、基因治疗等新医疗方法,常用分子生物学技术。

二、本章重、难点

遗传信息传递的中心法则包括:DNA复制、转录、翻译、逆转录、复制RNA。

DNA的复制是以亲代DNA为模板合成子代DNA,并将遗传信息从亲代DNA准确传递给子代的过程。RNA的生物合成包括转录与RNA复制两种方式,转录是绝大多数生物体内RNA合成的方式。蛋白质的生物合成是将mRNA分子中4种核苷酸序列编码的遗传信息,解读为蛋白质一级结构中20种氨基酸的排列顺序的过程。重组DNA技术指分离目的基因片段,经过剪接后连接到载体上构成重组体,导入宿主细胞后在宿主细胞内进行表达,又称基因克隆。

建议学生学习DNA合成时,先复习核酸化学的有关知识,结合核酸的组成、结构学习DNA的生物合成过程。在学习RNA合成时,则应充分掌握RNA的结构特点。学习蛋白质的生物合成过程时,应重视抗生素对蛋白质生物合成的影响以及在临床和实际生活中的应用。

课后习题

一、名词解释

1. 中心法则 2. 复制叉 3. 转录 4. 反转录 5. 半保留复制 6. 冈崎片段 7. 翻译

二、填空题

1. _____是遗传的主要物质基础,其中_____的排列顺序就是DNA分子中储存的遗传信息。

2. 遗传信息的流向,由_____,也可以由_____。

3. DNA 半不连续复制是指复制时一条链的合成方向是_____而另一条链方向是_____。

4. 基因是具有遗传效应的_____片段。

5. 基因的表达包括_____和_____的过程。

6. DNA 复制形成的子代 DNA,有一条链_____,另一条链是_____。

7. DNA 复制过程需要一系列酶,_____解开 DNA 的超螺旋结构;_____使 DNA 双螺旋局部的双链结构解开成单链;_____稳定 DNA 解开的单链,使其保持模板状态。

8. DNA 复制时,需要先合成一小段_____引物。

9. DNA 聚合酶为:在_____的指导下,以_____为原料,按_____原则,催化形成_____,从而使新合成的 DNA 链沿_____方向延长。

10. 复制终止时,冈崎片段由_____连接起来。

11. DNA 双链中,用于转录的链称_____,与模板链互补的 DNA 链称_____,_____与转录出来的 RNA 链碱基序列一样,只是_____取代胸腺嘧啶(T)。

12. RNA 聚合酶以 DNA 为模板,_____为原料,催化 RNA 合成,合成方向为_____。

13. RNA 的转录过程分为三个阶段:_____、_____和_____。

14. 真核生物 mRNA 的转录后加工包括 3 个方面:5′-端加_____,3′-端加_____,对整个 RNA 进行_____。

15. _____是作为蛋白质合成的直接模板。

16. mRNA 中每_____个相邻的核苷酸组成一个密码子,4 种核苷酸可组成_____个密码子,代表_____种氨基酸。

17. AUG 位于 mRNA 的起始部位时,可作为肽链合成起始信号,又称_____,UAG、UGA、UAA 不代表任何氨基酸,只作为肽链合成的终止信号,称为_____。

18. 肽链延伸阶段的三个步骤包括_____、_____、_____。

三、选择题

1. DNA 合成的原料是( )
   A. dNMP B. dNTP C. NTP
   D. NMP E. dNTP

2. 逆转录过程中需要的酶是( )
   A. DNA 指导的 DNA 聚合酶
   B. RNA 指导的 DNA 聚合酶
   C. DNA 指导的 RNA 聚合酶
   D. RNA 指导的 RNA 聚合酶
   E. 蛋白质酶

3. 冈崎片段是指( )
   A. DNA 模板上的 DNA 片段

B. 引物酶催化合成的 RNA 片段

C. 随从链上合成的 DNA 片段

D. 先导链上合成的 DNA 片段

E. 合成的杂交 DNA 片段

4. 在 DNA 复制中,能解除 DNA 分子打结、缠绕及连环现象的酶是( )

   A. DNA 连接酶   B. 解螺旋酶   C. DNA 聚合酶

   D. 引物酶   E. 拓扑异构酶

5. DNA 复制的特点不包括( )

   A. 复制的半保留性   B. 复制的双向性   C. 复制的半不连续性

   D. 复制起始点的不固定性   E. 复制的高保真性

6. 转录的含义是( )

   A. 以 DNA 为模板合成 DNA 的过程

   B. 以 DNA 为模板合成 RNA 的过程

   C. 以 RNA 为模板合成 RNA 的过程

   D. 以 RNA 为模板合成 DNA 的过程

   E. 以 DNA 为模板合成蛋白质的过程

7. 不对称转录是指( )

   A. 两条 DNA 链可同时作模板指导生成同一分子 RNA

   B. 两相邻的基因的模板链正好位于同一条 DNA 链上

   C. DNA 分子中有一条链不含任何基因

   D. 基因中只有一条 DNA 链是模板

   E. RNA 聚合酶可使 DNA 的两条链同时被转录

8. 有关真核生物复制和转录的叙述,正确的是( )

   A. 合成的产物均需要加工

   B. 与模板链的碱基配对均为 A—T

   C. 合成起始均需要引物

   D. 原料都是 dNTP

   E. 都在细胞核内进行

9. 关于 DNA 指导的 RNA 聚合酶,下列说法错误的是( )

   A. 以 DNA 为模板合成 RNA   B. 是 DNA 合成的酶   C. 以四种 NTP 为底物

   D. 催化 $3',5'$-磷酸二酯键的形成   E. 没有 DNA 时,不能发挥作用

10. 原核生物识别转录起点的是( )

   A. ρ 因子   B. α 因子   C. σ 因子

   D. 核心酶   E. β 亚基

11. mRNA 转录后加工不包括( )

   A. $5'$-端加帽子结构   B. $3'$-端加 polyA 尾   C. 切除内含子

   D. 保留外显子   E. $3'$-端加 CCA 尾

12. DNA 上某段碱基序列为 5′- ATCAGTCAG -3′,转录后 RNA 上相应的碱基顺序为（　）

　　A. 5′- CUGACUGAU -3′　　　　B. 5′- CTGACTGAT -3′
　　C. 5′- UAGUCAGUC -3′　　　　D. 5′- ATCAGTCAG -3′
　　E. 5′- UTGUCAGUG -3′

13. 利福平和利福霉素抑制结核菌的原因是（　）
　　A. 抑制细菌的 RNA 聚合酶
　　B. 激活细菌的 RNA 聚合酶
　　C. 抑制细菌的 DNA 聚合酶
　　D. 激活细菌的 DNA 聚合酶
　　E. 抑制细菌 RNA 转录终止

14. 蛋白质合成方向（　）
　　A. 由 mRNA 的 3′-端向 5′-端进行
　　B. 由 N-端向 C-端进行
　　C. 由 C-端向 N-端进行
　　D. 由 28S tRNA 指导
　　E. 由 4S tRNA 指导

15. 蛋白质生物合成中,多肽链的氨基酸排列顺序取决于（　）
　　A. 相应 tRNA 的专一性
　　B. 相应氨基酰-tRNA 合成酶的专一性
　　C. 相应 tRNA 中核苷酸排列顺序
　　D. 相应 mRNA 中核苷酸排列顺序
　　E. 相应 rRNA 的专一性

16. 能出现在蛋白质分子中的下列氨基酸,哪一种没有遗传密码（　）
　　A. 色氨酸　　　　　　B. 蛋氨酸　　　　　　C. 羟脯氨酸
　　D. 谷氨酰胺　　　　　E. 赖氨酸

17. 能识别 mRNA 中的密码子 5′- GCA -3′的反密码子为（　）
　　A. 3′- UCC -5′　　　　B. 5′- CCU -3′　　　　C. 3′- CGT -5′
　　D. 5′- UGC -3′　　　　E. 5′- TCC -3′

18. 原核生物新合成多肽链 N-端的第一位氨基酸为（　）
　　A. 苯丙氨酸　　　　　B. 蛋氨酸　　　　　　C. 羟脯氨酸
　　D. 半胱氨酸　　　　　E. 赖氨酸

19. 关于氨基酸活化的叙述,正确的是（　）
　　A. 活化的部位为氨基　　　　B. 氨基酸与 tRNA 以肽键相连
　　C. 活化反应需 GTP 供能　　　D. 在胞液中进行
　　E. 需核糖体参与

20. 参与多肽链释放的蛋白质因子是（　）

A. RF B. IF C. eIF
D. EF‑Tu E. EFG

21. 下列关于蛋白质生物合成的叙述,哪一项是错误的( )
 A. 氨基酸必须活化成活化氨基酸
 B. 氨基酸的羟基端被活化
 C. 体内所有的氨基酸都有对应的密码
 D. 活化的氨基酸被搬运到核糖体上
 E. tRNA 的反密码子与 mRNA 上的密码子按碱基配对原则结合

22. 分子病是指( )
 A. 细胞内低分子化合物浓度异常所致疾病
 B. 蛋白质分子的靶向输送障碍
 C. 基因突变导致蛋白质一级结构和功能的改变
 D. 朊病毒感染引起的疾病
 E. 由于染色体数目改变所致疾病

23. 质粒是( )
 A. 环状双链 RNA 分子 B. 环状单链 DNA 分子 C. 环状双链 DNA 分子
 D. 线状双链 DNA 分子 E. 线状单链 DNA 分子

24. 用于重组 DNA 技术的目的基因是( )
 A. 准备要分离、改造、扩增或表达的基因
 B. PCR 的产物
 C. 结构基因
 D. 载体
 E. 转录调控区

25. 重组 DNA 技术不需要以下哪种酶的参与( )
 A. 限制性核酸内切酶 B. DNA 聚合酶 C. DNA 连接酶
 D. 逆转录酶 E. DNA 解链酶

26. PCR 反应体系不包括( )
 A. DNA 模板 B. RNA 引物 C. 4 种 dNTP
 D. Taq DNA 聚合酶 E. DNA 引物

四、问答题

1. 试述遗传中心法则的主要内容,该法则的揭示在生命科学的发展中有何意义?
2. 为什么说 DNA 的复制是半保留、半不连续复制?
3. DNA 复制与 RNA 转录各有何特点?

(田 野)

第七章 血 液

> **学习目标**
>
> 1. 掌握血液的组成和基本功能、血细胞比容、血量、血细胞的正常数量、血浆渗透压的组成及生理意义、血液凝固及基本过程、抗凝和促凝措施、ABO血型分型原则、输血原则。
> 2. 熟悉血液的理化性质，血浆的成分和作用，血细胞特性及功能，贫血的类型及成因，内、外源性凝血的不同。
> 3. 了解Rh血型系统及意义，交叉配血的过程，纤溶系统。

血液（blood）是指在心血管系统内不断循环流动的一种红色的特殊结缔组织，其中的重要成分血浆是内环境中最活跃的部分，是沟通各部分体液并与外界环境进行物质交换的重要媒介。血液通过循环实现其重要功能，如：运输 O_2、CO_2、激素、营养物质、代谢产物等以维持机体的新陈代谢；血液中的白细胞、抗体、溶菌素等抵御病原微生物对人体的伤害，起到免疫防御功能；完成体液调节、酸碱调节、体温调节等调节功能维持机体内环境稳态；血液中的血小板、凝血因子等参与生理性止血。因此，学习血液组成和理化性质、抗凝与促凝、输血原则等对临床判断疾病和血液的应用具有重要的意义。本章主要介绍血浆、血细胞、血液凝固、血型与输血等。

第一节 血液的组成与理化特性

一、血液的组成

人体血液依据形态可分为血细胞（blood cell）成分和血浆（blood plasma）成分，不同成分的性质以及在人体内的功能也不同。血细胞悬浮在血浆中，主要包括红细胞、白细胞和血小板（图7-1）。

血液经抗凝处理后，置于离心管中离心沉淀，可观察到试管中的血液分为三层：上层淡黄色的液体是血浆，约占总容积的50%～60%；下层呈深红色的是红细胞；两层之间呈灰白色的一薄层是白细胞（最少）和血小板。血细胞在全血中所占的容积百分比称为血细胞比容（hematocrit，HCT）（见图7-2）。正常成年男性的红细胞比容为40%～50%，女性为37%～48%，新生儿为55%。在血液浓缩如严重腹泻或大面积烧伤时，红细胞比容可增高；贫血患者的红细胞数量减少，红细胞比容降低。

图 7-1　血液的组成

图 7-2　血细胞比容示意图

血液成分制备

1818 年 Blundell 第一次把血液(全血)输给严重出血的产妇,而近年来成分输血比率已被当做医疗技术水平是否先进的标志。为了更有效地发挥血液不同成分的作用,国际通行的做法是将全血在采集后分成不同的血液成分,并根据其储存特点分别加以保存。目前,采用物理方法制备各种血液成分的分离技术和质量水平控制已经标准化,并正向纵深领域发展。1992 年,美国提出成分输血的未来发展方向,就是干细胞的提取、保存、移植和继承性免疫治疗以及利用生物工程技术制备各种血液成分。21 世纪成分输血将进入一个崭新的发展阶段。

二、血液的理化性质

(一)颜色

血液的颜色主要取决于红细胞内血红蛋白的含量。静脉血的血红蛋白氧含量低,呈暗红色;动脉血的血红蛋白氧含量高,呈鲜红色;血浆含微量的胆色素呈现淡黄色。临床上对血液化学成分进行检测时,要求空腹采血,这主要是因为进餐特别是进食较多的脂类食物后,血浆内悬浮脂蛋白微滴增多而使得血浆由清澈变得浑浊。

(二)比重

血液的比重主要取决于红细胞数量和血浆蛋白含量。全血的比重主要取决于红细胞的数量,红细胞的比重主要取决于红细胞内血红蛋白的含量,血浆的比重主要取决于血浆蛋白的含量。正常人全血比重为 1.050～1.060,红细胞比重为 1.090～1.092,血浆比重为 1.025～1.030。根据红细胞和血浆比重的差异,可进行血细胞比容和红细胞沉降率的测定,以及红细胞与血浆的分离。

(三)黏滞度

溶液黏滞度主要来源于溶液内部分子或颗粒之间的摩擦力。血液是非匀质溶液,正常人全血相对黏滞度为 4～5,血浆的相对黏滞度为 1.6～2.4。影响血液黏滞度的因素很多,温度、血液 pH 值和渗透压均可影响血液黏滞性,但主要影响因素为血细胞因素(红细胞聚集性、红细胞数量、红细胞的变形性、白细胞及血小板的数量)及血浆因素。血细胞因素中红细胞比容是决定血液黏滞度的最重要因素,红细胞比容越大,血液黏滞度就越高;严重贫血患者红细胞数量减少,血液黏滞度下降;而某些疾病患者红细胞易叠连和聚集会使血液黏滞度增加;血液旋涡流动的切率,当血液在血管内层流时,红细胞有轴流的趋势,轴流切率较高时,红细胞相互间的撞击很小,血液黏滞度低,反之红细胞发生聚集,血液黏滞度增高。血浆因素主要指血浆蛋白、胆固醇和甘油三酯的含量,大面积烧伤患者水分减少,使血浆蛋白等成分浓度增加,使血液黏滞度增加。

(四)酸碱度

正常人血浆 pH 值稳定在 7.35～7.45 之间,弱碱性。它是机体内环境稳态的一项重要指标。pH 值增高(pH>7.45 则为碱中毒)或降低(pH<7.35 即为酸中毒)都会影响酶的活性,使组织细胞的代谢活动和正常的生理功能发生紊乱,甚至危及生命。

血浆的 pH 值能够维持稳定,主要是由于血液中存在重要的缓冲对:血浆中的缓冲对有 $NaHCO_3/H_2CO_3$、Na_2HPO_4/NaH_2PO_4;红细胞中的缓冲对有血红蛋白钾盐/血红蛋白、氧合血红蛋白钾盐/氧合血红蛋白等。$NaHCO_3/H_2CO_3$ 是最重要的缓冲对。另外,肺、肾也可将过多的酸或碱排出体外,对维持血浆 pH 值的稳定也起到了重要作用。

第二节 血 浆

一、血浆的成分及作用

血浆是机体内环境的重要组成部分,是血细胞赖以生存和直接进行物质交换的具体环境,相当于结缔组织的细胞间质,呈淡黄色液体,主要作用是运载血细胞,运输维持人体生命活动所需的营养物质和机体代谢产生的废物。正常情况下,血浆中的各溶质浓度和理化性质保持相对稳定(如表7-1)。因此,检测血浆各成分含量具有非常重要的临床意义。

表7-1 血浆主要成分的正常浓度及主要作用

血浆成分	正常浓度	主要作用
白蛋白	40～48g/L	形成血浆胶体渗透压
球蛋白	15～30g/L	免疫功能
纤维蛋白原	2～4g/L	参与血液凝固
钠离子	135～148mmol/L	血浆晶体渗透压
钾离子	4.1～5.6mmol/L	维持细胞代谢
葡萄糖	3.9～6.1mmol/L	形成血糖提供能量
总胆固醇	1.1～2.0g/L	合成激素,构成细胞膜

(一)水

水占血浆总量的91%～92%,可以溶解各种溶质,对维持正常的血容量以及在完成血液的运输、调节功能中起着极其重要的作用。

(二)血浆蛋白

溶质中主要的成分是血浆蛋白(plasma protein),占6%～8%,血浆蛋白是血浆中各种蛋白质的总称,正常成人血浆蛋白含量约为65～85g/L,其中,白蛋白(A)为40～48g/L,球蛋白为(G)15～30g/L,纤维蛋白原为2～4g/L。白蛋白与球蛋白浓度的正常比值(A/G)约为1.5～2.5。血浆白蛋白和大多数球蛋白主要由肝脏合成,因此,当肝功能障碍时,A/G比值下降。

(三)电解质离子

血浆中的电解质离子占血浆总量的0.9%,主要有Na^+、K^+、Ca^{2+}、Mg^{2+}、Cl^-、HCO_3^-、HPO_4^{2-}等,其中阳离子主要是Na^+,阴离子主要是Cl^-、HCO_3^-。它们的主要功能是维持血浆晶体渗透压、酸碱平衡和可兴奋细胞的兴奋性。

(四)其他成分

血浆中还有非蛋白含氮化合物(non-protein nitrogen,NPN),其包括尿素、氨基酸、尿酸、肌酸、肌酐、肌酸等。正常人血液中 NPN 含量为 14～25mmol/L，是蛋白质和核酸的代谢产物，主要由肾脏排出。通过检测血中 NPN 的浓度可了解肾脏排泄功能和蛋白质代谢是否正常。血浆中还有葡萄糖、脂类、酮体、乳酸、酶、激素等。

另外，血清和血浆不同：血浆是离开血管的全血经抗凝处理后，通过离心沉淀，所获得的不含细胞成分的液体，其中有纤维蛋白原和凝血因子；血清是离体的血液凝固之后，经血凝块聚缩释出的淡黄色透明液体，其中已无纤维蛋白原，且少了许多凝血因子，这是与血浆的主要区别。并且血清中还多了很多的凝血产物，是含有特异性免疫抗体（如抗毒素或凝集素）的免疫血清（抗生素血清）。

二、血浆渗透压

(一)渗透压的概念

半透膜两侧溶液浓度不同，水分子将从溶质少的一侧向溶质多的一侧移动，这种现象称为渗透。在渗透现象中，高浓度溶液所具有的吸引和保留水分子的能力称为渗透压。渗透压的大小与溶液中所含溶质的颗粒数目成正比，通常以溶质的颗粒浓度 1mol/L 作为渗透压单位，称为渗透单位（Osm）。1mol/L 的葡萄糖的渗透压为 1Osm；1mol/L 的 NaCl 的渗透压为 2 Osm。

(二)血浆渗透压的组成

血浆总渗透压为 313mOsm/L，相当于 7 个大气压，其中胶体渗透压不超过 1.5mOsm/L（25 毫米汞柱），其余为晶体渗透压。血浆晶体渗透压（crystalosmotic pressure）由电解质、葡萄糖等小分子的晶体物质形成，主要来自 Na^+ 和 Cl^-。血浆胶体渗透压（colloid osmotic pressure）是由大分子的血浆蛋白等胶体物质形成，白蛋白是形成血浆胶体渗透压的主要成分。

(三)血浆渗透压的生理作用

1. 血浆晶体渗透压的作用

血细胞膜是允许水分子自由通过而对蛋白质、水溶性小分子物质、离子物质的通透性差的半透膜。正常情况下血细胞内外渗透压基本相等，水分子在血细胞内外保持平衡。若血浆渗透压升高或降低时，血细胞内外的渗透压就产生差距，包括晶体渗透压差和胶体渗透压差。由于胶体渗透压在血浆胶体渗透压中的比例太小，所以此时影响血细胞内外渗透压差值的主要因素是血浆晶体渗透压。血浆晶体渗透压升高，可使水分子由血细胞移动到血浆，红细胞体积变小皱缩；反之，血浆晶体渗透压降低，可使水分子由血浆移动进入血细胞，血细胞体积增大甚至破裂。因此，血浆晶体渗透压主要作用是维持了水出入血细胞的平衡，维持了血细胞正常的形态和功能（如图 7-3）。

2. 血浆胶体渗透压的作用

毛细血管壁是由单层上皮细胞构成的允许水分子以及除血浆蛋白以外的血浆其他小分子物质自由通过的半透膜。水溶性小分子物质可以自由通过毛细血管壁，故毛细血管内外晶体渗透压相同，血浆蛋白分子量较大，难以透过毛细血管壁，故毛细血管内外渗透压的差值只有

等渗溶液　　　　　低渗溶液　　　　　高渗溶液

图 7-3　红细胞在不同渗透压环境中的形态变化

胶体渗透压差。而且血液中血浆蛋白浓度远高于组织液,血浆胶体渗透压明显高于组织液胶体渗透压,组织液的水分透过毛细血管壁进入血液,维持了正常的血容量。若血浆蛋白浓度下降,血浆胶体渗透压会降低,进入毛细血管的水分减少,血容量降低,而滞留在组织中的水分增多,引起组织水肿。故血浆胶体渗透压的主要作用是维持水出入毛细血管的平衡,维持正常血容量(如图 7-4)。

图 7-4　血浆晶体渗透压与胶体渗透压作用示意图

溶液的渗透现象与临床输液

　　水分子透过半透膜进入溶液浓度较高一侧的自发过程称为渗透现象。不同浓度的两种溶液被半透膜隔开时都有渗透现象发生,水分子会不断地透过半透膜进入高浓度溶液中。正常情况下,血浆与组织液中晶体物质的浓度几乎相等,这些物质绝大部分不易透过细胞膜,所以细胞外液晶体渗透压相对稳定。血浆蛋白的分子量较大,不能通过毛细血管壁,正常情况下血浆的胶体渗透压维持在稳定状态。

　　临床上使用的各种溶液根据其渗透压的大小分为三类:渗透压与血浆渗透压相等的溶液称为等渗溶液,如 0.9%NaCl 溶液即生理盐水和 5%葡萄糖溶液;高于血浆渗透压的溶液称为高渗溶液;低于血浆渗透压的溶液则称为低渗溶液。故大量输注高渗溶液可使血浆渗透压升高,水分子由血细胞移动到血浆,红细胞体积变小甚至出现皱缩;反之,大量输注低渗溶液可使血浆渗透压降低,水分子由血浆移动进入血细胞,血细胞体积增大甚至破裂。因此,临床输液一般输注等渗溶液。

第三节 血细胞

血细胞包括红细胞、白细胞和血小板。正常生理情况下,血细胞有一定的形态结构,并有相对稳定的数值。血细胞形态、数量、比例和血红蛋白含量的测定称血象。患病时,血象常有显著变化,故检测血象对了解机体状况和诊断疾病十分重要。

一、红细胞

(一)红细胞的形态结构、正常值和生理功能

红细胞(red blood cell,RBC)在发育过程中具有不同的形态及结构,正常成熟红细胞呈双面凹的圆盘状,直径 $7\sim8\mu m$,无胞核和细胞器,胞质内充满大量的血红蛋白。

红细胞是血液中数量最多的血细胞,正常成年男性为 $(4.5\sim5.5)\times10^{12}/L$,平均为 $5.0\times10^{12}/L$;女性为 $(3.8\sim4.6)\times10^{12}/L$,平均为 $4.2\times10^{12}/L$;新生儿可超过 $6.0\times10^{12}/L$。妇女在妊娠后期由于血浆量相对增多,单位容积血液中红细胞数相对减少。人体需氧量增多时红细胞数量也会增多,故高原居民红细胞数与血红蛋白含量均高于内地的居民。红细胞内的主要成分是血红蛋白(hemoglobin,Hb),正常成人血红蛋白的含量男性为 $120\sim160g/L$,女性为 $110\sim150g/L$,新生儿为 $200g/L$。儿童时期 Hb 含量偏低,进入青春期后接近成年人水平。凡红细胞的数量或血红蛋白含量显著低于正常值时,临床上称为贫血。

红细胞的功能主要由血红蛋白完成,血红蛋白具有结合运输 O_2 和 CO_2 的功能,并能缓冲血液的 pH 值。红细胞只有在形态完整时血红蛋白才能发挥作用,红细胞一旦发生破裂,血红蛋白逸出将失去其功能。

(二)红细胞的生理特性

1. 细胞膜的选择通透性

红细胞膜为半透膜,不允许蛋白质、Na^+、Ca^{2+} 等小分子晶体物质自由通过,允许水分子自由通过。故将红细胞置于不同浓度的溶液中红细胞的形态会发生相应的变化。

2. 细胞的可塑变形性

红细胞的形态具有可变性,即当其通过小于自身直径的毛细血管时,可改变形状,通过后又恢复原状的特性。新生的红细胞变形能力较大,衰老或受损的红细胞以及某些红细胞遗传性疾病患者的红细胞,其变形能力较低,例如镰刀型贫血、血中红细胞过多症等。

3. 细胞的悬浮稳定性

红细胞悬浮于血浆稳定而不易下沉的特性称悬浮稳定性(suspension stability)。通常以红细胞在第一小时末下沉的距离表示红细胞沉降速度,称红细胞沉降率(erythrocyte sedimentation rate,ESR),简称血沉。方法是将抗凝血于血沉管中垂直静置,红细胞由于比重

大于血浆而下沉,1h 末观察结果。用魏氏法测定的正常值,男性为 0~15mm/h,女性 0~20mm/h。妊娠、活动性肺结核及风湿热时,血沉增快,表示红细胞悬浮稳定性减弱。另外,在某些疾病时红细胞彼此能较快地以凹面相贴,形成红细胞叠连。决定红细胞叠连快慢的因素不在于红细胞本身,而在于血浆成分的变化。通常血浆中纤维蛋白原、球蛋白及胆固醇的含量增高时,可加速红细胞叠连和沉降;血浆中白蛋白、卵磷脂的含量增多时则可抑制叠连发生,使沉降率减慢。故临床常通过测定血沉诊断某些疾病。

4. 细胞的渗透脆性

红细胞抵抗渗透压降低的能力或特性称红细胞渗透脆性(osmotic fragility)。红细胞在等渗溶液中形态大小保持不变,高渗溶液中会皱缩,低渗溶液中会膨胀甚至破裂。在 0.35%~0.30%NaCl 溶液中红细胞将全部破裂,发生溶血。红细胞对低渗溶液具有一定的抵抗力,抵抗力越小渗透脆性越大。一般新生的红细胞脆性小,衰老的红细胞脆性大。

(三)红细胞的生成和破坏

1. 红细胞的生成

(1)生成部位:人在胚胎时期,红细胞主要在肝、脾、卵黄囊中生成,出生后主要在红骨髓生成。红骨髓内的造血干细胞分化形成红系定向祖细胞,然后经有细胞核且体积较大的原红细胞分裂为体积逐渐变小的早幼红细胞、中幼红细胞和晚幼红细胞,然后脱核成为网织红细胞,网织红细胞再发育成熟后成为成熟的红细胞释放入血。若机体接受某些化学毒物或射线的辐射作用,破坏了造器官的功能,就会引起红细胞生成减少而引起再生障碍性贫血(aplastic anemia)。

(2)生成原料:蛋白质和铁是合成血红蛋白(红细胞的主要成分)的主要原料。若机体营养不良,蛋白质或铁摄入过少都会导致红细胞减少而引起贫血。铁是合成血红蛋白必需的原料,成年人每天需要 20~30mg 铁用于红细胞生成,衰老的红细胞破坏后可释放 25mg(95%)左右的铁,每天从食物中吸收约 1mg(5%)的铁,故成年人一般不会缺铁。由于慢性出血或铁摄入不足、胃肠道吸收障碍、儿童生长期、妇女月经期、妊娠和哺乳期对铁的需求量增加或造血功能增强而供铁不足,可使血红蛋白合成减少,引起小细胞低色素性贫血,即缺铁性贫血(iron deficiency anemia)。

(3)成熟因子:维生素 B_{12}、叶酸为红细胞成熟所必需,任何一种缺乏或不足都会影响 DNA 的生成,导致红细胞成熟障碍,进而引起巨幼红细胞性贫血。由于维生素 B_{12} 需与胃壁细胞分泌的内因子结合形成复合物才可以到达回肠并被吸收,故内因子缺乏也会引起巨幼红细胞性贫血。

2. 红细胞生成的调节

红细胞的生成主要受促红细胞生成素的调节。组织缺氧是促进红细胞生成的有效刺激,实验表明缺氧能促进肾脏产生一种红细胞生成酶,此酶作用于血浆中促红细胞生成素原,使它转变成为促红细胞生成素(erythropoietin,EPO)。促红细胞生成素由血液运至红骨髓,作用于原红细胞膜上的受体,促使这些细胞加速增殖分化并发育为成熟的红细胞。此外,肝细胞和巨噬细胞也可能产生促红细胞生成素。严重肾病患者促红细胞生成素合成减少而导致红细胞减少称肾性贫血。

另外,雄性激素也能直接刺激骨髓造血组织,加速红细胞合成,而且还能作用于肾脏使红细胞生成酶的活性提高,从而使血液中红细胞数量增多。故成年男性红细胞数量多于女性。

3. 红细胞的破坏

红细胞因衰老或不利的理化因素而大量破坏引起的贫血称溶血性贫血。红细胞寿命平均为120d,渐衰红细胞随细胞内酶活性的降低、细胞膜脂质成分的改变,细胞膜功能受到影响,变形性降低、脆性增加,难以通过脾脏的狭窄腔隙,被脾脏"扣留",破坏并被巨噬细胞吞噬。研究表明,每天循环血中的红细胞数约有1‰被吞噬,又有相当数量的红细胞和血红蛋白生成,使血液中的红细胞和血红蛋白保持着平衡,以维持机体的正常功能。脾是破坏红细胞的主要场所,如果脾功能亢进,红细胞破坏大于生成,则引起脾性贫血。

 知识链接

缺铁性贫血案例

李女士,28岁,因面色苍白、头晕、乏力1年余,加重伴心慌1个月来诊。1年前无明显诱因头晕、乏力,家人发现面色不如从前红润,但能照常上班,近1个月来加重伴活动后心慌,曾到医院检查结果显示血红蛋白低(具体不详),给硫酸亚铁口服,因胃难受仅用过1天,病后进食正常,不挑食,二便正常,无便血、黑便、尿色异常、鼻衄和齿龈出血。睡眠好,体重无明显变化。既往体健,无胃病史,无药物过敏史。结婚半年,月经初潮14岁,7天/27天,末次月经半月前,近2年月经量多,半年来更明显。查体:T 36℃,P 104次/分,R 18次/分,Bp 120/70mmHg,一般状态好,贫血貌,皮肤黏膜无出血点,浅表淋巴结不大,巩膜不黄,口唇苍白,舌乳头正常,心、肺无异常,肝、脾不大。化验:Hb 60g/L,RBC $3.0×10^{12}$/L,MCV 70fl,MCH 25pg,MCHC 30%,WBC $6.5×10^{9}$/L,分类:中性分叶细胞70%,淋巴细胞27%,单核细胞3%,plt $260×10^{9}$/L,网织红细胞1.5%,尿蛋白(一),镜检(一),大便潜血(一),血清铁50μg/dl。

诊断:①缺铁性贫血,月经过多所致。②月经过多原因待查。

诊断依据:①月经过多。②化验:小细胞低色素性贫血。③血清铁低。

治疗原则:①去除病因:治疗妇科病。②补充铁剂。

治疗结果:两个月后,面色红润,精神状态明显好转。

二、白细胞

白细胞(white blood cell,WBC)为无色有核的球形细胞,体积比红细胞大,能做变形运动,具有防御免疫功能(表7-2)。成人白细胞的正常值为$(4.0～10.0)×10^{9}$/L。男女无明显差别。在疾病状态下,白细胞总数及各种白细胞比例皆发生不同改变。光镜下,根据白细胞胞质内有无嗜色颗粒,将其分为有粒白细胞和无粒白细胞。有粒白细胞又根据颗粒嗜色性分为中性粒细胞、嗜酸性粒细胞和嗜碱性粒细胞3种。无粒白细胞有单核细胞和淋巴细胞2种。

表 7-2　正常成人白细胞类型正常值及生理功能

白细胞	比例(%)	生理功能
中性粒细胞(N)	50～70	吞噬细菌与异物
嗜酸性粒细胞(E)	0.5～5	限制过敏反应、抗蠕虫感染
嗜碱性粒细胞(B)	0～1	释放组胺、肝素，参与过敏反应
单核细胞(M)	3～8	吞噬作用，参与特异性免疫功能
淋巴细胞(L)	20～40	参与特异性免疫功能，抗肿瘤、抗感染

1. 中性粒细胞

中性粒细胞(neutrophil)具有很强的趋化作用和吞噬功能，是血液中的主要吞噬细胞，主要吞噬细菌和异物。中性粒细胞胞浆内含大量溶酶体酶，能将吞噬入细胞内的细菌和组织碎片分解，中性粒细胞自身也常常受损而坏死，成为脓细胞，溶解后形成脓液。急性化脓性细菌感染时，机体的白细胞总数和中性粒细胞比例明显增高。

2. 嗜酸性粒细胞

嗜酸性粒细胞(eosinophil)能吞噬抗原抗体复合物，释放组胺酶灭活组胺，抑制嗜碱性粒细胞和肥大细胞释放生物活性物质，减少过敏反应。该粒细胞释放的阳离子蛋白对蠕虫有很强的杀灭作用，在过敏性疾病或寄生虫感染时其数量增多。

3. 嗜碱性粒细胞

嗜碱性粒细胞(basophil)含有肝素、组胺和嗜酸性粒细胞趋化因子等。肝素可有抗凝作用，组胺参与过敏反应，嗜酸性粒细胞趋化因子可吸引嗜酸性粒细胞聚集以限制嗜碱性粒细胞在过敏反应的作用。

4. 单核细胞

单核细胞(monocyte)内含有过氧化物酶、酸性磷酸酶、非特异性酯酶和溶菌酶。具有活跃的变形运动、明显的趋化性和一定的吞噬功能。单核细胞进入组织后发育成为强大吞噬功能的巨噬细胞。巨噬细胞参与激活淋巴细胞的特异性免疫功能，识别杀伤各种病原微生物及异常细胞。

5. 淋巴细胞

根据淋巴细胞(lymphocyte)的免疫功能主要分为 T 细胞(胸腺依赖性淋巴细胞)、B 细胞(骨髓依赖性淋巴细胞)和 NK 细胞(自然杀伤细胞)。淋巴细胞是主要的免疫细胞，T 细胞参与细胞免疫，B 细胞参与体液免疫产生相应抗体。

白血病

白血病，亦称作血癌，是一类造血干细胞异常的克隆性恶性疾病。其克隆中的白血病细胞失去进一步分化成熟的能力而停滞在细胞发育的不同阶段。在骨髓和其他造血组织中白血病细胞大量增生积聚并浸润其他器官和组织，同时使正常造血受抑制，临床表现为贫血、出血、感染及各器官浸润症状。急性前骨髓性白血病:弥漫性出血。慢性骨髓性白血病:大部分患者血小板数目上升,脾脏肿大。慢性淋巴性白血病:很少发生在中国人身上,好发的年纪主要是在中年以后,尤其是老年人。急性淋巴性白血病:若是导致胸中膈淋巴结肿大,往往压迫气管,导致呼吸急促、咳嗽。成人T细胞淋巴性白血病:因为血中钙离子过高,导致脱水,意识不清,昏迷。

三、血小板

(一)血小板数量

血小板(blood platelet)即血栓细胞,是骨髓成熟的巨核细胞胞质脱落下来的小块胞质,无核但有完整的细胞膜。当受到机械或化学刺激被激活时伸出突起,其表面吸附有血浆蛋白,其中有多种凝血因子。正常值为$(100\sim300)\times10^9/L$。当数量超过$1000\times10^9/L$时称血小板过多,易发生血栓,当少于$50\times10^9/L$时称血小板过少,毛细血管壁脆性增加,微小创伤或仅血压增高就会使皮肤和黏膜下出现淤点,甚至出现大紫癜或淤斑,临床上称为血小板减少性紫癜。

(二)血小板生理特性

1. 黏附

黏附是血小板生理性止血的开始,血小板在血管壁破损时可黏着到暴露出的胶原纤维上,称血小板黏附。

2. 聚集

血小板相互聚拢在一起的现象称血小板聚集。整个过程分为两个时相:第一时相为可逆聚集,发生迅速,由受伤组织释放ADP引起;第二时相为不可逆聚集,发生缓慢,不能聚集,由血小板本身释放内源性ADP引起。临床上治疗血栓患者所使用阿司匹林等药物主要是通过抑制血小板聚集发挥作用的。

3. 释放

释放指血小板接受相关刺激后将其内容物如ADP、ATP、5-羟色胺、儿茶酚胺、血小板3因子等排出的过程。ADP可使血小板形成血小板血栓,5-HT、儿茶酚胺可使小动脉收缩,血小板3因子可促进止血和血液凝固。

4. 收缩

血小板活化后,其内部的收缩蛋白会发生收缩,使血小板收缩进而使血凝块回缩变硬成为坚实的止血栓。

5. 吸附

血小板活化后,其黏附、聚集破损处的同时,表面吸附了大量的凝血因子,这对生理性止血和血液凝固起到了重要的促进作用。

6. 修复

血小板可随时填充血管内皮破损处及脱落处,修复毛细血管内皮细胞。

(三)血小板的生理功能

1. 参与生理性止血

生理性止血是指小血管损伤后出血在数分钟内自行停止的现象,包括小血管收缩、血小板血栓形成、血液凝固三部分。出血时间长短的测量可估测人体内血小板的数量和功能状况。

2．促进凝血

血小板含有血液凝固过程所需的激活凝血因子的磷脂表面、血凝相关因子等,大大加快了血液凝固的速度。

3．维持毛细血管壁的正常通透性

血小板可沉着于毛细血管壁上,随时填补并融入毛细血管内皮细胞,修复并维持毛细血管内皮正常通透性。

紫癜

过敏性紫癜:又叫 Schonlein-Henoch 氏综合征,是属于变应性毛细血管炎和细小动脉炎一类的疾患,多见于儿童及青少年。发病前多有上呼吸道感染症状。发病时,皮损为散在的,略隆起于皮肤的紫癜,有浸润性,紫癜可大可小,一般在 4~10mm 之间。通常经 3~4 周会自行变成黄褐色,后逐渐消失,但可以再发新紫癜。与紫癜皮损发生的同时,可并有丘疹、风团及水疱等。分布多以下肢伸侧为主,重者可侵犯上肢及躯干。皮损处有轻度瘙痒或微痛。过敏性紫癜有时伴有腹痛、呕吐及血便,甚至发生肠套叠或肠穿孔,此症称为 Henoeh 氏型,如果并发关节出血及肿痛,则为 Sehontein 氏型。紫癜亦可累及肾脏,出现血尿、蛋白尿及管型尿等,即为肾型紫癜。

消耗性凝血疾病:又叫暴发性紫癜,是由于某些败血症(较重的)、肿瘤,或抗凝剂使用不当等致使凝血因子大量消耗而引起的紫癜,发病期常伴有发热、休克或昏迷。皮损呈大块淤斑,或成地图样,略隆起于皮肤表面,颜色由鲜红至青蓝。可分布于身体的任一部位,但多见下肢及背部。

流行性斑疹伤寒:皮疹为圆形或椭圆形,直径 1~4mm,不甚整齐,稍有隆起的粉红色丘疹。初起时压诊时可呈退色,但不久即变成暗红色的紫癜,严重者可呈大块出血斑或融合成一片。皮疹与发热持续的时间往往一致。

昆士兰蜱斑疹伤寒:发病时亦呈持续性高热、头痛及全身不适,旋即出现全身性斑疹,严重者并发淤斑。外裴氏试验呈阳性。

洛矶山斑点热:有些受损的皮肤似乎变薄犹如玻璃状,常可看到其皮下血管血栓所致的淤血征。重症患者高热时,可有意识障碍、惊厥、颈强及黄疸,也有时并发弥散性血管内凝血(DIC)。

第四节　血液凝固与纤维蛋白溶解

一、血液凝固

血液凝固(blood coagulation)简称血凝,指血液由流动的液体状态转变为不流动的凝胶状态的过程。其实质是血浆中可溶性的纤维蛋白原转变为不溶性的纤维蛋白。血液凝固是一系列的按一定顺序发生的复杂的酶促反应,是生理性止血的重要环节。

(一)凝血因子

血液凝固是由一系列凝血因子参与的复杂生理过程。血浆与组织中直接参与血液凝固的物质,统称为凝血因子(blood clotting factor)。目前已知的凝血因子主要有15种(见表7-3),包括国际上按发现顺序用罗马数字编号的12种,另外还有高分子激肽原、前激肽释放酶、血小板第3因子也参与血凝。

表7-3 凝血因子一览表

编号	同义名	编号	同义名
因子Ⅰ	纤维蛋白原	因子Ⅹ	斯图亚特因子
因子Ⅱ	凝血酶原	因子Ⅺ	血浆凝血激酶前质
因子Ⅲ	组织因子	因子Ⅻ	接触因子
因子Ⅳ	钙离子	因子ⅩⅢ	纤维蛋白稳定因子
因子Ⅴ	前加速素	PF_3	血小板第3因子
因子Ⅶ	前转变素	HMW-K	高分子激肽原
因子Ⅷ	抗血友病因子	Prekallikein	前激肽释放酶
因子Ⅸ	血浆凝血激酶		

国际编码的12种凝血因子中除因子Ⅳ是Ca^{2+}外,其余均属蛋白质,且大多数以无活性的酶原形式存在,须被激活才具有活性,常以右下角标"a"表示活性形式。凝血因子大多在肝脏合成,其中Ⅱ,Ⅶ,Ⅸ,Ⅹ的合成还需要维生素K的参与,当肝脏受损或维生素K缺乏时,将导致凝血障碍而发生出血倾向。另外,除因子Ⅲ外,其他凝血因子均存在于血浆中。

(二)血液凝固过程

血液凝固过程是凝血因子顺序被激活的连锁反应,是一种重要的正反馈。此过程包括3个阶段:凝血酶原激活物的形成、凝血酶的形成和纤维蛋白的生成。可图示如下:

图7-5 血液凝固的基本步骤

⟶ 变化方向; ┈┈▶ 自作用方向

1.凝血酶原激活物的生成

凝血酶原激活物的生成包括内源性凝血和外源性凝血两条途径,两条凝血途径的主要区别在于启动方式及参加的凝血因子不同,结果形成两条不同的因子Ⅹ激活通路。其实两条凝血途径并不各自完全独立,而是相互联系,在机体的整个凝血过程中发挥不同的作用。

(1)内源性凝血途径:只由来源于血浆的凝血因子完成的凝血过程称为内源性凝血途径。由接触因子Ⅻ启动。当血管受到损伤时,血管内膜下的胶原纤维等异物一旦暴露,血浆中的因子Ⅻ与其接触被激活为因子$Ⅻ_a$。因子$Ⅻ_a$又可激活前激肽释放酶,激肽释放酶以正反馈方式激活大量因子Ⅻ为因子$Ⅻ_a$,因子$Ⅻ_a$可激活因子Ⅺ为因子$Ⅺ_a$,因子$Ⅺ_a$可激活因子Ⅸ为因子$Ⅸ_a$,因子$Ⅸ_a$与Ca^{2+}、Ⅷ、PF_3结合形成复合物,该复合物激活因子Ⅹ为因子$Ⅹ_a$。因子Ⅹ的激活必须有因子Ⅷ的参与,且因子Ⅷ是血液凝固过程中重要的限速因子,当因子Ⅷ缺陷或合成明显减少时,会表现为甲型血友病。此类患者内源性凝血速度缓慢,轻微创伤就可能流血不止。

(2)外源性凝血途径:外源性凝血途径指由血液之外的因子Ⅲ与血液接触后起始的凝血过程。启动因子是因子Ⅲ。血管壁破裂时,受损组织释放因子Ⅲ,与血浆中的Ca^{2+}、因子Ⅶ形成复合物,快速激活因子Ⅹ为因子$Ⅹ_a$。

任何一条途径中,当因子$Ⅹ_a$生成后,通过Ca^{2+}的作用与因子Ⅴ结合在PF_3的磷脂表面上形成凝血酶原激活物。

2. 凝血酶的形成

血浆中无活性的凝血酶原在凝血酶原激活物的作用下迅速被激活成有活性的凝血酶;因子Ⅴ对凝血酶的激活速度起到十分重要的促进作用。

3. 纤维蛋白的形成

激活的凝血酶既可催化纤维蛋白原分解成纤维蛋白单体,又可激活因子ⅩⅢ为因子$ⅩⅢ_a$,因子$ⅩⅢ_a$在Ca^{2+}作用下使纤维蛋白单体相互聚合形成不溶于水的稳定的纤维蛋白多聚体,并交织成网而网罗血细胞使血液凝固。整个凝血过程如图7-6所示。

图7-6 血液凝固过程示意图

—→ 指变化方向; ---→ 指催化方向

(三)体内的抗凝物质

一般来说,心血管中的血液保持不断循环流动不会凝固,主要原因是:①血管内膜光滑完整,因子Ⅻ不易被激活,因子Ⅲ不易进入血管内;②血流呈旋涡式,血小板不易黏附聚集;③血液中存在一些重要的抗凝物质,这些抗凝物质主要包括抗凝血酶、肝素、蛋白质C等。

1.抗凝血酶

抗凝血酶是血浆中含有的最重要的丝氨酸蛋白酶抑制物之一,由肝细胞和血管内皮细胞合成,其结构中的精氨酸残基部位与凝血酶和因子$Ⅸ_a$、$Ⅹ_a$、$Ⅺ_a$、$Ⅻ_a$分子活性部位的丝氨酸残基相结合,这些凝血因子因此灭活,从而产生抗凝作用。正常情况下,抗凝血酶的直接抗凝作用缓慢。

2.肝素

肝素主要存在于肺、心、肝、肌组织中,正常情况下血浆中几乎不含肝素。由肥大细胞和嗜碱性粒细胞产生的酸性黏多糖。肝素单独存在时抗凝作用很弱,当与抗凝蛋白特别是抗凝血酶合时,使抗凝血酶与凝血酶的亲和力增强约100倍,抗凝作用显著增强;肝素还刺激血管内皮细胞释放凝血抑制物和纤溶酶原激活物;抑制血小板的黏着、聚集和释放反应;肝素还可增强蛋白质C的活性和增强纤维蛋白溶解。在临床及实验工作中,肝素常作为一种强的抗凝物质,广泛应用于体内、外抗凝。

3.蛋白质C

蛋白质C是由肝脏合成的维生素K依赖因子,是以酶原形式存在并具有抗凝作用的血浆蛋白。其主要作用是在磷脂和Ca^{2+}存在的情况下,灭活因子Ⅴ和Ⅷ;削弱$Ⅹ_a$对凝血酶原的激活作用;促进纤维蛋白溶解。

(四)血液凝固的加速与延缓

由于血液凝固是酶促反应过程,因此改变酶的活性及数量的各种因素都可以改变血液凝固的速度。如利用草酸盐和柠檬酸盐可结合血浆中的Ca^{2+}阻止血液凝固,草酸钾常用于体外的生化检验,枸橼酸钠常用于输血;利用温度的变化和粗糙面的增加(温热的盐水纱布或明胶海绵压迫止血)来加速血液凝固;术前注射维生素K可促进肝脏合成凝血因子等。

常用抗凝剂

肝素:1%肝素溶液0.1mL于试管内,旋转试管,使溶液均匀浸湿试管内壁,放入80~100℃烘箱烤干,每管能使5~10mL血液不凝。急性血压实验时可在充满生理盐水的动脉套管内注入肝素20~25mg。体内抗凝:500~1000U/kg。

枸橼酸钠:枸橼酸钠3.8%的枸橼酸钠溶液1份可使9份血液不凝,用于红细胞沉降速率的测定。因其抗凝血作用较弱而碱性较强,不适用于供化验用的血液样品。做急性血压实验时则用5%~7%的枸橼酸钠溶液。

草酸钾:草酸钾常用于供检验用血液样品的抗凝。在试管内加饱和草酸钾溶液2滴(或10%溶液0.2mL),轻轻敲击试管,使溶液分散到管壁四周,置80℃以下的烘箱中烤干(烘烤温度过高,可使草酸钾分解为碳酸钾而失效),每管能使 3~5mL 血液不凝。供钾、钙含量测定的血样不能用草酸钾抗凝。

二、纤维蛋白溶解

纤维蛋白溶解指的是纤维蛋白被分解液化的过程,简称纤溶(fibrinolysis)。其作用是使生理性止血中产生的局部血凝块溶解,保持血液畅通。纤溶与血凝既对立又统一,正常情况下二者处于动态平衡。在血管内凝血作用大于纤溶,就会发生血栓;纤溶作用大于凝血,就会造成出血倾向。纤溶系统主要包括纤溶酶原、纤维蛋白溶解酶(简称纤溶酶)、纤溶酶原激活物和抑制物。如图 7-7 所示。

图 7-7 纤维蛋白溶解系统示意图
(+)为促进作用;(-)为抑制作用

(一)纤溶酶原的激活

纤溶酶原是在肝、骨髓、嗜酸性粒细胞和肾中合成的一种蛋白质,纤溶酶原的激活是其在各种激活酶的作用下的水解过程。纤溶酶原激活物主要有三类:血管激活物、活化因子Ⅻ和组织激活物。

1. 血管激活物

当血管内出现血凝块时可使内皮细胞释放大量激活物并吸附于血凝块上,运动增加或输注儿茶酚胺、组胺等药物时血管激活物的合成和释放会增多。

2. 活化因子Ⅻ

活化因子Ⅻ即依赖于因子Ⅻ的激活物,能将血浆中无活性的前激肽释放酶激活为激肽释放酶,顺序激活纤溶酶原,保持了血凝和纤溶的动态平衡。

3. 组织激活物

存在于许多组织中,如子宫、肾脏、甲状腺、前列腺、肺等处,在组织损伤修复时可释放。若以上组织需要手术,则手术过程中或术后比较容易发生伤口渗血,术后应密切观察伤口出血等情况;月经血因含有这类激活物所以不发生凝固。肾合成和分泌的尿激酶是一种活性很强的组织激活物,有助于防止肾小管中的纤维蛋白沉着。尿激酶可以从尿中得到,也可工业生产,临床上用来预防血栓病及早期血栓患者的治疗。

(二)纤溶酶原的降解

激活后的纤溶酶对蛋白的水解作用很强,纤维蛋白(原)可分解成可溶性小肽即具有抗凝作用的纤维蛋白降解产物。

(三)纤溶抑制物

人体内抑制纤溶系统活动的物质称为纤溶抑制物,按其作用机制可分为两大类:一类为抗活化素,能够抑制纤溶酶原的激活;另一类是抗纤溶酶,能与纤溶酶结合成复合物来使纤溶酶失活,与此同时也能抑制凝血酶,故这些纤溶抑制物即可抑制纤溶也可抑制凝血,保持凝血与纤溶的动态平衡。出血时,凝血过程启动形成血凝块以止血,随后,血凝块中的纤溶系统启动并溶解血凝块,以保持血管通畅。

第五节 血量、血型与输血

一、血量

体内血液的总量称为血量(blood volume),正常成人血量占体重的 7%～8%,体重为 50kg 的人总血量为 3500～4000mL 左右。一般男性的血液较女性稍多,但女性妊娠期血量可增加;幼儿每千克体重的血量较成人多,老年人偏少;强壮者较瘦弱者多。

安静时,约 90% 的血液在心血管内循环流动,称为循环血量;约 10% 的血液滞留于肝、脾、肺、肠系膜、皮下静脉丛和腹腔静脉丛等处,称贮存血量。当机体大量失血、情绪激动、剧烈运动时,贮存血量进入血液循环,补充循环血量,满足需要。

正常人血液总量是相对恒定的。一次失血 200～400mL(占全身血量的 5%～10%)为轻度失血,机体完全可以依赖自身的代偿和造血能力,及时动员贮存的血液补充到血循环中去,1～2h 即可恢复正常血容量,血浆蛋白、红细胞需 7～10d 恢复。这非但不会影响健康,反而可以刺激骨髓造血,有利于新陈代谢;一次失血达到 1000mL(20%),机体代偿功能不足会发生急性低血容量反应,如血压下降、眩晕乏力、四肢发凉;一次失血 1500mL(30%)就会导致休克,如不及时输血会有生命危险。

二、血型

血型(blood group)是指红细胞膜表面特异性抗原的类型。原来只是用来描述红细胞表面抗原特异性的差异。后来相继发现了红细胞的其他血型抗原,20 世纪 50 年代中期起又发现了白细胞、血小板和许多血清蛋白抗原性的不同,红细胞内的酶也分为不同类型。现在都称为血型,血型是指血液各成分的遗传多态性。本节主要介绍红细胞血型,重点介绍 ABO 血型和 Rh 血型系统。

(一)ABO 血型系统

1. ABO 血型的分型

1900 年,奥地利的血液学家 Landsteiner 发现了人类第一血型系统 ABO 血型系统,奠定了常规血型鉴定的基础。他在做血清和红细胞交叉试验时发现:人血清具有凝集特性,发现了红细胞的同种凝集现象,并指出红细胞上有两种特异性抗原即凝集原,分别是 A 抗原和 B 抗原。血清中存在缺乏该相应抗原的抗体即凝集素。依据特异性抗原的有无或不同将人类的

ABO血型系统分成A,B,O,AB四种血型。凡红细胞膜上只具有A抗原者为A型,只有B抗原者为B型,A,B抗原都没有为O型,A,B抗原都有为AB型。

2. ABO血型抗体

在人体血清中含有两种天然抗体,为抗A抗体和抗B抗体。当此类抗体与红细胞膜上相应的抗原相遇时,红细胞凝集成不规则的细胞团的现象称为凝集反应。此类抗体属于IgM性质的抗A、抗B,不能通过胎盘。人出生前尚未产生此类抗体,出生2个月后才开始形成自己的抗体,5~6岁时,抗体效价较高,老年时抗体水平较年轻时低。A型血的血清中存在抗B抗体,B型血的血清中含有抗A抗体,AB型血的血清中没有抗A抗体也没有抗B抗体,而O型血的血清中既有抗A抗体又有抗B抗体。

ABO血型系统对临床输血和器官移植有着重要的意义,缺少该抗原的个体血清中存在很强的同种凝集抗体(见表7-4)。

表7-4 ABO血型分类

红细胞上抗原	血清中抗体	血型
A	抗B	A
B	抗A	B
无	抗A、抗B	O
A,B	无	AB

(二)Rh血型系统

1. Rh血型的抗原和抗体

1940年Landsteiner和Wiener以恒河猴的红细胞免疫家兔和豚鼠,发现产生的抗体能凝集猴红细胞以及85%的供者红细胞。这种抗恒河猴抗体凝集的红细胞被称为Rh阳性,其余不凝集的红细胞被称之为Rh阴性。现在,根据红细胞膜上是否存在D抗原,将红细胞分为Rh阳性和Rh阴性。约85%的白种人为Rh阳性,其余15%为Rh阴性。约99.6%的汉族人为Rh阳性,一些少数民族Rh阴性的人较多,苗族12.3%,塔塔尔族为15.8%。Rh系统的其他主要抗原还有C,c,E,e。相应的抗体分别为抗D、抗C、抗E、抗c、抗e等。Rh抗体主要通过输血和妊娠免疫产生。

2. Rh血型系统的临床意义

Rh血型抗体不是天然具有的,而是后天产生的,故该血型系统在输血治疗和新生儿溶血病的临床应用中具有很重要的意义。

(1)Rh血型抗体与输血的关系仅次于ABO血型,受血者血清中如果含有Rh血型抗体,如输入含相应抗原的血液后,将引起严重的溶血性输血反应。

(2)Rh阴性妇女怀孕后,如果胎儿是Rh阳性,则Rh抗原有可能进入母体;或Rh阴性的母体曾接受过Rh阳性的血液,产生了抗Rh抗体,抗Rh抗体是不完全抗体IgG,其分子较小,能透过胎盘。当抗Rh抗体透过胎盘进入胎儿血液时,将与胎儿血液中的红细胞发生凝集反应而溶血,即引起新生儿溶血症,严重的可致胎儿死亡。但是少量的Rh阳性红细胞进入Rh

阴性受血者循环时,可注射人 Rh 免疫球蛋白来防止 Rh 阳性红细胞的初次免疫。

三、输血

输血是临床上抢救大失血患者和治疗某些疾病的有效方法之一。但人类血型众多复杂,输入血型不相合的血液将产生免疫性输血反应,甚至危及生命。因此为保证输血安全,在输血和输注任何血液成分前必须遵守输血原则。

1. 输血前必须鉴定血型

输血前必须对受血者和供血者进行血型鉴定,保证供需双方血型相符,对于反复输血和育龄女性的患者,除鉴定 ABO 血型外还必须鉴定 Rh 血型,以免其在输血或妊娠过程中产生抗 Rh 抗体。选择合适血型的供血者血液,使输入的红细胞在受血者体内必须不发生凝集或溶血,输入的血浆成分不导致受血者自身红细胞显著破坏,即血型相合。

2. 输血前必须做交叉配血试验

交叉配血试验(cross-match test)又称配合性试验,目的是受血者和供血者血液相配合,即没有检测到不相配合抗原、抗体成分,因为同型血的红细胞上也有不同亚型抗原,血清中有不同亚型抗体。交叉配血试验通常包括:

(1)"主侧"交叉配血试验:受血者血清对供血者红细胞,是检测受血者血清中是否存在与供血者红细胞发生反应的抗体。

(2)"次侧"交叉配血试验:受血者红细胞对供血者血清,是检测供血者血清中是否存在与受血者红细胞发生反应的抗体。如下图:

图 7-8 交叉配血实验示意图

(3)自身对照试验:受血者红细胞对受血者血清,检测受血者血清中是否存在抗自身红细胞抗体、直接抗球蛋白试验阳性及红细胞缗线状假阳性的存在。

以上试验结果,若主侧、次侧均不凝集称为配血相合,可以输血,如同型血之间;若主侧凝集,不管次侧是否凝集,称为配血不合,绝对不能输血,如 A 型血和 B 型血之间;若主侧不凝集而次侧凝集为配血基本相合,只能在紧急情况下少量(少于 300mL)缓慢地输血,并密切观察,如 O 型血输注给其他血型。交叉配血试验必须在任何步骤中不产生溶血或凝集时,方可将供血者的血液或血液成分给受血者输注。

知识链接

血型鉴定

常规的 ABO 定型包括正向定型(红细胞定型)和反向定型(血清定型)。正向定型是用已知型特异性的抗体试剂检查红细胞上的未知抗原。反向定型是用已知血型的试剂红细胞检查血清中的未知抗体。所有的抗 A 和抗 B 试剂必须符合我国暂行规定,抗 A 和抗 B 试剂效价分别不低于 1∶64 和 1∶128,O 型血清中的抗 A、抗 B 帮助测定 A 或 B 亚型,抗 A_1 血清可区分 A_1 和 A_2 型;反定型中,一般需用 A_1、B 和 O 型红细胞,O 型红细胞用于检查不规则抗体,当怀疑有抗 A_1 时,必须用 A_2 细胞。ABO 血型至今已有 29 个血型系统,265 个血型抗原,血清学内容也非常复杂,因此输血前检查内容包括的内容也较多:①受血者病史和标本等检查、核对及处理;②受血者和供血者 ABO、Rh 血型鉴定;③抗体筛选和鉴定;④交叉配血试验;⑤血小板输注前的抗体检查和血小板交叉配合性试验等。

 本章小结

一、本章提要

通过本章学习,使同学们了解血液的组成成分、理化特性及相应的生理功能,了解各种血液相关疾病的发生和治疗依据,了解必须严格遵守输血原则的重要性。具体包括以下内容:

1. 掌握血液的组成,血浆渗透压的形成及生理作用,红细胞、血红蛋白和白细胞的正常值及功能,血液凝固的基本过程,ABO 血型系统分型依据及分型,输血原则等。
2. 具有运用血液基本知识,说明血液检测在临床诊断及护理上的重要意义的能力以及解释相关生活现象和进行血型鉴定及交叉配血等能力。
3. 了解护理工作对护士的严谨、科学、认真等职业道德的要求。

二、本章重、难点

1. 重点

本章重点是血液的组成及特性、血液凝固、血型鉴定。

2. 难点

难点是血浆渗透压的形成及意义。

课后习题

一、名词解释

1. 血细胞比容 2. 血液凝固 3. 渗透压 4. 渗透脆性 5. 红细胞的悬浮稳定性 6. 血沉 7. 血型 8. 血量

二、填空题

1. 血液由_____和悬浮于其中的_____组成,又称全血。
2. 血浆蛋白主要包括_____、_____、_____三类

3. 正常人血浆 pH 为_____。血浆 pH 主要取决于血浆中主要缓冲对_____的比值。
4. 血浆渗透压由_____和_____两部分组成。
5. 红细胞的生成原料主要是_____和_____。
6. 红细胞的生成主要受_____和_____的调节。
7. 淋巴细胞参与特异性免疫反应，执行细胞免疫的是_____，执行体液免疫的是_____。
8. 血浆晶体渗透压主要维持了水分在_____和_____之间的平衡，血浆胶体渗透压主要维持了水分在_____和_____之间的平衡。
9. 内源性凝血途径的启动因子是_____，外源性凝血途径的启动因子是_____。
10. 血液凝固过程大体经历三个阶段即：_____、_____、_____。

三、选择题

1. 具有特异性免疫功能的血细胞是（　　）
   A. 红细胞　　　　　　　B. 嗜中性粒细胞　　　　C. 血小板
   D. 淋巴细胞　　　　　　E. 白细胞
2. 胃大部分切除术患者术后出现巨幼红细胞性贫血的原因是下面哪种物质吸收障碍（　　）
   A. 蛋白质　　　　　　　B. 叶酸　　　　　　　　C. 维生素 B_{12}
   D. 脂肪　　　　　　　　E. 铁
3. 引起出血常见的原因（　　）
   A. 血小板增高　　　　　B. 血小板减低　　　　　C. 白细胞增多
   D. 白细胞减少　　　　　E. 红细胞增多
4. 常用的化学抗凝剂不包括（　　）
   A. EDTA　　　　　　　 B. 枸橼酸钠　　　　　　C. 聚乙烯
   D. 肝素　　　　　　　　E. 草酸钾
5. 血浆胶体渗透压形成的主要因素是（　　）
   A. 无机盐　　　　　　　B. 纤维蛋白原　　　　　C. 血红蛋白
   D. 白蛋白　　　　　　　E. 球蛋白
6. 下列哪项为等渗溶液（　　）
   A. 0.8% 的葡萄糖溶液　　B. 10% 的葡萄糖溶液　　C. 0.4% 的 NaCl 溶液
   D. 0.9% 的 NaCl 溶液　　E. 20% 的甘露醇溶液
7. 红细胞沉降率的大小取决于红细胞的（　　）
   A. 体积　　　　　　　　B. 表面积　　　　　　　C. 数量
   D. 比重　　　　　　　　E. 叠连
8. 血清与血浆的主要区别（　　）
   A. 有无红细胞　　　　　B. 有无纤维蛋白原　　　C. 有无抗凝物质
   D. 有无血小板　　　　　E. 有无激素
9. 血液中多种凝血因子的合成主要在（　　）
   A. 肝脏　　　　　　　　B. 小肠　　　　　　　　C. 血细胞
   D. 骨髓　　　　　　　　E. 肌肉

10. 根据红细胞表面的抗原和血清中的抗体判断血型,错误的是( )
    A. 红细胞表面有 A 抗原,血清中有抗 B 抗体,为 A 型
    B. 红细胞表面有 B 抗原,血清中有抗 A 抗体,为 B 型
    C. 红细胞表面无抗原,血清中有抗 A 抗体和抗 B 抗体,为 O 型
    D. 红细胞表面有 A 抗原和 B 抗原,血清中无抗 A 抗体和抗 B 抗体,为 O 型
    E. 红细胞表面有 A 抗原和 B 抗原,血清中无抗 A 抗体和抗 B 抗体,为 AB 型

11. 50kg 体重的正常人,其体液量和血量分别是( )
    A. 40L;3.5～4.5L   B. 40L;3～4L   C. 30L;3.5～4L
    D. 25L;3.～3.5L   E. 20L;3～3.5L

12. 下列关于血小板的生理特性,哪一项叙述是错误的( )
    A. 黏附与聚集作用   B. 释放作用   C. 血块回缩作用
    D. 吸附作用   E. 吞噬作用

13. 正常机体血液在血管内不凝固,下列哪一项原因是错误的( )
    A. 血液流动快   B. 有缓冲物质存在   C. 有抗凝物质存在
    D. 血管内膜光滑完整 E. 纤维蛋白溶解系统的作用

14. 启动外源性凝血途径的凝血因子是( )
    A. Ⅳ   B. Ⅲ   C. Ⅹ   D. Ⅱ   E. Ⅶ

15. 受血者 B 型,交叉配血主侧不凝集,次侧凝集;献血者血型为( )
    A. A 型   B. B 型   C. AB 型
    D. O 型   E. O 型或 B 型

四、问答题

1. 简述血浆蛋白的种类及主要功能。
2. 简述贫血的种类及成因。
3. 阐明各种血细胞的浓度正常值及相关概念。
4. 辨析血浆和血清的区别。
5. 简述输血原则。

五、案例分析

患者张某,女,31 岁。于某天凌晨 2:30 因宫外孕大出血住院,住院后紧急做好手术准备,遵医嘱需输同型血 400mL,3:30 时开始输血,凌晨 4:00 时手术,手术中出血较多,遵医嘱还需输同型血 400mL。

1. 护士在输血前应做哪些准备?
2. 如何调整患者的输血速度?
3. 输入第二袋血是否需要做交叉配血试验?

(曹新红)

第八章 血液循环

学习目标

1. 掌握心肌的生理特性,动脉血压的形成、正常值及其影响因素,心脏和血管的神经支配,颈动脉窦和主动脉弓压力感受器反射,肾上腺素和去甲肾上腺素对心血管活动的调节。
2. 熟悉心脏的泵血过程及其机制,心电图基本波形及生理意义,血压的概念,静脉血压及静脉回心血量影响因素、组织液的生成及影响因素,对心血管的作用,冠脉循环、肺循环、脑循环的解剖特点、血流特点及血流量的调节。
3. 了解心肌细胞的生物电现象及其影响因素、各类血管的功能特点、微循环的组成及特点。

血液在心脏和血管中按照一定的方向周而复始地定向流动称为血液循环(blood circulation)。心脏是血液循环的动力器官,血管是输送血液、分配血量的管道和物质交换的场所。血液循环的主要功能是完成血液运输,实现机体的体液调节和防御功能,维持机体内环境稳定,保证新陈代谢的正常进行。此外,心血管系统还具有重要的内分泌功能,如心肌细胞能合成心房钠尿肽;血管内皮细胞可分泌内皮素、血管舒张因子等。

第一节 心脏生理

心脏是由心肌构成的肌性空腔器官,是推动血液循环的动力器官。心脏不停地收缩与舒张交替活动,收缩时把心腔内血液射入到压力较高的动脉,舒张时把压力很低的静脉血液抽吸回心脏,在心内瓣膜的配合下推动血液沿着单一的方向流动。心脏的这种节律性的收缩与舒张产生的泵血活动是在心肌的生理特性的基础上实现的,而心肌的各种生理特性又与心肌细胞的生物电现象密切相关。

一、心脏的泵血功能

(一)心动周期与心率

1. 心率及生理变异

每分钟心跳的次数称为心跳频率,简称心率(heart rate)。我国正常成年人在安静状态下,心率为60~100次/分,平均为75次/分。心率因年龄、性别和生理状况不同而有差异。新生儿心率可达130次/分以上,以后随着年龄的增长逐渐减慢,至青春期接近成年人。成年女性心率略高于男性。经常参加体育锻炼或从事体力劳动者,心率较慢。同一个人,安静或睡眠时心率较慢,情绪激动、体力劳动或运动时心率加快。心率是临床常用的诊疗指标之一,在评价心率时要充分考虑各种生理因素的影响才能得出正确地判断。

2. 心动周期

心脏一次收缩和舒张,构成一个机械活动周期,称为心动周期(cardiac cycle)。心房与心室的心动周期均包括收缩期和舒张期。由于心室在心脏泵血活动中起主要作用,故通常心动周期是指心室的活动周期而言。正常心脏的活动由一连串的心动周期组合而成,因此,心动周期可以作为分析心脏机械活动的基本单元。

心动周期持续的时间与心率呈反变关系。正常成人静息时的心率平均75次/分,每个心动周期历时0.8s。在一个心动周期中,心房和心室的活动按一定的次序和时程先后进行。两侧心房首先收缩,持续0.1s,然后心房舒张,持续0.7s。心房进入舒张期时,两心室开始收缩,持续0.3s,随后进入舒张期,持续0.5s。从心室舒张开始到下一个心动周期心房开始收缩之间的0.4s,心房和心室都处于舒张状态,称为全心舒张期(图8-1)。无论是心房还是心室,其舒张期均明显长于收缩期,这样使心脏有足够时间接纳由静脉回流的血液,既保证心室有充分的血液充盈,又能让心肌得到充分休息。当心率过快时,心动周期缩短,其中收缩期和舒张期均缩短,但舒张期缩短更为明显,故对心脏的充盈和持久活动不利。由于心室在泵血过程中起主要作用,因此临床上所说的心缩期和心舒期是指心室的收缩期和舒张期。

图8-1 心动周期中心房和心室的活动

(二)心脏的泵血过程

在心脏的泵血活动中,心室起主要作用。左右心室的活动几乎同步,其射血和充盈过程极为相似,射血量也几乎相等。下面就以左心室为例,说明心室的泵血过程(图8-2)。

1. 心室收缩与射血过程

该过程包括等容收缩期、快速射血期和减慢射血期。

(1)等容收缩期:心室在心房收缩结束后开始收缩,此时,室内压迅速升高,在室内压超过房内压时,心室内血液推动房室瓣使其关闭,防止血液倒流入心房。但在心室内压力未超过主

图 8-2 心脏泵血过程

动脉压之前,动脉瓣仍处于关闭状态,心室暂时成为一个封闭的腔。因此,从房室瓣关闭到主动脉瓣开放的这段时间,心室容积不变,故称为等容收缩期(isovolumic systole)。等容收缩期历时约 0.05s,该期的长短与心肌收缩力的强弱及动脉血压的高低有关,在心肌收缩力减弱或动脉血压升高时,等容收缩期将延长。

(2)快速射血期:随着心室肌的继续收缩,心室内压继续上升,一旦心室内压超过主动脉压,心室的血液将主动脉瓣冲开,心室内的血液迅速射入动脉,心室容积随之缩小,但由于心室肌强烈收缩,室内压可继续上升达最高值。此期血液射入动脉速度快,血量多,故称快速射血期(rapid ejection period),此期射血量约占搏出量的 2/3,快速射血期历时约 0.1s。

(3)减慢射血期:在快速射血期后,因大量血液进入动脉,动脉内压力上升,同时由于心室内血液减少,心室收缩强度减弱,导致射血速度减慢,称为减慢射血期(ruduced ejection period),历时约 0.15s。在减慢射血期内,室内压已略低于主动脉压,但由于心室肌的收缩,心室内血液具有较高的动能,在惯性作用下,继续流入动脉。减慢射血期末,心室容积最小。左右心室的泵血过程相同,但肺动脉压力仅为主动脉压力的 1/6,因此在一个心动周期中,右心室内压变化的幅度比左心室小得多。

2.心室舒张与充盈过程

该过程包括等容舒张期和充盈期,充盈期又可分为快速充盈、减慢充盈和心房收缩期三个时期。

(1)等容舒张期(isovolumic relaxation period):心室舒张开始,室内压下降,在心室内压低于主动脉压时,动脉内血液顺压力梯度反流,使主动脉瓣关闭,防止血液返流入心室。此时心室内压仍高于心房内压,房室瓣仍处于关闭状态,心室再次形成密闭的腔,无血液进出心室,心室容积不变;此期从动脉瓣关闭到房室瓣开启为止,称为等容舒张期,历时 0.06s~0.08s。

(2)快速充盈期(rapid filling period):随着心室舒张,室内压进一步下降,当室内压低于房内压时,血液顺压力差冲开房室瓣快速流入心室,心室容积迅速增大,称为快速充盈期,历时约 0.11s。此期是心室充盈的主要阶段,进入心室的血液量约占心室总充盈量的 2/3。此时心房也处于舒张状态,心房内的血液向心室内快速流动,主要是由于心室舒张时,室内压下降形成的"抽吸"作用。大静脉内的血液也经心房流入心室。因此,心室的收缩和舒张,不仅有利于射血,而且有利于静脉血液向心房回流和心室的充盈。

(3)减慢充盈期(reduced filling period):随着心室内血量的增多,房室之间压力梯度逐渐减小,血流速度减慢,心室容积进一步增大,称减慢充盈期。历时约0.22s。此期全心处于舒张状态,房室瓣仍处于开放状态。大静脉内的血液经心房缓慢流入心室。

(4)心房收缩期(atrial systole period):在减慢充盈期之后,进入下一个心动周期的心房收缩期,心房收缩,房内压上升,血液顺压力差进入心室,使心室进一步充盈。房缩期持续约0.1s。使心室充盈量再增加为总量的10%~30%。

从以上对左心室射血和充盈过程的描述中,可以理解泵血机制。心室肌的收缩和舒张引起室内压的升降,是导致心房和心室之间、心室和主动脉之间压力差形成的基本原因,而压力差又是血液流动和瓣膜启闭的直接动力。瓣膜的启闭又决定了血液只能是单向流动即从心房流向心室,再从心室流向动脉。可见,心动周期中心室的收缩与舒张是主要变化,它引起压力、瓣膜、血液和容积的改变,决定了心脏的充盈和射血的交替进行。

知识链接

心脏按压术

在抢救心脏停搏的患者时,可人工地、有节律地挤压心脏以暂时维持血液循环,称为心脏按压。可以在患者的胸骨下部有节律地压迫和放松,进行胸外按压,必要时还可以开胸直接进行胸内心脏按压。心跳或呼吸骤停后,全身组织缺血缺氧,体内发生一系列严重病理变化,因此在进行心脏按压和人工呼吸的同时,还必须采取其他多方面的抢救措施,方能使循环和呼吸功能恢复,使体内其他重要器官不遗留功能障碍。

(三)心脏泵血功能的评价

心脏的主要功能是泵血。在临床医学实践和科学研究工作中,常常需要对心脏的泵血功能进行评价。现介绍几种常用的评价指标。

1. 每搏输出量和射血分数

一侧心室在一次收缩时射出的血液量,称为每搏输出量(stroke volume),简称搏出量。正常成年人在安静状态下,左心室舒张末期容积约125mL,收缩末期容积约55mL,二者之差即为搏出量,约70mL(60~80mL)。可见,心室在每次射血时,并未将心室内充盈的血液全部射出。搏出量占心室舒张末期容积的百分比,称为射血分数(ejection fraction)。

健康成年人的射血分数为55%~65%。正常情况下,搏出量与心室舒张末期容积是相适应的,即当心室舒张末期容积增加时,搏出量也相应增加,而射血分数基本保持不变。在心室功能减退、心室异常扩大的情况下,其搏出量可能与正常人无明显差异,但它已经不能与增大的舒张末期容积相适应,实际上射血分数已明显下降。因此,与搏出量相比,射血分数能更准确地反映心脏泵血功能,对早期发现心脏泵血功能异常具有重要意义。

2. 每分输出量和心指数

一侧心室每分钟射出的血液量,称为每分输出量(minute volume),简称心输出量(cardiac

output)。左、右两侧心室的心输出量基本相等。心输出量等于心率与搏出量的乘积。心输出量与机体的新陈代谢水平相适应,可因性别、年龄及其他生理情况的不同而不同。如果心率为每分钟 75 次,搏出量为 70mL,则心输出量为 5.25L/min。一般健康成年男性在安静状态下的心输出量为 4.5~6.0L/min。女性的心输出量比同体重男性低 10% 左右。青年人的心输出量较老年人高。成年人在剧烈运动时,其心输出量可高达 25~35L/min;而在麻醉情况下则可降到 2.5L/min,情绪激动时心输出量可增加 50%~100%。

对不同身材的个体测量心功能时,若用心输出量作为指标进行比较是不全面的。因为身材矮小和身材高大的机体具有不同的耗氧量和能量代谢水平,心输出量也不同。调查资料表明,人在安静时的心输出量和基础代谢率一样,并不与体重成正比,而是与体表面积成正比。以单位体表面积(m^2)计算的心输出量称为心指数(cardiac index)。中等身材的成年人体表面积约为 $1.6~1.7m^2$,在安静和空腹情况下心输出量为 5~6L/min,心指数为 3.0~3.5L/(min·m^2)。在安静和空腹情况下测定的心指数称为静息心指数,可作为比较不同个体心功能的评定指标。

在同一个体的不同年龄段或不同生理情况下,心指数也可发生变化。10 岁左右的少年静息心指数最高,可达 4L/(min·m^2)以上。静息心指数随年龄增长而逐渐下降,到 80 岁时接近于 2L/(min·m^2)。运动时心指数随运动强度的增加大致成比例地增高。在妊娠、情绪激动和进食时,心指数均有不同程度的增大。

(四)影响心输出量的因素

心输出量等于搏出量与心率的乘积,因此凡能影响搏出量和心率的因素均可影响心输出量。

1. 搏出量

搏出量的多少取决于心室收缩的强度和速度,心肌和骨骼肌一样,其收缩的强度与速度也受前负荷、后负荷和心肌收缩能力的影响。

(1)前负荷:指心肌收缩前所遇到的阻力或负荷,即心室舒张末期的血液充盈量。与骨骼肌相似,心肌的初长度对心肌的收缩力具有重要影响。在一定范围内,增加前负荷,心肌收缩前的长度(心肌初长度)增加,心肌收缩力加强,搏出量增多。这种通过改变心肌初长度而引起心肌收缩力改变的调节,称为异长自身调节(heterometric autoregulation)。

在整体情况下,心室的前负荷主要决定于心室舒张末期充盈的血液量。心室舒张末期充盈量是静脉回心血量和射血后心室内剩余血量二者之和,静脉回心血量的多少是决定心室前负荷大小的主要因素。在一定范围内,增加静脉回心血量,心室的前负荷增大,心室收缩力随之增强,搏出量增多;而当静脉回心血量增大到一定限度时,心室收缩力则不再增强而室内压开始下降,导致搏出量减少。因此,临床静脉输血或补液时,其速度和量应适当。

(2)后负荷:完整的循环系统中,心室收缩时须克服动脉血压的阻力,才能将血液射入动脉,因此,动脉血压是心室收缩时所遇到的后负荷,也就是心肌开始收缩才遇到的负荷。

在其他条件都不变的情况下,如果动脉血压增高,等容收缩期室内压的峰值将增高,结果使等容收缩期延长而射血期缩短,射血期心室肌缩短的程度和速度都减小,射血速度减慢,搏出量减少;反之,动脉血压降低则有利于心室射血。

当动脉压突然升高而使搏出量暂时减少时,射血后心室内的剩余血量将增多,如果此时舒张期静脉回心血量不变,则心室舒张末期容积将增大。此时可通过异长自身调节加强心肌的收缩力,使搏出量回升并逐渐恢复到正常水平。

若动脉血压持续增高时,心室肌将长期加强其收缩活动,久之心肌逐渐发生肥厚,最终可能导致泵血功能减退。反之,当其他条件不变时,动脉血压降低,搏出量将增大。因此,临床上常用舒血管药物降低后负荷来改善心脏的泵血功能。

(3)心肌收缩能力:前负荷和后负荷是影响心脏泵血的外在因素,而肌肉的内部功能状态也是决定肌肉收缩效果的重要因素。心肌不依赖于前负荷和后负荷而能改变其力学活动(包括收缩的强度和速度)的内在特性,称为心肌收缩能力(myocardial contractility)。在完整的心室,心肌收缩能力增强可使心室功能曲线向左上方移位(图 8-3)。这表明在同样的前负荷条件下,每搏功增加,心脏泵血功能增强。这种通过改变心肌收缩能力的心脏泵血功能调节,称为等长调节(homometric regulation)。

图 8-3 左心室功能曲线

心肌收缩能力受多种因素的影响。凡能影响心肌细胞兴奋-收缩耦联过程的因素都可影响收缩能力,其中活化的横桥数目和其 ATP 酶的活性是影响心肌收缩能力的主要因素。在一定初长度条件下,活化的横桥数目越多,心肌收缩能力就越强,搏出量就越多;反之,则减少。神经、体液和药物等都可以改变心肌收缩能力来调节搏出量。如肾上腺素能使心肌收缩能力增强,乙酰胆碱则使心肌收缩能力减弱。

2.心率

一定范围内,心率与心输出量呈正比关系,即心率加快可使心输出量增加。当心率增快但尚未超过一定限度时,尽管此时心室充盈时间有所缩短,但由于静脉回心血量的大部分在快速充盈期内进入心室,因此心室充盈量和搏出量不会明显减少,故心率的增加可使心输出量明显增加。但是,如果心率过快,当超过每分钟 160~180 次时,将使心室舒张期明显缩短,心室舒张期充盈量明显减少,因此搏出量也就明显减少,从而导致心输出量下降。如果心率过慢,当低于每分钟 40 次时,将使心室舒张期过长,此时心室充盈早已接近最大限度,心舒期的延长也不能进一步增加充盈量和搏出量,所以心输出量也将减少。因此,心率在 40~180 次/分之间变化时，心输出量可随心率变化而增减。

在整体情况下，心率受神经和体液因素的调节。交感神经活动增强时心率加快；迷走神经活动增强时心率减慢。循环血液中肾上腺素、去甲肾上腺素和甲状腺激素水平增高时，也可使心率加快。

（五）心力储备

心输出量随人体代谢需要而增加的能力，称为心力储备（cardiac reserve）。心力储备包括搏出量储备和心率储备两部分。

1. 搏出量储备

搏出量是心室舒张末期容积和收缩末期容积之差，所以搏出量储备又可分为收缩期储备和舒张期储备两部分。前者是通过增强心肌收缩能力和提高射血分数来实现的，而后者则是通过增加舒张末期容积而获得的。一般心室舒张末期容积约145mL，由于心室腔不能过分扩大，一般只能达到160mL左右，故舒张期储备仅15mL左右；而当心肌最大程度缩短时，心室收缩末期容积由75mL减小到15～20mL，因而收缩期储备可达55～65mL。相比之下，收缩期储备要比舒张期储备大得多。

2. 心率储备

我国正常成年人在安静状态下，心率为60～100次/分，平均75次/分。假如搏出量保持不变，而使心率在一定范围内加快，心输出量可增加至安静时的2～2.5倍。动用心率储备是提高心输出量的主要途径。

心力储备反应心脏的泵血功能状况。剧烈运动时，心输出量可达25～30L，为安静时的5～6倍。说明正常心脏的泵血功能有相当大的储备量。训练有素的运动员，心输出量可达35L以上，为安静时心输出量的7倍以上。经常参加体育锻炼可提高心力储备，强身健体。

二、心肌细胞的生物电现象

心脏主要由心肌细胞组成。根据心肌细胞的组织学特点和电生理特性，可将心肌细胞分为两大类：一类是非自律细胞，构成心房和心室壁的普通心肌细胞，具有兴奋性、传导性和收缩性，执行心肌的收缩功能，故又称为工作细胞；另一类为自律细胞，是一些特殊分化的心肌细胞，在没有外来刺激的条件下，会自动产生节律性兴奋，它们也具有兴奋性和传导性，但是细胞内肌原纤维少且排列不规则，故收缩性弱，主要功能是产生和传播兴奋，控制心脏活动的节律。这类细胞包括窦房结P细胞、房室交界区、房室束、左右束支和浦肯野细胞等，它们共同构成心脏的特殊传导系统。根据心肌细胞动作电位去极化速率的快慢，心肌细胞又分为快反应细胞和慢反应细胞。心肌细胞膜上有钠通道和钙通道，钙通道激活和失活的速度比钠通道慢。主要由钠通道激活而产生动作电位的细胞称快反应细胞，主要由钙通道激活而产生动作电位的细胞称慢反应细胞。

综上所述，依照电生理特性可以将心肌细胞分为四种类型：①快反应非自律细胞，包括心室肌细胞和心房肌细胞；②快反应自律细胞，包括房室束及其分支和浦肯野细胞；③慢反应自律细胞，包括窦房结细胞P和房室交界内房结区和结希区的细胞；④慢反应非自律细胞，存在于房室交界的结区。

(一)工作细胞的跨膜电位及其形成机制

人和哺乳动物的心室肌细胞的静息电位约为-90mV。其产生的原理基本上和神经纤维相同,主要是由于安静时细胞膜对K^+通透性较高,细胞内高浓度的K^+顺浓度差向膜外扩散而形成的电-化学平衡电位。

与神经纤维动作电位相比,心室肌细胞动作电位复极化比较复杂,持续时间长,波形上升支与下降支不对称。心室肌细胞的动作电位可分为0期、1期、2期、3期、4期(图8-4)。

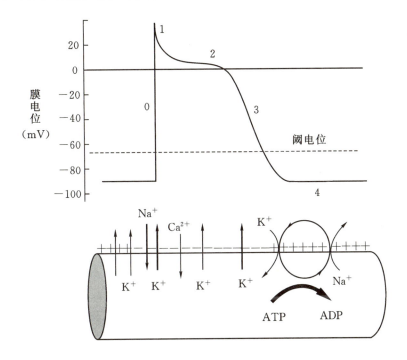

图8-4 心室肌细胞动作电位和主要离子活动示意图

1. 0期(去极化过程)

心室肌细胞受到刺激发生兴奋时,膜内电位由静息时的-90mV迅速上升到+30mV,构成了动作电位的上升支,即0期。其超出0mV电位以上的电位称为超射。0期时相短暂,仅1~2ms即达顶峰,可见0期去极化速度极快。上升幅度可达120mV。0期的产生机制和神经纤维基本相同。刺激引起细胞膜上部分钠通道开放,少量Na^+内流,使膜局部去极化;当去极化达到阈电位水平(-70mV)时,大量钠通道开放,Na^+快速内流,膜内电位迅速上升到+30mV,达到Na^+的平衡电位。决定0期去极化的Na^+通道是一种激活快、开放快、失活快的快通道,此通道可被河豚毒(TTX)所阻断。

2. 1期(快速复极初期)

在复极初期膜内电位由+30mV迅速下降到0mV左右,占时约10ms,与0期构成锋电位。形成机制是由于Na^+通道失活关闭,K^+通道被激活,K^+迅速外流造成的。

3. 2期(缓慢复极期或平台期)

1期复极结束,膜内电位降到0mV左右时,复极化过程变得非常缓慢,膜电位基本停滞于

0mV 水平，历时 100～150ms，在下降支上形成坡度很小的平台，这是整个动作电位持续时间长的主要原因，是心室肌细胞动作电位的主要特征。2 期的形成是由于膜上 Ca^{2+} 通道已开放，Ca^{2+} 缓慢而持久地内流，同时有少量 K^+ 外流，两种离子流动方向相反，在电位上互相抵消造成的。Ca^{2+} 通道比 Na^+ 通道开放较慢（阈电位约 $-40mV$），关闭更慢（可持续 200ms），因此又称为"慢通道"。

4. 3 期（快速复极末期）

此期的细胞膜复极速度加快，膜电位从 0mV 左右较快地下降到 $-90mV$，完成复极化过程，故又称快速复极末期，占时约 100～150ms。3 期的形成是由于 Ca^{2+} 通道已关闭，Ca^{2+} 内流停止，而膜对 K^+ 的通透性增高，K^+ 外流随时间递增所造成。

5. 4 期（静息期）

此期心室肌细胞复极完毕，膜电位恢复并稳定在 $-90mV$，故又称静息期，但实际上膜内外的离子分布尚未恢复，必须把细胞内多余的 Na^+ 和 Ca^{2+} 排出，并摄回细胞外的 K^+，恢复细胞内外离子的正常浓度梯度才能保持心脏正常的兴奋性。Na^+ 和 K^+ 浓度的恢复依赖 Na^+-K^+ 泵的作用；细胞内 Ca^{2+} 逆浓度梯度外运主要是通过细胞膜上的 Na^+-Ca^{2+} 交换体和 Ca^{2+} 泵进行的。

（二）自律细胞的跨膜电位及其离子机制

自律细胞动作电位的特点是 3 期复极末膜内电位达最低水平（即最大复极电位）后，进入 4 期，立即开始自动去极化，当去极化达阈电位后引起动作电位，这种 4 期自动去极化是产生自动节律性兴奋的基础。不同类型的自律细胞，4 期自动去极化的速度和离子基础各不相同。

1. 窦房结 P 细胞

P 细胞属于慢反应自律细胞，其动作电位的波形与心室肌动作电位明显不同，主要特征如下：①无明显的 1 期和 2 期，仅表现为 0 期、3 期、4 期；②动作电位 0 期去极化速度慢、幅度小，膜内电位仅上升到 0mV 左右，无明显的极化反转；③3 期最大复极电位（$-70mV$）和阈电位（$-40mV$）的绝对值较小；④4 期膜电位不稳定，由最大复极电位开始自动去极化，当去极化达到阈电位水平（$-40mV$）时，爆发一次动作电位；⑤4 期自动去极化的速度较快（约 0.1V/s）。

P 细胞动作电位主要是由 Ca^{2+} 的内流引起的。当膜电位由最大复极电位自动去极化达到阈电位水平时，膜上钙通道被激活，Ca^{2+} 内流到细胞内，导致 0 期去极化。随后，钙通道逐渐失活，Ca^{2+} 内流减少，同时有 K^+ 通道被激活，K^+ 外流增加，形成了 3 期复极化。当达到最大复极电位 $-70mV$ 时，K^+ 通道逐渐失活，K^+ 外流逐渐减少，而内向的 Na^+ 内流逐渐增强，导致膜内电位缓慢上升，因而出现 4 期自动去极化。

2. 浦肯野细胞

浦肯野细胞动作电位的波形与心室肌相似，产生的离子基础也基本相同，但 4 期膜电位不稳定（图 8-5）。

浦肯野细胞 4 期自动去极化主要是由于 Na^+ 的内流逐渐增强和 K^+ 外流逐渐衰减，造成 4 期净内向离子电流，导致自动去极化。

图 8-5 窦房结及浦肯野细胞的动作电位
A.窦房结细胞的动作电位;B.浦肯野细胞的动作电位

三、心肌的生理特性

心肌细胞具有兴奋性、自律性、传导性和收缩性四种生理特性。其中,收缩性是心肌以肌丝滑行为基础的机械特性,而兴奋性、自律性和传导性是心肌以生物电活动为基础的电生理特性。

(一)兴奋性

兴奋性是指细胞在受到刺激时产生兴奋的能力,心肌兴奋性的高低可用阈值作为衡量指标。阈值大则表示兴奋性低,阈值小则兴奋性高。

1.心肌细胞兴奋性的周期性变化

心肌细胞在受到刺激而发生兴奋的过程中,其兴奋性会发生周期性变化,即经过有效不应期、相对不应期和超常期,而后恢复到原来状态(图 8-6)。

(1)有效不应期:从去极化 0 期开始到复极化 3 期膜电位约-60mv 的期间内,心肌细胞不能产生动作电位,称为有效不应期(effective refractory period,ERP)。它包括绝对不应期和局部反应期两部分。从去极化 0 期开始到复极化 3 期膜电位到达-55mV 内这段时间内,任何强大的刺激都不能使其产生反应,兴奋性等于零,这段时间称为绝对不应期。从复极-55mV 到复极至-60mV 这段时间内,足够大的强度刺激可以引起部分去极化(即局部反应),但不能引起可传播的动作电位,心肌兴奋性稍有恢复,这段时间称为局部反应期。有效不应期的产生是因为 Na^+ 通道完全失活(绝对不应期)或刚开始复活(局部反应期),但还远没有恢复到可以被再激活的备用状态。

(2)相对不应期:从复极化-60mV 至-80mV 的时间内,须给予阈上刺激才可以使心肌

图 8-6　心室肌细胞动作电位期间兴奋性的变化及其与机械收缩的关系

细胞膜产生动作电位,这一段时间称为相对不应期(relative refractory period,RRP)。这一时期内,Na^+通道已逐渐复活,但其开放能力尚未恢复到正常水平,此时,Na^+内流所引起的去极化速度和幅度均小于正常,兴奋的传导也比较慢。

(3)超常期:从复极化 $-80mV \sim -90mV$ 的时间为超常期(supranormal period,SNP)。在此期内给予阈下刺激,也可以引起可扩布的动作电位,表明兴奋性高于正常。这是由于钠通道已基本恢复到备用状态。此时膜电位与阈电位之间的距离小于正常,容易产生兴奋,因而细胞兴奋性高于正常。此时,动作电位去极化的速度和幅度也都小于正常,兴奋传导的速度也较慢。

经历了超常期后,膜电位就恢复到静息电位水平,兴奋性也恢复至正常。

心肌细胞兴奋性周期性变化的特点为有效不应期特别长,相当于整个收缩期和舒张早期。因而心肌不会发生强直收缩,始终保持收缩与舒张交替的节律活动。

2.影响心肌兴奋性的因素

(1)静息电位和阈电位之间的差距:在一定范围内,静息电位水平上移或阈电位水平降低,两者之间的差距减小,兴奋性增高。反之,静息电位水平下移或阈电位水平上移,使二者之间的差距增大时,则兴奋性降低。

(2)钠离子通道的活性:心肌细胞兴奋是以离子通道能够被激活为前提的。Na^+通道和Ca^{2+}通道均有备用、激活和失活三种不同状态,通道蛋白处于何种状态取决于当时的膜电位和有关的时间进程,其特点表现为电压依从性和时间依从性。

3.期前收缩和代偿性间歇

正常情况下,整个心脏是按照窦房结发出的兴奋节律进行活动的。如果在有效不应期之后,下一次窦房结的兴奋到达之前,有一人工或病理性的额外刺激作用于心肌,将导致心肌产生一次提前出现的兴奋,即期前兴奋,由期前兴奋所引起的收缩称为期前收缩(premature systole),又称早搏。期前收缩也有自己的有效不应期,如果正常窦房结的节律性兴奋正好落在心室期前收缩的有效不应期中,便不能引起心室兴奋,即出现一次兴奋"脱失",必须等到下一次窦房结的兴奋到来才能引起心室的兴奋和收缩。因此,在一次期前收缩之后往往出现一段较长时间的心室舒张期,称为代偿性间歇(compensatory pause)(图 8-7)。

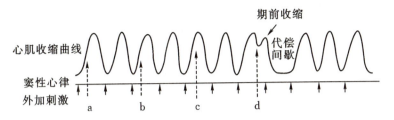

图 8-7 期前收缩与代偿性间歇

刺激 a,b,c 落在有效不应期内不引起反应,刺激 d 落在相对不应期内,引起期前收缩和代偿性间歇

(二)自律性

组织或细胞在没有外来因素作用下,自动地产生节律性兴奋的特性,称为自动节律性(autorhythmicity),简称自律性。具有自律性的组织或细胞称为自律组织或自律细胞。自律性的高低用单位时间自动兴奋的频率来衡量。窦房结 P 细胞的自律性最高,自动兴奋的频率约为 100 次/分,房室交界区次之,约 50 次/分,浦肯野纤维自律性最低,约 25 次/分。

1. 心脏的起搏点

在正常情况下,因窦房结自律性最高,由窦房结发出的兴奋按一定地顺序传播,心脏各部分按顺序接受由窦房结传来的冲动而发生兴奋和收缩,故把窦房结称为心脏的正常起搏点(pacemaker)。由窦房结控制的心搏节律,称为窦性心律。其他部位自律细胞的自律性较窦房结低,它们的自律性不表现出来,只起到传导兴奋的作用,故称为潜在起搏点。在某些异常情况下,潜在起搏点的自律性也会表现出来,引发心房或心室的兴奋和收缩,这些起搏部位称为异位起搏点。由异位起搏点引起的心搏节律,称为异位心律。

2. 影响心肌自律性的因素

自律细胞的自动兴奋,是 4 期自动去极化使膜电位从最大复极电位达到阈电位水平而引起的。因此,自律性的高低,既受最大复极电位与阈电位的差距的影响,也取决于 4 期自动去极化的速度(图 8-8)。

(1)最大复极电位与阈电位之间的差距:最大复极电位绝对值减小和(或)阈电位下移,均使两者之间的差距减小,4 期自动去极化达到阈电位水平所需的时间缩短,自律性增高;反之,则自律性降低。

(2)4 期自动去极化的速度:4 期自动去极化的速度快,膜内电位上升到阈电位所需要的时间缩短,则单位时间内爆发兴奋的次数就多,即自律性增高;反之,则自律性降低。

知识链接

著名的经典实验——斯氏结扎

1851 年德国斯丹尼(H. Stannius,1808—1883 年)在蛙心房与静脉窦(人类为窦房结)之间用细线结扎,发现静脉窦仍有节律性地跳动,而整个心脏却停止搏动,这就是著名的第一斯氏结扎。等心脏恢复跳动后,再在蛙的心房与心室之间结扎,发现心房仍能按原来的节律跳动,但心搏的频率低于静脉窦,心室却停止了搏动,经过一段时间后心室搏动恢复,但频率比心房要慢的多,这就是第二斯氏结扎。实验证明:蛙静脉窦的自律性最高,心房其次,心室最低。在整体情况下,心房和心室的自律性是受自律性最高的部位静脉窦(窦房结)控制。

图8-8 影响自律性的因素
A. 自动去极化速度(a,b)对自律性的影响;B. 最大复极电位(c,d)对自律性的影响;C. 阈电位水平(1,2)对自律性的影响

(三)传导性

传导性(conductivity)是指心肌细胞具有传导兴奋的能力或特性。心肌细胞传导性的高低可用兴奋的传播速度来衡量。

1. 心脏内兴奋传播的途径和特点

心肌细胞之间兴奋的传播是以心肌细胞间的缝隙连接为基础的。心肌细胞闰盘上有较多

的缝隙连接构成细胞间的通道,属于低电阻区,兴奋能够以局部电流的形式通过这些低电阻通道直接传给相邻细胞,实现同步性活动,使心室和心房各自构成一个功能性合胞体。

兴奋在心内的传播是通过特殊传导系统有序进行的。正常情况下,窦房结发出的兴奋通过心房肌传播到整个右心房和左心房,并沿着由心房肌组成的优势传导通路迅速传到房室交界区,再经房室束和左、右束支传到浦肯野纤维网再传给左、右心室肌,引起心室肌兴奋。

不同心肌细胞因其形态和功能不同,因而兴奋在心脏各部位传导的速度也不一样。心房肌传导速度约为 0.4m/s,兴奋传遍右、左心房仅需要 0.06s,这就使两侧心房肌细胞几乎同步兴奋和收缩。窦房结的兴奋通过心房内"优势传导通路"迅速传播到房室交界区,其传导速度约为 1.0~1.2m/s。兴奋在房室交界区的传导速度很慢,通过房室交界区,约需 0.1s,称为房-室延搁(atrio-ventricular delay)。浦肯野纤维的传导速度最快,可达 4m/s,心室肌的传导速度约为 1m/s。兴奋从房室束传遍左右心室仅 0.06s,因此两侧心室肌细胞也是几乎同步兴奋和收缩的。

房-室延搁使心房收缩完毕后心室才开始收缩,心房和心室不可能同时收缩,这有利于心室的充盈和射血。因此,心脏内兴奋传播的途径、特点和传导速度的差异,对心脏内各部分有序协调地进行舒缩活动,具有重要的意义。

图 8-9　心内兴奋传布途径示意图

2. 影响心肌传导性的因素

心肌传导性的高低取决于心肌细胞自身的结构特征和电生理学特性。

(1)心肌细胞结构对传导性的影响:细胞直径与细胞内电阻成反变关系。细胞直径小,其电阻就大,它产生的局部电流就小,兴奋传导速度缓慢。特殊传导系统中浦肯野纤维的直径最大,其直径可达 $70\mu m$,其兴奋传导速度最快。窦房结细胞直径较小,约 $5\sim10\mu m$,传导速度较慢。而结区细胞直径更小,约 $3\mu m$,其传导速度最慢。

(2)0 期去极化的速度和幅度:心肌细胞兴奋的传播也是通过局部电流实现的,而局部电流是兴奋部位细胞膜 0 期去极化引起的。0 期去极化速度愈快,则局部电流形成愈快;0 期去极化幅度愈大,则形成的局部电流愈强。局部电流形成越快越强,使邻近部位细胞膜去极化达到阈电位所需的时间越短。因此,兴奋部位 0 期去极化速度快、幅度大时,传导速度就快;反之,传导速度就慢。

慢反应细胞 0 期去极化的离子基础是 Ca^{2+} 通道(慢通道)开放,去极化的速度慢、幅度低,故传导速度慢。快反应细胞 0 期去极化的离子基础是 Na^+ 通道(快通道)开放,去极化的速度快、幅度大,故传导速度快。

(3)邻近部位细胞膜的兴奋性:兴奋的传导是细胞膜依次兴奋的过程。只有邻近部位膜的兴奋性正常时,才能正常传导。如果邻近部位静息电位与阈电位之间的差距增大、兴奋性降低时,产生动作电位所需的时间延长,则传导速度减慢;如果邻旁未兴奋部位膜上决定 0 期去极化的离子通道处于失活状态,即处于有效不应期内,则局部电流不能使之兴奋,结果导致传导阻滞。

在上述某种因素出现异常的情况下,起源于窦房结的兴奋不能正常向全心传播,可能在某一部位发生停滞,称为传导阻滞。最常见的阻滞部位是房室交界区,称为房室传导阻滞。

(四)收缩性

心肌的收缩原理与骨骼肌基本相同,但因心肌的组织结构和电生理特性与骨骼肌不完全相同,其收缩性也具有明显的自身特点。

1. 心肌收缩的特点

(1) 不发生强直收缩:心肌细胞兴奋性变化的主要特点是有效不应期特别长,约 200~300ms。从图 8-6 中看到,它相当于心肌的整个收缩期和舒张早期,因此心肌不可能像骨骼肌那样发生多个收缩过程的融合现象。心肌在一次收缩之后必定跟随一个舒张期,不会形成强直收缩,这就使心肌始终保持收缩与舒张交替进行的节律性活动,从而保证心脏有序地充盈与射血。

(2)"全或无"式的收缩:心房和心室各自构成了一个功能合胞体。阈下刺激不能引起心肌收缩,而当刺激强度达到阈值后,可引起所有的心房(或心室)肌细胞几乎同步收缩,称为"全或无"式收缩。"全或无"式收缩是指在其他条件不变的情况下,心房肌纤维或心室肌纤维要么完全不收缩,要么全部收缩。这种方式的收缩力量大,有利于心脏有效地完成其泵血功能。

(3)对细胞外液 Ca^{2+} 的依赖性:心肌细胞的质膜含有与骨骼肌相似的横管,但其肌质网不如骨骼肌发达,Ca^{2+} 储备量较少,因此,心肌细胞的兴奋-收缩耦联过程高度依赖于细胞外液 Ca^{2+} 的内流。在一定范围内,细胞外液 Ca^{2+} 浓度增加,可增强心肌收缩力;反之,细胞外液 Ca^{2+} 浓度降低,则心肌收缩力减弱。当细胞外液 Ca^{2+} 浓度很低甚至无 Ca^{2+} 时,虽然心肌细胞仍能产生动作电位,却不能引起收缩,这一现象称为兴奋-收缩脱耦联。

2. 影响心肌收缩的因素

凡能影响搏出量的因素,如前负荷、后负荷和心肌收缩能力,以及细胞外液 Ca^{2+} 浓度等,都能影响心肌的收缩。

四、心音与心电图

(一)心音和心音图

在心动周期过程中,心肌收缩、瓣膜开启与关闭、血液流速改变形成的涡流和血液撞击心室壁及大动脉壁引起的振动,可通过周围组织传递到胸壁,用听诊器便可在胸部某些部位听到,这就是心音(heart sound)。若用传感器将这些机械振动转换成电信号记录下来,便可得到心音图(phonocardiogram,PCG)。正常心脏在一个心动周期中,可产生四个心音,即第一、第二、第三和第四心音。通常用听诊的方法能听到第一和第二心音;在某些青年人和健康儿童可听到第三心音;第四心音通常不能听到;用心音图可记录到四个心音。

1. 第一心音

第一心音发生在心室收缩期,标志着心室收缩的开始。其特点是音调较低,持续时间较长,约 0.12～0.14s。第一心音是由于房室瓣突然关闭引起心室内血液和室壁的振动,以及心室射血引起的大血管壁和血液涡流所发生的振动而产生的。

2. 第二心音

第二心音发生在心室舒张期,标志着心室舒张期的开始。其特点是音调较高,持续时间较短,约 0.08～0.10s。第二心音的产生主要与主动脉瓣和肺动脉瓣关闭,血流冲击大动脉根部引起血液、管壁及心室壁的振动有关。

3. 第三心音

第三心音出现在心室快速充盈期末,是一种低音调、低振幅的振动。可能是由于心室从快速充盈转入减慢充盈时,血流速度突然减慢,使心室壁和瓣膜产生振动而形成的。

4. 第四心音

第四心音出现在心室舒张的晚期,是与心房收缩有关的一组发生在心室收缩期前的振动,也称心房音。正常心房收缩时一般不产生第四心音。

心脏的某些异常活动可以产生杂音或其他异常的心音,因此听取心音或记录心音图对于心脏疾病的诊断具有重要意义。

(二)体表心电图

在每个心动周期过程中,由窦房结发出的兴奋按一定的途径和时程依次传向心房和心室,引起整个心脏的兴奋。心脏各部分在兴奋过程中出现的生物电活动,可通过心脏周围的导电组织和体液传到体表。如果将心电图机测量电极置于体表的一定部位,即可引导出心脏兴奋过程中所发生的电变化,这种电变化经一定处理后并记录到特殊的记录纸上,便成为心电图(electrocardiogram,ECG)。心电图可反映整个心脏兴奋的产生、传导和兴奋恢复过程中的生物电变化的综合波形,与心脏的机械收缩活动则无直接关系。临床上心电图对心脏疾病的诊断具有很大价值和意义。

1. 正常心电图各波和间期的形态及其意义

心电图记录纸上有由横线和纵线画出的长和宽均为 1mm 的小方格,通常心电图机的灵敏度和走纸速度分别设置为 1mV/cm 和 25mm/s,故纵向每一小格相当于 0.1mV,横向每一小格相当于 0.04s。根据记录纸可测量出心电图各波的电位值和时间。将测量心电图的电极置于体表不同部位,或改变记录电极的连线方式(即导联系统),就能记录到不同的心电图波形。但用不同导联记录到的心电图都包含几个基本波形,其基本成分及代表的意义相同(图8-10)。

(1)P波:心电图 P 波反映左、右两心房的去极化过程。P 波波形小而圆钝,P 波的起点标志着心房兴奋的开始,终点标志着左、右心房已全部兴奋。历时 0.08～0.11s,波幅不超过 0.25mV。虽然窦房结的去极化发生在心房去极化之前,但由于窦房结很小,兴奋时产生的综合电位也很小,在体表心电图上不能被记录到。

(2)QRS波群:QRS 波群反映左、右两心室的去极化过程。典型的 QRS 波群包括三个紧密相连的电位波动,第一个向下的波称为 Q 波,第一个向上的波称为 R 波,紧接 R 波之后的

图 8-10　正常人心电模式图

向下的波称为 S 波。QRS 波的起点标志心室兴奋的开始,终点表示左、右心室已全部兴奋。历时 0.06~0.10s,代表兴奋在心室内传播所需的时间。QRS 波群在不同导联的记录中,这三个波不一定都出现。

(3)T:T 波反映心室的复极化过程,T 波起点标志心室肌复极开始,终点表示左、右心室复极化完成。历时 0.05~0.25s,波幅为 0.1~0.8mV,在 R 波波幅较高的导联中,T 波不应低于 R 波的 1/10。T 波的方向与 QRS 波群的主波方向相同。如果出现 T 波低平、双向或倒置,则称为 T 波改变,主要反映心肌缺血。

(4)PR 间期(或 PQ 间期):PR 间期是指从 P 波起点到 QRS 波起点之间的时程,历时 0.12~0.20s。PR 间期代表由窦房结产生的兴奋经由心房、房室交界和房室束到达心室并引起心室肌开始兴奋所需要的时间,故也称为房室传导时间。当发生房室传导阻滞时,PR 间期延长。

(5)QT 间期:QT 间期是指从 QRS 波起点到 T 波终点的时程,代表从心室开始去极化到完全复极化所经历的时间。QT 间期的长短与心率成反变关系,心率愈快,QT 间期愈短。

(6)ST 段:ST 段是指从 QRS 波群终点到 T 波起点之间的线段。正常时 ST 段应与基线平齐。ST 段代表心室各部分心肌细胞均处于去极化状态(相当于动作电位的平台期),各部分之间的电位差很小。ST 段的异常压低或抬高常表示心肌缺血或损伤。

第二节　血管生理

人体的血管分为动脉、毛细血管和静脉三大类。人体内无论是体循环还是肺循环,由心室射出的血液,均经由动脉、毛细血管和静脉,再返回心房。血管在血液运输、血液分配和物质交换等方面具有重要的作用。因管壁的组织结构和所在部位不同,从生理功能上可将血管分为以下几类。

一、各类血管的功能特点

(一)弹性储器血管

弹性贮器血管是指主动脉、肺动脉主干及其发出的最大分支,其管壁厚,富含弹性纤维,有明显的可扩张性和弹性。在心室收缩期,心室射出的血液一方面推动动脉内的血液向前流动,另一方面使主动脉扩张,容积增大。左心室射出的血液在射血期仅一部分通过小动脉进入外周,另一部分则储存在被扩张的大动脉内。在心室舒张期,被扩张的大动脉管壁依其弹性回缩,把在射血期多容纳的那部分血液继续推向外周,大动脉的这种功能称为弹性贮器作用。

(二)分配血管

从弹性贮器血管以后到分支为小动脉前的动脉管道,其功能是将血液输送至各器官组织,故称为分配血管。

(三)毛细血管前阻力血管

小动脉和微动脉的管径小,血流阻力大(约占总阻力的 47%),因而称为毛细血管前阻力血管,又称阻力血管。微动脉的管壁富含平滑肌,其舒缩活动可使血管口径发生明显变化,从而改变对血流的阻力和所在器官、组织的血流量。

(四)交换血管

真毛细血管的管壁仅由单层内皮细胞构成,外面有一薄层基膜,故通透性很高,成为血管内血液和血管外组织液进行物质交换的场所,故称为交换血管。

(五)毛细血管后阻力血管

微静脉因管径小,对血流也产生一定的阻力,故称为毛细血管后阻力血管。其舒缩活动可影响毛细血管前阻力和毛细血管后阻力的比值,从而改变毛细血管血压以及体液在血管内和组织间隙内的分配。

(六)容量血管

静脉和相应的动脉比较,数量较多,口径较粗,管壁较薄,可扩张性较大,故其容量较大。在安静状态下,循环血量的 60%~70% 容纳在静脉内,故静脉在血管系统中起着血液储存库的作用,称为容量血管。

二、血流量、血流阻力和血压

血液在心血管系统中流动的力学称为血流动力学(hemodynamics)。血流动力学研究的基本问题是血流量、血流阻力和血压以及三者之间的关系。由于血管是比较复杂的弹性管道系统,血液是含有血细胞和多种成分的液体,所以血流动力学既符合流体力学的一般规律,又有其自身特点。

(一)血流量和血流速度

单位时间内通过血管某一截面的血量称为血流量,也称容积速度,通常以 mL/min 或 L/min

为单位。按照流体力学理论,液体在某段管道中的血流量(Q)与该血管两端的压力差(△P)成正比,与血管内的血流阻力(R)成反比,可以用 Q=△P/R 表示。

血流速度是指血液中的一个质点在血管内移动的直线速度,单位为 cm/s。在血流量相同的情况下,血流速度与血流量成正比,与血管横截面积成反比。

(二)血流阻力

血液在血管内流动时所遇到的阻力,称为血流阻力(resistance of blood flow)。血流阻力来自于血液内部各成分之间的摩擦和血液与血管壁之间的摩擦。血流阻力的大小与血管半径(r)、血液黏滞度(η)和血管长度(L)有关,可用下式表示:

$$R=8\eta L/\pi r^4$$

可见,血流阻力与血管长度和血液黏滞度成正比,与血管半径的 4 次方成反比。由于血管长度一般不会变化,π 为常数,因此,血流阻力主要决定于血管口径和血液黏滞度。如某种因素使血管口径发生微小变化,即可引起血流阻力显著的变化。把血流阻力的公式代入前面关于血流量的公式,则得下式:

$$Q=\triangle P8\eta L/\pi r^4$$

这一公式称为泊肃叶定律(poiseuille law),它表示血液流动时,血流量和血压、血管口径、血管长度及血液黏滞度之间的关系。

在体循环的血流阻力中,大动脉约占 19%,小动脉、微动脉约占 47%,毛细血管约占 27%,静脉约占 7%。可见小动脉、微动脉是形成血流阻力的重要部分,其舒缩活动对血流阻力的影响最大。

(三)血压

血压(blood pressure)是指流动着的血液对于单位面积血管壁的侧压力。在不同血管内分别称为动脉血压、毛细血管血压和静脉血压。平常所说的血压是指动脉血压。血压的国际标准计量单位是帕(Pascal,符号为 Pa),帕的单位较小,故血压数值常用千帕(kPa)表示。但传统习惯常以毫米汞柱(mmHg)为单位,1mmHg 等于 0.133kPa。静脉血压和心房压较低,又常以厘米水柱(cmH_2O)为单位,$1cmH_2O$ 等于 0.098kPa。

三、动脉血压与动脉脉搏

动脉血压(arterial blood pressure)理论上是指主动脉内的血压。由于在大动脉内血压下降幅度很小,为测量方便,通常以肱动脉血压代表主动脉血压,即通常所说的血压。

(一)动脉血压的正常值

在一个心动周期中,动脉血压随心脏的舒缩活动而发生周期性变化。在心室收缩时,动脉血压上升所达到最高值,称为收缩压(systolic pressure)。在心室舒张时,动脉血压下降所降至的最低值,称为舒张压(diastolic pressure)。收缩压与舒张压之差称为脉搏压,简称脉压(pulse pressure)。在一个心动周期中动脉血压的平均值称为平均动脉压。由于心动周期中心舒期长于心缩期,故平均动脉压更接近舒张压。精确计算平均动脉压应等于心动周期中每一瞬间动脉血压的平均值,但通常简略计算:平均动脉压约等于舒张压加 1/3 脉压。

血压是推动血液循环和保证各组织器官血流量的必要条件。血压过高或过低均对健康有害。

我国健康成年人安静状态下的收缩压为100~120mmHg(13.3~16.0kPa),舒张压为60~80mmHg(8.0~10.6kPa),脉压为30~40mmHg(4.0~5.3kPa),平均动脉压为100mmHg(13.3kPa)左右。

健康成年人安静状态下血压值比较稳定。但个体差异较大,血压随年龄和性别而变动,还受到许多其他因素(如体重、能量代谢率、情绪、内外环境变化等)的影响。

(二)动脉血压的形成

循环系统内足够的血液充盈是动脉血压形成的前提。血液的充盈程度用循环系统平均充盈压表示,平均充盈压的大小取决于循环血量和血管容量之间的相对关系。正常情况下,由于神经、体液的调节,血管总是处于一定程度的收缩状态,故循环血量稍大于血管容积,血管处于一定程度的被动扩张状态,血管内保持一定的充盈压。平均充盈压约为7mmHg(0.93kPa)。

心室的收缩射血是形成动脉血压的基本因素。心室肌收缩所释放的能量分为两部分:一部分表现为血液的动能,用于推动血液向前流动;另一部分表现为血液对血管壁的侧压力,使动脉血管扩张,贮存血液,形成势能,即压强能。心舒期大动脉回缩,使一部分势能转化为动能,推动血液继续向前流动。由于血液流动过程中不断克服阻力消耗能量,因此从主动脉到右心房,血压是逐渐降低的。各段血管中,以小动脉、微动脉阻力最大,血压降落的幅度也最为明显(图8-11)。

图8-11 血压、血流速度和血流阻力关系示意图

动脉血压形成的另一基本因素是外周阻力。外周阻力主要是指小动脉和微动脉对血流的阻力。如果不存在外周阻力，心室收缩释放的能量将全部转化为动能，推动血液迅速流至外周，而不能对动脉血管壁产生侧压力，也就不能形成动脉血压。

因此，概括起来，动脉血压是在血管充盈的前提下，由心室收缩和外周阻力二者同时作用于血液而形成的血液对血管壁的侧压力。

在每个心动周期中，左心室收缩射出的血液，由于受到外周阻力的作用，只有约 1/3 左右流至外周，其余 2/3 暂时储存于富有弹性的主动脉和大动脉内，使主动脉和大动脉扩张，主动脉和大动脉血压随之上升，达到最高值，形成收缩压。在心室舒张时，射血停止，动脉血压下降，但由于弹性贮器血管管壁的弹性回缩，把心室收缩期储存的血液继续推向外周，这就使心室舒张期内血液仍以一定速度继续向前流动，不会中断，同时动脉血压下降缓慢，仍保持一定水平，降低到最低值，形成舒张压。因此，心室的射血是间断的，血液在血管内的流动却是连续的。

大动脉的弹性贮器作用在血压的形成中起着重要的缓冲作用。在心室收缩期大动脉弹性被扩张，使收缩压不至于过高；心室舒张期大动脉管壁弹性回缩，可防止舒张压过低，使舒张压维持在一定高度。

（三）影响动脉血压的因素

凡能影响血压形成的因素，每搏输出量、心率、外周阻力、大动脉的弹性以及循环血量与血管容积的比值等，都能影响动脉血压的高低。

1. 每搏输出量

若心率和外周阻力不变，心室肌收缩力增强时，每搏输出量增大，心缩期射入动脉的血液量增多，血液对动脉管壁侧压力增大，故收缩压明显升高。由于血压升高，血液流向外周的速度加快，至心舒期末，动脉内存留的血液量与之前相比，增加并不多，故舒张压升高较少，脉压增大。反之，当心室肌收缩力减弱，每搏输出量减少时，则主要表现为收缩压的降低，脉压减小。因此在一般情况下，每搏输出量主要影响收缩压，收缩压的高低主要反映心脏每搏输出量的多少。

2. 心率

心率加快时，由于心舒期明显缩短，在心舒期流向外周的血液就减少，故心舒期末主动脉内存留的血量增多，舒张压升高。心舒期末主动脉内存留血量的增多使收缩期动脉内的血量增多，收缩压也相应升高，但收缩压升高不如舒张压升高明显，脉压相应减小。相反，心率减慢时，舒张压降低的幅度比收缩压降低的幅度大，故脉压增大。

3. 外周阻力

如果心输出量不变而外周阻力增大，心舒期内血液向外周流动的速度减慢，使心舒期末存留于主动脉内的血量增多，因而舒张压明显增高。在心缩期内由于动脉血压升高，使血流速度加快，动脉内增多的血量相对较少，故收缩压的升高不如舒张压明显。因此，外周阻力增大时，舒张压增高的幅度大于收缩压，脉压也相应减小。当外周阻力减小时，舒张压的降低也较收缩压明显，脉压增大。可见，一般情况下，舒张压的高低主要反映外周阻力的大小，临床上常见的原发性高血压病多是由于小动脉、微动脉弹性降低、管腔变窄，导致外周阻力增大，故以舒张压增高为主。临床上常以舒张压的高低来判断原发性高血压是否存在及其严重程度，原因即在于此。

4.大动脉管壁的弹性贮器作用

大动脉的弹性贮器功能对动脉血压有缓冲作用,使收缩压不致过高,舒张压不致过低。老年人大动脉管壁弹性降低,缓冲血压的功能减弱,导致收缩压升高,同时老年人多伴有小动脉、微动脉硬化,外周阻力增加,使舒张压也升高,但升高幅度不如收缩压明显,因此老年人的脉压较大(图8-12)。

图8-12　大动脉管壁的弹性作用示意图

5.循环血量与血管容量的比值

循环血量与血管容量之间保持适当的相对关系是维持正常循环系统平均充盈压的基本条件。如血管容量不变,循环血量减少(如大出血),或循环血量不变,血管容量增大(如中毒性休克),均会导致循环系统平均充盈压下降,使动脉血压降低。

上述影响动脉血压各种因素的分析,都是在假设其他影响因素不变的前提下,分析其中某一因素对动脉血压的影响。实际上,在不同生理或病理情况下,各种影响动脉血压的因素可同时发生并相互影响。因此,要综合分析多因素的作用。

(四)动脉脉搏

动脉血压随左心室收缩和舒张活动呈现周期性的波动。这种周期性血压变化所引起的动脉血管的扩张与回缩称为动脉脉搏(arterial pulse),即通常所说的脉搏。桡动脉是临床上最常用的检测部位。

1.脉搏波的形成和传播

动脉脉搏波可沿动脉管壁向外周血管传播,其传播速度远较血流速度快。一般来说,动脉管壁的可扩张性愈大,脉搏波的传播速度就愈慢。脉搏波传播速度与动脉管壁的弹性呈反变关系。主动脉弹性最大,脉搏波传播最慢,约3~5m/s。脉搏波在大动脉的传播速度约为7~10m/s,到小动脉可快至15~35m/s。老年人血管弹性降低,脉搏波的传播速度较青年人快。由于小动脉、微动脉对血液阻力很大,故在微动脉后段脉搏波即大大减弱,到毛细血管已基本消失。

2.动脉脉搏波形

用脉搏描记仪记录到的动脉脉搏的波形称为脉搏图。正常动脉脉搏图包括一个上升支和一个下降支。

(1)上升支：上升支是心室快速射血时动脉血压迅速上升,使管壁扩张所形成。上升支的斜率和幅度受射血速度、心输出量以及射血时所遇阻力的影响。射血时遇到的阻力大,射血速度慢,心输出量少,则上升支较为平缓,幅度也低；反之,射血时遇到的阻力小,射血速度快,心输出量多,则上升支比较陡直,幅度也大。

(2)下降支：下降支的前段是心室射血后期,射血速度减慢,射入动脉的血量减少,动脉血管开始发生弹性回缩所形成。此时由动脉流向外周的血量已多于进入动脉的血量,动脉血压逐渐下降。下降支中间有一个小波,称为降中波,降中波左侧的切迹称为降中峡。降中波是由于心室舒张时室内压降低,主动脉瓣迅速关闭,血液向闭合的主动脉瓣膜冲击,引起血流折返,形成一个折返波,使动脉血压小幅上升,动脉血管又一次轻度扩张而形成的。此后,心室继续舒张,血液不断流向外周,动脉血压缓慢下降,形成较平坦的下降支的后段。动脉脉搏下降支的形状可大致反映外周阻力的高低。外周阻力较高时,下降支的下降速率较慢,降中峡的位置较高。外周阻力降低时,下降支的下降速率较快,降中峡的位置较低。其后下降支的坡度小,较为平坦。

图 8-13　桡动脉脉搏示意图

四、静脉血压与静脉回流

静脉的收缩和舒张可使其容积发生较大变化,从而有效地调节回心血量和心输出量,使血液循环系统能够适应人体在各种生理状态下的需要。

(一)静脉血压

当体循环血液经过动脉和毛细血管到达微静脉时,血压已降低至15~20mmHg(2.0~2.7kPa),至下腔静脉时血压为3~4mmHg(0.4~0.5kPa)。右心房可视为体循环的终点,血压降至最低,接近于零。

1.中心静脉压

通常把右心房和胸腔内大静脉的血压称为中心静脉压(central venous pressure,CVP),中心静脉压较低,常以 cmH_2O 为计量单位,其正常值为4~12 cmH_2O。中心静脉压的高低取决于心脏射血能力和静脉回心血量之间的相互关系,如射血能力较强,能将经静脉回心的血液及时射入动脉,则中心静脉压较低;反之,心脏射血能力减弱,右心房和腔静脉中可能有血液存留,中心静脉压就会升高。另一方面,在心射血能力不变时,静脉回心血量增多或减少,中心静脉压也会相应地增高或降低。因此,中心静脉压的高低可以作为判断心血管功能的指标之一。临床上输液过程中,如中心静脉压偏低或有下降趋势,常提示输液量不足;中心静脉压偏高或超过 16cmH$_2$O,或有进行性升高趋向时,则提示输液过多、过快或心功能不全。

2. 外周静脉压

各器官的静脉血压称外周静脉压(peripheral venous pressure)。通常以人体平卧时的肘静脉血压为代表,正常值为 5～14cmH$_2$O。血管内的血液因受重力的影响,可产生一定的静水压。在人体处于不同体位时,各部分血管的静水压有所不同。当人体处于平卧位时,身体各部分血管的位置大都处在与心脏相同的水平,故静水压也大致相同。当人体从平卧位转为直立位时,足部血管的血压比卧位时高约 90mmHg;而高于心脏水平的部位,血管内的压力较平卧时为低,如颅顶脑膜矢状窦内压可降至－10mmHg(－1.33kPa)左右。因此,测量静脉血压时应采取平卧位,以排除重力对静脉血压的影响。

(二)静脉血流及其影响因素

单位时间内的静脉回心血量取决于外周静脉压与中心静脉压之差,以及静脉对血流的阻力。凡能改变外周静脉压与中心静脉压之差以及静脉阻力的因素,均能影响静脉血液的回流。现分别介绍如下。

1. 循环系统平均充盈压

循环系统平均充盈压是反映血管系统血液充盈程度的重要指标,它取决于循环血量和血管容量之间的相对关系,对静脉回心血量有较大的影响。当循环血量增加或血管容量减小时,循环系统平均充盈压升高,静脉回心血量增多;反之,当循环血量减少或血管容量增大时,循环系统平均充盈压降低,静脉回心血量则减少。

2. 心肌收缩力

心肌收缩力增强时,心输出量增多,心室排空较完全,使心室舒张末期心室内压力较低,对心房和大静脉内血液的"抽吸"作用增强。这样中心静脉压就低,使静脉回心的血流速度加快,回心血量增多。反之,如心肌收缩力减弱,使静脉回心的血流速度减慢,回心血量减少。因此,右心衰竭时,由于右心室收缩力降低,血液淤滞在右心房和大静脉内,静脉回心血量明显减少,患者会出现颈静脉怒张、肝充血肿大、下肢水肿等体征。左心衰竭时,左心房和肺静脉压升高,则会出现肺淤血和肺水肿。

3. 骨骼肌的挤压作用

下肢静脉内有瓣膜存在,它只允许血液向心脏方向流动,可以防止血液倒流。当骨骼肌收缩时,肌肉内和肌肉间的静脉受到挤压,血液向心脏方向的流动速度加快。肌肉舒张时,由于血液受静脉瓣的阻挡不能回流,静脉内压力下降,有利于毛细血管和微静脉的血液流入静脉。这样骨骼肌和静脉瓣一起对静脉血的回流起着"泵"的作用,这种"泵"称为肌肉泵或静脉泵。长期站立工作的人,不能充分发挥肌肉泵的作用,肌肉中的静脉持续受压,静脉血液回流减少,易引起下肢静脉淤血,乃至形成下肢静脉曲张。

4. 呼吸运动

静脉血液回流也受呼吸运动的影响。胸膜腔内压低于大气压,称为胸膜腔负压。吸气时胸廓扩大,胸膜腔负压值增加,胸腔内的大静脉和右心房被牵引而扩张,中心静脉压降低,外周静脉血回流加快,回心血量增加。呼气时,胸膜腔负压值减小,外周静脉血回流减少,回心血量相应减少。因此,呼吸运动对静脉回流也起着"呼吸泵"的作用。

5. 体位改变

当人体从平卧位转为直立位时,身体低垂部分的静脉可因跨壁压增大而充盈扩张,容量增大,可比在卧位时多容纳 400~600mL 血液,所以,静脉回心血量减少,心输出量也随之减少。这种变化在健康人由于神经系统的迅速调节不易被察觉。长期卧床或体弱多病的人,由于静脉血管壁的紧张性降低,可扩张性较大,下肢肌肉的收缩力量减弱,对静脉的挤压作用减小,所以,由卧位变为直立体位时,大量血液滞留在下肢,回心血量减少,导致心输出量的减少,引起动脉血压下降,导致脑组织供血不足而出现眩晕、眼前发黑,甚至晕厥等症状。

知识链接

百米赛跑后不能立即停止活动

人在运动时,由于骨骼肌的收缩、使位于肌肉间的静脉受到挤压,故静脉血流加快,因为静脉内有静脉瓣的存在,使静脉内的血液只能向心脏方向流动而不能倒流。这样,骨骼肌和静脉瓣一起,对静脉血回流起着"泵"的作用(称为"肌肉泵")。人在跑步时骨骼肌进行节律的舒缩活动,肌肉泵的作用得到很好发挥,两下肢肌肉泵每分钟挤出的血液可达数升。在这种情况下,下肢"肌肉泵"的作用在相当程度上加速了全身血液循环,使心输出量和血压增加。但是,人要是在百米赛跑后突然停立不动,肌肉不是作节律性舒缩活动,而是维持在紧张的收缩状态,下肢静脉持续受压,使静脉回心血量突然减少,致使心输出量突然减少,血压突然下降,器官(特别是位于心脏以上部位的脑和眼)血液供应不足,故可出现头晕、眼花,严重者可发生昏厥。故百米赛跑后不应立即停止活动。

五、微循环

微动脉到微静脉之间的血液循环称为微循环(microcirculation)。在这里血液和组织液之间不断进行物质交换,使组织液不断更新,维持内环境稳态。

(一)微循环的组成和血流通路

各器官、组织的结构和功能不同,其微循环的组成也有所差异。典型的微循环是由微动脉、后微动脉、毛细血管前括约肌、真毛细血管、通血毛细血管、动-静脉吻合支和微静脉等七部分组成(图 8-14)。血液流经微循环有三条不同通路。

1. 迂回通路

血液经微动脉、后微动脉、毛细血管前括约肌和真毛细血管网最后汇入微静脉称为迂回通路。其中,真毛细血管穿行于组织细胞间隙之中,迂回曲折,交织成网。其血流速度缓慢,管壁有良好的通透性,是血液与组织液之间进行物质交换的场所。因此迂回通路又称"营养通路"。

图 8-14　微循环通路模式图

真毛细血管是部分交替开放的。真毛细血管开放的多少取决于所在器官、组织的代谢水平。

体内大部分毛细血管经常处于关闭状态，这对维持循环血量和动脉血压的稳定具有重要意义。

2. 直捷通路

血液从微动脉经后微动脉、通血毛细血管最后进入微静脉，称为直捷通路。通血毛细血管是后微动脉的直接延伸，阻力较小，血流较快，经常处于开放状态。直捷通路的主要功能不是进行物质交换，而是使一部分血液迅速通过微循环进入静脉，回流入心，保证静脉回心血量的相对稳定。

3. 动-静脉短路

血液从微动脉经动-静脉吻合支直接流入微静脉，称为动-静脉短路。微动脉与微静脉之间压力差较大，动-静脉吻合支一旦开放，血液很快从微动脉流入微静脉，加之动-静脉吻合支管壁较厚，故血液流经此通路时不能进行物质交换。一般情况下这类通路处于关闭状态，在皮肤内较多。当人体需要大量散热时，皮肤内的动-静脉短路开放，血流量增加，有利于散发体热。反之，则有利于保存体热。因此，动-静脉短路具有调节体温功能。

(二) 微循环的特点和调节

微循环血流量受前后阻力的影响。微动脉是微循环的前阻力，其收缩和舒张活动控制着微循环的血流量，有微循环"总闸门"之称。后微动脉和毛细血管前括约肌也是微循环的前阻力，控制微循环内血量的分配，是微循环的"分闸门"。微静脉是微循环的后阻力，微静脉收缩时，毛细血管后阻力增大，毛细血管内血液不易流出，是微循环的"后闸门"。

1. 神经调节

微循环血管平滑肌受交感缩血管神经纤维支配。交感神经兴奋时，血管平滑肌收缩，血管口径变小。由于交感神经对微动脉的收缩作用大于微静脉，导致微循环血管中的血流量减少，毛细血管内血压下降；交感神经抑制时，血管平滑肌舒张，微循环血流量增多，毛细血管血压上升。

2. 体液调节

血管平滑肌的舒缩活动，受缩血管活性物质（如肾上腺素、去甲肾上腺素、血管紧张素等）和舒血管活性物质（主要为局部代谢产物如乳酸、CO_2、组胺等）的影响。正常生理情况下，微动脉平滑肌在缩血管活性物质和交感神经的作用下，保持一定的紧张性收缩状态，维持微循环中一定的血流量。当代谢活动增强时，局部舒血管代谢产物增多，微动脉和后微动脉舒张，毛细血管前括约肌开放，进入微循环的血流量增加。也就是说，微循环的血流量和组织代谢活动水平相适应。

人体在安静情况下，后微动脉和毛细血管前括约肌处于收缩状态，其后的真毛细血管网关闭。关闭一段时间后，该毛细血管周围组织中代谢产物积聚，氧分压降低。代谢产物增多和低氧状态均能导致局部的后微动脉和毛细血管前括约肌舒张，致使毛细血管网开放，局部组织内积聚的代谢产物被血流清除。此后，后微动脉和毛细血管前括约肌又收缩，使毛细血管关闭。如此反复，每分钟交替收缩和舒张 5～10 次。总之，体液调节过程中，局部代谢产物对微循环血流量起着重要的调节作用。

（三）毛细血管的物质交换

血液和组织液之间则是通过毛细血管壁进行物质交换，毛细血管壁具有良好的通透性和相当大的表面积，它是物质交换的结构基础。物质交换主要有以下几种方式。

1. 扩散

扩散是血液与组织液之间物质交换的主要方式。如脂溶性物质 O_2 和 CO_2，可以直接通过毛细血管壁的内皮细胞进行扩散。如水溶性物质葡萄糖、Na^+、Cl^- 等，则通过毛细血管壁上的孔隙进行扩散。由于扩散速度高于血流速度数十倍，因此血液流经毛细血管的时间虽然短暂，但各种物质仍有充足的时间来完成物质交换。

2. 滤过和重吸收

滤过是指液体由毛细血管内向组织间隙移动的过程；重吸收则是指液体由组织间隙回流入毛细血管的过程。在滤过与重吸收的过程中，液体中能够通过毛细血管壁的溶质分子也随之移出或进入毛细血管，起到物质交换的作用。毛细血管内能够通过滤过和重吸收方式进行交换的物质数量并不多，仅占总物质交换数量的小部分。但这种方式在组织液的生成与回流过程中具有重要意义。

3. 入胞和出胞

毛细血管内皮细胞将其一侧的大分子物质，如血浆蛋白等，通过入胞方式转运入细胞内，再通过出胞方式排出细胞，运送到毛细血管的另一侧。

六、组织液的生成和淋巴液循环

存在于组织、细胞间隙内的细胞外液称组织液。组织、细胞和血液之间的物质交换需要通过组织液作为中介。组织液绝大部分呈胶冻状，不能自由流动，只有极小一部分呈液态，可以流动，因此不会受重力影响流至身体的低垂部位，也不能被抽吸出来。组织液的成分除蛋白质浓度明显低于血浆外,其他成分与血浆相同。

(一)组织液的生成与回流的原理

组织液是血浆经毛细血管壁滤过生成的,同时组织液又通过重吸收进入毛细血管完成回流。如图 8-15 所示,液体通过毛细血管壁的滤过和重吸收取决于四种力量的对比,即毛细血管血压、血浆胶体渗透压、组织液静水压和组织液胶体渗透压。其中毛细血管血压和组织液胶体渗透压是促使毛细血管内的液体向外滤过的力量,即组织液生成的力量;血浆胶体渗透压和组织液静水压是促使组织液向毛细血管内回流的力量。滤过的力量和回流力量之差,称为有效滤过压,可用下式表示:

有效滤过压=(毛细血管血压+组织液胶体渗透压)-(血浆胶体渗透压+组织液静水压)

当有效滤过压为正值时,液体从毛细血管内滤出,即组织液生成;当有效滤过压为负值时,液体被重吸收入毛细血管,即组织液回流。正常情况下,人体毛细血管动脉端的血压平均值约为 30mmHg(4.0kPa),组织液静水压约为 10mmHg(1.33kPa),血浆胶体渗透压约为 25mmHg(3.33kPa),组织液胶体渗透压约为 15mmHg(2.0kPa)。按上式计算,毛细血管动脉端的有效滤过压等于+10mmHg(+1.34kPa)。血液流经毛细血管至静脉端时毛细血管血压降低,平均为 12mmHg(1.6kPa),其余因素没有明显变化。因此,毛细血管静脉端的有效滤过压等于-8mmHg(-1.06kPa)。生成的组织液大约 90% 被重吸收回血液,其余部分则进入毛细淋巴管,形成淋巴液,经淋巴系统最终回流入大静脉。

图 8-15 组织液生产与回流示意图

(二)影响组织液生成和回流的因素

在正常生理状态下,组织液不断生成与回流共同维持着一种动态平衡,故血量和组织液量能保持相对稳定。一旦平衡被破坏,可发生组织液生产过多或重吸收减少,导致液体在组织间隙潴留,形成水肿。凡能影响有效滤过压和毛细血管壁通透性以及淋巴循环的因素,都能影响组织液的生成与回流。

1. 毛细血管血压

毛细血管血压是促进组织液生成，阻止组织液回流的主要力量。在其他因素不变的情况下，毛细血管血压增高，有效滤过压增大，组织液生成增多，回流减少，而引起水肿。如右心衰竭时，中心静脉压升高，静脉回流障碍，全身毛细血管后阻力增大，使毛细血管血压增高，组织液生成过多，可引起全身水肿。

2. 血浆胶体渗透压

血浆胶体渗透压主要由血浆蛋白形成，是促进组织液回流的主要力量。肝脏疾病引起蛋白质合成减少或营养不良时，可使血浆蛋白浓度降低，而发生水肿。某些肾脏疾病时，蛋白质可以随尿排出，使血浆蛋白含量减少，血浆胶体渗透压降低，有效滤过压增大，组织液生成过多而引起水肿。

3. 淋巴液回流

毛细血管滤出的组织液约有一部分经淋巴系统回流。因此，当局部淋巴管病变或被肿物压迫，淋巴回流受阻，可出现局部水肿。

4. 毛细血管壁通透性

蛋白质不易通过正常毛细血管壁，但当毛细血管壁通透性异常增大时（如过敏、烧伤、冻伤等情况），部分血浆蛋白渗出毛细血管，使病变部位组织液胶体渗透压升高，有效滤过压增大，组织液生成增多而发生水肿。

（三）淋巴循环

淋巴液在淋巴系统内流动称为淋巴循环。组织液进入毛细淋巴管即成为淋巴液。因此，淋巴液来自组织液，它经淋巴管系统回流入静脉，是组织液向血液回流的重要辅助系统。

1. 淋巴液的生成与回流

毛细淋巴管管壁由单层内皮细胞构成，没有基膜，管壁的通透性比毛细血管更高。在毛细淋巴管起始端，相邻内皮细胞的边缘像瓦片状相互覆盖，形成向管腔内开放的单向活瓣。组织液和其中的微粒（蛋白质、红细胞、细菌等），都可以通过这种活瓣进入毛细淋巴管。

正常生理条件下，组织液的压力大于毛细淋巴管中淋巴液的压力，组织液顺压力梯度进入毛细淋巴管形成淋巴液。淋巴液由毛细淋巴管汇入淋巴管，经淋巴循环，汇入静脉。

2. 淋巴循环的生理意义

（1）回收蛋白质：这是淋巴回流最为重要的功能。组织液中的蛋白质不可能逆浓度差进入毛细血管，但可进入毛细淋巴管，通过淋巴循环进入血液。人体每天约有 75～200g 蛋白质由淋巴液带回血液，这对维持血浆蛋白的正常浓度起着重要作用。

（2）运输脂肪及其他营养物质：小肠内的营养物质可经小肠绒毛中的毛细淋巴管吸收入血。特别是食物中的脂肪约 80%～90% 由这条途径吸收运输到血液。因此，小肠淋巴液呈白色乳糜状。

（3）调节血浆和组织液之间的液体平衡：淋巴系统是组织液回流入血的重要辅助系统。因此，淋巴循环对血浆和组织液之间的液体平衡起着重要的调节作用。若淋巴回流受阻，可导致受阻部位局部水肿。

（4）防御和免疫功能：淋巴液在回流过程中经过淋巴结时，淋巴结所产生的淋巴细胞和浆细胞参与机体的免疫反应。

第三节 心血管活动的调节

人体在不同生理状况下,细胞、组织和器官的代谢水平不同,对于血流量的需求也不同。当机体的内外环境发生变化时,通过神经和体液调节等机制,使心血管活动发生相应的变化,满足机体需求。

一、神经调节

心肌和血管平滑肌均接受自主神经支配。心血管活动的神经调节是通过各种心血管反射实现的。

(一)心脏的神经支配及作用

心脏接受心迷走神经和心交感神经的双重支配。

1. 心交感神经

心交感神经节前纤维起自脊髓第1~5胸段侧角神经元,在星状神经节或颈交感神经节换元,节后纤维进入心脏后支配窦房结、房室交界区、房室束、心房肌和心室肌。左、右心交感神经在心脏内的分布也存在差异。支配房室交界的交感神经主要来自左侧心交感神经,支配窦房结的交感神经主要来自右侧心交感神经。在功能上,右侧心交感神经兴奋以引起心率加快的效应为主,而左侧心交感神经兴奋则以加强心肌收缩能力的效应为主。

心交感神经兴奋时,节后纤维末梢释放的递质是去甲肾上腺素。它与心肌细胞膜的肾上腺素 $β_1$ 受体结合,使细胞膜对 Ca^{2+} 的通透性增高和对 K^+ 的通透性降低,引起心率加快、心肌收缩力加强、房室传导速度加快等效应。总的结果是对心脏的活动起兴奋作用。普萘洛尔是β受体阻断剂。

2. 心迷走神经

心迷走神经的节前纤维起自延髓迷走神经背核和疑核,进入心脏后在心内神经节换元,节后纤维支配窦房结、心房肌、房室交界、房室束及其分支。心室肌也有少量迷走神经纤维支配。两侧迷走神经对心脏的支配有一定差异,右侧迷走神经对窦房结的影响占优势,左侧迷走神经对房室交界的作用较为明显。

心迷走神经兴奋时,节后纤维末梢释放的递质是乙酰胆碱,与心肌细胞膜上 M 型胆碱能受体结合,使细胞膜对 K^+ 的通透性增大,促进 K^+ 外流,导致心率减慢、心房肌收缩力减弱、房室传导速度减慢等效应。总的结果是对心脏的活动起抑制作用。阿托品是 M 型胆碱能受体阻断剂。

(二)血管的神经支配及作用

除真毛细血管外,血管壁都有平滑肌分布,绝大部分血管平滑肌均接受自主神经支配。支配血管平滑肌的神经纤维可分为缩血管神经纤维和舒血管神经纤维两大类。

1. 缩血管神经纤维

缩血管神经纤维属于交感神经,故一般称为交感缩血管神经纤维。其节前纤维起自脊髓胸腰段侧角,其末梢释放的神经递质是乙酰胆碱,在椎旁或椎前神经节换神经元。节后纤维末梢释放去甲肾上腺素,主要与血管平滑肌细胞膜上的α受体结合,引起血管平滑肌收缩。正常安静状态下,交感缩血管神经纤维持续发放每秒钟约1~3次的低频神经冲动,称为交感缩血管紧张。这种紧张性活动使其支配的血管平滑肌经常维持一定程度的收缩状态。当交感缩血管紧张增强时,血管平滑肌的收缩增强,血管口径变小,血流阻力增大;当交感缩血管紧张减弱时,血管平滑肌的收缩减弱,血管口径扩大,血流阻力减小,由此可以调节不同器官的血流阻力和血流量。

体内几乎所有血管都接受交感缩血管神经纤维的支配,但在不同部位的血管中,缩血管纤维分布的密度不同。在皮肤的血管中,缩血管神经纤维分布最密,在骨骼肌和内脏的血管中分布次之,而在冠状血管和脑血管中分布最少。在同一器官,动脉中的缩血管神经纤维密度高于静脉,其中微动脉中的分布密度最高,毛细血管前括约肌没有神经纤维分布。

2. 舒血管神经纤维

体内有一部分血管除接受缩血管神经纤维支配外,还接受舒血管神经纤维的支配。舒血管神经纤维主要有以下两种。

(1) 交感舒血管神经纤维:这类神经纤维主要分布于骨骼肌的微动脉,其节后神经纤维末梢释放的递质是乙酰胆碱,与血管平滑肌上的M型胆碱能受体结合,使血管舒张。在安静状态下这类神经无紧张性活动,只有当机体情绪激动时和发生防御反应时才发放冲动,使骨骼肌血管舒张,血流量增多。

(2) 副交感舒血管神经纤维:少数器官如脑膜、唾液腺、胃肠外分泌腺和外生殖器等,其血管平滑肌除接受交感缩血管神经纤维的支配外,还接受副交感舒血管神经纤维的支配。其节后神经纤维末梢释放的递质是乙酰胆碱,与血管平滑肌上的M型胆碱能受体结合,使血管舒张。此类神经的活动只对组织、器官的局部血流起调节作用,对循环系统总外周阻力的影响很小。

(三) 心血管中枢

在生理学中,把与控制心血管活动有关的神经元集中的部位称为心血管中枢(cardiovascular center)。控制心血管活动的神经元并非局限在中枢神经系统的某个部位,而是分布在中枢神经系统从脊髓到大脑皮质的各个水平。它们各具不同的功能,又互相密切联系,使整个心血管系统的活动协调一致,并与整个机体的活动相适应。

1. 延髓心血管中枢

调节心血管活动的基本中枢位于延髓。在延髓腹外侧部存在心交感中枢和缩血管中枢,分别发出神经纤维控制脊髓内心交感和交感缩血管神经的节前神经元。心迷走中枢位于延髓的迷走神经背核和疑核,心迷走神经的节前纤维正是从这里发出。延髓心血管中枢平时都有紧张性活动。在机体处于安静状态时,这些延髓神经元的紧张性活动表现为心迷走神经纤维和心交感神经纤维及缩血管神经纤维持续向心血管发放低频神经冲动调节心血管的活动,分别称为心迷走紧张、心交感紧张和交感缩血管紧张。心迷走中枢和心交感中枢紧张性活动对心脏的活动是相互拮抗的,人体安静时的心率为每分钟75次正是二者相互作用的综合表现。

在整体情况下,各种心血管反射并不是由延髓心血管中枢独立完成的,而是由从脊髓到大脑皮质的各级心血管中枢共同参与完成的。

2. 延髓以上的心血管中枢

在延髓以上的脑干部分以及大脑和小脑中都存在与心血管活动有关的神经元。它们在心血管活动调节中所起的作用较延髓心血管中枢更为高级,特别是表现为心血管活动与机体其他功能之间更加复杂的整合作用。

一般说来,中枢神经系统中越高位的中枢,对人体各种功能的整合作用也越复杂,它们对心血管活动调节的详细机制,目前尚未完全清楚。

(四)心血管反射

神经系统对心血管活动的调节是通过各种神经反射来实现的。心血管系统的活动时刻随人体的功能状态、活动水平、环境变化以及心理状况的不同而进行调整。这种及时、准确的调整是通过各种心血管反射实现的,其意义在于维持人体内环境的相对稳定以及使循环功能适应内、外环境的各种变化,满足生命活动的各种需要。

1. 颈动脉窦和主动脉弓压力感受器反射

颈动脉窦和主动脉弓血管壁外膜下存在丰富的感觉神经末梢(图 8-16),它们能感受血液对动脉壁的机械牵张刺激,分别称为颈动脉窦和主动脉弓压力感受器。颈动脉窦压力感受器的传入神经为窦神经,它并入舌咽神经进入延髓,主动脉弓压力感受器的传入神经为主动脉神经,它加入迷走神经进入延髓。动脉血压在一定范围(60~180mmHg)内,压力感受器的传入冲动频率与动脉管壁的扩张程度成正比。当血压上升时,动脉管壁被牵张的程度增大,压力感受器发出传入冲动的频率增多,到达中枢后,通过有关的心血管中枢整合作用,使心迷走中枢的紧张性活动增强,心交感中枢和缩血管中枢的紧张性活动减弱,然后通过心迷走神经、心

图 8-16 颈动脉窦和主动脉弓压力感受器

交感神经和交感缩血管神经作用于心脏和血管,使心率减慢、心肌收缩力减弱,心输出量减少,血管舒张,外周阻力降低,故血压下降。因此,颈动脉窦和主动脉弓压力感受性反射又称为减压反射(depressor reflex)。

相反,当血压降低,对颈动脉窦和主动脉弓压力感受器的刺激减弱,传入中枢的冲动减少,通过中枢的整合作用后,使动脉血压回升到正常范围。

 知识链接

颈动脉窦综合征

强力压迫正常人的颈部颈总动脉分叉处,因刺激颈动脉窦的压力感受器,可引起动脉血压降低达 2.66kPa(20mmHg)。一些老年人,特别是颈动脉有钙化性动脉硬化斑者,压迫颈动脉窦常引起强烈反应,动脉压急剧下降,甚至心跳停止。颈动脉窦压力感受器敏感者,甚至因穿紧身的高硬领的衣服或理发师用剃刀在颈动脉窦部位剃刮而引起血压明显降低,甚至产生晕厥,如不及时抢救可引起死亡。这就是颈动脉窦综合征。通常颈动脉窦反射通过迷走神经抑制心跳时,心室可从迷走抑制下"脱逸"7~10s,按其自身节律搏动。然而,有时心室不能脱逸迷走抑制,使心脏完全停止跳动而死亡。

实验表明,当窦内压在 80~160mmHg 范围内变动时,动脉血压随窦内压的升高而降低。当窦内压高于 180mmHg 左右时,动脉血压不再下降;窦内压低于 60mmHg 左右时,动脉血压也不再升高,而窦内压在 100mmHg 左右(相当于安静时正常平均动脉血压水平)变动时压力感受器最敏感,即压力感受性反射纠正异常血压的能力最强(图 8-17)。

图 8-17 颈动脉窦内压与动脉血压的关系

综上所述,颈动脉窦、主动脉弓压力感受器反射是典型的负反馈调节,且具有双向调节能力。其生理意义在于经常监视动脉血压的变动。在心输出量、外周阻力、循环血量等发生突然变化时,对动脉血压进行快速、准确的调节,使动脉血压保持相对稳定。

2.颈动脉体和主动脉体化学感受器反射

位于颈总动脉的分支处和主动脉弓下方的颈动脉体和主动脉体在功能上属于化学感受器。当血液中某些化学成分发生变化时,如 O_2 含量降低、CO_2 含量升高、H^+ 浓度升高,都可以刺激这些化学感受器,使它们兴奋,传入冲动也经由舌咽神经和迷走神经进入延髓。来自这些化学感受器的传入冲动主要是兴奋呼吸中枢,使呼吸加深加快。同时对缩血管中枢也有兴奋作用,使皮肤、血管、骨骼肌的血管收缩,外周阻力增大,血压升高。此外,由于呼吸加深加快可以反射性引起心率加快,心输出量增加,结果导致动脉血压升高。

在正常生理情况下,颈动脉体和主动脉体化学感受器的反射作用主要是调节呼吸运动,对心血管活动的调节作用很小。只有在低氧、窒息、动脉血压低于 60mmHg(8.0kPa)和酸中毒等情况下,才明显发挥对心血管的作用。因此,化学感受器反射对心血管调节的意义主要是参与机体应激状态时(如大量失血)循环功能的调节,维持血压,使血液重新再分配,保证心、脑等重要器官的血液供应。

3. 心肺感受器引起的心血管反射

在心房、心室和肺循环大血管壁内存在许多感受器,总称为心肺感受器(cardiopulmonary receptor),其传入神经纤维行走于迷走神经干内。引起心肺感受器兴奋的适宜刺激有两类:一类是对血管壁的机械牵张,当心房、心室或肺循环大血管中压力升高或血容量增多而使心脏或血管壁受到牵张时,这些牵张或压力感受器就发生兴奋;另一类心肺感受器的适宜刺激是一些化学物质,如前列腺素、缓激肽等。和颈动脉窦、主动脉弓压力感受器相比较,心肺感受器位于循环系统压力较低的部分,故又称低压力感受器。

大多数心肺感受器受刺激时引起的反射效应是心交感神经和交感缩血管神经紧张性降低,心迷走神经紧张性加强,导致心率减慢,心输出量减少,外周血管阻力降低,故血压下降,心肺感受器的传入冲动可抑制肾素和抗利尿激素的释放。

4. 其他感受器引起的心血管反应

扩张肺、胃、肠、膀胱等空腔器官,挤压睾丸,常可引起心率减慢和外周血管舒张的效应。皮肤受到伤害性刺激作用时,也能引起心血管反应,导致皮肤血管收缩,血压升高。但如刺激过强也可出现相反的效应,引起血压下降。骨骼肌运动时,肌肉和关节的感受器受到刺激,使心率加快、血压升高。压迫眼球可反射性地引起心率变慢。脑血流量减少时,可引起交感缩血管神经纤维紧张性显著加强,外周血管强烈收缩,血压明显升高。这些反射说明循环系统的活动与各器官、系统之间有密切联系。

二、体液调节

心血管活动的体液调节是指血液和组织液中一些化学物质对心肌和血管平滑肌的活动产生影响,从而起调节作用。这些体液因素中,有些是通过血液运输的,可广泛作用于心血管系统,有些则在组织中形成,主要作用于局部的血管,对局部组织的血流起调节作用。

(一)全身性体液调节

1. 肾上腺素和去甲肾上腺素

肾上腺素和去甲肾上腺素都属于儿茶酚胺类物质。血液中的肾上腺素和去甲肾上腺素主要来自肾上腺髓质,其中肾上腺素约占80%,去甲肾上腺素约占20%。交感神经节后神经纤维释放的去甲肾上腺素一般均在局部发挥作用,只有极少量进入血液循环。肾上腺素和去甲肾上腺素对心脏和血管的作用,既有共同点,又有不同点。

肾上腺素受体分为α受体和β受体两种,β受体又分$β_1$和$β_2$两个亚型。肾上腺素与这些受体结合的能力均较强。去甲肾上腺素与α受体的结合能力最强,也可与心肌的β₁受体结合,但与血管平滑肌上β₂受体的结合能力较弱。

心肌细胞上的肾上腺素受体以β₁受体为主。因此肾上腺素对心脏主要是兴奋作用。表现为心率加快,心肌收缩力加强,心输出量增大。临床上常把肾上腺素作为"强心药"。

肾上腺素对不同部位血管的作用不同,一般血管平滑肌上均有α和β₂两种受体,在皮肤、肾、胃肠等器官血管上α受体占优势,而在骨骼肌、肝、冠状血管则是β₂受体占优势。因此,肾上腺素对皮肤、肾、胃肠等器官的血管平滑肌的作用是使其收缩,而对骨骼肌、肝、冠状血管平滑肌的作用则是使其舒张。由于对血管既有收缩又有舒张作用,所以肾上腺素对外周阻力的影响不大。

去甲肾上腺素主要与α受体和β₁受体结合,与β₂受体的结合力较弱,故对全身的血管平滑肌普遍具有收缩作用,使外周阻力增大,动脉血压升高。临床上常把去甲肾上腺素作为"升压药"。

去甲肾上腺素对心脏的直接作用与肾上腺素作用相似,均为使心率加快。但在整体条件下,由于去甲肾上腺素使血管平滑肌强烈收缩,外周阻力增大,血压明显升高,引起压力感受性压力反射活动加强。压力感受器反射使心率减慢的效应,超过去甲肾上腺素对心脏的直接作用,故心率反而减慢。

2. 肾素-血管紧张素系统

肾素(renin)主要由肾球旁细胞合成并分泌的一种酸性蛋白酶。肾素进入血液循环后,使血浆中的血管紧张素原水解为十肽的血管紧张素 I,后者在血管紧张素转换酶的作用下水解生成八肽的血管紧张素 II(Ang II),Ang II 在氨基肽酶 A 的作用下,脱去一个氨基酸残基后形成七肽血管紧张素 III。血管紧张素 II 是对循环系统作用最强的物质之一,主要作用如下:①促进全身小动脉、微动脉收缩,外周阻力增大,使血压升高;也可促进静脉收缩,使回心血量增加。②作用于交感神经节后纤维末梢,使其释放递质去甲肾上腺素增多。③作用于脑的某些结构,促使交感缩血管中枢紧张性加强,并可引起渴觉,导致饮水行为。另外还可促进神经垂体释放血管升压素和缩宫素,增强促肾上腺皮质激素释放激素的作用。④与血管紧张素 III 一起促进肾上腺皮质球状带释放醛固酮。醛固酮可促进肾小管对 Na^+、水的重吸收,使循环血量增加,血压升高。因此,血管紧接素 II 总的作用是使血压升高。由于肾素、血管紧张素和醛固酮三者关系密切,故将它们联系起来称为肾素-血管紧张素-醛固酮系统(renin-angiotensin-aldosterone system,RAAS)。这一系统对动脉血压的长期调节有重要意义。

3. 血管升压素

血管升压素(vasopressin,VP)在下丘脑的视上核和室旁核合成,经下丘脑-垂体束运输到神经垂体储存,当机体需要时再释放入血。由于它的主要作用是促进肾远曲小管和集合管对水的重吸收,使尿量减少,故又称为抗利尿激素(antidiuretic hormone,ADH)。血管升压素作用于血管平滑肌的相应受体后,可引起血管平滑肌收缩,产生很强的缩血管效应,使血压升高。它是已知最强的缩血管物质之一。在完整机体内,血液中血管升压素浓度升高时首先出现抗利尿效应;仅在其血浓度明显高于正常时,才引起血压升高。在正常生理情况下,血管升压素在血压调节过程中可能不起重要作用,但是在人体大量失血、严重失水等情况下,血管升压素释放增加,引起血管广泛收缩而发挥升压效应。

4.心房钠尿肽

心房钠尿肽(atrial natriuretic peptide,ANP)是心房肌细胞合成并释放的多肽类激素。它具有较强的舒血管效应,使外周阻力降低;也可使心率减慢,心输出量减少;抑制肾素和醛固酮的分泌。心房钠尿肽主要作用于肾,具有强大的排钠和利尿作用。

(二)局部性体液调节

1.激肽释放酶-激肽系统

激肽(kinin)是一类具有生物学活性的多肽类物质。激肽原在激肽释放酶作用下水解生成激肽。激肽释放酶分两类:一类存在于血浆中称血浆激肽释放酶,能使血浆中的激肽原生成缓激肽;另一类存在于肾、唾液腺、胰、汗腺等器官组织中称组织激肽释放酶,能使上述器官中的激肽原生成赖氨酰缓激肽,又称血管舒张素。赖氨酰缓激肽可在氨基肽酶作用下脱去赖氨酸,成为缓激肽。缓激肽可在激肽酶作用下水解失活。缓激肽能够促进血管平滑肌舒张和增大毛细血管的通透性。缓激肽和血管舒张素是目前已知最强的舒血管活性物质。在一些腺体器官中生成的激肽,可以使器官局部的血管舒张,血流量增加。循环血液中的激肽也参与动脉血压的调节,引起全身血管舒张,外周阻力减小,血压降低。

2.组胺

组胺广泛存在于各种组织内,特别是皮肤、肺和胃肠道黏膜的肥大细胞中含量最多。当组织受到损伤、发生炎症或过敏反应时,均能引起组胺的释放。组胺具有强烈的舒血管作用,并能增加毛细血管和微静脉管壁的通透性,导致血浆渗入组织,形成局部水肿。

3.前列腺素

前列腺素(prostaglandin,PG)存在于全身各种组织中,前列腺素按其分子结构的差别,可分为多种类型。不同类型的前列腺素对于血管平滑肌的作用不同。多数具有舒血管作用,能对局部组织血流量进行调节。前列腺素也参与对血压的调节。

4.组织代谢产物

组织细胞代谢需要消耗氧,并产生各种局部代谢产物,如 CO_2、H^+、腺苷、ATP、K^+ 等。当组织代谢活动增强时,代谢产物积聚,共同发挥作用,能使局部的血管舒张,引起局部的血流量增多,向组织提供更多的氧,并带走代谢产物。这种代谢性局部舒血管效应有时相当明显,即使同时发生交感缩血管神经活动加强,该局部组织的血管仍能舒张。

(三)其他因素

内皮素、阿片肽和NO等对血管平滑肌的活动都具有调节作用。

三、社会心理因素对心血管活动的影响

从生命科学角度研究人体心脏生理、血管生理以及心血管活动的神经和体液调节,人除了具有生物属性,还具有社会属性。人作为社会的成员,其循环功能除受自然因素影响外,还受社会、心理因素的影响。在日常生活中,可以经常见到社会心理因素对心血管活动影响的实例。如惊恐时心跳加快加强,愤怒时血压升高,羞怯时面部血管扩张以及一些语言刺激所引起

的心血管反应等。

事实证明,许多心血管疾病的发生与社会心理因素密切相关。人们长期处在巨大的生活压力与工作压力之下,精神高度紧张,如果心理和生理得不到良好的调适,会使高血压的发病率明显增加。1991年普查北京市成年人高血压的发病率为22.6%,而在偏僻地区生活比较安定的人群中,高血压的发病率却小于1%。在一些发达国家高血压的发病率可达25%。此外,在有吸烟、酗酒等不良生活习惯的人群中,冠心病、高血压、脑卒中的发病率明显高于无此类不良习惯的人群。目前,心脑血管疾病的发病率位于各类疾病之首,也是主要的死亡原因。这说明社会心理因素对心血管系统的功能活动和心血管疾病的发生有着不可忽视的影响,因此要注重社会心理因素的影响和心理平衡的调适,积极预防心血管疾病的发生,应引起全社会的高度重视。

第四节 器官循环

机体各个器官由于其结构和功能的不同,血液循环也各有特点。本节仅讨论心、肺、脑的血液循环的特点。

一、冠脉循环

(一)冠脉循环的解剖特点

冠状动脉的主干走行于心脏表面,其小分支常以垂直于心脏表面的方向穿入心肌,并在心内膜下层分支成网。这种分支方式使血管在心肌收缩时容易受到压迫。分支最终形成毛细血管网分布于心肌纤维之间,并与之平行地走行。心肌毛细血管网分布极为丰富,毛细血管数和心肌纤维数的比例为1∶1,使心肌和冠脉之间的物质交换能很快地进行。冠状动脉侧支吻合细小,血流量少,因此,当冠状血管突然发生阻塞时,侧支循环往往需要经过相当长的时间才能建立,常可导致心肌梗死。如果阻塞是缓慢形成的,则侧支可逐渐扩张,形成有效的侧支循环起到代偿作用。

(二)冠脉循环的生理特点

1. 途径短、流速快、压力高

冠脉直接开口于主动脉根部,血液从主动脉根部经冠脉血管到右心房,只需6~8s。冠脉血流途径短,并直接流入较小血管,故血压较高。

2. 血流量大

在安静状态下冠脉血流量约225mL/min,占心输出量的4%~5%,平均每百克心肌组织每分钟血流量为60~80mL。当剧烈运动心肌活动增强时,每百克心肌每分钟血流量可增至300~400mL,约为安静状态时的4~5倍,而每百克骨骼肌在相同状态下每分钟血流量仅为4mL左右,远小于心肌。

3. 动静脉血的氧差大

心肌富含肌红蛋白,摄氧能力很强。正常安静情况下,动脉血流经心脏后,其中65%~70%的氧(12mL)被心肌摄取,比骨骼肌的摄氧率(5~6mL)约大一倍,从而能满足心肌较大的耗氧量。心肌靠提高从单位血液中摄取氧的潜力较小,只能靠冠脉血管的扩张增加血流量来满足对氧的需求。

4. 心肌供血是在心脏舒张期

由于冠脉血管的大部分分支垂直于心脏表面深埋在心肌内,心肌的节律性收缩对冠脉血流量影响很大,尤其是左心室肌收缩对左冠状动脉的影响更为显著(图8-18)。在左心室等容收缩期开始时,由于心室肌的强烈压迫,致使冠状动脉血流量突然减少,甚至发生逆流。在心室射血期,主动脉压迅速升高,冠状动脉血压也随之升高,冠脉血流量增加;到减慢射血期时,冠脉血流量又减少。进入舒张期后,心肌对冠脉的挤压作用解除,冠脉血流阻力减小,血流量迅速增加,其中心室舒张早期冠脉血流量最大。如果主动脉舒张压升高,冠脉流量将显著增加。可见,心室舒张期的长短和主动脉舒张压的高低是影响冠脉血流量的最重要因素。

图8-18 心动周期中冠状动脉血流量的变化

(三)冠脉血流量的调节

在冠脉循环调节的各种因素中,最重要的是心肌本身的代谢水平。交感和副交感神经也支配冠脉血管的平滑肌,但作用较弱。

1. 心肌代谢水平的影响

冠状血管扩张主要是心肌代谢产物的作用,其中腺苷最为重要。当心肌代谢增强使局部氧含量降低时,心肌细胞中的ATP在$5'$-核苷酸酶作用下,分解产生腺苷,它具有强烈的舒张小动脉的作用。心肌其他代谢产物如H^+、CO_2、乳酸、缓激肽等,也有使冠状血管舒张的作用。

2.神经调节

冠状血管接受交感神经和迷走神经支配。交感神经对冠脉血管的作用是先收缩后舒张。交感神经兴奋时,作用在冠脉平滑肌α受体上,使血管收缩,同时作用在心肌β受体上使心肌活动增强,代谢产物增多,交感神经的缩血管作用很快即被代谢产物的舒血管作用所掩盖。

迷走神经对冠脉血管的影响不明显,迷走神经的直接作用是舒张冠脉。但迷走神经兴奋时直接舒血管的作用会被心肌代谢水平降低所引起的继发性缩血管作用所抵消。

3.体液调节

肾上腺素和去甲肾上腺素可通过增强心肌代谢水平,加大心肌耗氧量使冠脉血流量增加;也可直接作用于冠脉血管上的肾上腺素受体引起血管的收缩或舒张。甲状腺激素通过增强心肌代谢,使冠脉血管舒张,血流量增大。血管紧张素Ⅱ和大剂量的血管升压素则可使冠脉血管收缩,血流量减少。

二、肺循环

肺循环是指右心室射出的静脉血通过肺泡壁与肺泡气进行气体交换后转变成动脉血后返回左心房的血液循环。

(一)肺循环的生理特点

1.途径短、外周阻力小

从肺动脉到肺静脉其循环途径比体循环短得多。肺动脉分支短、管径大、管壁薄,可扩张性大,血管的总截面大,且肺循环的血管都在低于大气压的胸膜腔内,所以,肺循环的阻力小。

2.血压低

因右心室的收缩能力弱,肺循环的血压较低,仅为体循环的1/6~1/5。肺动脉收缩压约22mmHg,舒张压8mmHg,肺动脉平均血压约13mmHg,肺静脉血压1~4mmHg,肺毛细血管平均血压只有7mmHg。故肺循环是一低压力系统,易受心功能的影响。当左心功能不全时常引起肺淤血和肺水肿,导致呼吸功能障碍。

由于肺毛细血管的压力(7mmHg)低于血浆胶体渗透压(25mmHg),因此,肺泡间隙没有组织液的生成。另外,由于肺组织液的压力为负压使肺泡膜与肺毛细血管壁互相紧密相贴,有利于肺泡与血液之间的气体交换。

3.血容量变化大

通常肺循环血容量约450mL,占全身血量的9%左右。用力呼气时,肺部血容量可减少到约200mL,而用力吸气时可增加到1000mL左右。因此,肺循环血管起到贮血库的作用。当人体失血时,肺循环可将一部分血液转移到体循环,起代偿作用。肺循环血量随呼吸周期发生规律性变化,吸气时增多,呼气时减少。肺循环血量的周期性变化引起心输出量的变化,使体循环动脉血压随呼吸周期发生波动,称为动脉血压的呼吸波。

(二)肺循环血流量调节

1.肺泡气氧分压的调节

低氧能使肺部血管收缩,血流阻力增大。引起肺血管收缩的原因不是血管内血液的氧含量降低,而是肺泡内氧含量降低。当肺泡内氧含量降低时,肺泡周围的微动脉即收缩,血流阻力增大,使该局部的血流量减少。这一反应的生理意义在于能使较多的血液流经通气充足的肺泡,进行有效地气体交换。长期居住在高海拔地区的人,由于空气中氧气稀薄,肺泡内普遍低氧,可引起肺循环微动脉广泛收缩,血流阻力增大,常因此引发右心室肥厚。

2. 神经调节

肺循环血管受交感神经和迷走神经的支配。交感神经兴奋对肺血管的直接作用是引起收缩和血流阻力增大。但在整体情况下,交感神经兴奋使体循环血管收缩,将一部分血液挤入肺循环,故使肺血容量增加。循环血液的儿茶酚胺也有同样效应。刺激迷走神经可使肺血管轻度舒张,肺血流阻力稍下降。

3. 体液调节

肾上腺素、去甲肾上腺素、血管紧张素Ⅱ、组胺,均能引起肺循环血管收缩。前列环素、乙酰胆碱使肺血管舒张。

三、脑循环

脑的血液供应来自颈内动脉和椎动脉。前者供应大脑半球前2/3和部分间脑;后者供应大脑半球后1/3、间脑后部、小脑和脑干。脑静脉血先汇入硬脑膜静脉窦,再经颈内静脉回流入腔静脉。

(一)脑循环的特点

1. 血流量大、耗氧量多

在安静情况下,每百克脑组织血流量平均为50~60mL/min,脑循环总的血流量为750mL/min,相当于心输出量的15%,而脑的重量只占体重2%左右。脑组织的代谢率高,耗氧量也大,安静时每百克脑每分钟耗氧3~3.5mL,脑的总耗氧量约为每分钟50mL,占全身总耗氧量的20%左右。因此,脑对缺氧、缺血的耐受性很低。在正常体温条件下,停止脑部供血数秒钟,意识丧失,停止供血5~6min以上,大脑功能将出现难以恢复的损伤,因此保证脑的血液供给非常重要。

2. 血流量变化范围小

脑位于由颅骨构成的颅腔内,容积不易变化。整个颅腔为脑、脑脊液和脑血管所充满,三者体积的总和与颅腔容积相等。由于脑组织和脑脊液的不可压缩性,脑血管的舒缩程度受到相当大的限制,脑血流量的变化范围较小,因此,脑组织血液供应的增加主要依靠提高脑循环的血流速度来实现。

3. 存在血-脑脊液屏障和血脑屏障

在毛细血管血液和脑脊液之间存在限制某些物质自由扩散的屏障,称为血-脑脊液屏障。在毛细血管血液和脑组织之间也存在类似的屏障,称为血-脑屏障。脂溶性物质如O_2、CO_2、脂溶性麻醉剂以及乙醇等,容易通过血-脑脊液屏障和血-脑屏障,但对水溶性物质来说,如葡萄糖、氨基酸通透性大,而甘露醇、蔗糖和许多离子则通透性很低,甚至不能通过。血-脑屏障和血-脑脊液屏障的存在,对保持脑组织的内环境理化因素的相对稳定和防止血液中的有害物质进入脑组织具有重要意义。

(二)脑循环的调节

脑血流量取决于脑动、静脉之间的压力差和血流阻力。在正常情况下,颈内静脉压接近于右心房压,且变化不大,脑血流阻力的变化也很小,所以影响脑血流量的主要因素是颈动脉压。

1. 脑血流的自身调节

正常情况下,脑循环的灌注压为 80～100mmHg。当平均动脉压在 60～140mmHg 范围内变动时,脑血管可通过自身调节机制使脑血流量保持相对稳定。当平均动脉压低于 60mmHg 时,脑血流量将明显减少,可引起脑功能障碍;若平均动脉压高于 140mmHg 时,脑血流量则明显增加,严重时可因脑毛细血管血压过高而引起脑水肿。

2. CO_2 和低氧对脑血流的影响

脑血管的舒缩主要受血液中化学因素的影响。脑动脉血液中 CO_2 分压升高和低氧有直接的舒血管效应,但在整体情况下,CO_2 分压升高和低氧引起的化学感受性反射可使血管收缩。由于化学感受性反射对脑血管的缩血管效应很小,所以血液中 CO_2 分压升高和低氧对脑血管的直接舒血管效应非常明显。当过度通气使 CO_2 呼出过多时,由于脑血管收缩,脑血流量减少,可引起头晕等症状。

3. 脑的代谢对脑血流量的影响

脑不同部位的血流量都不相同,与其代谢活动成正比。代谢活动增强,代谢产物如 H^+、K^+ 和腺苷聚集等,引起脑血管舒张,血流量增加。

4. 神经调节

脑血管受交感缩血管纤维和副交感舒血管纤维的支配,但神经纤维的分布较少,所起的作用也很小。刺激或切断上述支配神经后,脑血流量无明显改变。此外,在多种心血管反射中,脑血流量也无明显变化。

本章小结

一、本章提要

通过本节学习,使同学们了解血液循环是机体一切功能活动的基础,由心脏和血管组成,通过心脏节律性舒缩活动和瓣膜的导向作用,推动血液按一定方向流动。具体包括以下内容:

1. 掌握心肌有自律性、兴奋性、传导性、收缩性等四个生理特性;动脉血压的形成需要有足够血量充盈心血管系统、心室射血、外周阻力、大动脉管壁弹性等;我国健康成年人安静状态下的收缩压、舒张压、脉压的正常值;动脉血压的影响因素有前负荷(心室舒张末期充盈血量)、后负荷(动脉血压)、心肌收缩力、心率等;心脏和血管受交感神经、副交感神经的双重支配;当血压发生变化时,压力感受器反射的基本过程;肾上腺素有强心作用,去甲肾上腺素有升压作用。

2. 熟悉心脏的泵血过程以心室的射血和充盈划分成了两个期别;评价心泵血功能的指标有心输出量、搏出量、射血分数、心指数等;心电图基本波形及生理意义;血压是血管内流动的血液对单位面积血管壁产生的侧压力;静脉血压及静脉回心血量影响因素、组织液的生成及影响因素;对心血管的作用;冠脉循环、肺循环、脑循环的解剖特点、血流特点及血流量的调节。

3. 了解心肌工作细胞与神经、骨骼肌细胞动作电位区别的主要特征是 2 期平台期,自律细胞 4 期可自动去极化；弹性贮器血管（大动脉）、分配血管（中动脉）、阻力血管（小动脉和微动脉）、交换血管（真毛细血管）、容量血管（静脉）的功能特点；微循环三条通路及各功能。

二、本章重、难点

1. 重点

心肌的生理特性、动脉血压的形成、正常值及其影响因素；心脏和血管的神经支配；颈动脉窦和主动脉弓压力感受器反射；肾上腺素和去甲肾上腺素对心血管活动的调节。

2. 难点

动脉血压的形成及影响因素、心输出量的影响因素。

一、名词解释

1. 心动周期　2. 心率　3. 心输出量　4. 射血分数　5. 心肌前负荷　6. 心肌后负荷　7. 房室延搁　8. 期前收缩　9. 代偿性间歇　10. 平均动脉压　11. 中心静脉压　12. 微循环

二、填空题

1. 心肌细胞的生理特性有_____、_____、_____和_____。
2. 心肌细胞中_____自律性最高，_____自律性最低。
3. 心脏中传导速度最快的是_____。
4. 第一心音发生于_____，是_____的标志；第二心音发生于_____，是_____的标志。
5. 心动周期中室内压最高在_____期末。
6. 每搏输出量与心室舒张末期容积的百分比称_____。
7. 影响每搏输出量的因素有_____、_____和_____。
8. 正常成人安静时，收缩压为_____，舒张压为_____，脉压为_____。
9. 血液与组织之间物质交换的方式有_____、_____和_____。
10. 外周阻力增加引起动脉血压升高，其主要表现为_____压升高，脉压_____。
11. 心室收缩射血时，动脉血压快速上升，达最高值称为_____压；心室舒张时，动脉血压降低，降至最低值称为_____压。
12. 刺激心交感神经引起心肌兴奋性_____，心肌收缩力_____。
13. 与去甲肾上腺素相比，肾上腺素增加外周阻力的效应较_____。
14. 心交感神经节后纤维兴奋时，其末梢释放的递质是_____，它与心肌细胞膜上 $β_1$ 受体结合，使心率_____，心肌收缩力_____，房室传导速度_____，故心输出量增多。
15. 心迷走神经节后纤维兴奋时，其末梢释放的递质是_____，它与心肌细胞膜上 M 受体结合，使心率_____，心肌收缩力_____，房室传导速度_____，故心输出量减少。
16. 引起冠脉血管舒张的最重要的心肌代谢产物是_____。

三、选择题

1. 心肌自律性最高的部位是（　）
   A. 窦房结　　　　　　B. 心房肌　　　　　　C. 房室交界
   D. 浦肯野纤维　　　　E. 心室肌

2. 心肌不产生完全强直收缩是由于（　）
   A. 心肌是功能合胞体　　B. 兴奋传导有房室延搁
   C. 窦房结对潜在起搏点有抑制作用
   D. 有效不应期特别长　　E. 收缩期较短

3. 心室肌的有效不应期较长，一直延续到（　）
   A. 收缩期开始　　　　B. 收缩期中间　　　　C. 舒张期早期
   D. 舒张期结束　　　　E. 舒张期中期

4. 衡量心脏泵血功能的指标（　）
   A. 前负荷　　　　　　B. 后负荷　　　　　　C. 动脉血压的高低
   D. 射血分数　　　　　E. 心率

5. 心输出量是指（　）
   A. 每搏输出量
   B. 左、右心室输出的总血液量
   C. 每分钟左心室所泵出的血量
   D. 心房进入心室的血量
   E. 每分钟两心房进入心室的血量

6. 下列能使心输出量增加的因素是（　）
   A. 心迷走中枢紧张性增高
   B. 心交感中枢紧张性增高
   C. 静脉回心血量减少
   D. 心室舒张末期容积减小
   E. 颈动脉窦内压力增高

7. 每搏输出量占下列哪个容积的百分数称为射血分数（　）
   A. 回心血量　　　　　B. 每分输出量　　　　C. 等容积舒张期容积
   D. 心室收缩末期容积　E. 心室舒张末期容积

8. 心指数等于（　）
   A. 心率×每搏输出量/体表面积
   B. 每搏输出量×体表面积
   C. 每搏输出量/体表面积
   D. 心输出量×体表面积
   E. 心率×体表面积

9. 心动周期中，在下列哪个时期左心室内压力最高（　）

A. 心房收缩期末　　　B. 等容收缩期末　　　C. 心室收缩期末
D. 快速充盈期末　　　E. 快速射血期末

10. 在心动周期中,心室内压力上升最快的阶段是( )
    A. 快速射血期　　　B. 等容收缩期　　　C. 缓慢射血期
    D. 等容舒张期　　　E. 快速充盈期

11. 主动脉瓣关闭发生于( )
    A. 快速射血期开始时　　　B. 快速充盈期开始时　　　C. 等容舒张期开始时
    D. 等容收缩期开始时　　　E. 减慢充盈期开始时

12. 房室瓣开放见于( )
    A. 等容收缩期末　　　B. 心室收缩期初　　　C. 等容舒张期初
    D. 等容收缩期初　　　E. 等容舒张期末

13. 在其他条件不变的情况下,收缩压的高低主要反映( )
    A. 心率　　　B. 外周阻力　　　C. 循环血量
    D. 每搏输出量　　　E. 大动脉管壁弹性

14. 在家兔动脉血压实验中,夹闭一侧颈总动脉引起全身动脉血压升高,其主要原因是( )
    A. 血管容积减少,相对血容量增多
    B. 颈动脉窦受到牵拉刺激
    C. 颈动脉体受到牵拉刺激
    D. 颈动脉窦内压力降低
    E. 颈动脉体内压力降低

15. 中心静脉压高而动脉压在正常范围,反映( )
    A. 右心功能不全或血容量相对过多
    B. 胸腔内压增加
    C. 右心功能不全或容量相对不足
    D. 静脉回心血量增加
    E. 容量血管过度收缩

16. 引起左心室后负荷增高的主要因素是( )
    A. 肺循环高压　　　B. 体循环高压　　　C. 回心血量增加
    D. 主动脉瓣关闭不全　　　E. 红细胞压积增大

17. 重度营养不良引起水肿的主要原因是( )
    A. 血浆胶体渗透压降低　　　B. 毛细血管血压升高　　　C. 组织液胶体渗透压降低
    D. 组织液静水压降低　　　E. 组织液胶体渗透压升高

18. 心血管活动的基本中枢在( )
    A. 脊髓　　　B. 大脑皮质　　　C. 脑桥
    D. 延髓　　　E. 都不是

19. 在人体处于安静状态时,下列哪个器官的动脉血和静脉血含氧量差值最大( )

A. 脑 B. 心脏 C. 肾脏
D. 皮肤 E. 骨骼肌

20. 影响冠状动脉血流量增多的因素是( )
A. 主动脉舒张压降低 B. 体循环外周阻力减小 C. 心室舒张期延长
D. 心室收缩期延长 E. 心率增加

四、问答题

1. 影响心输出量的因素有哪些,简述其影响机制。
2. 正常心脏兴奋传导的途径、特点及房室延搁的生理意义?
3. 比较第一心音与第二心音产生的原因、特点和意义?
4. 说出动脉血压的正常值,并分析影响动脉血压的因素。
5. 如果牵拉一侧颈总动脉,动脉血压有何变化?为什么?

五、案例分析

1. 患者,女性,45岁。患慢性充血性心力衰竭两年余,经常出现胸闷、心慌、气短等系列心输出量不足的症状,服用强心苷类药物后症状缓解。

请回答:

(1)何谓心输出量?

(2)影响心输出量的因素有哪些?

2. 患者,男性,45岁,公司主管。连夜加班工作后,感觉心悸、头晕和乏力。曾有类似病史。检查发现第一心音强度变化不定、心室律极不规则;正常 P 波消失,出现大小不等、形态各异的颤动波(f 波),心房活动频率约380~460次/分,心室率为110~150次/分。诊断:心房颤动。

请回答:

(1)房室延搁有何生理意义?

(2)说出心电图中的 P 波的含义?

(谢晓丽)

第九章 呼 吸

学习目标

1. 掌握呼吸的基本环节,肺通气、肺换气的原理,胸膜腔内压的意义及肺功能的评价,气体在血液中的运输形式,血液CO_2、O_2、H^+浓度变化对呼吸运动的影响。
2. 熟悉呼吸的意义及其各环节的基本过程,肺通气功能的主要评价指标,氧解离曲线,肺牵张反射。
3. 了解呼吸的类型,呼吸节律的产生,防御性呼吸反射。

呼吸(respiration)是指机体与外界环境之间气体交换的过程。通过呼吸,机体不断从大气中摄取所需要的O_2,并将产生的CO_2排出体外,以保证新陈代谢的正常进行。呼吸一旦停止,将导致组织缺O_2和血液CO_2潴留,造成内环境紊乱和器官功能障碍,严重时将危及生命。因此,呼吸是人体内最基本的生理活动之一,其生理意义是维持机体内环境中O_2和CO_2含量的相对稳定,缓冲酸碱平衡,以保证生命活动的正常进行。

人体的呼吸过程由三个环节组成(图9-1):①外呼吸,指外界环境与肺毛细血管血液之间的气体交换过程,包括肺通气(外界环境与肺泡之间的气体交换过程)和肺换气(肺泡与肺毛细血管血液之间的气体交换过程);②气体运输,指由循环血液将O_2从肺运输到组织以及将CO_2从组织运输到肺的过程;③内呼吸(又称组织换气),指血液与组织细胞之间的气体交换过程,包括细胞内的生物氧化过程。通常所称的"呼吸",一般是指外呼吸。由此看来,呼吸的过

图9-1 呼吸全过程

程不仅需要呼吸系统完成,还需要循环系统的辅助。呼吸的三个基本环节相互紧密衔接并同步进行,任何一个环节发生障碍,均会破坏内环境稳态,影响细胞的代谢和功能,尤其是脑、心及肾的正常活动,甚至危及生命。

第一节　肺通气

肺通气(pulmonary ventilation)是指外界环境与肺泡之间的气体交换过程。实现肺通气的主要结构包括呼吸道、肺泡及胸廓等。呼吸道是连接肺泡与外界环境气体的沟通通道,并对吸入的气体具有加温、加湿、过滤、清洁等作用,还可引起咳嗽、喷嚏等防御反射;肺泡是肺泡与血液间气体进行交换的场所;胸廓借助呼吸肌的舒缩节律性运动为肺通气提供原动力。上述主要结构在肺通气中均会产生阻力,只有当肺通气的动力足以克服其阻力时,才能实现肺通气。

一、肺通气的动力

气体进出肺脏取决于肺泡与外界大气之间的压力差。通常,大气压是恒定的,因此,在自然呼吸情况下,气体能否进出肺主要由肺泡内的压力即肺内压决定。肺内压的高低取决于肺的扩张和缩小。肺本身并没有主动扩张和缩小的能力,肺的容积变化必须完全依赖于呼吸肌舒缩而引起的胸廓运动。胸廓扩大,肺容积增大,肺内压下降;胸廓缩小,肺容积减小,肺内压增大。可见,呼吸肌的收缩和舒张引起的呼吸运动是肺通气的原动力,而由呼吸运动造成的肺内压与外界大气压之间的压力差是肺通气的直接动力。

(一) 呼吸运动

在神经系统支配下,由呼吸肌的收缩和舒张引起的胸廓节律性的扩大和缩小,称为呼吸运动(respiratory movement),其包括吸气运动和呼气运动。参与呼吸运动的肌肉,统称为呼吸肌。使胸廓扩大的吸气肌,主要有膈肌和肋间外肌,使胸廓缩小的呼气肌,主要有肋间内肌和腹肌。此外,还有一些辅助呼吸肌,如胸锁乳突肌、斜角肌等,只有在用力呼吸时才参与呼吸运动。根据呼吸运动的深度和方式不同,可将呼吸运动分成不同的类型。

1. 平静呼吸和用力呼吸

安静状态下,正常人的呼吸运动平稳而均匀,称为平静呼吸(eupnea)。正常成人平静呼吸的呼吸频率约为12～18次/分。此时,吸气运动是由吸气肌主动收缩引起。平静吸气时,吸气肌主要包括膈肌和肋间外肌。膈肌位于胸腔和腹腔之间,形如钟罩,向上隆起,构成胸腔的底。当膈肌收缩时,穹窿顶部下降,胸廓上下径增大;肋间外肌收缩时,肋骨和胸骨上举,肋骨下缘向外侧偏转,胸廓前后径和左右径均增大(图9-2)。由此使胸廓的体积扩大,使肺的容积随之增大,从而使肺内压降低。当肺内压低于大气压时,外界气体顺压力差流入肺内,完成吸气运动。吸气运动是主动的,这是因为肌肉收缩需要消耗能量。平静呼气时,膈肌和肋间外肌舒张,肺和胸廓弹性回位,膈肌穹窿上移,胸廓的上下径、前后径和左右径均缩小,肺回缩使得肺的容积减小,肺内压升高。当肺内压高于大气压时,气体顺压力差由肺内流出,完成呼气。平静呼吸时,呼气运动是吸气肌舒张引起,不需要消耗能量,属于被动的过程。膈肌运动引起的胸腔容积变化占肺通气总量的绝大部分,因此膈肌的舒缩在肺通气中发挥重要作用。

图 9-2 呼吸时膈肌和肋骨的运动
1—呼气;2—平静吸气;3—深吸气

人体在劳动或运动时,活动增强,呼吸运动将加深加快这种呼吸运动称为用力呼吸(forced breathing,又称深呼吸)。与平静呼吸不同,用力吸气时,除膈肌、肋间外肌加强收缩外,还有胸锁乳突肌等辅助吸气肌收缩,进一步扩大胸廓,增加吸气量;用力呼气时,除吸气肌舒张外,肋间内肌和腹肌也收缩,使胸廓和肺进一步缩小,增加呼气量。可见,用力呼吸时吸气运动和呼气运动都是主动的。在某些病理情况下,用力呼吸仍不能满足人体需要,患者可出现鼻翼扇动、呼吸窘迫等现象,同时主观上有喘不过气来的感觉,称为呼吸困难,多见于支气管哮喘、气胸、肺炎及心力衰竭等疾病。

2.胸式呼吸和腹式呼吸

以肋间外肌舒缩引起的,表现为胸部明显起伏的呼吸运动称为胸式呼吸(thoracic breathing);以膈肌舒缩引起的,表现为腹壁明显起伏的呼吸运动称为腹式呼吸(abdominal breathing)。正常成年人的呼吸运动呈胸腹混合式呼吸。当胸廓有病变时,如胸膜炎、胸膜腔积液患者,胸廓运动受限,会出现明显的腹式呼吸;在妊娠晚期、腹水较多或腹腔有巨大肿瘤时,膈肌活动受限,多表现为明显的胸式呼吸。观察呼吸类型可以辅助诊断某些疾病。婴幼儿胸廓尚未发育完全,肋倾斜度小,位置趋于水平不易提起。婴幼儿的呼吸运动主要依靠膈肌,以腹式呼吸为主。

(二)呼吸时肺内压与胸膜腔内压的变化

1.肺内压

肺内压(intrapulmonary pressure)就是肺泡内的压力。在呼吸运动中,肺内压随胸腔容积的变化而呈现周期性变化(图 9-3)。呼吸暂停、呼吸道畅通情况下,肺内压与大气压相等,若以大气压为0,则肺内压也为0。平静吸气初,胸廓扩张,肺容积随之增大,肺内压逐渐下降,通常低于大气压1~2mmHg,外界大气顺压力差进入肺泡。随着肺内气体逐渐增多,肺内压逐渐升高,至平静吸气末,肺内压与大气压相等,气体在外界大气与肺泡间停止流动,吸气瞬间完成。平静呼气初,胸腔容积缩小,肺容积随之减小,肺内压逐渐升高,高于大气压约 1~2mmHg 时,肺内气体经呼吸道呼出体外。随着呼气进行,肺内气体减少,肺内压逐渐下降,至平静呼气末,肺内压再次与大气压相等,气体停止流动,呼气完成。在呼吸运动过程中,肺内压的变化幅度与呼吸运动的缓急、深浅以及呼吸道是否通畅等因素有关。

图 9-3 呼吸时肺内压、胸膜腔内压及呼吸气容积的变化

在呼吸运动中,肺内压的周期性变化是形成肺内压与大气压之间的压力差的主要因素,推动气流流动。临床上抢救呼吸停止的患者时,根据这一原理,可用人工的方法建立肺内压与大气压之间的压力差,维持肺通气,纠正全身缺氧,这就是人工呼吸。

 知识链接

人工呼吸

人工呼吸是指徒手或机械装置使空气有节律地进入肺内,利用胸廓及肺的弹性回缩力使得进入肺内的气体呼出,周而复始代替自主呼吸的方法。人工呼吸的方法有很多,可分为两类:一类是正压呼吸法,利用高压向肺内输入气体,迫使肺扩张,随后停止输气,由肺的自然回缩,实现呼气,如口对口呼吸法等;另一类是负压呼吸法,即人工使胸廓有节律地扩大缩小,使肺随之舒缩,来达到肺通气的目的,如压背法、提臂压胸法等。在进行人工呼吸时,首先要保持患者呼吸道畅通,否则,人工呼吸无效。

2. 胸膜腔内压

肺与胸廓并不直接相连,二者之间存在密闭的潜在腔隙,由胸膜壁层与脏层所围成,称为胸膜腔。正常胸膜腔内没有气体,仅有少量浆液。由于液体分子的内聚力,浆液使两层胸膜紧密相贴,以保证在呼吸运动中,肺能够随胸廓容积的变化而变化,此外,浆液还能减轻呼吸运动时胸膜间的摩擦,起润滑作用。

胸膜腔内的压力称为胸膜腔内压(intrapleural pressure)。正常人平静呼吸时,胸膜腔内

压始终低于大气压，若将大气压的值作为零，则胸膜腔内压为负值，因此又称为胸膜腔负压（或简称胸内负压），可用连接减压计的针头刺入胸膜腔内直接测量（图9-3），也可以用测定食管内压来间接了解胸膜腔内压的变化。呼吸运动过程中，胸膜腔负压随呼吸运动发生周期性波动。当吸气时肺扩张，胸膜腔负压也增大，至平静吸气末可达$-10\sim-5\text{mmHg}$；相反，呼气时肺缩小，胸膜腔负压也减小，至平静呼气末约为$-5\sim-3\text{mmHg}$。最深吸气时，胸膜腔内压可达-30mmHg，最大呼气时，胸膜腔内压可达-1mmHg。当关闭声门用力吸气时，胸膜腔内压可降至-90mmHg；由于吸气肌强烈收缩，关闭声门用力呼气时，胸膜腔内压可高于大气压，达到110mmHg，比如在分娩或便秘时，胸膜腔内压的这种变化使腹内压大大提高，利于分娩或排便。

出生后胸膜腔内负压才逐渐形成。在人的生长发育过程中，胸廓的生长速度比肺快，故胸廓的自然容积大于肺的自然容积，肺总是被胸廓牵拉而处于扩张状态。即使呼气胸廓缩小时，肺仍处于扩张状态，只是扩张程度小。因此，胸膜腔受到两种方向相反的力的作用，即使肺泡扩张的肺内压和使肺泡缩小的肺弹性回缩力（图9-3，箭头所示）。胸膜腔内压就等于这两种力的代数和，即：

$$胸膜腔内压＝肺内压－肺回缩力$$

当呼气末和吸气末时，肺内压均等于大气压，因此：

$$胸膜腔内压＝大气压－肺回缩力$$

若视1个大气压值为0，则：胸膜腔内压＝－肺回缩力。

可见，胸膜腔内负压是由肺的回缩力所决定的。在呼吸过程中，肺始终处于被扩张状态而保持肺的回缩力。吸气时，肺扩张程度增大，肺回缩力增大，胸膜腔内负压增大；呼气时，肺扩张程度减小，肺回缩力变小，导致胸膜腔内负压减小。

胸膜腔负压具有非常重要的生理意义：①使肺总是处于扩张状态而不萎陷，并使肺能够随胸廓的扩大而扩张。②降低对胸腔内腔静脉、胸导管等管壁薄、压力低的管道的压迫作用，降低中心静脉压，有利于静脉血和淋巴液的回流。

胸膜腔的完整性是胸膜腔负压的前提，如果胸膜被破坏（如外伤或疾病等原因导致胸壁或肺受损），气体顺压力差进入胸膜腔，胸膜腔负压减少甚至消失，肺将在自身回缩力的作用下而塌陷（肺不张）造成气胸。即使此时仍有呼吸运动，但肺不能随胸廓的运动而张缩，也无法完成正常的肺通气。严重气胸不仅可以影响呼吸功能还能累及循环功能，甚至危及生命。

知识链接

气　胸

根据发生原因，气胸可分为外伤性、医源性和自发性三类；根据气胸发生后对胸膜腔内压力的影响及脏胸膜破坏情况，气胸可分为闭合式、开放式及张力性气胸三种。治疗气胸时以抢救生命为原则，首先封闭胸壁开放性伤口，以恢复胸膜腔的密闭性，可利用胸腔闭式引流排除胸膜腔内积气，同时防止感染，积极治疗原发病及并发症。值得注意的是，若闭合式气胸气量少于该侧胸腔容积的20%，可不抽气，气体可在2～3周内自行吸收。

二、肺通气的阻力

气体在进出肺过程中遇到的阻力,称为肺通气阻力。肺通气动力需要克服阻力,才能实现肺通气。临床上肺通气障碍最常见的原因是肺通气阻力增大。肺通气阻力分为两种:一是弹性阻力,包括肺的弹性阻力和胸廓的弹性阻力,其是平静呼吸时的主要阻力,约占总通气阻力的70%;二是非弹性阻力,包括气道阻力、惯性阻力和黏滞阻力,约占总通气阻力的30%,其中以气道阻力为主。

(一)弹性阻力

任何弹性体受到外力时可发生变形,此时,弹性体会产生对抗变形的回位力,称为弹性阻力(elastic resistance,R)。肺和胸廓均为弹性体,当呼吸运动改变其容积时都会产生弹性阻力。因此呼吸的总弹性阻力是来自于肺弹性阻力和胸廓弹性阻力之和。

1. 肺弹性阻力

肺弹性阻力由肺泡表面张力和肺弹性纤维的弹性回缩力组成。前者由肺泡表面液体层形成,约占肺弹性阻力的2/3,后者约占肺弹性阻力的1/3。

(1)肺泡表面张力与肺泡表面活性物质:肺泡是气体交换的场所。肺泡内表面覆盖着一薄层液体,与肺泡内气体形成液-气界面。由于液体分子之间的吸引力,在液-气界面上产生了使液体表面尽量缩小的倾向,即肺泡表面张力。由于肺泡是半球状囊泡,所以肺泡表面液体层形成的表面张力沿曲面切线方向拉紧液面,其合力指向肺泡中央,因此,肺泡表面张力是使肺泡趋于缩小的力,成为肺泡扩张的阻力。肺泡表面的液体层来源于血浆,表面张力较大,可对呼吸产生许多负面影响:①阻碍肺泡扩张,增加吸气阻力。②促进肺部组织液生成,使肺泡内液体积聚。肺泡表面张力的合力指向肺泡内,对肺泡间质产生"抽吸"作用,肺泡间质静水压降低,使液体积聚在肺泡内,可能导致肺水肿。③破坏相通的大小肺泡内压的稳定。正常人肺由约3亿个大小不等的肺泡构成,肺内大小肺泡是彼此相通的。根据Laplace定律,肺泡回缩压(P)与肺泡表面张力(T)成正比,而与肺泡半径(r)成反比,即$P=2T/r$。按此定律推导,假设不同肺泡的表面张力相同,则大肺泡回缩压小,小肺泡回缩压大,气体将从小肺泡不断流入大肺泡,结果大肺泡不断膨胀,甚至破裂,同时小肺泡越来越小,甚至塌陷(图9-4A,B)。但实际情况并非如此,这是由于肺泡液体层中存在着降低肺泡表面张力的物质,即肺泡表面活性物质(pulmonary surfactant)。

肺泡表面活性物质主要是由肺泡Ⅱ型细胞产生,主要成分为二棕榈酰卵磷脂(dipalmitoyl phosphatidyl choline,DPPC)和表面活性蛋白质(surfactant protein,SP)。分子一端是疏水的脂肪酸,不溶于水,另一端是亲水的蛋白质,易溶于水,所以DPPC是以单分子层形式垂直排列于肺泡液-气界面,可以减少液体分子之间的内聚力,从而降低肺泡表面张力,减小肺泡的回缩力,减弱上述肺泡表面液体层产生的负面影响。SP可加强肺表面活性物质的功能并使其不易失活,在肺表面活性物质的分泌、清除和再利用等过程中具有重要意义。

肺泡表面活性物质具有非常重要的生理意义,表现在:①降低吸气阻力,有利于肺的扩张。肺泡表面活性物质可使肺泡表面张力减低到原来的1/10~1/5,使吸气更省力。②防止肺水肿。肺泡表面活性物质减小表面张力对肺泡间质液体的抽吸作用,使肺间质内组织液生成量减少,防止肺泡内液体积聚,防止肺水肿的发生,有利于肺泡处气体的交换。③维持大小肺泡的稳定性。肺泡表面活性物质的分子密度可随肺泡面积的变化而改变,随着半径的增大而减小,使大小肺泡内压大致相等。大肺泡表面活性物质分布密度较小,减弱了降低肺泡表面张力的作用,防止肺泡因过度膨胀而破裂;小肺泡表面活性物质密度增大,增强了降低表面张力的作用,防止肺泡塌陷(图9-4C)。

图9-4 肺泡表面活性物质使连通的大小肺泡容积维持相对稳定

(2)肺弹性回缩力:肺组织富含弹性纤维,且始终处于被扩张的状态,故具有一定的弹性回缩力。在一定范围内,肺被扩张得愈大,其弹性回缩力也愈大,即弹性阻力愈大,这是构成肺弹性阻力的重要因素。一些慢性阻塞性肺病,由于呼吸不畅,使肺泡内长期保持高压状态,导致肺间质弹性纤维萎缩、断裂,肺弹性回缩力下降,致使呼气减少,肺内余气量增加而形成肺气肿。

知识链接

新生儿呼吸窘迫综合征

正常情况下,肺泡表面活性物质不断合成释放于肺泡内表面,又不断由巨噬细胞清除,因而得到更新。如果肺组织缺血缺氧,损害了肺泡Ⅱ型细胞,使表面活性物质生成不足或失活加速均可能导致肺水肿、肺不张等临床综合征。

肺泡Ⅱ型细胞一般在胎儿6~7个月时开始有合成和分泌肺泡表面活性物质的功能,到分娩前达到高峰。部分早产儿因肺泡Ⅱ型细胞尚未成熟,缺乏肺泡表面活性物质,以致出生时可发生肺不张,出现呼吸窘迫综合征,导致死亡。临床上已可应用检查羊水中表面活性物质含量的方法,协助预测新生儿发生这种疾病的可能性,以便采取预防措施。例如,如果发现肺表面活性物质缺乏,则可延长妊娠时间或用药物(糖皮质激素)促进其合成或出生后即刻给予外源性肺泡表面活性物质进行替代治疗。

了解肺泡Ⅱ型细胞的成熟过程和肺表面活性物质的代谢及其调节具有重要的理论和实际意义。如果人患肺炎、肺血栓等疾病时,肺组织缺血缺氧,损害肺泡Ⅱ型细胞的功能,表面活性物质合成减少,使表面张力增加,就会引起呼吸困难。

2. 胸廓弹性阻力

胸廓的弹性阻力来自胸廓的弹性成分。胸廓是个双向弹性体,其弹性回缩力的方向取决于胸廓所处的位置。胸廓处于自然位置时,此时胸廓无变形,胸廓无回缩力,肺容量相当于平静吸气末的肺容量,约为肺总量的67%;当胸廓小于自然位置(如呼气末)时,胸廓缩小而回缩力向外,是吸气的动力,呼气的阻力;当胸廓大于自然位置(如吸气末)时,胸廓扩大而回缩力向内,成为吸气的阻力,呼气的动力。所以胸廓的弹性阻力既可以是吸气或呼气的阻力,也可以是吸气或呼气的动力,视胸廓的位置而定。可见,胸廓的弹性阻力有肺的弹性阻力不同,肺的弹性阻力总是吸气的阻力。在临床上,由于胸廓弹性阻力增大而使肺通气障碍的情况较少,临床意义相对较小,常见于肥胖、胸廓畸形、胸膜增厚和腹腔内占位性病变等。

3. 肺和胸廓的顺应性

肺和胸廓都是弹性组织,其弹性阻力的大小不易测量,可用顺应性来表示。顺应性(compliance)指在外力作用下弹性体可扩张的难易程度,顺应性(C)与弹性阻力(R)成反比关系。顺应性越大,弹性阻力就越小,肺和胸廓容易扩张;顺应性越小,弹性阻力越大,肺和胸廓不易扩张。

$$顺应性(C)=1/弹性阻力(R)。$$

某些病理情况下,如肺充血、肺水肿、肺纤维化或肺泡表面活性物质减少时,肺的弹性阻力增大,顺应性减小,肺不容易扩张,临床表现为吸气困难;如肺气肿患者,肺弹性纤维被破坏,肺弹性阻力降低,顺应性增大,肺的回缩力减小,呼气后肺泡内残留气量增多,临床表现为呼气困难。

(二)非弹性阻力

非弹性阻力是指气体通过呼吸道时的摩擦阻力和所遇到的惯性阻力,包括惯性阻力、黏滞阻力和气道阻力。

惯性阻力(inertial resistance)是指气流在发动、变速、换向时因气流惯性所产生的阻力。平静呼吸时呼吸频率及气流速率较小,惯性阻力可忽略不计。黏滞阻力(viscous resistance)是指呼吸时组织因相对位移所发生的摩擦力,约占非弹性阻力的10%~20%。气道阻力(airway resistance)是指气体流经呼吸道时气体分子间、气体分子与气道壁之间的摩擦力,约占非弹性阻力的80%~90%,是非弹性阻力的主要成分。一般情况下,虽然气道阻力仅占呼吸总阻力的约1/3,但是,气道阻力增加却是临床上通气障碍最常见的原因。健康成年人平静呼吸时,气道阻力主要发生在鼻、声门、气管、支气管及细支气管等部位。气道阻力的变化受以下因素的影响:①气流速度。气流速度与气道阻力呈反变关系,若其他条件不变,气流速度愈快,则阻力愈大,反之成立。②气流形式。呼吸道内的气流形式有层流和涡流,层流阻力小,涡流阻力大。涡流易发生于气流太快或呼吸道管腔不规则(如气管内有黏液、渗出物、肿瘤或异物等)时,使得气道阻力增大。在护理工作中,应注意利用排痰、清除异物或减少黏膜肿胀等方法减少涡流,以降低气道阻力。③气道口径。气道口径是影响气道阻力的主要因素,气道阻力的大小(R)与气道半径(r)的4次方成反比,即 $R \propto 1/r^4$。气道口径的大小受神经因素和体液因素的调控。呼吸道管壁平滑肌受迷走神经和交感神经支配。迷走神经兴奋时,呼吸道平滑肌收缩,气道口径变小,气道阻力增加;交感神经兴奋时,呼吸道平滑肌舒张,气道口径增大,气道阻力减小。人于夜间迷走神经紧张性增强,所以呼吸系统疾病引起的呼吸困难常在夜间加重。此外,一些体液因素也能影响气道平滑肌的舒缩,如儿茶酚胺可舒张平滑肌,减小气道阻力;组胺、缓激肽、5-羟色胺(5-HT)等体液因子可收缩呼吸道平滑肌,增大气道阻力。

三、肺通气功能的评价

呼吸气量的大小是反映肺通气功能的重要指标,包括肺容积、肺容量和肺通气量,除残气量和功能残气量外,其余气体量均可应用肺量计直接测得。

(一)肺容积

肺容积指肺内气体的容积,有4种基本肺容积:潮气量、补吸气量、补呼气量和残气量。它们之间互不重叠,全部相加之和等于肺总量(图9-5)。

图9-5 肺容积和肺容量

1. 潮气量

潮气量(tidal volume,TV)是指平静呼吸时每次吸入或呼出的气体量。正常成年人的潮气量约为400~600mL,平均约为500mL。潮气量的多少与年龄、性别、身材、运动强度及情绪等因素有关。

2. 补吸气量

补吸气量(inspiratory reserve volume,IRV)是指平静吸气末再尽力吸气,所能增加的吸入气体量。正常成年人约为1500~2000mL,补吸气量的多少反映吸气储备能力。

3. 补呼气量

补呼气量(expiratory reserve volume,ERV)是指平静呼气末再尽力呼气,所能呼出的增加的气体量。正常成年人约为900~1200mL,补呼气量的多少反映呼气储备能力。

4. 残气量

残气量(residual volume,RV)是指最大呼气末,残存于肺中不能呼出的气体量。正常成年人约为1000~1500mL。此气量不能从肺活量计上直接读出,只能用间接测量法测量。残气量过大表示肺通气功能不良,如支气管哮喘和肺气肿患者。

(二)肺容量

肺容量(pulmonary capacity)是指肺容积中两项或两项以上的联合气体量,包括深吸气量、功能残气量、肺活量和肺总量(图9-5)。

1. 深吸气量

深吸气量(inspiratory capacity, IC)是指平静呼气末做最大吸气所能吸入的气体量,为潮气量和补吸气量之和,是衡量肺通气潜力的一个重要指标,深吸气量大,表示吸气储备能力大。

2. 功能残气量

功能残气量(functional residual capacity, FRC)是指平静呼气末肺内残留的气体量,是残气量和补呼气量之和,正常成年人约为2500mL。功能残气量的存在有重要的意义:可以缓冲呼吸过程中肺泡内气体的湿度和成分变化,保持肺泡气体交换的连续性,比如缓冲肺泡内氧分压(P_{O_2})和二氧化碳分压(P_{CO_2})的急剧变化,保证肺泡气和动脉血液中 P_{O_2} 和 P_{CO_2} 不会随呼吸过程而出现大的波动,有利于肺换气。肺气肿患者的肺弹性回缩力降低,功能残气量增大;肺纤维化、肺弹性阻力增大时,功能残气量减小。

3. 肺活量和用力肺活量

肺活量(vital capacity, VC)是指做一次尽力吸气后再尽力呼气,所能呼出的最大气体量,它是潮气量、补吸气量和补呼气量之和。正常成年男性平均约为3500mL,女性约为2500mL。肺活量的大小与年龄、性别、身材、体位及呼吸肌的强弱等因素有关,男性大于女性,儿童和老年人较小,一般立位时肺活量较卧位多约300mL。肺活量可反映一次呼吸时肺的最大通气能力,是测定肺静态通气功能的常用指标。肺活量的测定简便,可重复性好,定期检查有助于了解呼吸器官功能的变化,可用于工矿企业对尘肺等职业病的防治,有一定的实用价值。但肺活量的个体差异性较大,一般只宜作为自身比较。肺活量作为肺通气的功能指标有不足之处,就是由于测定呼气量时不限制呼气的时间。在某些肺疾病如肺组织弹性降低(如肺气肿)或呼吸道狭窄的患者,虽然通气功能已受损,但延长呼气时间,所测得的肺活量仍可在正常范围内。因此,肺活量不能充分反映肺组织的弹性状态和气道的通畅程度,即不能充分反映肺通气功能状态。因此,有人提出用力肺活量和时间肺活量,能更好地反映肺通气功能。

用力呼气量(forced expiratory volume, FEV)也称时间肺活量(timed vital capacity, TVC),是指尽力吸气后,以最大的力量及最快速度尽力呼气时所能呼出的最大气体量,通常以它所占用的肺活量的百分数来表示。因克服了测量肺活量时不限制呼气时间的缺陷,TVC更能客观地反映肺的通气功能,是测定肺动态通气功能的常用指标。正常成人第1秒用力呼气量(FEV_1)占用力肺活量(TVC)约为83%,第2秒的约为96%,第3秒的约为99%,FEV_1在临床最常用。在限制性肺疾病患者(如肺纤维化等),FEV_1 和 TVC 均降低,但 FEV_1/TVC 仍可正常甚至超过80%;而在阻塞性肺疾病患者(如支气管哮喘等),FEV_1 的降低比 TVC 更明显,因此 FEV_1/TVC 也降低,所以往往需要较长时间才能呼出相当于肺活量的气体。因此,FEV_1/TVC 是评价慢性肺阻塞性肺病的常用指标,也常用于鉴别阻塞性肺病和限制性肺病。

4. 肺总量

肺所能容纳的最大气体量为肺总量(total lung capacity, TLC)。肺总量是肺活量和余气量之和。成年男性平均约为5000mL,女性平均约为3500mL。肺总量的大小因性别、年龄、身材、运动锻炼情况及体位改变等因素而不同。

(三)肺通气量

以上指标仅仅是测一次吸入或呼出的气量,并不能全面衡量肺的通气功能,所以又提出肺通气量来全面衡量肺的通气功能。

1. 每分肺通气量

平静呼吸时,每分钟吸入或呼出肺的气体总量称为每分肺通气量(minute pulmonary ventilation),等于潮气量与呼吸频率的乘积,即:

$$肺通气量 = 潮气量 \times 呼吸频率$$

平静呼吸时,正常成年人的呼吸频率为12~18次/分,潮气量约为500mL,则每分肺通气量为6000~9000mL。每分肺通气量因性别、年龄、身材和活动量的不同而异,所以不同个体比较时,应在基础条件下以每平方米体表面积的通气量为单位来计算。劳动和运动时每分肺通气量达到最大。在尽力深而快呼吸时,每分钟所能吸入或呼出的最大气体量为最大随意通气量,其反映单位时间内充分发挥最大通气潜能后所能达到的最大通气量。一般可达70~120L,最大可达150L,是评估个体能进行多大运动量的重要生理指标。通气功能的储备能力通常可用通气储量百分比来衡量,其正常值应≥93%,<70%为通气功能严重受损。

$$通气储量百分比 = \frac{最大通气量 - 每分平静通气量}{最大通气量} \times 100\%$$

2. 无效腔

整个呼吸道中无气体交换功能的管腔称为无效腔,分为解剖无效腔(anatomical dead space)和肺泡无效腔(alveolar dead space)两部分。从鼻至终末细支气管以前的呼吸道内气体,不参与肺泡与血液之间的气体交换,将这部分气道称为解剖无效腔,正常成年人的解剖无效腔容积约为150mL。进入肺泡内的气体,也可由于血流在肺内分布不均匀而不能与血液进行气体交换,未能进行气体交换的这部分肺泡容量称为肺泡无效腔,正常人肺泡无效腔接近于零。肺泡无效腔与解剖无效腔之和统称为生理无效腔(physiological dead space)。健康成人平卧时生理无效腔几乎等于解剖无效腔。由于无效腔的存在,每次吸入的新鲜空气并不能全部进入肺泡内参与气体交换。因此,衡量真正有效的气体交换效率,应以每分肺泡通气量为准。

3. 每分肺泡通气量

每分钟吸入肺泡的新鲜空气量,称为每分肺泡通气量(minute alveolar ventilation),是真正能够与血液进行气体交换的有效通气量,也称有效通气量。正常成人安静时每分肺泡通气量约为4.2L/min,约占每分通气量的70%。每分肺泡通气量是反映肺通气效率的重要指标,其大小主要受潮气量和呼吸频率的影响。即:

$$每分肺泡通气量 = (潮气量 - 无效腔气量) \times 呼吸频率$$

如表9-1所示,从气体交换角度分析,在一定范围内深而慢的呼吸比浅而快的呼吸呼吸效率更高,呼吸更加有效。另一方面,深而慢的呼吸虽然有利于机体获得O_2,但过度通气会呼出过多CO_2,降低血中P_{O_2},减弱对呼吸中枢的刺激作用,可引起呼吸暂停,重者如患者在麻醉手术时,采用人工呼吸过度通气可引起呼吸性碱中毒。正常成人在呼吸中枢的控制下,呼吸频率和深度与当时机体所处的体内外环境和状态相适应。

表 9-1 不同潮气量和呼吸频率时的每分通气量和每分肺泡通气量比较

呼吸形式	潮气量(mL)	呼吸频率(次/分)	每分肺通气量(mL/min)	每分肺泡通气量(mL/min)
平静呼吸	500	12	500×12=6000	(500-150)×12=4200
浅快呼吸	250	24	250×24=6000	(250-150)×12=2400
深慢呼吸	1000	6	1000×6=6000	(1000-150)×12=5100

 知识链接

肺通气功能障碍

肺通气障碍分为阻塞性通气障碍、限制性通气障碍以及两种均存在的混合型通气障碍三种类型。阻塞性通气障碍是由气道阻塞引起的通气障碍,特点是用力肺活量和最大通气量降低,常见于肺气肿、慢性支气管炎、晚期支气管哮喘等疾病;限制性通气障碍是由于肺膨胀受到限制引起的通气障碍,特点是肺活量和深吸气量减低,常见于气胸、胸腔积液及肺纤维化等疾病。

第二节 呼吸气体的交换

一、气体交换的原理

气体交换包括肺换气(pulmonary gas exchange)和组织换气(tissue gas exchange),具体来说是肺泡与血液之间以及血液与组织之间的 O_2 和 CO_2 的交换,它们都是以扩散方式进行的,遵循的物理原则也相同。当气体与液体(如血液)相接触时,气体扩散方向总是从分压高处向分压低处扩散,直至动态平衡,分压差越大,扩散速度越大。但气体的扩散却受多种因素的影响,通常将单位时间内气体扩散的容积称为气体扩散速率(D)。气体扩散速率与生物膜两侧的气体分压差($\triangle P$)、温度(T)、扩散的面积(A)、气体分子溶解度(S)均成正比,而与扩散的距离(d)和气体分子量(MW)的平方根成反比。

$$D \propto \frac{\Delta P \cdot T \cdot A \cdot S}{d \cdot \sqrt{MW}}$$

气体分子的溶解度与其分子量的平方根之比(即 $S/\sqrt{MW}$)称为扩散系数。当温度和扩散面积、扩散距离恒定的情况下,肺泡与静脉血之间 O_2 的分压差约为 CO_2 分压差的 10 倍(表 9-2);O_2 和 CO_2 在血浆中的溶解度分别为 21.1mL/L 和 515.0mL/L,得出 CO_2 的溶解度比 O_2 的溶解度大 24 倍;O_2 的分子量为 32,而 CO_2 的分子量为 44,得出 CO_2 与 O_2 分子量的平方根之比为 1.17∶1。由上述因素综合影响结果,CO_2 比 O_2 的扩散速率大约快 2 倍。由于 CO_2 比 O_2 更容易扩散,因此临床上机体缺氧比 CO_2 潴留更常见,呼吸困难的患者常常先出现缺氧。

表 9-2 肺泡气、血液和组织中氧和二氧化碳的分压(mmHg)

	肺泡气	静脉血	动脉血	组织
P_{O_2}	102	40	100	30
P_{CO_2}	40	46	40	50

二、肺换气

(一)肺换气过程

如图 9-6,在肺泡内,肺泡气的 P_{O_2}(104mmHg)高于静脉血 P_{O_2}(40mmHg),而肺泡气的 P_{CO_2}(40mmHg)低于静脉血的 P_{CO_2}(46mmHg)。所以当肺动脉中的静脉血流经肺毛细血管时,O_2 和 CO_2 在气体分压差的推动下,由分压高的一侧扩散向分压低的一侧。具体为 O_2 由肺泡扩散入血液,而 CO_2 由静脉血扩散到肺泡,完成了肺换气,经过肺换气将静脉血变成含 O_2 较多、含 CO_2 较少的动脉血。肺换气过程极为迅速,仅需约 0.3s 即可,通常血液流经肺毛细血管

图 9-6 气体交换示意图
图中数字为气体分压(mmHg)

约需 0.7s,所以当血液流经肺毛细血管全长的约 1/3 时就基本完成了肺换气过程。可见,肺换气功能具有很大储备能力。

(二)影响肺换气的因素

影响气体扩散速率的因素(如气体分压差、溶解度、扩散面积及温度等)都可以影响气体交换的进行,其中扩散面积和扩散距离是影响人体肺换气的主要因素。此外,肺换气过程还受呼吸膜的厚度、面积和通气/血流比值的影响。

1. 呼吸膜的厚度和面积

气体扩散量与呼吸膜的面积成正比,而与呼吸膜的厚度成反比。呼吸膜(respiratory membrane)是指肺毛细血管腔与肺泡腔之间的膜,由 6 层结构(图 9-7)组成:肺泡表面液体层(含肺泡表面活性物质)、肺泡上皮细胞层、肺泡上皮基底膜、肺泡上皮基底膜和毛细血管基膜之间的间隙、毛细血管基膜层和毛细血管内皮细胞层。正常呼吸膜的总厚度不到 $1\mu m$,平均厚度不到 $0.6\mu m$,有的部位只有 $0.2\mu m$,气体很容易扩散通过。在病理情况下,若呼吸膜增厚(如肺纤维化、肺水肿等),气体扩散速率就会降低,扩散量减少。特别在运动状态时,加速血流,缩短了气体在肺部的交换时间,上述改变对肺换气的影响就会显得更加突出。

图 9-7 呼吸膜结构示意图

正常成人的肺约有 3 亿个肺泡,呼吸膜的总扩散面积约为 $70m^2$,安静状态下,呼吸膜的扩散面积约 $40m^2$,所以具有很大的面积储备。劳动或运动时,肺毛细血管开放数量和程度就会增加,有效扩散面积大大增加,以保证气体交换的顺利进行。肺实变、肺气肿、肺不张以及肺毛细血管阻塞均可使呼吸膜扩散面积减小,气体扩散量减少而影响肺换气。

知识链接

慢性肺结核

由于肺部长期炎症,慢性肺结核患者肺间质纤维组织增生,再加之炎症渗出引起局部组织水肿,使呼吸膜厚度明显增加;另外一方面,肺泡结构大量被破坏,使呼吸膜面积显著减少。由于上述原因,气体扩散速率明显下降,显著降低肺换气效率,使患者即使在安静状态下也呈现出明显的缺氧症状。

2. 通气/血流比值

高效率的肺换气,既要有足够的通气量,还需要有与之相匹配的血流量。每分钟肺泡通气量(V_A)与每分钟肺血流量(Q)的比值,称为通气/血流比值(ventilation/perfusion ratio,简称 V_A/Q 比值)。安静状态下,正常成人呼吸频率为12次/分,肺泡通气量为350mL/min,计算得 V_A 约为 4.2L/min,如果 Q 为 5L/min,则 V_A/Q 比值约为 4.2/5=0.84。V_A/Q 为 0.84 时,通气量与血流量匹配程度最高,肺泡气能与血液进行充分的气体交换,肺换气效率最高。如 V_A/Q 比值减小,可能是肺通气不足(如哮喘)或肺血流量过多,使部分静脉血得不到充分的气体交换,形成功能性动-静脉短路;如 V_A/Q 比值增大,可能是肺通气过剩或肺血流相对不足(如肺动脉部分栓塞),使部分肺泡气不能与静脉血进行充分气体交换,造成肺泡无效腔增大(图9-8)。因此,无论 V_A/Q 比值增大还是减小,均导致肺换气效率降低,机体将会出现缺氧和 CO_2 潴留,尤其是缺氧。值得提出的是,在安静状态下,健康成人的 V_A/Q 比值为 0.84 仅是平均值。在体位和重力的影响下,人体直立时肺泡通气量从肺尖到肺底逐渐增大,同时肺毛细血管血流也同样增长,但血流的增长则更为明显。研究结果显示,V_A/Q 在肺尖部可高达 3 以上,而在肺底部可低至 0.6。

图 9-8 通气/血流(V_A/Q)比值示意图
1—通气量减少;2—血流量减少

综上所述,有效的肺换气有赖于肺泡通气与肺血流量的有效匹配。正常情况下,也存在肺各部通气与血流的分布不均,自身调节作用可在一定范围内对 V_A/Q 进行调整,同时正常肺的全部肺泡面积和毛细血管面积都远大于气体交换实际需要的面积,因此在正常生理范围内出现的 V_A/Q 改变,并不影响机体对 O_2 的摄取和 CO_2 的排出。但在病理情况下,肺通气与血流分布不均及比例的严重失调,就会使患者不能进行有效的肺换气而出现低氧血症。慢性阻塞性肺气肿的患者就会产生低氧血症,这是因为,慢性阻塞性肺气肿的患者,呼吸道不畅,呼吸困难,导致肺泡内大量积气,同时肺内压升高又会压迫肺泡壁毛细血管,使其血流量减少,而血流量的减少又会引起局部组织缺氧,缺氧会引起毛细血管纤维组织增生,毛细血管闭塞,又会进一步减少流经肺泡的血流量,使 V_A/Q 明显增加,肺换气效率降低,导致患者产生低氧血症。

三、组织换气

(一)组织换气过程

组织换气的机制和影响因素与肺换气相似。动脉血流经组织毛细血管时,由于组织中的 P_{O_2}(40mmHg)低于动脉血的 P_{O_2}(100mmHg), P_{CO_2}(50mmHg)高于动脉血的 P_{CO_2}(40mmHg),在气体分压差的推动下,动脉中的 O_2 由血液向组织扩散,同时组织中的 CO_2 由组织向血液扩散,完成了组织换气。经过组织换气,将动脉血变成了含 CO_2 较多、含 O_2 较少的静脉血(图9-6)。

(二)影响组织换气的因素

组织换气受毛细血管的血流量、组织细胞与毛细血管之间的距离、组织的代谢水平和组织的血流量等多种因素影响,这些因素可以直接影响换气动力又可以彼此相互作用,影响换气过程。例如,组织细胞代谢旺盛时,耗 O_2 量和生成的 CO_2 均增多,造成血液与组织细胞间 O_2 和 CO_2 气体分压差的增大,促进气体交换。与此同时由于产生的酸性物质增多,毛细血管大量开放,增加血供,也有利于气体交换。另外,组织细胞距离毛细血管越远,气体扩散的距离增大,扩散速度降低,换气减少。当组织水肿时,气体扩散距离增大可影响组织细胞的气体交换,同时可使组织液静水压上升,压迫毛细血管,甚至中断组织供氧,当组织血流量较少时,运输 O_2 和 CO_2 的功能降低,不利于气体交换。

第三节 气体在血液中的运输

O_2 经肺换气摄取后通过血液循环运输到机体各器官组织以供细胞利用; CO_2 由细胞代谢产生后经组织换气进入血液后,同样要被血液循环运送到肺排出体外。可见,气体在血液中的运输是沟通内呼吸和外呼吸的重要中间环节。 O_2 和 CO_2 在血液中的运输形式有两种,即物理溶解和化学结合。进入血液的气体必须先溶解后才能发生化学结合,而结合状态的气体也必须先分解,在血浆中呈解离状态,才能逸出血液,体内气体的物理溶解和化学结合处于动态平衡。物理溶解的气体虽重要,但所占比例极小,主要以化学结合形式运输。

一、氧的运输

(一)物理溶解

气体溶解量取决于该气体的溶解度和分压差,分压高、溶解度高的气体溶解的量多,反之成立。 O_2 在血液中的溶解度较低,正常成人每100mL动脉血中溶解的 O_2 不超过0.3mL。物理溶解的方式运输的 O_2，约占血液中 O_2 总运输量的 1.5%。

(二)化学结合

O_2 的化学结合是指 O_2 和红细胞内血红蛋白(Hb)结合，形成氧合血红蛋白(HbO_2)。正常成人每 100mL 动脉血中 Hb 结合的 O_2 约为 20mL，约占血液中 O_2 总运输量的 98.5%。O_2 的运输主要靠化学结合，即 HbO_2。

1. Hb 与 O_2 的可逆性结合

Hb 与 O_2 的可逆结合，可表示为：

$$Hb + O_2 \underset{P_{O_2} 低(组织)}{\overset{P_{O_2} 高(肺部)}{\rightleftharpoons}} HbO_2$$

Hb 与 O_2 的结合呈现出如下特征：①反应速度快、不需酶的催化，并呈可逆性，反应的方向主要取决于血液中 P_{O_2}。当血液流经肺部时，因肺泡 P_{O_2} 高，血液中 Hb 与 O_2 结合成 HbO_2；当血液流经组织时，因组织处 P_{O_2} 低，血液中的 HbO_2 迅速解离，释放出 O_2，成为 Hb。②Hb 与 O_2 的结合是氧合而不是氧化。1 个 Hb 分子由 1 个珠蛋白和 4 个血红素构成，每个血红素含 1 个 Fe^{2+}，Fe^{2+} 与 O_2 可逆性的结合，但不改变铁离子价态，故不属于氧化而是可逆性的结合，即氧合。③HbO_2 呈鲜红色，脱氧 Hb 呈紫蓝色。当血液中脱氧 Hb 的含量超过 5g/100mL 时，在毛细血管丰富的浅表部位（如皮肤、黏膜、甲床等处）可呈暗紫色，这种现象称为发绀(cyanosis)。一般认为发绀是 HbO_2 减少，脱氧 Hb 增加的结果，是缺氧的指征之一。但也有例外，红细胞增多（如高原性红细胞增多症）或血红蛋白异常增多的人，血液中 Hb 总含量很多出现发绀，但机体不一定缺氧；严重贫血的患者，血液中 Hb 总含量较少，虽有缺氧症状但无发绀现象。此外，CO 中毒时，CO 与 Hb 的亲和力是 O_2 的 200 倍以上，CO 与 Hb 结合形成 HbCO，使得 Hb 失去结合 O_2 的能力，造成人体缺氧。此时患者无发绀，而出现特征性的樱桃红色(HbCO 显色)，但缺氧严重。

2. Hb 的氧合能力

1 分子 Hb 最多能结合 4 分子 O_2，虽然 Hb 与 O_2 的结合能力很强，但也是有一定限度的，表现为饱和性。通常将 100mL 血液中 Hb 所能结合的最大 O_2 量称为 Hb 氧容量(oxygen capacity)。将 100mL 血液中 Hb 实际结合的 O_2 量称为 Hb 氧含量(oxygen content)。Hb 氧含量与 Hb 氧容量的百分比称为 Hb 氧饱和度(oxygen saturation)。通常情况下，血中溶解的 O_2 甚少，比起结合的 O_2 可忽略不计。因此，常把 Hb 氧容量、Hb 氧含量、Hb 氧饱和度称为血氧容量、血氧含量、血氧饱和度。通常用血氧饱和度表示血液含氧的多少，其大小主要取决于 P_{O_2}。

$$血氧饱和度 = (氧含量/氧容量) \times 100\%$$

按此计算，健康成人动脉血的血氧饱和度约为 98%，而静脉血的血氧饱和度约为 75%。

3. 氧解离曲线及其影响因素

反映 Hb 氧饱和度与 P_{O_2} 关系的曲线称为 Hb 的氧解离曲线(oxygen dissociation curve)，简称氧离曲线（图 9-9）。该曲线反映，在一定范围内血氧饱和度与 P_{O_2} 呈正相关，但并非完全呈线性关系，而是呈近似 S 形。氧离曲线具有重要的生理特点和意义，可分为三段：

(1)曲线上段：较平坦，相当于 P_{O_2} 在 60~100mmHg 间的 Hb 氧饱和度，是反映 O_2 与 Hb

结合的部分。当 P_{O_2} 为 100mmHg 和 60mmHg 时，Hb 氧饱和度分别为 97.4% 和 90%，表明在此范围内 Hb 与 O_2 的亲和力较高，P_{O_2} 发生变化时 Hb 氧饱和度变化较小。因此，在此范围内机体能在不同的 P_{O_2} 下保持足够的摄 O_2 量，组织不易出现缺 O_2，具有较大的安全系数。比如在高原、高空或轻度呼吸功能不全的患者，即使吸入气或肺泡气 P_{O_2} 有所下降，但只要 P_{O_2} 不低于 60mmHg，Hb 氧饱和度仍可保持 90% 以上，血液仍可携带足够 O_2，不致出现明显的低氧血症。值得提出的是，上述特点也说明在此阶段仅靠提高吸入气中 P_{O_2}，对 O_2 的摄取并无帮助。另一方面，上述情况却可以掩盖某些呼吸系统疾病所致的早期缺氧，导致病情进一步恶化时，血 P_{O_2} 下降很少时血氧饱和度就会急转直下，使患者出现严重的缺氧。

图 9-9　氧离曲线及其主要影响因素

（2）曲线中段：较陡，相当于 P_{O_2} 在 40～60mmHg 间的 Hb 氧饱和度，是反映 HbO_2 释放 O_2 的部分。表明 P_{O_2} 轻度下降即可引起 Hb 氧饱和度的大幅度下降，使 HbO_2 释放较多的 O_2，有利于安静状态下组织代谢的氧供。血液流经组织后，动脉血 P_{O_2} 为 100mmHg 下降为混合静脉血的 40mmHg 时，Hb 氧饱和度由 97.4% 下降至 75%，Hb 氧含量由 19.4mL/100mL 降至 14.4mL/100mL，即每 100mL 动脉血流经组织时可释放了 $5mlO_2$。

（3）曲线下段：最陡，相当于 P_{O_2} 在 15～40mmHg 间的 Hb 氧饱和度，也反映 HbO_2 与 O_2 解离的部分。表明 P_{O_2} 稍有下降即可引起 Hb 氧饱和度的大幅度下降，使 HbO_2 释放大量的 O_2。在组织活动加强时，组织 P_{O_2} 可降至 15mmHg，Hb 氧饱和度下降至约 22%，Hb 氧含量只有 4.4mL/100mL，表明每 100mL 动脉血能供给组织 $150mLO_2$，是安静时的 3 倍。因此，这段曲线反映了血液对组织供氧有很大的贮备能力，能满足组织活动增强时的需要。另外，此段曲线的特点还提示，在血液的 P_{O_2} 较低时，只要吸入少量的 O_2，便可明显提高 P_{O_2}，从而提高氧含量和氧饱和度。因此，慢性阻塞性呼吸障碍患者出现低氧血症时，可采用低浓度间断吸氧疗法来进行治疗。

4. 影响氧离曲线的因素

Hb 与 O_2 的亲和力发生变化时就可使氧离曲线的位置发生偏移。影响氧离曲线的因素较多,主要有血液 P_{CO_2}、PH 值、温度和 2,3-二磷酸甘油酸(2,3-DPG)。①P_{CO_2} 和 PH 值的影响。CO_2 产生量或酸性代谢产物增多,使血液 P_{CO_2} 升高、PH 值降低,氧离曲线右移,即 Hb 结合 O_2 的能力减弱,O_2 释放量增多,有利于组织对 O_2 的摄取;反之,血液 P_{CO_2} 降低、PH 值升高,氧离曲线左移,表明 Hb 结合 O_2 的能力增强而 O_2 释放量减少。酸度对 Hb 氧亲和力的这种影响称为波尔效应,波尔效应既可以促进肺毛细血管血液的氧和,又可以利于组织毛细血管血液释放 O_2。②温度的影响。温度升高,氧离曲线右移,Hb 与 O_2 的亲和力降低,有利于血液在组织中释放 O_2;反之,温度降低,氧离曲线左移,Hb 与 O_2 的亲和力增高,有利于血液在肺部摄取氧,如低温麻醉时,曲线左移使得氧合血红蛋白不会解离出较多的 O_2。③2,3-二磷酸甘油酸的影响。红细胞在无氧糖酵解中形成的 2,3-二磷酸甘油酸(2,3-DPG),可使 Hb 与 O_2 的结合力减弱,氧解离曲线右移,促进 O_2 的释放,有利于人体对低 O_2 环境的适应;反之,2,3-DPG 降低,氧解离曲线左移,有利于 Hb 与 O_2 的结合(图 9-9)。利用上述现象,临床上对一些高热患者可采用低温疗法,在治疗期间,除脑、心等生命器官外的其他组织代谢活动显著降低,耗 O_2 量减少,HbO_2 解离减少;在心、脑(尤其是脑)的代谢活动增强,耗 O_2 量增多,P_{CO_2} 增多,HbO_2 解离出更多的 O_2 以供其利用。

二、二氧化碳的运输

(一)物理溶解

物理溶解的 CO_2 约占 CO_2 总运输量的 5%,CO_2 在血液中物理溶解的量比 O_2 大,每 100mL 静脉血中可溶解 3mL 的 CO_2。

(二)化学结合

物理溶解的 CO_2 约占 CO_2 总运输量的 95%,是 CO_2 运输的主要形式,其中以碳酸氢盐形式运输的 CO_2 约占 88%,而以氨基甲酸血红蛋白形式运输的约占 7%。

1. 碳酸氢盐的形式

血液流经组织时,CO_2 由组织顺分压差扩散至血浆,大部分 CO_2 进入红细胞,在红细胞内碳酸酐酶催化下,与 H_2O 迅速结合生成 H_2CO_3,并很快解离成 H^+ 和 HCO_3^-。解离出的 H^+ 和 Hb 结合,生成 HHb,促进氧的释放以供组织利用,同时红细胞内 HCO_3^- 不断增加,小部分在细胞内以 $KHCO_3$ 的形式存在,其余大部分(约 70%)则顺浓度差扩散入血浆与 Na^+ 结合生成 $NaHCO_3$,它是血液中重要的碱储备。HCO_3^- 不断扩散进入血浆,而红细胞膜对正离子不易通透,就会造成红细胞膜内外的电位差,为了保持细胞内外的电荷平衡,就会吸引 Cl^- 向红细胞内转移,这一现象称为氯转移(图 9-10)。该反应是可逆的,当静脉血流经肺部毛细血管时,肺泡的 P_{CO_2} 较低,CO_2 顺分压差不断由血浆扩散入肺泡,上述反应向相反方向进行,CO_2 就被释放排出体外。

2. 氨基甲酸血红蛋白形式

当血液流经组织时,进入红细胞的小部分 CO_2 可直接与 Hb 的氨基($-NH_2$)结合,生成氨基甲酸血红蛋白(HbNHCOOH)。如下式:

$$HbNH_2O_2 + CO_2 \underset{P_{CO_2} \text{低(肺)}}{\overset{P_{CO_2}(\text{组织})}{\rightleftharpoons}} HbNHCOOH + O_2$$

上述反应不需要酶的参与,反应迅速并可逆,调节这一反应的主要因素是氧合作用。HbO_2 与 CO_2 结合的能力比 Hb 小 3.5 倍。体循环中,当血液流经组织时,HbO_2 释放出 O_2,成为 Hb,促进 Hb 与 CO_2 结合形成 HbNHCOOH;肺循环中,当血液流经肺部时,O_2 与 Hb 形成 HbO_2,促进 HbNHCOOH 解离,释放出 CO_2 和 H^+。

图 9-10　CO_2 在血液中的运输示意图

第四节　呼吸运动的调节

呼吸运动是由许多呼吸肌协调配合共同完成的节律性运动,其深度和频率可随体内外环境的改变而发生相应的变化,使肺通气量与机体代谢水平相适应,以维持内环境的稳定。例如,劳动或运动时,代谢增强,呼吸运动加深加快,肺通气量增加,摄入更多的 O_2,而排出更多的 CO_2,以适应代谢水平。呼吸运动的调节是由神经调节和体液调节来共同实现的。神经调节包括随意和非随意两个不同的中枢控制系统,主要调节呼吸运动的节律性,体液调节主要是维持动脉血 O_2 和 CO_2 的分压。

一、呼吸中枢

呼吸中枢(respiratory center)是指中枢神经系统中产生和调节呼吸运动的神经细胞群,广泛分布在大脑皮质、间脑、脑桥、延髓和脊髓等部位。它们在呼吸节律的产生和调节中所起的作用不同,正常的呼吸运动是在各级呼吸中枢的共同作用下实现的,有赖于各级呼吸中枢的相互协调制约,以及对各种传入冲动的整合作用。

动物实验发现,若在脑桥平面以上进行横切后(图 9-11,A 平面),呼吸节律无明显变化;在脑桥的上、中部之间(图 9-11,B 平面)横切后,呼吸将变深、变慢,若同时切断双侧迷走神经,则会出现长吸式呼吸;在延髓与脑桥间横切(图 9-11,C 平面),保留延髓及以下部分,则会出现喘息样呼吸;在延髓和脊髓间横切(图 9-11,D 平面),保留脊髓以下部分,动物呼吸运动会立即停止并不再恢复。据此认为产生和协调呼吸自动节律运动的基本中枢应位于脊髓以上,同时也得出结论呼吸中枢的部位有延髓喘息中枢、脑桥长吸中枢和脑桥呼吸调整中枢之分。

图 9-11 脑干内呼吸有关核团(左)和在不同平面横切脑干后呼吸的变化(右)
DRG:背侧呼吸组;VRG:腹侧呼吸组,NPBM:臂旁内侧核;
A、B、C、D 为不同平面横切

(一)脊髓

脊髓中支配呼吸肌的运动神经元位于第 3~5 颈段(支配膈肌)和胸段(支配肋间肌和腹肌等)前角。通过上述动物实验得出,节律性呼吸运动不是在脊髓产生的,脊髓只是联系呼吸肌和高位呼吸中枢的中继站,也是整合某些呼吸反射的初级中枢。

(二)延髓

通过上述动物实验表明,延髓是产生呼吸节律的基本中枢,但正常呼吸节律的形成还需上位呼吸中枢的调节。延髓的呼吸神经元分为背侧呼吸组(DRG)和腹侧呼吸组(VRG)两组神经团,前者位于延髓背内侧(孤束核的腹外侧部),后者位于延髓腹外侧(疑核、后疑核和面神经后核)。DRG 主要含吸气神经元,与吸气神经元同步发射冲动,主要作用是收缩吸气肌,产生吸气动作。VRG 含有多种吸气和呼气两组类型的呼吸神经元,主要作用是收缩呼气肌而引起主动呼气,也可调节咽喉部辅助呼吸肌以及脊髓和延髓内呼吸神经元的活动。

(三)脑桥

脑桥的呼吸神经元位于臂旁内侧核(NPBM)和相邻的(Kolliker-Fuse,KF)核,两者合称 PBKF 核群,主要含呼气神经元,是脑桥呼吸调整中枢的所在部位。其作用是限制吸气,促使吸气转换为呼气,防止吸气过长过深。可见,正常呼吸节律的产生,有赖于延髓和脑桥这两个呼吸中枢的共同作用。

(四)高位脑

高位脑指在脑桥以上的高级中枢部位,如大脑皮质、边缘系统、下丘脑等,对呼吸运动有一定的调节作用,特别是大脑皮质。在一定程度上,大脑皮质可以随意控制脊髓呼吸神经元和低位脑干的活动,以保证其他与呼吸运动相关活动的正常完成。例如,日常生活中,在一定限度内可随意进行屏气或呼吸加深加快,或在谈话、唱歌、吹奏乐器时需要有意识地改变呼吸的频率和深度,均是在大脑皮质的控制和调节下完成的,都属于行为性呼吸调节。此外,可由条件反射或情绪改变而引起呼吸运动的变化,也说明大脑具有调节呼吸运动的功能,例如,当运动员看见或听到竞赛信号时,呼吸运动随即开始加深加快。

需要注意的是,低位脑干(脑桥和延髓)对呼吸运动的调节属于不随意的自主呼吸节律调节系统,而大脑皮质对呼吸运动的调节属于随意呼吸调节系统。由于这两个系统的下行神经通路是分开的,在临床上可出现自主呼吸和随意呼吸分离的现象。如在脊髓前外侧索下行的自主呼吸通路受损的患者,虽自主呼吸出现异常甚至消失,但患者仍可进行随意呼吸,但是此类患者一旦入睡,呼吸运动就会停止,因此,常需人工的机械通气来维持肺通气。

(五)呼吸节律的形成

关于正常呼吸节律的形成机制,目前尚未完全明确,主要有起步细胞学说和神经元网络两种学说。

起步细胞学说的实验依据多来自新生动物,此学说认为节律性呼吸是由延髓内具有起步样活动的神经元的节律性兴奋引起的,较好地解释了新生动物呼吸节律的形成。而神经元网络学说的实验依据主要来自成年动物,此学说认为呼吸节律的产生依赖于延髓内呼吸神经元复杂的相互联系和相互作用,在阐述成年动物的呼吸节律形成中该学说占主导地位。究竟哪种学说正确或者都起作用,多年来,众多学者在大量实验研究的基础上提出了多种模型,但都由于有许多不完善之处,至今尚不清楚,有待进一步的研究。

二、呼吸运动的反射性调节

各种感受器传入冲动到达中枢神经系统,通过反射的方式来实现对呼吸运动调节的过程,称为呼吸的反射性调节,主要包括化学感受性反射和机械感受性反射两类。呼吸的节律性活动虽受中枢神经系统控制,但呼吸运动的深度、频率等也受来自呼吸器官本身以及血液循环等其他器官系统感受器传入冲动的反射性调节。

(一)化学感受性呼吸反射

动脉血、组织液和脑脊液中的 P_{O_2}、P_{CO_2} 和 H^+ 浓度等化学因素的改变对呼吸运动的调节发挥经常性反射性活动,称为化学感受性反射。这些化学因素的变化通过化学感受性反射来调节呼吸运动,以维持机体正常代谢活动。

1. 化学感受器

据所在部位的不同,分为外周化学感受器和中枢化学感受器。

(1)外周化学感受器:主要是指颈动脉体和主动脉体,可直接感受动脉血中 P_{O_2} 降低、P_{CO_2} 或 H^+ 浓度的变化,可反射性地调节呼吸。实验证明,当动脉血中 P_{O_2} 降低、P_{CO_2} 或 H^+ 浓度升高时,兴奋外周化学感受器,冲动经窦神经(后并入舌咽神经)和迷走神经传入延髓,反射性地引起呼吸加深加快和血液循环功能的变化。其中颈动脉体主要调节呼吸运动,而主动脉体主要调节血液循环。

(2) 中枢化学感受器:位于延髓腹外侧浅表部位,左右对称,可分为头、中、尾 3 个区(图 9-12A),中区是将头、尾区传入冲动投射到脑干呼吸中枢的中继站。中枢化学感受器的适宜刺激是脑脊液和局部细胞外液中的 H^+。血液中的 P_{CO_2} 升高时,CO_2 能迅速透过血-脑屏障,在碳酸酐酶作用下于脑组织内与 H_2O 结合生成 H_2CO_3,继而解离出 H^+,H^+ 刺激中枢化学感受器,兴奋呼吸中枢(图 9-12B)。由于脑脊液中碳酸酐酶含量少,生成 H_2CO_3 的反应很慢,所以 CO_2 的反应有一定的延迟。血液中的 H^+ 不易通过血脑屏障,所以对中枢化学感受器的作用较小。低 O_2 不刺激中枢化学感受器,但能直接抑制呼吸中枢。

图 9-12 中枢化学感受器
A. 延髓腹外侧的中枢化学敏感区;B. 血液或脑脊液 P_{CO_2} 升高时,刺激呼吸的中枢机制

2. CO_2、H^+ 和 O_2 对呼吸运动的影响

(1) CO_2 的影响:CO_2 是最重要的调节呼吸运动的生理性化学因子,血液中一定水平 P_{CO_2} 对维持呼吸和呼吸中枢的兴奋性是必需的。如果过度通气后 CO_2 排出过多,动脉血中 P_{CO_2} 过低,减弱对呼吸中枢的刺激,可使呼吸减弱或暂停。在一定范围内动脉血 P_{CO_2} 升高,呼吸加深加快,肺通气量增大(图 9-13A),例如当吸入气中 CO_2 含量由正常的 0.04% 增加到 1% 时,肺通气量开始增加;若吸入气中 CO_2 增加到 4% 时,肺通气量可增加一倍。但超过一定水平时,则会出现 CO_2 麻醉和呼吸抑制效应,例如当吸入气中 CO_2 含量超过 7% 时,肺通气量不能再相应增加,不能完全及时清除 CO_2,致使动脉血中 P_{CO_2} 大幅上升,导致中枢神经系统包括呼吸中枢活动抑制,引起呼吸困难、头痛、惊厥、头昏甚至昏迷,出现 CO_2 麻醉。

CO_2 刺激呼吸的作用是通过两条途径实现的:一是通过刺激中枢化学感受器;二是通过刺激外周化学感受器。由于血液中 CO_2 极易通过血-脑屏障,生成 H^+ 刺激中枢化学感受器,兴奋呼吸中枢,所以中枢化学感受器在 CO_2 对呼吸运动的调节中是主要的,约占总效应的 80%,但反应较慢。在动脉血 P_{CO_2} 突然升高而引起的呼吸快速反应中,外周化学感受器起主要作用。

(2) H^+ 的影响:H^+ 的作用机制与 CO_2 相似。动脉血中 H^+ 浓度增加,呼吸加深、加快,肺通气量增加(图 9-13A),例如代谢性酸中毒、糖尿病或肾衰竭等患者血液中的 H^+ 浓度增加,呼吸加强,出现库斯莫呼吸;动脉血中 H^+ 浓度降低,呼吸运动受到抑制,例如碱中毒的患者。由于血液 H^+ 不易通过血-脑屏障,故血液 H^+ 对呼吸的影响主要是通过外周化学感受器实现的。

(3) O_2的影响:一般情况下,动脉血 P_{O_2} 对正常呼吸的调节作用并不大,只有当动脉血中 P_{O_2} 降低到 80mmHg(10.4kPa)时,才可觉察到肺通气量的增加,此时对呼吸的调节作用才有重要意义;当动脉血中 P_{O_2} 下降到 60mmHg(7.8kPa)以下时,低氧对呼吸的兴奋作用才出现明显的效果。实验证明,P_{O_2}下降是通过刺激外周化学感受器兴奋呼吸中枢,使呼吸加深、加快,肺通气量增加,但低氧对呼吸中枢的直接作用却是抑制性的。在一定程度上,低氧通过刺激外周化学感受器而兴奋呼吸中枢可以抵抗对呼吸中枢的抑制作用。通常轻、中度低氧时,表现为呼吸加强,通气量增加;但在严重缺氧时,动脉血中 P_{O_2} 下降到 40mmHg(5.3kPa)以下时,不足以克服低氧对呼吸中枢的抑制作用,将出现呼吸减弱甚至停止。如在高山或高空,由于大气压降低,吸入气中 P_{O_2} 也明显降低,会刺激化学感受器,兴奋呼吸;严重肺气肿或肺心病患者,肺换气障碍而引发低氧和 CO_2 潴留,中枢化学感受器对 CO_2 的刺激产生适应,但外周化学感受器对低氧刺激适应却很慢,所以这时低氧对外周化学感受器的刺激将是维持呼吸中枢兴奋的主要途径。对于这种患者,应该缓慢少量地吸入纯氧,否则将会解除低氧刺激呼吸的作用,导致呼吸抑制甚至停止。

总之,CO_2、H^+ 和 O_2 三种因素均可以兴奋呼吸运动,尤以 CO_2 对呼吸的刺激作用最强,H^+次之,缺氧作用最弱。上面分别分析了三种因素的单因素作用,但实际上,在自然呼吸情况下,整体内往往不会只有一个因素单独改变,一种因素的改变会引起其余两种因素相继发生改变。三者间相互影响、相互作用,其结果是既可因总和而增强肺通气,也可因相互抵消而减弱肺通气(图 9-13B)。

图 9-13 动脉血 P_{CO_2}、P_{O_2}、pH 改变对肺泡通气反应的影响
A. 改变一种因素、控制另两种因素不变;B. 改变一种因素、不控制另两种因素

(二)机械性感受性反射

1. 肺牵张反射

由肺扩张或肺萎陷所引起的呼吸的反射性变化称为肺牵张反射(pulmonary stretch reflex),也称黑-伯反射(Hering-Breuer reflex),包括肺扩张反射和肺萎陷反射。

(1) 肺扩张反射(pulmonary inflation reflex)：肺扩张时抑制吸气的反射称肺扩张反射。感受器主要分布于从气管到细支气管的平滑肌中，阈值低，适应慢，是牵张感受器，对牵拉刺激敏感。吸气时，肺扩张牵拉呼吸道时，感受器兴奋，冲动沿迷走神经传入延髓中枢，在延髓内通过一些神经联系使吸气神经元抑制，吸气转为呼气。若切断动物双侧迷走神经，吸气就会明显延长，呼吸变得深而慢。肺扩张反射是一种负反馈调节，其意义在于阻止吸气过深、过长，加速吸气向呼气过程的转换，与脑桥呼吸调整中枢共同调节呼吸的频率与深度。

肺扩张反射的敏感性与动物的种属有关。经比较发现，家兔的敏感性最高，人类的敏感性最低。由于人类肺扩张反射的中枢阈值较高，平静呼吸时肺通气传入的冲动达不到中枢兴奋的阈值，所以肺扩张反射不参与呼吸调节。但在病理情况下（如肺炎、肺水肿、肺充血等），肺泡的可扩张程度减小，顺应性降低，吸气时对呼吸道有较大的机械牵张刺激，此时肺牵张感受器发放冲动增加，该反射增强，就会使呼吸变浅、变快。

(2) 肺萎陷反射(pulmonary deflation reflex)：是肺萎陷时增强吸气或促进呼气转换为吸气的反射。其感受器亦位于呼吸道平滑肌内，但性质尚不清楚。它可能对阻止呼气过深和肺不张等起一定作用，但在平静呼吸时意义不大。人类只有在极度肺萎缩时才会出现该反射。临床上开放性气胸（肺萎缩）患者的呼吸运动会增强，部分原因就是来自于肺萎缩。

2. 呼吸肌本体感受性反射

由呼吸机本体感受器传入冲动而引起的反射性呼吸变化称为呼吸肌本体感受性反射，其意义是随着呼吸肌的负荷增加，而加强呼吸运动。肌梭和腱器官是骨骼肌的本体感受器。肌梭受到牵张刺激时，可以反射性地引起肌梭所在的骨骼肌收缩。人体在平静呼吸时这一反射作用并不明显，只当运动或呼吸道阻力增大（如支气管痉挛）时，增加了呼吸肌的收缩负荷，进而兴奋肌梭感受器，反射性加强呼吸肌的收缩，有助于克服气道阻力，维持正常肺通气功能。

(三) 防御性呼吸反射

呼吸道黏膜受刺激时，引起的保护机体的呼吸反射，称为防御性呼吸反射，主要有咳嗽反射和喷嚏反射两种。

1. 咳嗽反射

咳嗽反射是最常见的重要防御反射之一，其感受器位于喉、气管和支气管的黏膜上皮中。大支气管以上部位的感受器对机械刺激敏感，而二级支气管以下部位的感受器则对化学刺激敏感。传入冲动经迷走神经传入延髓中枢。咳嗽时，先进行短促的深吸气，继而声门紧闭，呼吸肌强烈收缩，使肺内压骤增，然后声门突然打开，气流喷射而出，将呼吸道内喉部以下的异物或分泌物排出。正常的咳嗽反射的生理意义是具有清洁、保护和维持呼吸道通畅的作用，但长期剧烈咳嗽却对人体不利，应及时治疗。

2. 喷嚏反射

喷嚏反射的感受器位于鼻黏膜。冲动经三叉神经传入到脑干中枢，类似于咳嗽反射，不同的是反射效应为腭垂下降，舌压向软腭，气体从鼻腔喷出。其生理意义是清除鼻腔中的异物。

本章小结

一、本章提要

通过本节学习,使同学们了解呼吸的基本过程及其调节。具体包括以下内容:

1. 掌握呼吸的基本环节,肺通气、肺换气的原理,胸膜腔内压的意义及肺功能的评价,气体在血液中的运输形式,血液 CO_2、O_2、H^+ 浓度变化对呼吸运动的影响。熟悉呼吸的意义及其各环节的基本过程,肺通气功能的主要评价指标,氧解离曲线,肺牵张反射。

2. 能够分析呼吸基本过程及其意义的能力和运用呼吸的调节知识解释不同条件调节呼吸的现象,能够运用理论知识在老师的指导下设计哺乳动物呼吸实验,完成不同条件下对呼吸的影响等。

3. 了解呼吸的类型、呼吸节律的产生、防御性呼吸反射。

二、本章重、难点

1. 重点

呼吸的基本环节;肺通气;O_2 和 CO_2 的运输;呼吸运动的调节。

2. 难点

O_2 运输形式;O_2、CO_2、H^+ 对呼吸的调节。

课后习题

一、名词解释

1. 肺活量　2. 每分肺通气量　3. 每分肺泡通气量　4. 通气/血流比值　5. 氧解离曲线

二、填空题

1. 呼吸的全过程包括_____、_____、_____和_____四个基本环节。

2. 调节呼吸运动的基本中枢在_____,呼吸运动的调整中枢在_____,正常的呼吸节律由_____和_____共同完成。

3. 二氧化碳的运输形式有_____、_____、_____3种,其中以_____为主。

4. 用力吸气后,再用力呼气,呼出的全部气量称为_____,它等于_____、_____和_____三者之和。

5. 通过肺换气_____血变为_____血。

6. 在组织换气过程中氧从_____向_____扩散,二氧化碳从_____向_____扩散。

7. 氧在血液中的主要运输方式是_____。

8. 肺通气的原动力是_____,直接动力是_____。

9. 维持呼吸中枢兴奋的生理刺激是血中一定浓度的_____,二氧化碳对呼吸运动的影响主要通过_____途径实现。

10.低氧对呼吸中枢的直接作用是_____,使呼吸加强的作用是通过刺激_____实现的。

三、选择题

1. 正常情况下呼吸的方式是（　　）
   A. 腹式呼吸　　　　　　B. 胸式呼吸　　　　　　C. 混合式呼吸
   D. 主动呼吸　　　　　　E. 被动呼吸

2. 下列部位中,二氧化碳分压最高的部位是（　　）
   A. 空气　　　　　　　　B. 肺泡　　　　　　　　C. 动脉血
   D. 静脉血　　　　　　　E. 细胞内液

3. H^+对呼吸的刺激主要是通过（　　）
   A. 直接刺激中枢的呼吸神经元
   B. 刺激中枢的化学感受器
   C. 刺激颈动脉窦和主动脉弓感受器
   D. 刺激颈动脉体和主动脉体感受器
   E. 抑制颈动脉体和主动脉体感受器

4. 肺牵张反射的传入神经是（　　）
   A. 迷走神经　　　　　　B. 交感神经　　　　　　C. 窦神经
   D. 主动脉神经　　　　　E. 膈神经

5. 脑桥呼吸调整中枢的主要功能是（　　）
   A. 激活延髓长呼中枢　　B. 限制吸气的时程　　　C. 作为牵张反射的中枢
   D. 形成基本的呼吸节律　E. 抑制延髓长呼中枢

6. 肺的有效通气量是指（　　）
   A. 肺活量　　　　　　　B. 每分通气量　　　　　C. 每分肺泡通气量
   D. 潮气量　　　　　　　E. 最大通气量

7. 正常呼吸节律的形成依赖于（　　）
   A. 延髓和脑桥的活动　　B. 中脑和脑桥的活动　　C. 下丘脑和延髓的活动
   D. 大脑皮质的活动　　　E. 脊髓和延髓的活动

8. 决定肺部气体交换方向的主要因素是（　　）
   A. 气体溶解度　　　　　B. 气体分子量　　　　　C. 气体分压差
   D. 温度差　　　　　　　E. 气体扩散速度

9. 可较好地评价肺通气功能的指标是（　　）
   A. 潮气量　　　　　　　B. 肺活量　　　　　　　C. 残气量
   D. 时间肺活量　　　　　E. 功能残气量

10. 下列关于通气/血流比值的描述,哪一项是不正确的（　　）
    A. 安静时正常值为0.84

B. 通气血流比值减小,意味着生理无效腔增大

C. 肺下部部分血液得不到充分气体交换,比值减小

D. 肺动脉栓塞时,比值增大

E. 通气/血流比值减小,意味肺泡通气量减小

11. 正常成人安静时的呼吸频率为( )

 A. 60~90 次/分   B. 30~50 次/分   C. 20~25 次/分

 D. 12~18 次/分   E. 8~10 次/分

12. 平静呼吸时,吸气末肺内压( )

 A. 等于大气压   B. 高于大气压   C. 低于大气压

 D. 等于胸膜腔内压   E. 等于大气压与胸膜腔内压之和

13. 切断双侧迷走神经后,呼吸的主要变化( )

 A. 呼吸频率减慢,幅度增大

 B. 呼吸频率加快,幅度减小

 C. 呼气时相缩短

 D. 血液 CO_2 分压暂时升高

 E. 吸气时相缩短

14. 肺牵张反射的生理意义是( )

 A. 减少肺弹性阻力   B. 增加呼吸肌收缩力   C. 防止肺泡回缩

 D. 使吸气及时向呼气转化   E. 使呼气及时向吸气转化

15. 无效腔气量加倍时,肺通气/血流比值将( )

 A. 加倍   B. 减小   C. 增大

 D. 减半   E. 不变

16. 潮气量为 500mL,呼吸频率为 16 次/分,无效腔气量为 150mL,肺泡通气量为( )

 A. 2.4 次/分   B. 4 次/分   C. 5.6 次/分

 D. 6 次/分   E. 8 次/分

17. 下列哪种呼吸通气效率最低( )

 A. 平静呼吸   B. 深而慢的呼吸   C. 深而快的呼吸

 D. 浅而快的呼吸   E. 以上都不对

18. 形成胸膜腔负压的主要因素( )

 A. 大气的压力   B. 呼吸肌的收缩力   C. 胸廓的扩张力

 D. 肺的回缩力   E. 肺的扩张力

19. 如果一侧壁层胸膜受损,则该侧胸膜腔内压和肺将出现( )

 A. 胸内负压升高,肺缩小   B. 胸内负压升高,肺扩张   C. 胸内负压减小,肺扩张

 D. 胸内负压消失,肺萎缩   E. 胸内正压,肺扩张

20. 关于肺泡表面活性物质的叙述,错误的是( )

 A. 由肺泡Ⅱ型上皮细胞分泌

 B. 可降低肺泡表面张力

C. 维持肺泡的扩张状态
D. 增大肺泡回缩力
E. 防止毛细血管内的液体滤入肺泡

四、问答题

1. 胸膜腔负压有何生理意义?
2. 简述血液中 CO_2、低氧、H^+ 浓度对呼吸的影响及作用机制。
3. 简述呼吸的概念、环节及生理意义。

五、案例分析

患者,男,49 岁,外伤后,出现烦躁不安、用力呼吸、憋气、口唇青紫、呼吸频率加快、左颈胸部皮肤肿胀。用手按压肿胀部位可听到"捻发音",被紧急送到急诊科,诊断为"开放性气胸"。

思考问题:

(1) 患者出现用力呼吸、憋气、口唇青紫、呼吸频率加快的原因是什么?
(2) "气胸"对呼吸运动有何影响?

(杨艳梅)

第十章 消化和吸收

学习目标

1. 掌握胃液的成分及作用,胃和小肠的运动形式及其意义,胰液的成分及其作用,神经系统对小肠运动的调节作用。
2. 熟悉消化和吸收的概念,胆汁的成分及作用,小肠在吸收中的重要地位,排便反射的过程,几种主要胃肠激素的名称及其作用。
3. 了解唾液的性质成分及作用,咀嚼与吞咽的过程,消化道平滑肌的一般生理特性,小肠液的性质、成分及作用,大肠液的成分及作用,小肠内主要营养物质的吸收过程。

第一节 概 述

人体进行正常的新陈代谢,不仅要从外界环境中摄取氧气,还需要不断地摄取各种营养物质(如糖类、蛋白质、脂肪、维生素、无机盐和水等),这些物质都是通过消化系统从食物中摄取的。消化系统是由消化道和与其相连的多种消化腺组成。消化系统的主要生理功能是对食物进行消化和吸收,为机体的新陈代谢提供必不可少的营养物质、能量、水及电解质。此外,消化系统还可以分泌多种胃肠激素,具有重要的内分泌及免疫功能。

水、无机盐和大多数维生素为结构简单的小分子物质,可以直接被人体吸收利用。食物中所含营养物质中的大分子物质(如蛋白质、脂肪、糖等),结构复杂,不能直接被人体吸收,必须经过消化系统的加工、处理,转变为分子量小、结构简单的可溶性小分子物质(如氨基酸、脂肪酸和葡萄糖等)才能被消化道吸收。大分子营养物质在消化管内被分解为可被吸收的小分子物质的过程称为消化(digestion)。食物的消化包括两种方式:①机械性消化(mechanical digestion):即通过消化道的运动,将食物磨碎并与消化液充分混合、搅拌,同时向消化道的远端推送的过程。②化学性消化(chemical digestion):即通过消化液中的各种消化酶的作用,将食物中的大分子物质分解为可被吸收的小分子物质的过程。通常上述的两种消化方式紧密配合、互相促进、同时进行。食物经过消化后的小分子物质通过消化道黏膜上皮细胞进入血液和淋巴循环的过程称为吸收(absorption)。消化和吸收是两个同时进行、相辅相成、紧密连接的过程。不能被消化吸收的食物残渣形成粪便,排出体外。

一、消化道平滑肌的生理特性

消化道中,除口腔、咽、食管上段及肛门外括约肌的肌肉是骨骼肌外,其他部位的肌肉均是平滑肌。

(一)消化道平滑肌的一般生理特性

和其他肌肉组织一样,消化道平滑肌也具有肌组织一般特性,如兴奋性、传导性、收缩性,但又具有自身特点,表现为:

1. 兴奋性低、收缩缓慢

消化道平滑肌的电兴奋性低,其平滑肌收缩的潜伏期、收缩期和舒张期的时程均比骨骼肌和心肌长很多,其收缩速度缓慢,且变异性大。平滑肌完成一次收缩和舒张的时程较长,这是由于平滑肌细胞肌质网不发达,钙离子回收速度缓慢。

2. 伸展性大

消化道平滑肌能适应实际需要而具有较大的伸展性,其中胃的伸展性尤其明显,进食后胃可容纳数倍于自己原初体积的食物,使得大量食物暂时储存于胃内而不发生明显的压力改变。消化道平滑肌较大的伸展性具有重要意义。

3. 紧张性

消化道平滑肌保持一种微弱的持续收缩状态,即紧张性。紧张性能使消化道保持一定的位置和形态,使消化道内保持一定的基础压力,使胃肠的容量与食物相适应。消化道的各种收缩运动也是在平滑肌紧张性的基础上进行的。

4. 自动节律性

将离体后的消化道平滑肌置于适宜的生理溶液中,仍能进行良好的节律性收缩,但变异性较大,通常每分钟数次至十余次,但较心肌缓慢且不规则。

5. 对不同性质刺激的敏感性不同

消化道平滑肌对温度、化学和牵张刺激很敏感,但对电刺激较不敏感。温度升高、微量的乙酰胆碱或牵拉均能引起其明显收缩;对某些化学物质(如酸、碱、钡盐、钙盐)的刺激,消化道平滑肌特别敏感。

(二)消化道平滑肌的电生理特性

消化道平滑肌与其他可兴奋组织一样具有生物电活动,并能够在此基础上产生肌肉收缩。消化道平滑肌的生物电活动比骨骼肌和心肌复杂,表现为静息电位、慢波电位和动作电位三种形式:

1. 静息电位

消化道平滑肌的静息电位较低、波动较大且不稳定,其实测值为 $-50\sim-70\mathrm{mV}$。该电位的产生机制较复杂,主要是 K^+ 外流和钠泵的活动所形成。此外,少量膜外的 Na^+、Ca^{2+} 向膜内扩散和膜内 Cl^- 向膜外扩散也起一定作用。

2. 慢波电位

消化道平滑肌在静息电位基础上,可周期性自发地产生去极化和复极化,形成缓慢的节律性电位波动,称为慢波(slow wave),又称基本电节律(basic electrical rhythm,BER),这是因为慢波可决定消化道平滑肌的收缩节律。慢波的幅度通常为 $5\sim15\mathrm{mV}$,持续时间为数秒至十几秒。消化道不同部位慢波电位频率不同,变动在每分钟 $3\sim12$ 次,人胃为 3 次/分,十二指肠为 $11\sim123$ 次/分,回肠末端为 $8\sim93$ 次/分。慢波本身并不能引起肌肉收缩,但它产生的去极化可使膜电位接近阈电位水平,一旦达到阈电位,就可以触发产生动作电位,进而引起收缩。

3. 动作电位

消化道平滑肌的动作电位是在慢波的基础上产生的,动作电位常叠加在慢波的峰顶上,幅度为 60~70mV,可为单个,也可成簇出现(1~10/s)。动作电位的去极化主要是由 Ca^{2+} 内流引起的,由于 Ca^{2+} 通道为慢通道,与神经及骨骼肌细胞的动作电位相比,消化道平滑肌去极化时程较长,但幅值较低。复极化是由 K^+ 外流引起的,但同时也存在 Ca^{2+} 内流。动作电位一旦产生即可引起肌肉收缩,动作电位频率越高,引起的平滑肌收缩越强、收缩幅度越大(图 10-1)。

图 10-1　消化道平滑肌电活动与机械收缩的关系

总之,消化道平滑肌的慢波、动作电位和平滑肌收缩三者之间是紧密联系的。消化道平滑肌在慢波的基础上产生动作电位,动作电位再触发肌肉收缩。因此,可以认为慢波是消化道平滑肌收缩的起步波,慢波上产生的动作电位数目越多,平滑肌收缩幅度越大,动作电位频率较高时引起的平滑肌收缩也较强。

二、消化道的神经支配及其作用

胃肠道主要是受外来神经(源于中枢)、内在神经(位于消化道壁内)和高位中枢神经三级神经元调控的,其中高位中枢神经是通过影响外来神经的中枢活动起到调节消化道功能作用的。

(一)内在神经系统

内在神经系统包括黏膜下神经丛和肌间神经丛(图 10-2)。前者分布在消化道黏膜下层,主要调节腺细胞和上皮细胞的功能;后者分布在纵行肌和环行肌之间,主要调节平滑肌的功能,两者合称为壁内神经丛。壁内神经丛属于复杂的神经网络,是由存在于消化道管壁内众多的神经元和神经纤维组成,其中神经元包括运动神经元、感觉神经元和中间神经元。感觉神经元可接受消化道内温度、化学及牵张等刺激,运动神经元可支配消化道平滑肌、内分泌细胞、外分泌腺和血管平滑肌,大量的中间神经元是联系感觉神经元和运动神经元的中间桥梁。神经纤维将胃肠壁内的各种感受器、效应器与神经元联系起来,在肠壁内构成一个相对独立而完整的整合神经网络系统,可通过局部反射活动来调节胃肠的运动、分泌和血流,因此,有人将其称为"肠脑"。内在神经丛中的运动神经元兼有兴奋性与抑制性,通过末梢释放递质乙酰胆碱来发挥兴奋作用,通过释放递质血管活性肠肽或氧化亚氮而发挥抑制作用。两神经丛间有中间神经元联系且都可被自主神经纤维支配,因此,外来神经(交感和副交感神经)的活动可调节由内在神经丛完成的局部反射。

图 10-2 胃肠道神经支配示意图

(二)外来神经系统

除口腔、咽、食道上段及肛门外括约肌(骨骼肌)受躯体神经支配外,其余部分主要受自主神经支配(包括交感神经和副交感神经),其中以副交感神经的影响较强。

1. 交感神经

交感神经从脊髓胸腰段(T_5至L_2)侧角发出,经腹腔神经节、肠系膜神经节或腹下神经节更换神经元后,节后纤维少部分可直接支配胃肠平滑肌、血管平滑肌和胃肠道腺体,大部分终止于壁内神经丛。交感神经兴奋,节后纤维末梢释放递质去甲肾上腺素,可抑制胃肠道运动、减少腺体分泌和血流量,也可抑制由迷走神经或内在神经丛所引起的反射活动,从而抑制消化和吸收,但会收缩胃肠括约肌(如胆总管括约肌、回盲括约肌和肛门括约肌),还会刺激某些唾液腺分泌(如舌下腺)。

2. 副交感神经

支配胃肠道的副交感神经主要来自延髓迷走神经背核和疑核以及脊髓骶部灰质相当于侧角的部位。迷走神经和盆神经均为节前纤维,迷走神经纤维分布到横结肠及其以上的消化道,盆神经纤维则分布到降结肠及其以下的消化道,它们进入消化道后与内在神经元形成突触。节前纤维在消化道壁内神经丛内更换神经元,节后纤维支配消化道上皮、平滑肌和腺体。副交感神经兴奋时,大多数节后纤维释放递质乙酰胆碱与M受体结合发挥作用,增强胃肠道运动,增加腺体分泌,但会舒张胃肠括约肌(如回盲括约肌和肛门括约肌)。少数节后纤维释放的递质可能为肽类物质(如血管活性肠肽)或一氧化氮,其作用视具体部位而异。交感和副交感神经中均有大量的传入性纤维。

三、胃肠激素

除唾液分泌只受神经调节外,胃液、胰液、胆汁的分泌均受神经和体液双重调节。

(一)胃肠内分泌细胞和胃肠激素

在胃肠黏膜层内及胰腺的胰岛内,分散存在着多种内分泌细胞分泌的肽类激素,称为胃肠激素(表 10-1),属肽类物质,它们能够合成和释放多种有生物活性的化学物质。消化器官功能影响较大的胃肠激素主要有促胃液素、促胰液素和缩胆囊素。目前已发现的有 30 余种胃肠激素,由 40 多种内分泌细胞释放。由于胃肠道的内分泌细胞总量超过体内所有内分泌腺细胞的总和,所以消化道被认为是体内最大最复杂的内分泌器官。大部分胃肠内分泌细胞分泌是受胃肠内理化刺激引起,也有一些内分泌细胞的活动受神经或体液因素调节。

表 10-1 主要胃肠激素分布部位及分泌细胞的名称列表

胃肠激素	分布部位	细胞名称
胰高血糖素	胰岛	A 细胞
胰岛素	胰岛	B 细胞
生长抑素	胰岛、胃、小肠、结肠	D 细胞
胃泌素(促胃液素)	胃窦、十二指肠	G 细胞
缩胆囊素	小肠上部	I 细胞
抑胃肽	小肠上部	K 细胞
促胰液素	小肠上部	S 细胞
胃动素	小肠	Mo 细胞
神经降压素	回肠	N 细胞
胰多肽	胰岛、胰腺外分泌部、胃、小肠、大肠	PP 细胞

胃肠激素的分子量大多在 2000~5000D,在化学结构上都是多肽。从化学组成上看,某些胃肠激素在结构上具有很大同源性,例如,促胰液素和抑胃肽有 9 个氨基酸排列相同,因此二者被认为同属一族;胃泌素(促胃液素)和缩胆囊素的 C 端有 5 个氨基酸相同,被认为同属另外一族。同一族的胃肠激素具有相似的生理作用。经研究发现,人工合成的 4 肽或 5 肽胃泌素具有天然胃泌素的全部活性,目前已被广泛应用于临床与实验研究。

(二)胃肠激素的作用

1. 调节消化腺的分泌和消化道运动

不同胃肠激素对不同部位有不同作用。表 10-2 列出的是三种主要胃肠激素的作用及引起释放的主要因素。

2. 调节其他激素释放

例如在消化期,小肠上段内分泌细胞释放的抑胃肽具有很强的刺激胰岛素分泌的作用。因此,口服葡萄糖可通过血糖升高及刺激小肠释放的抑胃肽两种刺激来升高血浆胰岛素水平,效果远比直接静脉注射同等剂量葡萄糖强。再如,胃窦部 δ 细胞释放的生长抑素就可抑制 G 细胞释放胃液素,以减少胃液的分泌。

3. 营养作用

一些胃肠激素具有促进消化道组织生长和代谢的作用,称为营养作用。例如,胃泌素能刺激十二指肠黏膜和胃泌酸区黏膜的 DNA、RNA 和蛋白质的合成。所以,临床上患胃泌素瘤的患者,血清胃泌素水平增高并伴胃黏膜肥厚增生;相反,切除胃窦的患者,血清胃泌素水平下降伴胃黏膜萎缩。

表 10-2 三种胃肠激素引起释放的因素及主要作用

激素	引起释放的主要因素	主要生理作用
胃泌素(促胃液素)	迷走神经兴奋、胃幽门部扩张、刺激、蛋白质及其分解产物、扩张胃	促进胃液(以胃酸和胃蛋白酶原为主)、胰液、胆汁分泌,加强胃肠运动和胆囊收缩,收缩胃窦和幽门括约肌,抑制胃排空,促进消化道黏膜生长
促胰液素	小肠上部的盐酸、蛋白质分解产物、脂肪酸	促进胰液(以 H_2O 和 HCO_3^- 为主)、胆汁、小肠液分泌,胆囊收缩,抑制胃肠运动和胃液分泌
缩胆囊素	小肠上部蛋白质分解产物、脂肪酸、盐酸、脂肪	促进胆液、胰液(以消化酶为主)、胆汁、小肠液分泌,加强胃肠运动和胆囊收缩

(三)脑-肠肽的概念

研究证明,许多胃肠激素不仅存在于消化道黏膜内,也存在于中枢神经系统中;而最初认为只存在于中枢神经系统的肽,也在消化道中被发现。因此,将这些双重分布于中枢神经系统和胃肠道并起重要生理作用的肽类物质统称为脑-肠肽。脑-肠肽概念的提出,提示了消化系统和神经系统之间存在着密切的内在联系。已知的脑-肠肽有神经降压素、胃泌素、缩胆囊素、P 物质、生长抑素等 20 余种。

第二节 口腔内消化

消化过程从口腔开始,食物在口腔内的消化包括机械性消化(咀嚼和吞咽)及化学性消化(唾液)。

一、唾液及其作用

唾液是由腮腺、颌下腺和舌下腺三对大唾液腺及众多散在的小唾液腺分泌的混合液。

(一)唾液的性质和成分

唾液是无色、无味、近中性(pH6.6~7.1)的低渗或等渗液体,正常成年人每日分泌量为 1.0~1.5L。唾液中 99% 是水分,还有少量有机物、无机物和一些气体分子,最高分泌量可达 4mL/min。有机物主要为粘蛋白、免疫球蛋白(如 IgA、IgG、IgM 等)、唾液淀粉酶、溶菌酶、乳铁蛋白、激肽释放酶等;无机物有 Ca^{2+}、Na^+、K^+、HCO_3^-、Cl^-、硫氰酸盐及气体分子等。

(二)唾液的作用

唾液的主要作用有:①湿润口腔和溶解食物。唾液可以湿润和溶解食物以利于咀嚼、吞咽并引起味觉。②清洁和保护口腔。冲洗和清除口腔内的食物残渣及进入口腔内的有害物质,减少细菌繁殖,中和有害物质,对口腔起清洁和保护作用;唾液中的溶菌酶和免疫球蛋白还具有杀灭病毒和细菌的作用。③消化作用。唾液淀粉酶(最适 pH 为 7.0)可将食物中的淀粉水解为麦芽糖,随食物进入胃后,当 pH 低于 4.5 时该酶失活。舌酯酶可分解食物中的脂肪。④排泄作用。进入体内的某些重金属(如铅、汞)、氰化物及某些致病微生物(如狂犬病毒)可部分随唾液排出。铅、汞中毒的患者由于排出的铅、汞较多,牙龈上就会分别出现棕色及蓝色线,因此经唾液可传播某些疾病。⑤其他作用:唾液中的激肽释放酶参与激肽的合成,后者可扩张局部血管,故唾液腺活动增强时其血流量也会增加。

二、吞咽

(一)咀嚼

咀嚼(mastication)是由各咀嚼肌按一定顺序收缩而实现的复杂的反射性节律性活动,受大脑意识控制。咀嚼的主要作用是:①通过牙齿对食物的切割、研磨和舌的搅拌将食物切碎并与唾液充分混合形成食团,便于吞咽;②使食物与唾液淀粉酶充分接触,有利于唾液淀粉酶发挥化学性消化作用;③加强食物对口腔内各种感受器的刺激,反射性影响胃、肠、胰、肝和胆囊等消化器官的活动。所以,进食过快或牙齿缺失的人,因食物在口腔内得不到充分的消化就会加重胃肠负担。

(二)吞咽

吞咽(deglutition)是指口腔内的食团经咽和食管到达胃内的过程,是可随意发动的顺序而复杂的神经反射性活动(图 10-3)。根据食团所通过的部位,可将吞咽过程依次分为连续的三段:

图 10-3 吞咽过程

第一段(口腔期)：由口腔到咽。此段是在大脑皮层控制下随意启动的，主要依靠舌的翻卷运动将食团挤至咽部。具体是通过下颌舌骨肌和舌肌的顺序收缩，把食团推向软腭至咽部。

第二段(咽期)：由咽到食管上端，约需 0.1s。此段是通过一系列的反射活动实现。当食团刺激了软腭和咽部的感受器时，反射性引起咽部肌群的有序收缩，使软腭上举，咽后壁前凸封闭鼻咽通路，声带内收，喉头升高并向前紧贴会厌封闭咽与气管的通路，呼吸暂停，防止食物进入呼吸道，同时咽-食管括约肌舒张，喉头前移，咽与食管的通道开放，咽上缩肌收缩，食团由咽被挤入食管。在昏迷、深度麻醉和患某些神经系统疾病(如偏瘫)时，吞咽反射障碍，进食时(尤其是流质)食物易误入气管，造成患者误吸。

第三段(食管期)：沿食管下行至胃。此段主要通过食管的蠕动实现，当食团进入食管后，反射性地产生食管蠕动将食团推送入胃。蠕动(peristalsis)是消化道平滑肌共有的基本运动形式，是由平滑肌顺序收缩形成的一种向前推进的波形运动。蠕动分为两部分：食团上端食管兴奋性反应，环行肌收缩和纵行肌舒张，出现舒张波；食团下端食管抑制性反应，纵行肌收缩和环行肌的舒张，出现收缩波。这种表现推动食团沿食管下行，同时，食团对食管壁的刺激，可反射性地引起食管下括约肌的舒张，这样也保证了食团顺利进胃。吞咽的第二、三段都是不随意的反射动作。

(三)食道的功能

正常情况下，胃内容物不会向食管逆流。在食管上端，咽与食管的交界处有食管上括约肌，属于骨骼肌。吞咽过程中，该括约肌松弛使食团进入食管，完成吞咽后，该括约肌又会强力收缩，可防止食物反流，并阻止呼吸时空气进入食管。食管与胃贲门连接处在形态学上不存在明显的括约肌，但却存在一段类似生理性括约肌作用的宽约 1~3cm 的高压区，其内压力比胃内压高出 5~10mmHg，此区称为食管下括约肌(lower esophageal sphincter，LES)，是阻止胃内容物反流入食管的生理性障碍。进食时，食物刺激食管壁上的机械感受器，可反射性地引起食管下括约肌舒张，以便食物进入胃内。如果食管下括约肌张力减弱，可造成胃液反流入食管，损伤食管黏膜；反之，可出现吞咽困难。正常食管腔直径扩张时可超过 4cm，当管腔直径<2.5cm 甚至<1.3cm 时，就会出现吞咽困难。某些病变(如肿瘤、食管炎症等)造成食管管腔狭窄可造成吞咽困难，某些疾病(如咽后壁脓肿与包块、甲状腺肿大、颈骨关节病及纵隔肿物等外部肿块)压迫食管同样可造成吞咽困难。此外，口咽麻醉、口腔病变、涎液缺乏、舌肌瘫痪、贲门失弛缓症、重症肌无力、延髓麻痹、中毒、多发性肌炎及强直性肌营养不良等多种原因也可引起吞咽及反射运动障碍，造成食管不能正常蠕动，不能将食物从口腔顺利地推送到胃。食管下括约肌的张力受神经和体液的双重调节。一般认为，吞咽时迷走神经抑制性纤维通过释放血管活性肠肽(VIP)或 NO，使 LES 舒张，使之张力下降便于食物通过；食物入胃后，迷走神经兴奋性纤维通过释放 ACh 及胃黏膜释放的胃动素、胃泌素等使 LES 张力增加，可防止胃内容物逆流。

LES 功能异常

LES 功能异常分为反流性食管炎和贲门失弛缓症两大类。反流性食管炎是指由于 LES 张力减弱,造成酸性胃内容物返流入食管下段,损伤食管黏膜,引起"烧心感",甚至可导致食管溃疡和狭隘(由于瘢痕形成)。贲门失弛缓症是指患者在吞咽时 LES 呈持续痉挛性收缩而不能舒张,食管蠕动波很弱且呈非推进性,导致食管呈功能性关闭,吞咽物堆积于 LES 以上的部位,造成食管扩张。经研究,此症可能是由于迷走神经纤维末梢抑制 VIP 的释放所致,表现为减少食管中抑制性运动神经元,就会导致吞咽困难。吞咽困难一般可分为机械性与运动性两类,是指吞咽时由口腔到胃运送过程中,水或食物受到阻碍而产生的咽部、胸骨后或剑突部位的停滞、黏着、梗死或疼痛感的症状。

第三节 胃内消化

胃具有暂时储存食物和初步消化食物两方面的功能,是消化道最膨大的部分,成人胃容量为 1.0~2.0L。食物在胃内将会受到胃液的化学性消化和胃壁肌肉运动的机械性消化,使食物与胃液充分混合形成食糜,并对蛋白质初步分解。之后,借助胃的运动将食糜少量逐步地排入十二指肠。

一、胃液的分泌

胃黏液含有两种分泌细胞,一种是内分泌细胞,主要分散于胃黏膜中,可分泌促胃液素、组胺、生长抑素等多种胃肠激素,可调节消化液的分泌及消化道的运动。另一种是外分泌细胞,它们组成包括贲门腺、泌酸腺和幽门腺在内的消化腺,其中贲门腺主要分布于胃和食管连接处的环状区,幽门腺主要分布于幽门部,二者主要分泌碱性黏液,泌酸腺主要分布于胃底和胃体部,由三种细胞组成,分别是分泌盐酸和内因子的壁细胞、分泌胃蛋白酶原的主细胞和分泌黏液的黏液颈细胞。胃黏液上皮细胞分泌的黏稠黏液,是构成胃表面黏液层的主要成分。胃液就是由胃黏膜上皮细胞和上述外分泌腺分泌的混合液体。

(一)胃液的性质、成分和作用

纯净胃液是一种 pH 为 0.9~1.5 的无色强酸性液体,正常成人每日分泌量为 1.5~2.5L,其成分有有机物和无机物,主要包括盐酸、胃蛋白酶原、粘蛋白和内因子等。

1. 盐酸

盐酸也称胃酸,是由泌酸腺中的壁细胞分泌的。

(1)盐酸的性质和成分:胃液中的盐酸有游离酸和结合酸两种形式,前者占大部分,是游离状态,后者较少,是与蛋白质结合成盐酸蛋白盐,两者合称为胃液总酸度。正常人基础酸排出量(即空腹时盐酸排出量)为 0~5mmol/h,食物、某些药物(促胃液素或组胺)和强烈的精神刺激作用下盐酸排出量可明显升高,最大可达 20~25mmol/h。盐酸最大排出量在男性略高于女性,50 岁后分泌量会有所下降。一般认为,盐酸最大排出量与壁细胞数量呈正相关,与壁细胞的功能状态也有一定关系，可反映胃的分泌能力。

(2)盐酸的作用：①杀灭随食物进入胃内的细菌；②激活胃蛋白酶原，并为胃蛋白酶的作用提供适宜的酸性环境；③使蛋白质变性而易于水解，有利于食物蛋白的消化；④随食糜进入小肠后，可促进促胰液素、缩胆囊素的释放，从而促进胰液、胆汁和小肠液三种碱性液体的分泌；⑤盐酸造成的酸性环境，利于与钙和铁结合形成可溶性盐，促进小肠内铁和钙的吸收。盐酸分泌过多将会侵蚀胃和十二指肠黏膜，是导致溃疡病发生的主要原因之一；盐酸分泌不足时，可引起腹胀、食欲不振、消化不良及贫血等。所以，对胃溃疡的治疗多以抑酸为主。近年研究发现，大多数慢性胃炎、消化性溃疡和一些胃癌是由幽门螺旋杆菌引起的。幽门螺旋杆菌的发现可以说是对溃疡病认识的一次革命，它从根本上改变了传统观点对胃溃疡的认识，使胃溃疡的治疗更加简单、科学、有效。

 知识链接

幽门螺旋杆菌的感染

正常情况下，胃壁不能被食物中各种微生物破坏，是因为胃壁有一系列完善的自我保护机制，能抵御经口而入的上千种微生物的侵袭。直到在胃黏膜上皮细胞表面发现了幽门螺旋杆菌，科学家认识到幽门螺旋杆菌几乎是能够破坏胃壁自我保护系统的唯一元凶。经研究，构成幽门螺旋杆菌感染途径的基本病理变化（各种类型的急、慢性胃炎）的因素有：能够使幽门螺旋杆菌穿透黏液层在胃上皮细胞表面定居，各种炎症细胞及炎症介质，对胃上皮细胞等起破坏作用的毒素因子，免疫反应物质等。科学家Goodwin提出"屋漏"学说，把幽门螺旋杆菌对胃黏膜屏障的破坏作用比喻为屋顶的破坏给屋内造成灾难那样的后果。

(3)盐酸的分泌机制：胃液中H^+浓度可达150mmol/L，比壁细胞胞浆的H^+浓度高约300万倍，比血浆中的H^+浓度高300万~400万倍，因此，壁细胞分泌H^+是逆浓度差进行的，是耗能的主动转运过程，是靠壁细胞分泌小管膜上的质子泵（proton pump）来完成的。分泌小管膜上就镶嵌有质子泵和Cl^-通道，由壁细胞顶端膜内陷形成，在细胞内有大量分支。镶嵌于分泌小管膜内的质子泵是一种H^+-K^+-ATP酶，兼有催化ATP水解和转运H^+、K^+的功能。当壁细胞处于安静状态时，质子泵存在于胞浆中的管状囊泡膜上；壁细胞受到刺激后，大量的管状囊泡移向细胞顶膜并与此处的分泌小管融合，质子泵便移至分泌小管膜上；刺激停止后，上述过程反转，质子泵又存在于胞浆中的管状囊泡膜上。质子泵每降解1分子ATP所释放的能量，可驱动一个H^+从胞浆进入小管腔，同时驱动一个K^+从小管腔进入胞浆内。

壁细胞分泌盐酸的过程（图10-4）如下：壁细胞分泌的H^+来源于细胞中的H_2O。同时，由细胞间液进入壁细胞以及壁细胞本身代谢所产生的CO_2，在碳酸酐酶（CA）的催化下，与H_2O在胞浆内生成H_2CO_3，继而迅速解离为H^+和HCO_3^-。在分泌小管腔上质子泵的作用下，胞浆中的H^+转运到分泌小管腔内，并换回K^+。通过基侧膜上的$Cl^--HCO_3^-$逆向转运体，HCO_3^-被转运至细胞间液，再进入血液，同时，细胞外液中的Cl^-转入细胞内，然后通过分泌小管膜上的Cl^-通道进入分泌小管腔。存在于顶端膜上的Cl^-通道和K^+通道同时开放，造成进入壁细胞内的K^+经K^+通道再次进入分泌小管腔内，与HCO_3^-交换而进入壁细胞的Cl^-也由Cl^-通道分泌至分泌小管腔内，与H^+形成HCl。当需要时，壁细胞就会分泌HCl到胃腔。质子泵的抑制剂(如奥美拉唑)及碳酸酐酶抑制剂(如乙酰唑胺)等药物可抑制胃酸分泌。此外，由于HCO_3^-与血浆中的Cl^-进行交换，进入血液，在血液中与Na^+结合形成$NaHCO_3$，提高了血浆和尿液的pH值，这可能是产生"餐后碱潮"的原因。

图10-4 壁细胞分泌盐酸模式图

2. 胃蛋白酶原

胃蛋白酶原(pepsinogen)主要来自泌酸腺的主细胞，也有少量来自黏液颈细胞和黏液细胞，是胃液中最重要的消化酶。其本身并无生物学活性，在胃腔的酸性条件下，胃蛋白酶原被水解激活为胃蛋白酶(pepsin)，激活的胃蛋白酶也可继续激活胃蛋白酶原。后者可分解大部分的蛋白质为䏡和胨，产生少量的多肽和氨基酸。胃蛋白酶作用的最适pH为1.8～3.5，随着pH的升高，酶的活性逐渐降低，当pH>5时失活。因此，胃蛋白酶进入小肠后，将会失去水解蛋白质的能力。

3. 内因子

内因子(intrinsic factor)是由壁细胞分泌的一种分子量约为6万的糖蛋白。它有两个活性部位，一个与回肠末端黏膜细胞上的受体结合，促进维生素B_{12}在回肠的吸收；另一个与进入胃内的维生素B_{12}结合形成内因子-维生素B_{12}复合物，保护维生素B_{12}免遭肠内水解酶破坏。内因子分泌不足，可造成机体缺乏维生素B_{12}，导致恶性贫血，又称巨幼红细胞性贫血。临床上，60%～70%巨幼红细胞性贫血的患者血清中可检测出抗内因子抗体，造成造血障碍。维生素B_{12}在体内的储存量大大超过吸收B_{12}的需要量，且每天持续生成红细胞所需的维生素B_{12}量很少，因此，在胃大部切除术后不会立即出现恶性贫血，一般在术后数年才会出现。

4. 黏液和HCO_3^-

黏液的主要成分为糖蛋白，胃腔中黏液由表面上皮细胞、贲门腺、泌酸腺、幽门腺及黏液颈细胞共同分泌。胃液中，贲门腺、泌酸腺和幽门腺分泌的黏液为可溶性黏液，可润滑食糜，空腹时很少分泌，进食后可分泌增加。表面上皮细胞分泌的黏液呈胶冻状，具有黏滞性高和形成凝胶的特点，覆盖于胃黏膜表面，可减少粗糙食物对胃黏膜的机械损伤。表面上皮细胞分泌黏液是持续性的,当胃酸分泌增多时,黏液分泌速度也增加,同时,靠近胃腔侧的黏液层又会被胃蛋白酶降解。正常情况下,黏液的分泌与降解呈动态平衡,保证了黏液层的连续性和完整性。

胃内的 HCO_3^- 主要由胃黏膜的非泌酸细胞分泌,仅有少量由组织间液渗入到胃内。基础状态下,HCO_3^- 的分泌速率较低;进食时,分泌速率会增加。HCO_3^- 可渗入到黏液的凝胶层中,黏液和 HCO_3^- 联合作用可形成一个保护胃黏膜,不受盐酸和胃蛋白酶损伤的屏障,称为"黏液-碳酸氢盐屏障(mucus-bicarbonate barrier)"。

(二)胃黏膜的自身保护作用

虽然胃液中的盐酸和胃蛋白酶对胃黏膜具有很强的腐蚀作用,食物中又含有多种刺激性物质,但正常情况下,胃液却不会消化由蛋白质组成的胃组织本身,这是因为胃黏膜有完善而复杂的自我保护机制。

1. 黏液-碳酸氢盐屏障

正常人胃黏膜表面有一层厚约 500μm 的凝胶层黏液,不仅可以减少粗糙食物对胃黏膜的机械损伤,还可与非泌酸细胞分泌的 HCO_3^- 联合形成"黏液-碳酸氢盐屏障"。该屏障可使 H^+ 从胃腔向黏膜上皮扩散速度减慢,还可以使 HCO_3^- 从上皮向胃腔扩散的速度减慢,两种离子相遇时发生中和,因此形成一个跨黏液层的 pH 梯度。通过测定人和多种动物 pH,结果表明靠近胃腔侧的 pH 约为 2.0,而靠近黏膜上皮细胞的 pH 约为 7.0(图 10-5)。胃黏膜表面的中性或偏碱性环境能使到达胃黏膜表面的胃蛋白酶失活而防止其对胃黏膜的破坏,也可保护胃黏膜免受 H^+ 的侵蚀。此外,黏液凝胶层还可选择性的阻止一些大分子物质(如霍乱毒素、细菌和某些药物)通过,在保护胃黏膜方面发挥重要作用。但 α-肾上腺素能激动剂可减少 HCO_3^- 的分泌,循环血液中长期升高的肾上腺素水平可抑制 HCO_3^- 的正常分泌,降低了保护胃黏液表面上皮细胞的作用,出现溃疡。非类固醇抗炎药物(如阿司匹林)可抑制 HCO_3^- 的分泌,长期使用此类药物可损伤胃黏膜表面,造成溃疡。

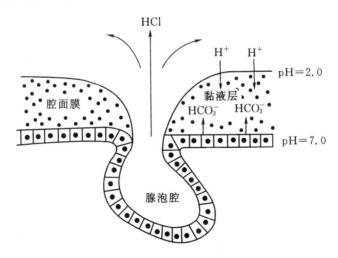

图 10-5 胃黏液-碳酸氢盐屏障模式图

2. 胃黏膜屏障

胃黏膜屏障是由胃黏膜上皮细胞和相邻细胞的紧密连接共同构成的一道屏障。这是因为胃上皮细胞的顶端膜及细胞之间的紧密连接,对 H^+ 相对不通透,腔面膜是脂蛋白层,细胞间的紧密连接是致密结构,离子均难以通过。所以,即使胃腔内的部分 H^+ 通过了黏液-碳酸氢盐屏障,也很难通过胃黏膜屏障进入黏膜内。此外,该屏障既能防止 H^+ 由胃腔扩散入胃黏膜内,又能防止 Na^+ 由胃黏膜内扩散入胃腔,使胃黏膜与胃腔之间维持着极大的 H^+ 浓度梯度。这样,既能避免逆行扩散的 H^+ 损害胃黏膜,又能使胃腔内的胃酸适应消化的需要。

3. 胃黏膜的细胞保护作用

胃黏膜可以合成、释放一些具有细胞保护作用的物质如前列腺素(PG)等。这些物质具有防止和明显减轻有害因素对胃肠细胞损伤及致坏死的作用,具体说来,可抑制胃酸和胃蛋白酶原的分泌,刺激黏膜和 HCO_3^- 的分泌,使胃黏膜微血管扩张,增加黏膜的血流量,有助于胃黏膜的修复,并及时带走渗入黏膜的 H^+ 等有害物质。除了上述的细胞直接保护作用外,这些物质还存在弱刺激,以有效阻止以后强刺激对胃黏膜的损伤,这种现象被称为胃的适应性细胞保护作用。经过研究表明,PG 及其衍生物不仅可以阻止胃肠溃疡的形成,还能防止强酸、强碱、酒精及某些药物对胃的直接损害,从而保护胃黏膜细胞。例如,PGE_3 和 PGI_2 具有能够阻断组胺刺激壁细胞泌酸作用。

总之,胃黏膜既能被侵蚀也能被保护。胃酸、胃蛋白酶、反流的胆汁、幽门螺旋杆菌(Hp)、Ca^{2+}、咖啡因、尼古丁、酒精、胆盐、肾上腺素、水杨酸类药物以及精神和心理创伤等,均可削弱或破坏胃黏膜屏障,造成胃黏膜损伤,进而引起胃炎或溃疡;而黏液-碳酸氢盐屏障、胃黏膜屏障、PG、丰富的血液供应以及上皮细胞的快速更新等均可以保护胃黏膜。当胃内侵蚀因子增强和(或)胃保护机制减弱时,就可能导致胃溃疡。

知识链接

胃黏膜损伤

大量饮酒或摄入过酸及辛辣食物,会不同程度的损伤胃黏膜,此外,在胃黏膜慢性炎症时,会减弱胃黏膜的屏障作用,此时即使胃酸和胃蛋白酶的分泌量正常,也可导致胃黏膜损伤。在损伤因素作用增强和(或)胃的自身保护作用减弱时,胃黏膜的损伤就会加剧,如某些药物(如吲哚美辛、阿司匹林和糖皮质激素等)不仅可抑制胃黏膜内 PG 的合成,减弱胃黏膜的细胞保护,还可抑制黏液和 HCO_3^- 的分泌以及破坏胃的黏膜屏障。胃黏膜屏障受损伤后,大量的 H^+ 便会由胃腔迅速扩散入黏膜,进入黏膜层的 H^+ 刺激黏膜内的肥大细胞释放组胺,组胺不仅可强烈刺激胃酸分泌,还可加强乙酰胆碱和促胃液素对壁细胞的敏感性,进而胃酸分泌的更多,H^+ 浓度进一步升高。另外,H^+ 还可以兴奋黏膜下的壁内神经丛,分泌胃蛋白酶原。在这种情况下,胃酸和胃蛋白酶原分泌过多,胃酸和胃蛋白酶既消化食物中的蛋白质,又可消化胃黏膜上的蛋白质,极大地削弱了胃的自身保护作用损伤胃黏膜,损伤因素的作用占优势。此时,由于胃黏膜屏障作用减弱,易于 Hp 的感染,易发生胃黏膜糜烂或溃疡。

长久以来临床上对于溃疡的治疗一直以"抑酸"为主,但从上世纪八十年代初发现 Hp 以后,对溃疡的治疗原则就发生了革命性的变化。Hp 能在胃窦黏膜内增殖形成菌落,产生多种酶(氧化酶、尿毒素、过氧化氢酶及蛋白酶等)、细胞毒素等,从而损伤 G 细胞、D 细胞、胃黏膜上皮细胞等,削弱了胃黏膜的防御屏障作用,使消化道黏膜形成溃疡灶。大约 100% 的十二指肠溃疡患者、70% 的胃溃疡患者胃内可检出 Hp,目前对消化性溃疡的治疗主要采用"抑酸"、"抗(灭)菌"、"保护"的原则,大大提高了疗效。

(三)胃液分泌的调节

胃液分泌通常分为基础胃液分泌和消化期胃液分泌。空腹时仅幽门部黏膜分泌少量胃液。进食 5~10min 后开始分泌酸性胃液。食物是胃分泌的自然刺激,进食引起的胃液分泌是由神经和体液两个途径进行调节的。

1. 基础胃液分泌

基础胃液分泌或非消化期胃液分泌,为空腹 12~24h 后的胃液分泌。正常人盐酸排出量为 0~5mmol/h,并有昼夜变化的规律,清晨 5 时至中午 11 时盐酸排出量最低,下午 2 时至次日凌晨 1 时盐酸排出量最高。

2. 消化期胃液分泌

根据感受食物刺激的部位不同,将消化期的胃液分泌人为地分为头期、胃期和肠期三个时期。实际上,这三个期几乎是同时开始、互相重叠的。其中头期主要受神经调节,而肠期主要受体液调节。

(1)头期:头期的胃液分泌是由进食动作引起的,传入冲动均来自头部感受器,所以称为头期,具体是指食物经口腔到食管这段时间的胃液分泌。巴普洛夫曾用假饲的方法进行研究头期胃液分泌的原理。主要过程为事先对动物实施食管切断术,喂食在胃上造瘘形成巴氏小胃的狗,食物可经口进入食管,但不能入胃,只能从切口流出体外,结果却能引起胃液分泌。头期胃液分泌量与食欲及情绪有很大关系,约占进食后胃液分泌量的 30%。头期胃液分泌的机制包括条件反射和非条件反射。条件反射是由和食物有关的气味、形状、声音等刺激了嗅、视、听等感受器,通过嗅神经、视神经和听神经传入冲动引起的胃液分泌;非条件反射是由当咀嚼或吞咽食物时,刺激了口腔和咽喉等处的机械和化学感受器,通过面神经、三叉神经、舌咽神经及迷走神经传入冲动引起的胃液分泌。这些反射的反射中枢包括下丘脑、延髓、边缘叶和大脑皮质等。迷走神经是这些反射共同的传出神经。迷走神经的作用包括:①神经末梢释放乙酰胆碱,可直接刺激壁细胞分泌。②乙酰胆碱刺激胃泌酸区黏膜中的肠嗜铬样细胞(ECL cell)分泌组胺,通过局部扩散使组胺再到达邻近的壁细胞,与壁细胞上的组胺 2 型受体(H_2受体)结合,可刺激胃酸分泌,并提高壁细胞对胃泌素和乙酰胆碱的敏感性。临床上用 H_2 受体阻断剂(如西咪替丁)治疗胃溃疡时,不仅抑制了壁细胞对组胺的反应,也降低了壁细胞对促胃液素和(或)乙酰胆碱的反应。③释放胃泌素释放肽(GRP)刺激胃幽门部黏膜内的 G 细胞释放胃泌素,再通过血液循环间接刺激胃腺分泌。在头期胃液分泌中,迷走神经的第①项作用较第②、③项作用更为重要。甲氰咪呱及其类似物可阻断组胺与壁细胞结合而抑制胃酸的分泌;阿托品可阻断第①和②项作用。头期胃液分泌的特点:分泌量多,酸度高,胃蛋白酶原含量多,消化力强,分泌时间长。

(2)胃期:食物入胃后,对胃产生机械和化学刺激,继续引起胃液分泌,称为胃期胃液分泌。胃期的分泌量大,约占进食后胃液总分泌量的 60%,其分泌机制为:①食物扩张刺激胃底、胃体部的感受器,通过迷走-迷走长反射和内在神经丛的短反射直接或通过组胺和胃泌素间接引起胃腺分泌;②食物扩张刺激胃幽门部,通过壁内神经丛作用于G细胞引起胃泌素的释放,间接刺激胃酸的分泌;③食物中蛋白质及其消化产物直接刺激G细胞,引起胃泌素释放,刺激胃酸的分泌。胃期胃液分泌的特点:分泌量多,酸度高,胃蛋白酶原含量少,消化力比头期弱。

(3)肠期:食糜进入小肠上段(十二指肠)后继续引起胃液分泌轻度增加,称为肠期胃液分泌。肠期胃液分泌的量约占进食后胃液分泌总量的10%。其机制主要是通过体液性调节机制实现的。食物与小肠黏膜接触时,机械和化学性刺激可刺激十二指肠黏膜中的G细胞释放胃泌素,通过血液循环作用于胃腺而引起胃酸分泌,此外,食糜还可刺激小肠黏膜释放一种叫"肠泌酸素"的激素来刺激胃酸分泌,但其结构尚不清楚。肠期胃液分泌的特点:分泌量少,酸度低,胃蛋白酶原含量低,消化力弱。

3.胃液分泌的兴奋和抑制

正常的胃液分泌,是兴奋性和抑制性因素共同作用的结果。胃液的分泌也接受神经和体液因素的调控,同时,情绪、生活习惯及环境等行为调节因素也参与了胃液的分泌。

(1)刺激盐酸分泌的主要因素

1)组胺:少量组胺可被胃黏膜肥大细胞或肠嗜铬样细胞(ECL)恒定释放,通过旁分泌的方式作用于壁细胞上的H_2受体,刺激胃酸剧烈分泌,同时,组胺还可以提高壁细胞对ACh和促胃液素的敏感性。临床上,常采用H_2受体阻断剂(西咪替丁等)来阻断组胺,治疗消化性溃疡。

2)促胃液素:促胃液素是由胃窦部和十二指肠黏膜内的G细胞分泌的一种肽类激素,促胃液素可刺激壁细胞上的特异性受体引起胃酸分泌,也可作用于肠嗜铬样细胞通过释放组胺来间接刺激胃酸的分泌。

3)乙酰胆碱:乙酰胆碱是支配胃的迷走神经末梢释放的神经递质,ACh与壁细胞上的胆碱能M_3型受体结合,刺激胃酸的分泌。此外ACh还可以作用于胃泌酸区黏膜的ECL,刺激组胺的分泌,间接引起胃酸分泌。其作用可以被M受体阻断剂(阿托品)阻断。

综上,进食是胃液分泌的自然刺激,空腹时胃液的分泌量很少。机体进食后通过神经及体液机制刺激胃液大量分泌,其中,组胺、促胃液素和迷走神经末梢释放的递质Ach是影响胃液分泌的主要因素,这三者间相互作用,共同影响胃酸的分泌。此外,值得提出的是能刺激壁细胞分泌胃酸的大多数物质也能促进主细胞及黏液细胞分泌胃蛋白酶原和黏液。

(2)抑制盐酸分泌的主要因素:在头期和胃期抑制性因素主要有胃黏膜释放的前列腺素(PG)和盐酸,在肠期主要有盐酸、脂肪和高渗溶液。

1)PG:PG是在磷脂酶作用下由细胞膜和细胞所含的磷脂生成的花生四烯酸转化来的一类化合物,体内大多数细胞可以产生PG。胃肠道产生的PG通过扩散影响邻近细胞,其主要作用有:通过改变消化器官血流量而间接改变消化器官的活动,如胃黏膜中有多种PG均具有扩张血管的作用;调节靶细胞的活动,如PGI_2和PGE_2可抑制胃酸分泌;保护胃肠道黏膜的作用。PG的合成抑制剂(如阿司匹林和吲哚美辛)可显著加剧损伤因素所产生溃疡的程度。

2)盐酸:盐酸是胃腺分泌的产物,当盐酸使胃窦部pH≤1.2~1.5,十二指肠内pH≤2.5时,对胃酸分泌具有负反馈性抑制。其机制为:盐酸直接抑制胃窦部G细胞释放胃泌素;盐酸通过刺激胃窦部的δ细胞释放生长抑素(胃酸分泌的抑制物),而抑制胃泌素和胃液的分泌;盐酸刺激十二指肠球部释放肠抑胃素而抑制胃酸分泌;盐酸刺激十二指肠黏膜释放促胰液素,后者对促胃液素引起的胃酸分泌有明显的抑制作用;十二指肠内的盐酸通过迷走-迷走长反射和壁内神经丛的短反射抑制胃酸分泌。

3)脂肪:脂肪及其消化产物进入十二指肠内可刺激小肠黏膜释放肠抑胃素而抑制胃液分泌及胃运动,但肠抑胃素可能并不是一个单独的激素,而是数种具有此种作用的一类激素的总称,如抑胃肽、促胰液素和神经降压素等。

4)高渗溶液:进入十二指肠内的高渗溶液可通过激活小肠中的渗透压感受器,引起肠-胃反射抑制胃液分泌,也可刺激小肠黏膜释放一种或多种抑制性胃肠激素来抑制胃液的分泌。

如上所述,食物在刺激胃液分泌的同时,消化道中的食物消化产物也可抑制胃液分泌。尤其是进入小肠内的消化产物可以通过刺激肠抑胃素及生长抑素的分泌,通过肠-胃反射等方式抑制胃液分泌。

二、胃的运动

胃运动是由胃壁内平滑肌活动完成的胃的机械性消化方式。胃壁内平滑肌有环行、纵行和斜行三层。胃根据胃壁肌层的结构和特点可分为头区和尾区两部分。头区包括胃底和胃体上1/3,运动能力较弱,主要功能是容纳和贮存食物,使人每日只需要进食2~3次;尾区包括胃窦和胃体其余的2/3,活动能力较强,主要功能是混合、研磨食物成食糜,并与胃液充分混合,并将食糜以适宜的速度推入十二指肠,以适应小肠的消化和吸收。

(一)胃的运动形式

1. 容受性舒张

在咀嚼和吞咽食物时,食物对咽、食管等处的感受器刺激可反射性通过迷走神经引起胃底和胃体平滑肌舒张,而使胃腔容量增大,将此活动称为容受性舒张,是胃的特征性运动。其生理意义在于使胃内压不会因大量摄食而明显升高,防止食糜过早排入十二指肠,完成容纳和储存食物的功能,有利于食物在胃内的充分消化。胃的容受性舒张是通过迷走-迷走反射实现的,其传出神经递质可能是NO或血管活性肠肽。

2. 紧张性收缩

胃壁的平滑肌经常保持一种微弱的缓慢收缩状态,称为紧张性收缩。在空腹时就已经存在,进食后逐渐加强。其作用是使胃保持一定的形状和位置,防止胃下垂。进食后,头区肌肉产生短暂的微弱的紧张性收缩,对头区内的食物有轻微的混合作用,食物在此可储存1h左右。在胃开始排空后,头区的肌肉逐渐收缩,胃内压增大,有利于胃排空。在消化期,紧张性收缩逐渐加强,有助于胃液渗入食物,并能协助推动食糜向十二指肠移动。

3. 蠕动

蠕动是消化道平滑肌共有的运动形式。胃的蠕动是一种起始于胃体中部并向幽门方向推进的波形运动,食物入胃约5min后出现胃蠕动,每分钟约3次。蠕动波起始于胃的中部,约需1min到达幽门,开始较弱,在传播过程中波的幅度和速度逐渐增加,当接近幽门时明显增强,可将1~2mL食糜排入十二指肠,这种作用叫做幽门泵。也有部分蠕动波到胃窦后即消失,并未到达幽门。当收缩波超越胃内容物先到达胃窦终末时,由于胃窦终末部的有力收缩,将部分食糜反向推回近侧胃窦到胃体,有利于食物在胃内被磨碎并与胃液充分混合(图 10-6)。胃的蠕动受胃平滑肌慢波的控制,胃泌素、胃动素和迷走神经可使其增强,促胰液素、抑胃肽和交感神经使其减弱。

胃蠕动的生理作用是搅拌和粉碎食物,使胃内容物和胃液充分混合,利于胃的消化作用,将食糜通过幽门向十二指肠方向推进。

图 10-6 胃的蠕动示意图

(二)胃排空及其控制

胃排空(gastric emptying)是指胃内食糜由胃排入十二指肠的过程。食物入胃后约 5min 即开始胃排空,胃排空速度与食物的形状和成分、食物量和胃运动等因素有关。一般来说,稀的流体食物比稠的固体食物排空快;小颗粒食物比大块食物排空快;等渗溶液比非等渗溶液快。在食物的三大营养物质中,糖类排空最快,蛋白质次之,脂肪最慢。混合食物完全排空约需 4~6h。此外,胃内食物量的增加会扩张胃壁,在神经和体液因素作用下增强胃运动。胃的排空主要取决于胃和十二指肠之间的压力差,胃运动是胃排空的基本动力。增强胃运动的因素通常可促进胃的排空,反之,则延缓胃排空。胃排空受来自胃和十二指肠两方面因素控制:

1. 胃内促进排空的因素

胃排空主要受胃内容物的体积、肠-胃反射和体液因素影响。胃内容物对胃的扩张刺激,刺激胃壁牵张感受器,通过迷走-迷走反射和壁内神经丛反射,可反射性加强胃运动,加快胃排空。胃扩张和食物中蛋白质及其消化产物还可直接或间接刺激胃窦黏膜中的 G 细胞释放胃泌素,进而促进胃排空,但同时增强幽门括约肌的收缩,综合效应就是抑制胃排空。

2. 十二指肠内抑制排空的因素

食糜进入十二指肠后,可刺激十二指肠壁中的酸、脂肪、渗透压及扩张刺激,可兴奋十二指肠壁上的机械和化学感受器,反射性抑制胃的运动,抑制胃排空,这种反射称为肠-胃反射,是自动控制胃排空运动的重要因素。肠-胃反射对酸的刺激特别敏感,从而阻止酸性食糜进入十二指肠。另外,进入十二指肠的胃酸、脂肪还可刺激小肠黏膜释放促胰液素、抑胃肽、缩胆囊素等各种激素,抑制胃运动,延缓胃排空,具有这种作用的激素统称为肠抑胃素(enterogastrone)。

食物刚入胃时,由于胃内食物较多,促进因素占优势,胃排空速度较快,随着胃内容物排入十二指肠后,抑制因素占优势使胃排空减慢或暂停。然后,随着食物消化产物被吸收、盐酸在肠内被中和,胃排空的抑制因素逐渐消失,促进胃排空的因素又占主导地位,胃又会将一部分食糜排入十二指肠。因此,胃排空是间断进行的,以保证十二指肠内食糜的充分消化和吸收。

(三)消化间期的胃运动

消化间期移行性复合运动是指人在空腹时胃运动呈现以间歇性强力收缩(饥饿收缩)伴有较长的静息期为特征,向肠道方向扩布的周期性运动。其主要作用是将胃内容物(包括上次进食后遗留的残渣、咽下的唾液、脱落的细胞碎片和细菌等)清除干净,具有肠道"清道夫"的作用。移行性复合运动受胃肠激素和肠道神经系统调控。移行性复合运动减退,可引起肠道内细菌过度繁殖及功能性消化不良等病症。此外,饥饿收缩在年轻人及血糖降低时较强烈,发作时,常感到胃部不适、疼痛,称为饥饿痛。饥饿痛一般发生于距末次进食12~24h后(某些人发生饥饿收缩的时间更短),在饥饿的3~4d最强烈,以后逐渐减弱。

(四)呕吐

将胃及肠内容物从口腔强力驱出的反射性动作就是呕吐。呕吐是一种具有保护作用的防御性反射。机械和化学的刺激作用于舌根、咽部、胃肠道、胆总管、泌尿生殖器官、视觉和嗅觉器官、内耳前庭等处的感受器以及讨厌的气味与情绪等均可起呕吐,视觉、内耳前庭对身体位置改变的反应也可引起呕吐。临床上食物中毒或服毒的患者,常用催吐的方法来协助排出毒素,但长期剧烈呕吐会造成体内水、电解质、酸碱平衡紊乱,须及时治疗。呕吐中枢位于延髓网状结构的背外侧缘,与呼吸中枢、心血管中枢等均有密切联系,因而在呕吐时常出现流涎、呼吸急促和心跳加快而不规则等自主神经兴奋的反应。呕吐传出冲动沿迷走神经、交感神经、膈神经等传至胃、小肠、膈肌和腹肌等。呕吐时,开始时先是深吸气,声门紧闭,胃和食管下端舒张,膈肌和腹肌强烈收缩挤压胃体,压挤胃内的食物经食管进入口腔。剧烈呕吐时,十二指肠和空肠上段收缩加强甚至痉挛。由于胃舒张而十二指肠收缩,使十二指肠内容物倒流入胃。颅内压增高(如脑水肿、脑瘤等)时可直接刺激呕吐中枢引起剧烈呕吐,中枢性催吐药(如阿扑吗啡等)通过刺激呕吐中枢附近的化学感受器也可引起呕吐中枢兴奋。

第四节 小肠内消化

食糜在小肠内受到小肠运动的机械性消化及胰液、胆汁和小肠液的化学性消化后,营养物质彻底分解为可被吸收的小分子物质。小肠是食物消化和吸收最主要的部位,小肠内的消化是整个消化过程中最重要的阶段。食物通过小肠后,消化、吸收过程基本完成,营养物质主要是在小肠内被吸收的。

一、胰液的分泌

(一)胰液的性质和成分

胰液是由胰腺腺泡细胞和小导管管壁细胞分泌,经胰导管排入十二指肠的无色碱性液体,具有很强的消化力。腺泡细胞主要分泌消化酶,管壁细胞主要分泌HCO_3^-和水。胰液的pH为7.8~8.4,正常成人每日分泌量为1~2L,渗透压与血浆相等。胰液中除水分外,还含有无机物和有机物。无机物主要由小导管上皮分泌,包括Na^+、K^+、Cl^-和HCO_3^-,其中Na^+和K^+浓度与血浆相近。由于分泌速率越快,胰导管腔中的HCO_3^-与上皮细胞内的Cl^-在管腔膜上的交换时间缩短,导致 Cl^- 浓度则随分泌速率增高而降低,而 HCO_3^- 浓度随分泌速率增高而增高。胰液中的有机物主要有各种消化酶,如胰淀粉酶、胰脂肪酶、胰蛋白酶和糜蛋白酶、核糖核酸酶和脱氧核糖核酸酶等,此外,胰液中也含有少量胰蛋白酶抑制物。在消化间期,胰液每 60~120min 有短暂的周期性分泌,虽然分泌量很少,但可对两次进食间残留在肠腔的脱落上皮和细菌进行消化和清除。

(二)胰液的作用

1. HCO_3^-

胰液中 HCO_3^- 由胰腺小导管管壁细胞分泌,主要作用是中和进入十二指肠的胃酸,保护肠黏膜免受强酸的侵蚀,为小肠内多种消化酶发挥作用提供适宜的 pH 值环境(pH7.0~8.0)。

2. 胰淀粉酶

胰淀粉酶是一种水解淀粉的效率很高的 α-淀粉酶,消化产物为糊精、麦芽糖及麦芽寡糖,最适 pH 值为 6.7~7.0。

3. 脂类水解酶

胰脂肪酶是胰液中分解脂肪的主要消化酶,它可将甘油三酯分解为甘油、甘油一酯和脂肪酸,最适 pH 值为 7.5~8.5。若胰脂肪酶缺乏,将引起脂肪消化不良。辅脂酶是胰腺分泌的另一种小分子蛋白质,胰脂肪酶只有在辅脂酶存在的条件下才能发挥作用。辅脂酶与胆盐微胶粒有较高亲和力,它可与胰脂肪酶及胆盐在甘油三酯表面形成一种形成由胰脂肪酶、辅脂酶和胆盐组成的复合物,防止胆盐将胰脂肪酶从脂肪表面清除出去。胰液中还有胆固醇酯酶和磷脂酶 A_2,它们分别水解胆固醇酯和卵磷脂。

4. 蛋白质水解酶

主要有胰蛋白酶、糜蛋白酶和羧基肽酶,均以无活性的酶原形式存在于胰液中。胰蛋白酶原可以被小肠液中的肠激酶激活变为胰蛋白酶,胃酸、胰蛋白酶本身及组织液也能激活胰蛋白酶原;胰蛋白酶能使糜蛋白酶原和羧基肽酶原转为有活性的糜蛋白酶和羧基肽酶。胰蛋白酶和糜蛋白酶都能分解蛋白质为䏡和胨,两者共同作用于蛋白质时,可将蛋白质分解为小分子的多肽和氨基酸,羧基肽酶可将多肽进一步分解为氨基酸。胰液中还含有核糖核酸酶、脱氧核糖核酸酶等,可分解核酸为单核苷酸。

5. 胰蛋白酶抑制物

胰蛋白酶抑制物可与胰蛋白酶结合形成无活性的复合物,防止生理情况下少量胰蛋白酶原激活后对胰腺的自我消化。在病理情况下,因该抑制物的分泌量小、作用小,不能阻止大量胰蛋白酶原活化所致的胰腺自身消化过程。比如,当暴饮暴食时,引起胰液分泌增多,胰管内压力升高,胰腺小导管和胰腺腺泡破裂,导致胰蛋白酶原大量溢入胰腺间质,并被组织液激活,大大超过胰蛋白酶抑制因子的作用能力,于是胰腺就会自身消化而发生急性胰腺炎。

总之,胰液中含有三种主要营养物质的消化酶,是所有消化液中消化力最强、消化食物最全面的一种消化液。当胰腺分泌发生障碍时,会明显影响食物中蛋白质和脂肪的消化和吸收而发生脂肪泻,也可使脂溶性维生素 A、维生素 D、维生素 E、维生素 K 等吸收受到影响,但对糖的消化和吸收影响不大。

(三)胰液分泌的调节

胰液的分泌受神经和体液的双重调节,但以体液调节为主。

1. 神经调节

食物的形象、气味对口腔、食道、胃和小肠的刺激都可以通过神经反射引起胰液分泌。该神经反射包括条件反射和非条件反射,传出神经是迷走神经。

2. 体液调节

胰泌素主要刺激胰腺小导管上皮细胞分泌水分和 HCO_3^-,大量增加胰液量,但酶的含量不高。胆囊收缩素(CCK)既可以促进胰腺腺泡细胞分泌消化液,又可以促进胆囊平滑肌收缩。

3. 胰液分泌的反馈性调节

十二指肠黏膜分泌的 CCK-释放肽,可刺激小肠黏膜 I 细胞分泌 CCK。

饮酒与急性胰腺炎

大量饮酒对胰管有损害,饮酒可引起十二指肠乳头部水肿、胃炎与十二指肠炎,胆道口括约肌痉挛,导致胰管内压力增高、胰管阻塞而使腺泡破裂,胰液溢出而出现自溶。有报道显示,20%~60%的急性胰腺炎发生在饮酒后。

二、胆汁的分泌和排出

胆汁是由肝细胞分泌的。在消化期,胆汁经肝管、胆总管直接排入十二指肠;在非消化期,胆汁经胆囊管进入胆囊贮存,在消化期,再排入十二指肠。胆汁可促进脂肪的消化和吸收,此外,胆汁的分泌还是机体排泄的途径之一,某些肾脏排泄的代谢终产物及外源性化学物质经肝脏可通过胆汁的分泌排出,如胆固醇、胆红素和某些药物。

(一)胆汁的性质和成分

胆汁是一种有色、味苦、浓稠的有色液体,胆汁的颜色取决于胆色素的种类和浓度。新生成的胆汁由肝细胞分泌后直接排入小肠,称为肝胆汁,呈金黄色或橘棕色,pH 约为 7.4;在胆囊中储存过的胆汁称为胆囊胆汁,因水分和碳酸氢盐被吸收而被浓缩变得黏稠、颜色加深(深棕色),呈弱酸性,pH 约为 6.8。成人每日分泌胆汁 0.8~1.0L。

胆汁中无消化酶,但成分复杂。胆汁中主要成分有水分和无机成分 Na^+、K^+、HCO_3^- 等,有机物主要有胆汁酸、胆色素、脂肪酸、胆固醇、卵磷脂和黏蛋白等。胆盐是胆汁参与消化和吸收的主要成分,是胆汁酸与甘氨酸或牛磺酸结合后形成的钠盐或钾盐,占胆汁中固体成分的 50%。

(二)胆汁的作用

胆汁中虽然不含消化酶,但对脂肪的消化和吸收具有重要意义。其作用主要为:①胆汁中的胆盐、胆固醇和卵磷脂等都可以作为乳化剂,可减少脂肪的表面张力,使脂肪乳裂解为脂肪微滴,分散在肠腔内,增加了胰脂肪酶与脂肪的接触面积,加速脂肪的分解;②胆盐为双嗜性分子,在水溶液可聚合形成微胶粒,肠腔中的脂肪酸、甘油一酯及胆固醇等可渗入微胶粒形成水溶性复合物,使不溶于水的脂肪分解产物容易通过肠上皮表面静水层到达肠黏膜表面,利于脂肪消化产物的吸收;③促进脂溶性维生素的吸收;④进入小肠内的胆盐大部分可以由回肠吸收入血,然后经门静脉运送回到肝脏重新合成胆汁,称为胆盐的肝-肠循环。返回到肝脏的胆盐具有刺激肝胆汁分泌的作用,就是胆盐的利胆作用。

(三)胆汁分泌的排放和调节

消化道内的食物是引起胆汁分泌和排放的自然刺激物。三种主要营养食物中,高蛋白食物(如蛋黄、肉等)引起胆汁排放量最多,高脂肪或混合食物次之,糖类食物的作用最小。肝细胞连续不断地分泌胆汁。在消化期,胆囊收缩,Oddi氏括约肌舒张,肝脏及胆囊内的胆汁可直接经胆总管排入十二指肠;在非消化期,肝胆汁大部分经肝管、胆囊管流入并贮存于胆囊内,胆囊壁将其中的水分和无机盐吸收后,胆汁会浓缩4～10倍。胆汁的分泌、排出受神经和体液因素的双重调节,并且以体液因素为主。

1. 神经调节

通过迷走神经,食物对胃、小肠的刺激以及进食动作可刺激少量肝胆汁分泌和轻度胆囊的收缩。迷走神经还可以通过释放促胃液素间接刺激胆汁分泌和收缩胆囊。

2. 体液调节

促胃液素可通过血液循环刺激肝细胞和胆囊,引起肝胆汁的分泌和胆囊的收缩,也可刺激胃酸分泌,间接促进释放促胰液素引起胆汁分泌。促胰液素主要作用于胆管系统,增加胆汁中的水和碳酸氢盐的分泌量,而不增加胆盐的分泌。缩胆囊素可引起胆囊强烈收缩及Oddi括约肌舒张,促进大量排放胆囊胆汁。胆盐通过肝-肠循环,能够刺激肝胆汁大量分泌,在临床上常把胆盐作为一种重要的利胆剂。

知识链接

胆道疾病

胆盐、卵磷脂合成减少或胆固醇分泌过多,胆固醇沉积下来就会形成胆结石。胆盐、胆固醇和卵磷脂维持适当比例,就会使胆汁胆固醇成溶解状态而不沉积。临床上,为了大大减少患者的痛苦,胆道检查多采用胆道造影术,而胆囊切除术或胆结石摘取多采用微创手术。胆囊并不是人体必需的器官,胆囊切除术后的患者仍能维持正常的营养及生命,甚至能耐受油煎食物,但一般仍应避免高脂肪饮食。

三、小肠液及其作用

小肠液是由十二指肠腺和小肠腺两种腺体分泌的混合液。十二指肠腺位于十二指肠黏膜下,分泌含黏蛋白较黏稠的碱性液体,该液体的主要功能是保护十二指肠上皮不被胃酸侵蚀;小肠腺分布于全部小肠的黏膜层内,其分泌液是小肠液的主要部分。小肠液的分泌是经常性的,分泌至肠腔中很快又被绒毛重吸收,但在不同条件下小肠液的分泌量和性状变化很大。内在神经、胃肠激素可影响小肠液的分泌。

1. 小肠液的性质和成分

小肠液是 pH 约为 7.6 的弱碱性液体,渗透压与血浆相同,分泌量大,成人每日分泌量为 1～3L。小肠液除水分外,还含有黏蛋白、无机盐和肠激酶。小肠液中还常混有脱落的白细胞、肠上皮细胞以及由肠上皮细胞分泌的免疫球蛋白。

只有肠激酶是从小肠腺分泌入肠腔内的消化酶,而在小肠黏膜(尤其是绒毛)上皮细胞表面含有多种消化酶,如肽酶、麦芽糖酶、异麦芽糖酶、脂肪酶和蔗糖酶和乳糖酶等,这些酶可进一步完全分解位于绒毛外表面的营养物质,分解产物被吸收入血。一旦上皮细胞脱落,这些酶入肠腔后便不再起消化作用。因此,小肠本身对食物化学性消化的部位,主要位于小肠上皮细胞的刷状缘或上皮细胞。

2. 小肠液的作用

大量的小肠液可润滑肠腔,中和胃酸,保护十二指肠黏膜;可稀释肠内消化产物,降低肠腔内食糜的渗透压,利于吸收;为多种酶提供适宜的 pH 环境;由小肠分泌的肠激酶可激活胰蛋白酶原,促进蛋白质消化。

3. 小肠液分泌的调节

调节小肠分泌的主要机制是食糜对肠黏膜的局部机械和化学刺激引起的肠神经系统的局部反射。小肠黏膜对扩张刺激最敏感,小肠内食糜量越多,小肠液分泌也越多。体液因素(如促胃液素、促胰液素、胆囊收缩素和血管活性肠肽等)对小肠液分泌也有刺激作用。

 知识链接

乳糖不耐症

乳糖酶是分布在小肠上皮细胞刷状缘的一种寡糖。低乳糖酶症或乳糖酶活性低的个体,当食用牛奶或含乳糖丰富的食物后,不能消化的乳糖进入结肠,结肠内的细菌就会代谢乳糖。产生的气体和代谢物不仅加速结肠运动,还可提高肠内容物的渗透压,妨碍水的吸收,引起腹泻,称为乳糖不耐症。由于乳糖酶的活性与年龄有关,婴幼儿期活性较高,到青春期则维持在较低状态,世界上几乎 50% 的成人都是乳糖不耐症,而新生儿患此症却较少见。

四、小肠的运动

(一)小肠的运动形式

小肠壁的平滑肌由较厚的环形肌和相对较薄的纵行肌组成,二者具有较复杂的收缩关系。在时间和空间上邻近部位的肌肉收缩的组合,就构成了小肠运动的多种形式。小肠运动的功能是推进食糜从小肠上段向下段移动的同时,进一步研磨食糜,使食糜与肠黏膜广泛接触,将食糜与小肠内消化液充分混合,以利于营养物质的吸收。在消化间期,可有一些来自于胃的周期性的移行性复合波,小肠运动较弱。消化期内,小肠的运动加强,其形式有:

1. 分节运动

分节运动(segmentation contraction)是一种以小肠壁环行肌为主的节律性收缩和舒张运动,是小肠特有的运动形式。食糜所在的一段肠管上,环行肌以一定的间隔在许多点同时收缩,把食糜分割成许多节段。数秒后,原来收缩的部位开始舒张,而原来舒张的部位开始收缩,使每个节段分为两半,而相邻的两半又合拢重新组合形成一个新的节段,如此反复进行(图10-7)。分节运动在空腹时几乎不出现,进食后才逐渐变强。小肠各段分节运动的频率不同,上部活动频率较高,下部较低,人的十二指肠分节运动频率约为11次/分,回肠末端约为8次/分。这种由肠平滑肌的慢波节律梯度决定的活动梯度,有助于食糜向远端推进。

小肠的分节运动是一种原地运动,主要生理作用为:使食糜与消化液充分混合,便于进行化学性消化;使食糜与肠壁紧密接触,为良好的吸收创造了有利条件;挤压肠壁,有助于血液和淋巴液的回流,利于吸收。

图10-7 小肠分节运动模式图

2. 紧张性收缩

小肠平滑肌的紧张性收缩是小肠有效进行其他形式运动的基础,空腹时即存在,进食后显著加强。小肠紧张性收缩的意义是:维持了小肠一定的形状和位置;保持小肠内的基础压力,有利于小肠内容物与消化液的充分混合。当小肠紧张性收缩减弱时,肠腔易于扩张,肠内容物的混合和推进减慢;相反,当小肠紧张性收缩增强时,食糜在肠腔内的混合推进加快,利于吸收。

3. 蠕动

小肠的任何部位均可发生蠕动,蠕动速度慢,推进距离短,速度为0.5~2.0cm/s。小肠近端蠕动速度大于远端,蠕动波通常只进行一段短距离(约数厘米)后即消失,但蠕动可以反复进行。蠕动的意义在于将肠段内经过分节运动作用的食糜向前推进一步,到达一个新的肠段再开始分节运动,促进食糜更好地与消化液混合,利于消化。

在受到吞咽动作或食糜进入十二指肠的刺激下,小肠一种行进速度很快(约2~25cm/s)、传播较远的蠕动,称为蠕动冲。它可将食糜从小肠始端一直推送到末端,有时还推送到大肠,是为下一步消化做好适应性准备。有些药物(如泻药)的刺激,也可以引起蠕动波。此外,在十二指肠和回肠末端还存在着与推进方向相反的逆蠕动,它能使食糜在两段肠内来回移动,延长食糜在小肠内的停留时间,利于食物的充分消化和吸收。

在非消化期,小肠还存在起源于胃的下部,向肛门方向缓慢移行的周期性移行性复合运动,该运动自胃的下部经60~90min到达回肠末端。移行性复合运动的主要作用是:清除肠道内上次进食遗留的食物残渣、细菌脱落及上皮细胞;阻止结肠内的细菌迁移到终末回肠。如果移行性复合运动减弱,则会造成肠道内细菌过度繁殖,引起腹胀或腹泻。

肠运动时,由于肠腔内容物(如水和气体)被推动可产生声音,称为肠鸣音。肠蠕动亢进时,肠鸣音增强,常见于饥饿、腹泻等;肠麻痹时,肠鸣音减弱或消失,常见于麻痹性肠梗阻等。肠鸣音的强弱可以反映肠运动的情况,临床上常通过听取肠鸣音来判定肠的功能是否正常。

(二)回盲括约肌的功能

在回肠末端与盲肠交界处环行肌显著加厚,具有括约肌的作用,称为回盲括约肌。在静息时,回盲括约肌保持轻度收缩状态,可阻止回肠内容物向结肠排放;进食时,食物进入胃,通过胃-回肠反射加强回肠蠕动,当蠕动波到达回肠末端时,回盲括约肌舒张,使约4mL食糜由回肠被驱入结肠。正常情况下,每天有450~500mL的食糜进入大肠。当内容物增多引起盲肠充涨时可反射性引起回盲括约肌收缩。因此,回盲括约肌的作用为:阻止回肠内容物过快进入大肠,延长食糜在小肠内的停留时间,利于小肠内容物的彻底消化和吸收;具有活瓣的作用,阻止大肠内容物向回肠倒流。

(三)小肠运动的调节

小肠的运动主要受三方面调节:①壁内神经丛。壁内神经丛在小肠的运动调节中起重要作用。食糜对小肠的机械或化学性刺激可通过壁内神经丛(主要是肌间神经丛)反射性地增强小肠蠕动。②外来神经。一般情况下,交感和副交感神经分别对小肠的运动起抑制和兴奋的作用,外来神经的作用一般是通过小肠壁内神经丛实现的。③体液因素。增强小肠运动的体液因子有促胃液素、胃动素、胰岛素等;抑制小肠运动的体液因子有促胰液素、血管活性肽和生长抑素等。

第五节 大肠的功能

食物经小肠内的消化和吸收后,排入大肠的主要是食物残渣、水和电解质。人类大肠内无重要的消化活动,主要功能是吸收水分和无机盐、暂时储存食物残渣、形成并排出粪便。

一、大肠液的分泌

(一)大肠液及其作用

大肠液是由大肠黏膜表面的柱状上皮细胞及杯状细胞分泌的碱性黏稠液体,pH为8.3~8.4,其中富含黏液和碳酸氢盐,也有少量二肽酶和淀粉酶,但对消化作用不大。大肠液的主要作用在于其中的黏液蛋白,它能保护肠黏膜并润滑粪便。食物残渣对肠壁的机械性刺激可引起大肠液的分泌,副交感神经可增加其分泌,交感神经可降低分泌。

(二)大肠内细菌的活动

大肠内细菌主要来自食物和空气。大肠内的酸碱环境和温度非常适合细菌生长和繁殖。大肠内的细菌种类繁多,对人体具有利弊兼有的复杂作用。大肠内细菌可使糖类和脂肪发酵,使蛋白质腐败,在此过程中会产生一些对机体有害的物质。例如:糖类发酵后产生CO_2、乳酸、醋酸、沼气等；蛋白质腐败后可产生硫化氢、氨、胺类和吲哚等；脂肪发酵后的产物为甘油、脂肪酸、胆碱等。这些产物一般情况下吸收甚少，对人体无不良影响，但消化不良及便秘时，其中某些毒物产生和吸收增加，可危害人体健康。正常情况下，机体体表与外界相通的腔道内，存在不同种类和数量对人体无害的微生物，称为正常菌群。正常菌群与人体保持平衡状态，菌群间也保持相对平衡，发挥一定程度的营养、生物拮抗和免疫等作用。

大肠内细菌可以利用较为简单的物质合成可被人体利用的 B 族维生素和维生素 K。若长期使用肠道抗菌药物，肠内正常菌群被抑制，可引起肠道正常菌群失调，并导致 B 族维生素和维生素 K 缺乏。

二、大肠的运动和排便

（一）大肠的运动形式

1. 袋状往返运动

袋状往返运动是由环行肌不规则的收缩而引起，空腹时多见，它使结肠出现一串肠袋中的内容物向前、后两个方向作短距离的位移，但并不向前推进。有利于内容物与肠黏膜充分接触，促进水和无机盐的吸收。

2. 分节或多袋推进运动

通过一个结肠袋或一段结肠收缩，将其内容物缓慢推到下一段的运动形式。由环形肌的规律性收缩引起，进食及拟副交感药物可使其增加。

3. 蠕动

由一些稳定向前的收缩波组成，将肠内容物向远端推进。大肠内还有另外一种蠕动，它通常开始于横结肠，收缩力强、行进速度快且传播距离远，称为集团蠕动，它可使结肠内压力明显升高，并将一部分大肠内容物推送到降结肠、乙状结肠或直肠，产生便意。由于食物扩张胃或十二指肠，会引起胃-结肠反射或十二指肠-结肠反射，集团蠕动常见于进食后。

（二）排便

正常人的直肠内平时没有粪便。当结肠的蠕动将粪便推送至直肠时，刺激了直肠壁内的感受器，冲动经盆神经和腹下神经传至脊髓腰骶段，兴奋初级排便中枢，同时上传到高级中枢大脑皮层引起便意和排便反射。如果条件允许，排便中枢兴奋后，盆神经传出冲动增加，收缩降结肠、乙状结肠和直肠，舒张肛门内括约肌；同时，阴部神经传出冲动减少，舒张肛门外括约肌，粪便排出体外（图 10-8）。此外，支配腹肌和膈肌的神经兴奋，腹肌和膈肌收缩使腹压增高也进一步促进粪便排出。如果条件不允许，大脑就会发出冲动抑制脊髓初级中枢活动，抑制排便。

排便可升高胸膜腔内压导致一过性血压升高，后因静脉回心血量减少，血压下降。排便时如果过度使劲会造成心血管应激，使具有心血管疾病的个体心脏病发作或发生中风。意识可加强或抑制排便，如果对便意经常予以有意识地制止，会使直肠逐渐失去对粪便刺激的正常敏感性，粪便在大肠内停留过久，水分吸收过多而变得干硬，不易排出，这是便秘产生的常见原因之一。食物中的纤维素具有重要的改善肠道功能的作用。如果直肠黏膜发生炎症，直肠敏感性增高，即使肠内只有少量黏液和粪便也可产生便意，产生排便反射，并在便后有排便未尽的感觉，即"里急后重"。

图 10-8 排便反射示意图

第六节 吸 收

一、概述

由于组织结构不同、食物在各部位停留时间及消化程度不同,消化道各部位吸收能力和吸收速度相差很大。在口腔和食道内,除一些脂溶性药物(如硝酸甘油等)可经口腔黏膜吸收入血外,营养物质实际上是不被吸收的;在胃内,只有少量的水分和酒精被吸收;小肠是吸收的主要部位。一般认为,绝大部分营养成分是在十二指肠和空肠吸收的,回肠主要吸收胆盐和维生素 B_{12}。通常当食糜到达回肠时已经吸收完毕,回肠可作为吸收功能的贮备(图 10-9)。大肠主要吸收水分和盐类。

小肠之所以是吸收的主要部位,是因为:①小肠的吸收面积大。成人的小肠长约 4~7m,而且黏膜向肠腔内突起形成许多环行皱襞,皱襞上有大量绒毛,绒毛的柱状上皮细胞顶端又有许多微绒毛等结构,这样使小肠吸收面积比等长的简单圆筒面积增加约 600 倍,可达 $200m^2$ 左右(图 10-10);②小肠绒毛内含有丰富的毛细血管、毛细淋

图 10-9 各种物质在小肠的吸收示意图

巴管、平滑肌纤维和神经纤维网等，绒毛的节律性伸缩和摆动，促进绒毛内血液和淋巴液回流，有助于吸收；③食物在小肠内停留时间较长（3～8h），使营养物质有足够时间被吸收；④食物在小肠内已被消化为适于吸收的小分子物质。

图 10-10 小肠黏膜结构示意图

二、主要营养物质的吸收

（一）糖的吸收

小肠黏膜通常只吸收糖类的单糖，各种单糖中已糖的吸收很快，戊糖则很慢。在已糖中，葡萄糖和半乳糖的吸收最快，果糖次之，甘露糖最慢。

肠腔内的单糖主要是葡萄糖，约占单糖总量的80%。小肠内单糖的吸收是和 Na^+ 的吸收相耦联的，属继发性主动转运。肠黏膜上皮细胞的刷状缘上存有转运蛋白，每次能把1分子单糖和2个 Na^+ 选择性地从肠腔转运入细胞内，细胞底侧膜上的 Na^+ 泵将胞内的 Na^+ 主动转运出胞以维持胞内有较低浓度的 Na^+，糖能逆浓度差转运入胞内，底侧膜上的非 Na^+ 依赖性载体将胞内的单糖易化扩散入细胞间隙，再扩散入血。

（二）蛋白质的吸收

食物中的蛋白质经消化分解后变为氨基酸和寡肽，几乎全部被小肠吸收。氨基酸的吸收机制与单糖相似，也主要是靠与 Na^+ 转运耦联的转运体完成的，属于继发性主动转运过程。

通过继发性主动转运机制，小肠上皮细胞顶端膜还可将肠腔中的二肽和三肽转运入胞内，进入细胞内被二肽酶和三肽酶进一步分解为氨基酸，再进入血液循环。新生儿的小肠黏膜上皮细胞可通过胞饮作用吸收多肽和未经消化的蛋白质（如免疫球蛋白A），因此可以从母乳中吸收抗体,增加对细菌和感染的免疫力。某些情况下,少量的完整蛋白质也可以通过小肠上皮细胞被吸收入血液,但它们没有营养学意义,相反可作为抗原引起过敏反应,对人体不利。

(三)脂肪的吸收

小肠内,脂类的消化产物有脂肪酸、甘油一酯、胆固醇等,它们可和胆盐形成混合微胶粒。由于胆盐有亲水性,使脂肪的消化产物容易穿过小肠绒毛表面的静水层到达微绒毛,被黏膜细胞吸收,而胆盐仍留于肠腔内,重复利用,最终在回肠被吸收。

长链脂肪酸(含 12 个碳原子以上)及甘油一酯在肠上皮细胞的内质网中大部分被重新合成甘油三酯,并与载脂蛋白合成乳糜微粒。乳糜微粒进入高尔基复合体中被包裹在囊泡内,通过出胞的方式,肠上皮细胞将携带乳糜微粒的囊泡排入组织间质,再扩散入淋巴。

上皮细胞中的中、短链脂肪酸(含 12 个碳原子以下)和甘油一酯是水溶性的,可以直接扩散入血液循环。由于膳食中的动、植物油中含 15 个以上碳原子的长链脂肪酸较多,所以脂肪的吸收途径以淋巴为主。

(四)无机盐的吸收

盐类只有在溶解状态下才可以被吸收。单价碱性盐类(如钠、钾、胺盐)的吸收很快,多价碱性盐则吸收很慢,与钙结合形成沉淀的盐(如硫酸盐、磷酸盐和草酸盐)则不能被吸收。

1. 钠的吸收

肠内容物中 95%~99% 的 Na^+ 可以被吸收,成人每日摄入 250~300mmol 的 Na^+。空肠的吸收 Na^+ 能力最强,回肠次之,结肠最小。

小肠以主动转运的方式通过跨细胞途径吸收 Na^+。肠黏膜上皮细胞的底侧膜上的钠泵将胞内的 Na^+ 主动转运入血,使胞内 Na^+ 浓度降低,同时,肠腔内 Na^+ 依靠刷状缘上的载体,顺梯度以易化扩散形式进入胞内。Na^+ 和单糖或氨基酸共用这类载体,所以单糖和氨基酸的存在可促进 Na^+ 的吸收。Na^+ 的吸收可提供其他多种物质的吸收动力。

2. 铁的吸收

人每日吸收的铁约为 1mg,仅为食物中铁含量的 5%~10%。对铁的吸收能力与机体对铁的需要有关。当机体缺铁时(如孕妇、儿童及急性失血者等),机体吸收铁的能力增强 1~4 倍,而体内铁过多时则抑制其吸收。食物中的铁绝大部分为三价的高价铁,不易被吸收,必须还原为亚铁才能被吸收,亚铁的吸收速度比相同量的高价铁快 2~5 倍。维生素 C 能将高价铁还原为亚铁而促进铁的吸收。铁在酸性环境下易溶解被吸收,故胃液中的盐酸有促进铁吸收的作用,胃大部切除术后的患者,往往会出现缺铁性贫血。

铁主要在十二指肠和空肠被吸收。吸收过程均是耗能的主动转运过程,包括铁从肠腔到上皮细胞内和从上皮细胞进入血液两个过程。食物中的三价铁首先被还原为亚铁,经位于肠上皮细胞顶端膜上的二价金属转运体将亚铁转运入胞内。进入胞内的铁,一部分以主动转运形式从细胞底侧膜进入血液,其余则与胞内的去铁铁蛋白结合成铁蛋白,留在胞内暂时贮存,机体需要时再释放入血,以防止铁过量吸收。因此,小肠上皮内的铁蛋白可反映体内的含铁量,是铁的暂时贮存库。

3. 钙的吸收

小肠上段有吸收钙的能力,可溶性离子状态的钙才能被吸收。一般情况下,食物中的钙只有小部分被吸收,大部分随粪便排出体外,正常成人每日钙的吸收量约为 100mg。机体吸收钙的多少受机体需要量的调节,需要量增加时,吸收量也增加。维生素 D 可促进钙的吸收,是调节钙吸收的最重要的体液因素,此外,食物中的脂肪酸、胃酸有助于钙转变为离子状态,促进其吸收;膳食中的草酸和植酸可与钙形成不溶性化合物,妨碍钙吸收。钙的吸收是主动转运过程。钙先通过肠黏膜细胞刷状缘膜上的钙结合蛋白进入胞内,再由基底膜上的钙泵或通过 $Ca^{2+}-Na^+$ 交换转运入细胞间液,进入血液循环。有些钙还可以通过细胞旁的途径被吸收。

影响人体对钙的吸收因素

影响人体对钙的吸收因素主要有如下几方面:①年龄。年龄增加,钙的吸收就会下降,所以处于生长发育期的儿童和青少年钙的吸收能力强,老年人钙的吸收能力较低。②维生素 D。维生素 D 可以促进钙的吸收,是调节钙吸收的最重要的体液因素,保持血液中钙和磷的比例,使骨骼中能够沉积钙和磷。③体内钙量。缺钙时,钙的吸收量高,反之,摄入多余的钙会通过汗、尿排出体外。④高脂肪。对脂肪吸收不良或高脂肪膳食时,脂肪酸与钙结合,形成不溶性的钙皂而影响吸收。⑤某些疾病和情绪状态。腹泻和吸收不良、抑郁、紧张、愤懑等,均会影响钙的吸收。⑥某些蔬菜。含草酸高的蔬菜(如茭白、竹笋、菠菜等)可将钙结合为难溶解的草酸钙而影响吸收,故在食用前,先用热水焯来破坏大部分的草酸。⑦其他。食物多样化有促进钙吸收的作用。

4. 负离子的吸收

小肠内吸收的负离子主要有 HCO_3^- 和 Cl^-。它们主要依靠 Na^+ 吸收造成的电位梯度而被动吸收。也有实验证明,负离子可以独立跨膜移动。

(五) 水的吸收

正常成人每日从外界摄取水 1~2L,消化腺每日分泌约 6~8L 的消化液,所以正常成人每日由胃肠道吸收的液体量约为 8L。水是靠各种溶质(特别是 NaCl)吸收造成的渗透压差而被动吸收的。小肠是水吸收的主要部位;在十二指肠和空肠上段水的净吸收量较小,这是因为在此部位水的吸收和消化液的分泌量都很大;在回肠,水的净吸收量很大;在结肠,水的净吸收量很小,这是由于到此处的肠内容物中水分就已很少。经小肠吸收后余下的水可以被大肠吸收,在胃内吸收的水很少。

(六) 维生素的吸收

食物中的维生素分为脂溶性与水溶性两种,多数在小肠上段被吸收。水溶性维生素(包括维生素 B 复合物和维生素 C)主要以易化扩散的方式被吸收入血,其中的维生素 B_{12} 须结合于胃黏膜分泌的内因子形成水溶性复合物才能在回肠吸收;脂溶性的维生素(包括维生素 A、维生素 D、维生素 E、维生素 K)的吸收机制与脂肪相似,先与胆盐结合形成水溶性复合物进入小肠黏膜细胞,后与胆盐分离,透过细胞膜进入血液和淋巴液。

本章小结

一、本章提要

通过本节学习,使同学们了解机体消化系统各部位消化和吸收的过程及其调节。具体包括以下内容:

1. 掌握胃液的成分及作用,胃和小肠的运动形式及其意义,胰液的成分及其作用,神经系统对小肠运动的调节作用。熟悉消化和吸收的概念,胆汁的成分及作用,小肠在吸收中的重要地位,排便反射的过程,几种主要胃肠激素的名称及其作用。

2. 具有分析机体消化系统各部位消化和吸收的过程及其调节的能力和运用胃肠运动的调节知识解释不同条件调节胃肠运动的现象及具有运用理论知识在老师的指导下设计哺乳动物胃肠运动实验,完成不同条件刺激下对胃肠运动的影响等。

3. 了解唾液的性质、成分及作用,咀嚼与吞咽的过程,消化道平滑肌的一般生理特性,小肠液的性质、成分及作用,大肠液的成分及作用,小肠内主要营养物质的吸收过程。

二、本章重、难点

1. 重点

胃和小肠的机械性消化;胃液、胰液和胆汁的化学性消化;几种主要营养物质的吸收过程;消化运动的神经调节。

2. 难点

胃液及胰液的生理作用。

课后习题

一、名词解释

1. 消化 2. 吸收 3. 胃排空 4. 容受性舒张 5. 分节运动

二、填空题

1. 食物消化的方式分为_____和_____。
2. 胃液的主要成分有_____、_____、_____和_____。
3. 胃酸可促进小肠对_____和_____的吸收。
4. 三种营养物质中,_____的排空速度最慢,_____排空速度最快。
5. 胆汁中无_____,但对_____的消化吸收有作用,这主要靠_____的参与。
6. 小肠的运动形式有_____、_____和_____,其中_____是小肠的特有运动形式。
7. 小肠中的消化液有_____、_____、_____。
8. 胃的运动形式_____、_____、_____,其中_____是胃特有的运动形式。

9. 胃排空的动力是_____和_____之间的压力差。抑制因素是_____。

10. 胰液的主要成分有_____、_____和_____。

三、选择题

1. 能水解淀粉的消化液是（　）
   A. 唾液和胰液　　B. 唾液和胃液　　C. 胃液和胰液
   D. 胆汁和小肠液　E. 胰液和胆汁

2. 胃蛋白酶作用的最适PH值是（　）
   A. 1.5　　B. 3.0　　C. 4.0
   D. 4.5　　E. 7.0

3. 胆盐和维生素B_{12}的吸收部位是（　）
   A. 胃　　B. 十二指肠　　C. 空肠
   D. 回肠　E. 大肠

4. 胃液中能促进小肠对铁和钙吸收的是（　）
   A. 盐酸　　B. 胃蛋白酶　　C. 内因子
   D. 黏液　　E. 水

5. 交感和副交感神经起协同作用的器官是（　）
   A. 心　　B. 支气管　　C. 唾液腺
   D. 膀胱　E. 胃肠

6. 排便反射的初级中枢在（　）
   A. 脊髓　　B. 延髓　　C. 中脑
   D. 脑桥　　E. 大脑皮层

7. 交感神经兴奋对胃肠的作用是（　）
   A. 胃肠运动增强，消化腺的分泌增加
   B. 胃肠运动增强，消化腺的分泌减少
   C. 胃的排空速度减慢，腺体分泌增加
   D. 胃的排空速度减慢，唾液腺分泌减少
   E. 胃肠运动减弱

8. 葡萄糖、氨基酸在小肠的吸收过程是（　）
   A. 渗透和滤过　　B. 单纯扩散　　C. 易化扩散
   D. 入胞作用　　　E. 主动转运

9. 胃排空的动力是（　）
   A. 胃的运动　　B. 胃内容物的体积　　C. 十二指肠内食糜的刺激
   D. 幽门括约肌的收缩　E. 幽门括约肌

10. 有关大肠的功能错误的是（　）
    A. 储存食物残渣并形成粪便
    B. 大肠中的消化酶分解食物残渣

C. 大肠液保护肠黏膜并润滑粪便
D. 肠内细菌可利用简单物质合成维生素B族和维生素K
E. 有集团蠕动

11. 糖的吸收形式主要是（ ）
    A. 淀粉 B. 多糖 C. 寡糖
    D. 麦芽糖 E. 单糖

12. 交感神经兴奋可使（ ）
    A. 胃肠运动受抑制 B. 胆囊收缩增强 C. 内括约肌舒张
    D. 胃液分泌增加 E. 唾液分泌减少

13. 胆盐的主要作用是（ ）
    A. 中和胃酸 B. 激活胰蛋白酶原 C. 杀菌
    D. 促进脂肪的消化和吸收 E. 促进蛋白质消化和吸收

14. 对脂肪、蛋白质消化作用最强的是（ ）
    A. 小肠液 B. 胰液 C. 胆汁
    D. 胃液 E. 唾液

15. 唾液中除唾液淀粉酶以外，还有（ ）
    A. 凝乳酶 B. 蛋白水解酶 C. 溶菌酶
    D. 寡糖酶 E. 肽酶

16. 胃液成分中与红细胞生成有关的物质是（ ）
    A. HCL B. 内因子 C. 无机盐
    D. 黏液 E. 胃蛋白酶

17. 胰液的作用是（ ）
    A. 分解蛋白质 B. 分解脂肪 C. 分解淀粉
    D. 中和胃酸 E. 以上都是

18. 胆汁中具有消化作用的成分是（ ）
    A. 胆色素 B. 胆盐 C. 胆固醇
    D. 卵磷脂 E. 磷酸盐

19. 下列哪项不是胃肠道激素（ ）
    A. 胃泌素 B. 促胰液素 C. 抑胃肽
    D. 胆色素 E. 缩胆囊素

20. 最重要的消化吸收部位是（ ）
    A. 口腔 B. 胃 C. 小肠
    D. 大肠 E. 食管

21. 胃腺的壁细胞可分泌（ ）
    A. 盐酸 B. 水 C. 胃蛋白酶原
    D. 黏液 E. 胃蛋白酶

22. 长期大量使用肠道抗菌药可导致缺乏的维生素是（ ）

A. B族和A B. B族和C C. B族和D
D. B族和K E. A和K

23. 参与脂肪分解的消化液（　）
    A. 唾液、胰液 B. 唾液、胃液 C. 胰液、胆汁
    D. 唾液、胆汁 E. 胰液、胃液

24. HCO_3^- 的作用是（　）
    A. 中和胃酸 B. 水解蛋白质 C. 促进胃黏膜增生
    D. 促进胃酸合成与分泌 E. 促进机械消化过程

25. 迷走神经兴奋时引起（　）
    A. 胃肠平滑肌活动增强,消化腺分泌减少
    B. 胃肠平滑肌活动减弱,消化腺分泌增加
    C. 胃肠平滑肌活动增强,消化腺分泌增加
    D. 胃肠平滑肌活动减弱,消化腺分泌减少
    E. 胃肠平滑肌活动变化不明显,消化腺分泌增加

26. 下列哪项不是胆汁的作用（　）
    A. 作为乳化剂,降低脂肪表面张力
    B. 分解脂肪为脂肪酸和甘油一脂
    C. 作为脂肪分解产物的运载工具
    D. 可中和一部分胃酸
    E. 可促进脂溶性维生素的吸收

27. 胰液中的消化酶不包括（　）
    A. 胰淀粉酶 B. 胰脂肪酶 C. 胰蛋白酶原
    D. 糜蛋白酶原 E. 肠激酶

28. 水分及营养物质吸收的主要部位是在（　）
    A. 食管及胃 B. 十二指肠 C. 空肠
    D. 大肠 E. 回肠

29. 胃蛋白酶的作用是（　）
    A. 中和胃酸 B. 水解蛋白质 C. 促进胃黏膜增生
    D. 促进胃酸合成与分泌 E. 促进机械消化过程

30. 消化管共同具有的运动形式是（　）
    A. 咀嚼 B. 蠕动 C. 容受性舒张
    D. 集团蠕动 E. 分节运动

四、问答题

1. 胃液的成分及其作用？
2. 为什么说小肠是营养物质吸收的主要部位？
3. 简述消化道的神经支配及其作用。

4. 小肠的运动形式有哪些？有何意义？

5. 胃的运动形式有哪几种？有何意义？

五、案例分析

患者，男，30岁，自助餐饱食后，腹部剧烈疼痛伴呕吐，既往有慢性胃炎史，被紧急送到急诊科，诊断为"急性胰腺炎"。

思考问题：

(1) 患者出现剧烈腹痛的原因？

(2) 胰腺炎急性期为什么不能饮食？

（杨艳梅）

第十一章　肾脏的排泄

> **学习目标**
>
> 1. 掌握肾小球的滤过作用。
> 2. 熟悉肾小管和集合管的重吸收和分泌作用、尿生成的调节、尿液及其排放。
> 3. 了解肾的结构及血液循环特点、尿液的浓缩和稀释。

肾脏是人体的重要器官,通过尿液的生成和排出,参与维持机体内环境的稳定。肾脏能排出机体代谢废物以及进入机体过剩的物质和异物,调节水和电解质的平衡以及酸碱平衡。尿的生成包括3个基本过程:①血浆在肾小球的滤过,形成超滤液(原尿);②原尿在肾小管和集合管被大部分重吸收;③肾小管和集合管的分泌,最后形成终尿。此外,肾脏还能分泌肾素、促红细胞生成素、前列腺素等激素。本章重点讨论尿的生成和排出。

第一节　肾的结构及血液循环特点

一、肾的结构特点

(一)肾单位和集合管

肾单位(nephron)是尿生成的基本功能单位,它与集合管共同完成泌尿功能。人的两肾共有170~240万个肾单位。肾不能再生新的肾单位,若肾脏损伤、疾病或正常老化,肾单位的数量将减少。每个肾单位由肾小体和肾小管组成(图11-1)。

肾小体包括肾小球与包裹在肾小球外面的肾小囊两个部分。肾小球是入球小动脉和出球小动脉之间的一团盘曲成球状的毛细血管网。肾小球的包囊是肾小囊,它由两层上皮细胞构成,两层之间为囊腔,与肾小管相通。

肾小管的起始段高度屈曲,走行于肾皮质内,称为近曲小管。走行于髓质内的一段呈"U"形,称为髓袢。髓袢又分为降支和升支。与近曲小管相连接的是髓袢降支粗段,以后管径缩窄,称为降支细段。降支细段在髓袢顶端折返向上称为升支细段,以后管径又增粗而成为升支粗段,升支粗段与远曲小管相连。远曲小管最后汇入集合管。近曲小管和髓袢降支粗段合称为近端小管;髓袢升支粗段和远曲小管合称为远端小管(图11-2)。

集合管虽然不包括在肾单位中,但在尿生成,尤其在尿液的浓缩过程中起重要作用。许多集合管再合并汇入乳头管,尿液最后经肾盏、肾盂进入输尿管。

图 11-1 肾单位示意图

图 11-2 肾单位的组成

(二)皮质肾单位和近髓肾单位

按肾单位所在部位的不同,可分为皮质肾单位和近髓肾单位两类(图 11-3)。

皮质肾单位主要分布于外皮质层和中皮质层,约占肾单位总数的 85%~90%。这类肾单

图 11-3 皮质肾单位和近髓肾单位示意图

位的肾小球体积相对较小,入球小动脉的口径比出球小动脉的粗,两者之比为2∶1。出球小动脉分支形成的毛细血管,几乎全部分布于皮质部分的肾小管周围。这类肾单位的髓袢甚短,只达外髓质层,有的甚至不到髓质。该肾单位的功能主要是参与尿的生成。

近髓肾单位分布于靠近髓质的内皮质层,约占肾单位总数的10%~15%。这类肾单位的肾小球体积较大,髓袢甚长,可深入到内髓质层,有的甚至到达乳头部。出球小动脉不仅形成缠绕邻近近曲小管或远曲小管的网状毛细血管,而且还形成细长的U字形直小血管。直小血管可深入到髓质,并形成毛细血管网包绕髓袢升支和集合管。近髓肾单位和直小血管的这些解剖特点,决定了它们在尿的浓缩和稀释中起着重要作用。

(三)球旁器

球旁器(juxtaglomerular apparatus)又称近球小体,主要分布在皮质肾单位,由球旁细胞、致密斑和球外系膜细胞组成(图11-4)。球旁细胞(又称颗粒细胞)是肾小球入球小动脉中膜内的肌上皮样细胞,能分泌肾素。当交感神经兴奋时,可促进球旁细胞分泌肾素。致密斑位于远曲小管的起始部,为高柱状细胞,排列紧密呈斑状隆起,能感受小管液中Na^+含量的变化,并将信息传递给球旁细胞,调节肾素的分泌。球外系膜细胞分布在出球小动脉、入球小动脉和致密斑三者之间,具有吞噬和收缩等功能。

图11-4 球旁器示意图

二、肾血液循环的特点及调节

肾血液循环的途径:肾动脉→叶间动脉→弓形动脉→小叶间动脉→入球小动脉→肾小球毛细血管网→出球小动脉→肾小管周围毛细血管网和直小血管→小叶间静脉→弓形静脉→叶间静脉→肾静脉(图11-3)。

(一)肾血液循环的特点

1.血流量大

正常成人安静时,每分钟流经两肾的血液量占心输出量的20%~25%,约1200mL/min,而肾脏仅占体重的0.5%,因此肾脏是机体供血最丰富的器官。肾内的血液分配并不均匀,肾血流量的94%左右分布于皮质,5%~6%分布于外髓质层,其余不到1%供应内髓质层。通常所称的肾血流量主要是指肾皮质血流量。

2. 肾内有串联的两套毛细血管网

第一套是肾小球毛细血管网,介于入球小动脉和出球小动脉之间。由于肾动脉直接来自于腹主动脉,血压较高,加之入球小动脉短而粗,出球小动脉长而细,使得肾小球毛细血管血压较高,有利于肾小球的滤过作用。第二套是肾小管周围毛细血管网,由出球小动脉分支所形成,缠绕于肾小管周围或形成与髓袢平行的"U"形直小血管。这些毛细血管的血压较低,且胶体渗透压较高,有利于肾小管的重吸收(图 11 - 3)。

(二)肾血流量的调节

肾血流量很大,因此,肾血流量的调节除与肾的泌尿功能相适应外,还与全身的血液循环相配合。正常情况下,在相当大的血压变动范围内,通过自身调节,可保持肾血流量相对稳定,以维持正常的泌尿功能;而在紧急情况下,通过神经和体液调节,可减少肾血流量,以保障心、脑等重要器官的血液供应。

1. 自身调节

动脉血压在 10.7~24.0kPa(80~180mmHg)范围内变动时,肾血流量不依赖神经和体液调节而维持相对稳定,这称为肾血流量的自身调节。当动脉血压升高时,入球小动脉受到牵张刺激,使血管平滑肌紧张性增强,入球小动脉口径缩小,阻力增大,结果肾血流量不会因动脉血压的升高而增加;反之,动脉血压降低时,入球小动脉管壁平滑肌舒张,管径变大,阻力减小,肾血流量也不会减少。

2. 神经和体液调节

肾脏主要受交感神经支配。正常情况下,肾交感神经的紧张性较低,对肾血流量的调节作用不大;但在机体进行剧烈活动、中毒、休克或大出血等紧急情况下,交感神经兴奋,肾血管收缩,使肾血流量减少,以保证心、脑等重要脏器的血液供应。

体液因素中,肾上腺素和去甲肾上腺素能使肾血管收缩,减少肾血流量。此外,血管紧张素Ⅱ可使肾血管强烈收缩,前列腺素、NO 可使肾血管扩张,在肾血流量的调节中也起一定作用。

第二节　尿的生成过程

一、肾小球的滤过作用

血液流经肾小球时,血浆中的水和小分子物质在有效滤过压的驱动下经滤过膜进入肾小囊腔形成原尿的过程,称为肾小球滤过(glomerular filtration)。

肾小球滤过是尿生成的第一步。血液流经肾小球毛细血管网时,除血细胞和大分子的蛋白质外,血浆中的部分水分、电解质和有机物,均可从肾小球毛细血管滤入肾小囊腔内,形成原尿。通过微穿刺技术从肾小囊腔内抽取原尿进行化学分析,证明原尿中除蛋白质含量极低外,其他各种成分的浓度及晶体渗透压、酸碱度等都与血浆基本相同(表 11 - 1),故原尿是血浆的超滤液。

表 11-1 血浆、原尿和终尿成分比较

成分	血浆 (g/L)	原尿 (g/L)	终尿 (g/L)	终尿/血浆 (倍数)
Na^+	3.3	3.3	3.5	1.1
K^+	0.2	0.2	1.5	7.5
Cl^-	3.7	3.7	6.0	1.6
碳酸根	1.5	1.5	0.07	0.05
$H_2PO_4^-$,HPO_4^{2-}	0.04	0.04	1.5	37.5
尿素	0.3	0.3	18.0	60.0
尿酸	0.04	0.04	0.5	12.5
肌酐	0.01	0.01	1.0	100.0
氨	0.001	0.001	0.4	400.0
葡萄糖	1.0	1.0	极微量	—
蛋白质	70~90	0.3	微量	—
水	900	980	960	1.1

单位时间(每分钟)内两肾所生成的超滤液量,称为肾小球滤过率(glomerular filtration rate,GFR)。据测定,正常成人的肾小球滤过率约为125mL/min,每天两肾的肾小球滤过液总量可达 180L。

血液在流经肾小球时,并非所有血浆都滤过到肾小囊内,因此,肾小球滤过率与肾血浆流量的比值称为滤过分数(filtration fraction,FF)。若肾血流量为 1200mL/min,血细胞比容为 45%,则肾血浆流量为 660mL/min。按此计算,滤过分数为 19%,即流经肾的血浆约有 1/5 被滤出。临床上发生急性肾小球肾炎时,肾血浆流量变化不大,而肾小球滤过率却明显降低,因此滤过分数减小;而发生心力衰竭时,肾血浆流量明显减少,而肾小球滤过率却变化不大,因此滤过分数增大。故肾小球滤过率和滤过分数都是衡量肾功能的重要指标。

在有足够肾血流量的情况下,肾小球滤过率的大小取决于肾小球滤过膜的面积及其通透性和有效滤过压的大小。下面分别讨论它们的作用以及影响肾小球滤过的因素。

(一)滤过膜的结构及其通透性

1. 滤过膜的组成

滤过膜是肾小球滤过作用的结构基础。肾小球滤过膜是一种具有多种孔道的半透膜,由三层结构组成。内层是肾小球毛细血管内皮细胞,中间层是基膜,外层是肾小囊脏层上皮细胞,每层都存在不同直径的小孔。电子显微镜下观察到,毛细血管内皮细胞上小孔直径约为 50~100nm,可阻止血细胞通过,对血浆中的物质几乎无阻挡作用;基膜小孔直径约为 4~8nm,可限制血浆蛋白滤出;肾小囊脏层上皮细胞有许多足样突起,足突之间的裂隙上覆盖着一层裂隙膜,膜上小孔直径约为 4~14nm,可限制血浆蛋白通过,它是滤过膜的最后一道屏障(图 11-5)。此外还发现,滤过膜的三层结构中,每层都覆盖着一层带负电荷的糖蛋白。三层

结构的小孔组成机械屏障,带负电荷的糖蛋白则构成电学屏障。

图 11-5 滤过膜结构示意图

2. 滤过膜的通透性

不同物质通过滤过膜的能力取决于滤过物质分子的大小及其所带的电荷。一般来说,有效半径小于 2.0nm 的带正电荷或呈电中性的物质,可以自由滤过,如葡萄糖、水、Na^+ 等;有效半径大于 4.2nm 的大分子物质则不能滤过;有效半径介于 2.0～4.2nm 之间的各种物质只能部分滤过,且随着有效半径和所带负电荷的增加,滤过量逐渐降低。如血浆白蛋白的有效半径是 3.6nm,虽可以通过机械屏障,但由于其带负电荷,却不能通过电学屏障,故原尿中几乎不含蛋白质。由此可见,滤过膜的通透性不仅取决于滤过膜孔的大小,还取决于滤过膜所带的电荷。

(二)有效滤过压

上述滤过膜的通透性是肾小球滤过的条件,滤过还需要动力。促进肾小球滤过的动力是肾小球毛细血管血压和肾小囊内滤液的胶体渗透压,滤过的阻力是血浆胶体渗透压和肾小囊内滤液的静水压(简称囊内压)(图 11-6)。

由于滤液中的蛋白含量极低,其肾小囊内滤液的胶体渗透压可忽略不计,故肾小球毛细血管血压就成为肾小球滤过的唯一动力。即:

有效滤过压＝肾小球毛细血管血压－(血浆胶体渗透压＋肾小囊内压)

据测定,肾小球毛细血管两端的压力几乎相等,约为 45mmHg。由于原尿生成过程中水分不断滤出,血浆蛋白浓度不断升高,故肾小球毛细血管中的血浆胶体渗透压是变化的,入球端和出球端分别为 25mmHg 和 35mmHg。肾小囊内压约为 10mmHg。根据以上数据,肾小球毛细血管入球动脉端和出球动脉端的有效滤过压(effective filtration pressure, EFP)分别为:

入球端:有效滤过压＝45－(25＋10)＝10mmHg。

图 11-6 有效滤过压示意图

出球端:有效滤过压=45-(35+10)=0mmHg。

由此可见,尽管肾小球毛细血管全长都可发生滤过,但血液在流经肾小球时,由于水和小分子物质的不断滤出,肾小球毛细血管内的血浆胶体渗透压会逐渐升高,而肾小球有效滤过压会逐渐下降。当有效滤过压下降到零时,就达到滤过平衡(filtration equilibrium),此时,滤过便停止。因此,肾小球毛细血管并非全程都有滤液生成,只有从入球小动脉端到出现滤过平衡前,这一段毛细血管才发生了滤过作用。滤过平衡点越靠近入球小动脉端,有滤过作用的毛细血管长度就越短,肾小球滤过率也越低;滤过平衡点越靠近出球小动脉端,有滤过作用的毛细血管长度延长,肾小球滤过率也越高。而滤过平衡点的位置则取决于血浆胶体渗透压上升的速率。

(三)影响肾小球滤过的因素

1. 滤过膜的通透性和面积

一般情况下,滤过膜的通透性比较稳定,肾小球滤过的成分变化不大,且正常成人两肾滤过膜的总面积在 $1.5m^2$ 以上,足够满足人体血浆的滤过。但当肾脏发生病理改变时,滤过膜的通透性和面积会发生变化,从而影响尿液的量和成分。如急性肾小球肾炎时,一方面因炎症对滤过膜的破坏,机械屏障和电学屏障作用降低,使一些本来不能滤过的大分子物质如血浆蛋白,甚至红细胞等也能通过滤过膜,患者可出现蛋白尿、血尿等症状;另一方面,肾小球毛细血管内皮细胞增生、肿胀,使毛细血管管腔狭窄或完全阻塞,造成有效滤过面积减少,导致原尿的生成减少,患者出现少尿甚至无尿。

为何会出现生理性蛋白尿?

生理性蛋白尿是机体受到某些刺激而引起的暂时性蛋白尿,刺激消除后即可消失,肾脏本身不存在病理改变,尿蛋白定性试验一般不超十,定量试验<0.5g/24h。其常见原因有:①寒

冷、剧烈活动、疼痛等因素引起肾局部血管痉挛,致使毛细血管壁通透性增加,引起功能性蛋白尿。②直立位、脊柱前凸姿态等因素压迫肾静脉而引起体位性蛋白尿。③进食摄入或静脉输入过多可引起摄入性蛋白尿。④处于妊娠状态的机体所引起的妊娠性蛋白尿。⑤由于尿液中混入生殖系统分泌排泄物等而造成的假性蛋白尿。

2. 有效滤过压

(1) 肾小球毛细血管血压:由于肾血流量的自身调节作用,当人体动脉血压在 80~180mmHg 范围内波动时,肾血流量能保持相对稳定,肾小球毛细血管血压的变化也不大,因此肾小球滤过率基本不变。若因休克、大出血等导致动脉血压显著下降,低于 80mmHg 时,因超出了肾血流量自身调节范围,肾小球毛细血管血压就会降低,有效滤过压和肾小球滤过率下降,尿量减少。若动脉血压低于 50mmHg,肾小球滤过率可降为零,导致无尿。

(2) 血浆胶体渗透压:在正常情况下,血浆蛋白浓度比较稳定,血浆胶体渗透压的改变极小,对有效滤过压影响不大,肾小球滤过率变化较小。若因某些疾病使血浆蛋白含量减少时,血浆胶体渗透压降低,则有效滤过压和滤过率增加,尿量增多。快速静脉注射大量生理盐水后引起尿量增加,其主要原因之一就是血浆被稀释,血浆蛋白浓度降低,引起血浆胶体渗透压下降,有效滤过压增大,肾小球滤过率增加。

(3) 肾小囊内压:正常情况下,肾小囊内压比较稳定。当尿路梗阻时,如结石、肿瘤、前列腺肥大等阻塞或压迫尿路时,尿排出受阻,肾小囊内压可逆行性升高,使有效滤过压和滤过率减小。

3. 肾血浆流量

肾血浆流量对肾小球滤过率的影响主要是通过改变滤过平衡的位置,而非有效滤过压。当肾血浆流量增加时,肾小球毛细血管的血浆胶体渗透压上升速度减慢,滤过平衡点就靠近出球小动脉端,可生成滤液的肾小球毛细血管段延长,肾小球滤过率增大,尿量增多;反之,当肾血浆流量减少时,血浆胶体渗透压上升的速度加快,滤过平衡点就靠近入球小动脉端,有滤过作用的毛细血管长度缩短,使肾小球滤过率降低,尿液生成减少。剧烈运动、严重缺氧和中毒性休克时,交感神经兴奋致肾血管剧烈收缩,肾血流量和血浆流量明显减少,肾小球滤过率降低。

二、肾小管和集合管的重吸收作用

原尿由肾小囊进入肾小管后,称为小管液。小管液流经肾小管和集合管时,其中大部分水分和溶质透过管壁重新回到血液中的过程,称为重吸收(reabsorption)。正常人每天由肾小球滤过形成的原尿量约 180L,而每天排出的终尿量仅 1.5L,说明原尿中的水 99% 以上在流经肾小管和集合管时被重吸收。此外,小管液中的葡萄糖和氨基酸被全部重吸收,Na^+、HCO_3^-、尿素等被不同程度重吸收。

(一) 重吸收的部位

肾小管各段和集合管都有重吸收的功能,但近端小管重吸收的物质种类最多,数量最大,因而是各类物质重吸收的主要部位(图 11-7)。这是由近端小管的一些结构和功能特点决定的。如近端小管上皮细胞的管腔膜上有大量密集的微绒毛形成的刷状缘,使吸收面积达 50～60m²;管腔膜对 Na^+、K^+、Cl^- 等的通透性大;上皮细胞内有大量的线粒体,代谢活跃,管腔膜上的载体数量以及管周膜和基侧膜上钠泵的数量多。正常情况下,小管液中的葡萄糖、氨基酸等营养物质,几乎全部在近端小管重吸收。85%的 HCO_3^-、65%～70%的水和 Na^+、K^+、Cl^- 等也在此重吸收。余下的水和盐类的绝大部分在髓袢细段、远端小管和集合管重吸收,少量随尿排出。

图 11-7　肾小管和集合管重吸收及分泌作用示意图

(二)重吸收的方式

肾小管和集合管对各类物质的重吸收方式包括被动重吸收和主动重吸收。

被动重吸收是指小管液的物质顺电-化学差从管腔内转运到管周组织液并进入血液的过程。如尿素顺浓度差、Cl^- 顺电位差、水顺渗透压差被重吸收。

主动重吸收是指肾小管和集合管上皮细胞在耗能的情况下,将小管液中的溶质逆电-化学差转运到管周组织液并入血的过程。主动重吸收根据能量提供情况,又分为原发性和继发性主动重吸收两种。前者所需能量由 ATP 分解直接提供,后者所需能量间接来自于钠泵。存在于细胞膜上的转运体有两种类型,即同向转运和逆向转运。两种转运体都可同时转运两种或两种以上物质。前者转运物质的方向相同,称协同转运,如 Na^+ 和葡萄糖的转运、Na^+ 和氨基酸的转运;后者转运物质的方向相反,称逆向转运,也称为交换,如在集合管发生的 Na^+－H^+ 交换。

(三)几种主要物质的重吸收

1. NaCl 的重吸收

原尿中的 Na^+、Cl^- 的重吸收率约为 99%,尿中排出的量不到滤过量的 1%。其中,近端小管的重吸收量约占滤液总量的 65%～70%,在髓袢重吸收量约为 20%,其余在远曲小管和集合管被重吸收。

(1)近端小管:近端小管各段对 NaCl 的重吸收方式和机制不尽相同。在近端小管前半段,由于肾小管上皮细胞的管腔膜对 Na^+ 的通透性较大,小管液中 Na^+ 的浓度比上皮细胞内高,Na^+ 就以 Na^+-葡萄糖同向转运或 Na^+-H^+ 交换的方式进入上皮细胞内,进入上皮细胞内的 Na^+,被小管上皮细胞基底侧膜上的钠泵转运到细胞间隙,造成细胞间隙中的 Na^+ 浓度升高,渗透压升高。水通过渗透作用从小管腔进入细胞间隙,由于上皮细胞间存在紧密连接,故细胞间隙的静水压升高,促使 Na^+ 和水进入毛细血管而被重吸收(图11-8)。

在近端小管的后半段,除与前半段一样有部分继发性主动转运外,主要是通过细胞旁路重吸收。由于 Na^+ 和水在近端小管前半段大量被重吸收,致使小管液中的 Cl^- 浓度逐渐升高。当小管液到达近端小管后半段时,其中 Cl^- 的浓度比管周组织中的 Cl^- 浓度高 20%~40%,因此后半段 Cl^- 便顺浓度梯度经细胞旁路(即紧密连接)重吸收回血(图11-8)。由于 Cl^- 被动重吸收造成小管液中正离子增多,导致管腔内带正电荷而管腔外带负电荷,Na^+ 顺电位梯度经细胞旁路被动重吸收。

图11-8 近端小管物质转运示意图
X代表葡萄糖、氨基酸、磷酸盐和 Cl^-

总的来说,近端小管前半段 Na^+ 重吸收,属于依靠 Na^+ 泵提供能量的主动重吸收,约占 NaCl 重吸收量的 2/3;近端小管后半段主要是 Cl^- 顺浓度差、Na^+ 顺电位差被动重吸收,约占 NaCl 重吸收量的 1/3。

(2)髓袢:髓袢降支细段对水的通透性高,但对 NaCl 不易通透。在髓袢降支细段,由于水在管外髓质的高渗作用下被重吸收(本章第三节),使小管液中 NaCl 浓度升高至髓袢折返处(髓质深部)达最高。但小管液在流经髓袢升支细段时,由于髓袢升支细段对水不通透,而对 Na^+ 和 Cl^- 的通透性较高,引起小管液中的 Na^+ 和 Cl^- 顺浓度差扩散至管周组织液,形成被动重吸收。髓袢升支粗段对 NaCl 的重吸收,是小管膜上同向转运体以 $Na^+-K^+-2Cl^-$ 的方式主动重吸收的(图11-9)。可见,髓袢升支细段是被动重吸收 NaCl,升支粗段则为主动重吸收 NaCl。髓袢升支粗段这种对水不通透,主动重吸收 Na^+、Cl^- 的特性,使小管液渗透压不断下降而管周组织液渗透压升高,造成了肾髓质高渗的环境,对尿的浓缩和稀释具有重要意义。利尿剂中的呋塞米就是抑制了 $Na^+-K^+-2Cl^-$ 的同向转运,从而使 Na^+ 和 Cl^- 的重吸收减少,导致利尿。

图11-9 髓袢升支粗段对 Na^+ 和 Cl^- 的重吸收机制示意图

(3)远曲小管和集合管:远曲小管和集合管对 NaCl 的重吸收量约为滤过量的12%。此处对 Na^+、Cl^- 的重吸收可根据机体对水、盐平衡的状况进行调节。Na^+ 的重吸收主要受醛固酮的调节。在远曲小管和集合管 Na^+ 的重吸收是逆电-化学梯度进行的,属主动重吸收过程,伴随有 H^+、K^+ 的分泌。

在远曲小管初段,小管液中的 Na^+ 和 Cl^- 是通过 Na^+-Cl^- 同向转运体进入小管上皮细胞内,然后由钠泵将 Na^+ 泵出胞外,经组织液进入血液。噻嗪类利尿剂可抑制此处的同向转运而产生利尿作用。

在远曲小管后段和集合管,Na^+ 主要是依靠钠泵转运造成的细胞内低钠,而使 Na^+ 通过主细胞顶端膜中的钠离子通道进入细胞的,Na^+ 的重吸收造成小管液呈负电位,可驱使小管液中的 Cl^- 顺电位差经细胞旁路被动重吸收,也成为 K^+ 从细胞内分泌到小管腔的动力(图11-10)。利尿剂阿米洛利可抑制远曲小管和集合管主细胞顶端膜上的钠离子通道,而减少 Na^+、Cl^- 的重吸收。

2. 水的重吸收

水的重吸收量约占滤过量的99%。当水的重吸收量减少1%时,尿量将增加一倍,故水的

图 11-10 远曲小管和集合管重吸收 $NaCl$、分泌 K^+ 和 H^+ 示意图
A. 远曲小管初段重吸收 $NaCl$；B. 远曲小管后段和集合管的物质转运。CA：碳酸酐酶

重吸收对尿量的影响很大。除髓袢升支不能重吸收水外，其余各段均能重吸收水。水是伴随着 Na^+、HCO_3^-、葡萄糖和 Cl^- 等物质的重吸收而被动重吸收的，属渗透性重吸收。

水的重吸收可分为两部分：①必需性重吸收。近端小管对水的重吸收量占滤过量的 65%～70%，是伴随溶质的重吸收而被动重吸收的，是等渗性重吸收，与机体是否缺水无直接关系，机体不可调节。②调节性重吸收。远曲小管和集合管对水的重吸收量占滤过量的 20%～30%，受抗利尿激素的调节，依机体需水情况而增减。当机体缺水时，抗利尿激素分泌增加，远

曲小管和集合管对水的重吸收增多,尿量减少;当机体内水过多时,抗利尿激素分泌减少,水的重吸收减少,尿量增多。故远曲小管和集合管中水的重吸收,在决定尿量的多少、尿液渗透压的高低以及维持机体的水平衡和血浆晶体渗透压中有着重要意义。

3. HCO_3^- 的重吸收

HCO_3^- 的重吸收量占滤过量的 99% 以上,其中约有 85% 在近端小管被重吸收,剩余的主要在远端小管和集合管被重吸收。

肾小管上皮细胞的管腔膜对 HCO_3^- 无通透性,小管液中的 HCO_3^- 是先与肾小管分泌的 H^+ 结合生成 H_2CO_3,再分解为 CO_2 和水。CO_2 以单纯扩散的方式进入上皮细胞内,在碳酸酐酶的作用下和水重新结合生成 H_2CO_3,然后又解离出 H^+ 和 HCO_3^-,H^+ 通过 Na^+-H^+ 交换被分泌到小管液中,而进入上皮细胞的 Na^+ 则与 HCO_3^- 一起被重吸收回血液(图 11-11)。由于 HCO_3^- 主要是以 CO_2 的形式重吸收,而 CO_2 通过管腔膜的速度比 Cl^- 更快,故 HCO_3^- 的重吸收常优先于 Cl^-。HCO_3^- 是体内重要的碱贮备,其优先重吸收对于体内酸碱平衡的维持具有重要意义。

图 11-11 近端小管重吸收 HCO_3^- 示意图

4. K^+ 的重吸收

K^+ 重吸收量占总滤过量的 90% 以上,其中约 65%~70% 在近端小管重吸收,25%~30% 在髓袢重吸收,K^+ 在这些部位重吸收的比例是比较固定的。远曲小管和集合管既能重吸收 K^+,也能分泌 K^+,并受多种因素的调节而改变其重吸收和分泌的量。

5. 葡萄糖的重吸收

葡萄糖的重吸收是继发性主动重吸收。小管液中葡萄糖和 Na^+ 与管腔膜上的同向转运体结合后转运入上皮细胞内,而后葡萄糖经上皮细胞基底侧膜易化扩散至组织液,然后再进入血液(图 11-8)。

原尿中葡萄糖的浓度和血糖浓度相等,但正常人终尿中不含葡萄糖,这说明原尿中的葡萄糖在流经肾小管时全部被重吸收。实验表明葡萄糖重吸收部位仅限于近端小管(近曲小管为主),其余各段肾小管没有重吸收葡萄糖的能力,而近端小管对葡萄糖的重吸收是有限度的。所以,当血糖浓度升高到一定水平时,肾小管上皮细胞对葡萄糖的重吸收就达到极限,如果血糖浓度继续升高,将会使小管液中的葡萄糖不能全部重吸收,导致部分葡萄糖随尿液排出而出现糖尿。通常将尿中开始出现葡萄糖时的血糖浓度,称为肾糖阈(renal threshold for glucose),其正常值为 160~180mg/100mL(8.9~10.1mmol/L)。

需要说明的是,由于糖尿发生在血糖浓度超过肾糖阈时,故糖尿病的患者只要其血糖浓度不超过肾糖阈都不会出现糖尿;而正常人在情绪激动、交感神经兴奋或一次性摄入大量葡萄糖时,都可引起血糖浓度暂时升高,也会出现糖尿,但这些是生理性糖尿。

6.其他物质的重吸收

小管液中氨基酸的重吸收机制基本上与葡萄糖相似,也是继发性主动转运,有可能只是转运体不同。HPO_4^{2-},SO_4^{2-} 与 Na^+ 经上皮细胞刷状缘上的同向转运体进入细胞。正常情况下进入小管液中的微量蛋白质,在近端小管内通过入胞作用将其重吸收。尿素则在近端小管和内髓部集合管内,顺浓度差扩散而被动重吸收。

三、肾小管和集合管的分泌功能

分泌(secretion)指的是肾小管上皮细胞将自身的代谢产物或血浆中的某些物质转运到小管液中的过程。肾小管和集合管通过选择性重吸收和分泌作用,既可以排出代谢终产物、体内过剩物质或异物,又保留了有用的物质。

(一)H^+ 的分泌

除髓袢细段外,各段肾小管和集合管的上皮细胞均有分泌 H^+ 的功能,但主要在近端小管分泌。H^+ 的分泌有两种机制:Na^+-H^+ 交换和 H^+ 泵主动分泌 H^+,以前者为主。

近端小管和髓袢升支粗段上皮细胞内的 CO_2 与水经碳酸酐酶的催化生成 H_2CO_3,后者又离解成 H^+ 和 HCO_3^-。上皮细胞内的 H^+ 和小管液中 Na^+ 与细胞膜上的转运体结合,H^+ 被分泌到小管液中,小管液中的 Na^+ 则进入上皮细胞,此过程称 Na^+-H^+ 交换(图 11-11)。此后,上皮细胞内生成的 HCO_3^- 与重吸收的 Na^+ 结合生成 $NaHCO_3$ 回到血液中。在此过程中,每分泌一个 H^+,就可重吸收一个 $NaHCO_3$ 回血液。

远曲小管最后一段和集合管是 H^+ 泵主动分泌 H^+ 的部位,每分泌一个 H^+ 就重吸收一个 HCO_3^- 回血,但与 Na^+ 的重吸收无关(图 11-10b)。

(二)NH_3 的分泌

NH_3 来自谷氨酰胺脱氨反应,主要由远曲小管和集合管分泌。NH_3 是脂溶性物质,可通过单纯扩散进入肾小管或管周组织液中。由于扩散至小管液的 NH_3 与分泌的 H^+ 结合成 NH_4^+,并进一步与强酸盐(如 NaCl)的负离子结合为铵盐随尿排出(图 11-12),使小管液中的 NH_3 和 H^+ 的浓度降低;强酸盐的正离子(如 Na^+)则与细胞内的 H^+ 交换进入肾小管上皮细胞,然后和细胞内的 HCO_3^- 一起被重吸收回血。这样既加速了 NH_3 向小管液扩散,又促进

了 H^+ 的分泌。因此，NH_3 的分泌不但可促进 H^+ 分泌，还促进了 $NaHCO_3$ 的重吸收，间接起到了排酸保碱的作用。

图 11-12　远曲小管和集合管分泌 NH_3 示意图

(三) K^+ 的分泌

滤液中的 K^+ 绝大部分被肾小管各段和集合管重吸收入血。尿中的 K^+ 主要是由远曲小管和集合管分泌的。远曲小管和集合管上皮细胞基底侧膜上的钠-钾泵将细胞外的 K^+ 主动转运入细胞内，造成细胞内 K^+ 的浓度高于小管液中 K^+ 的浓度，于是，K^+ 顺浓度差通过 K^+ 通道进入小管液，即 K^+ 的分泌(图 11-10b)。由于远曲小管和集合管上皮细胞对 Na^+ 的主动重吸收，造成了小管腔内的负电位，也促进 K^+ 的分泌。因此，K^+ 的分泌与 Na^+ 的主动重吸收有密切的联系。

Na^+-K^+ 交换是指在小管液中的 Na^+ 被主动重吸收入细胞内的同时，形成的电位差促使 K^+ 被分泌到小管液中。在远曲小管和集合管中，由于 Na^+-K^+ 交换和 Na^+-H^+ 交换都是 Na^+ 依赖性的，因此，排 K^+ 和排 H^+ 两者之间有竞争性抑制作用。即当 Na^+-H^+ 交换增加时，Na^+-K^+ 交换减少；而 Na^+-H^+ 交换减少时，Na^+-K^+ 交换则增加。机体酸中毒时，远曲小管和集合管上皮细胞中的碳酸酐酶(CA)活性增强，肾小管分泌的 H^+ 增多，导致 Na^+-H^+ 交换增加，而 Na^+-K^+ 交换减少，故 H^+ 的排出虽增多，但 K^+ 的排出却减少，所以酸中毒时常伴高血钾。

一般情况下，尿中 K^+ 的排出量及机体 K^+ 的摄入量是平衡的，体内血钾浓度保持相对稳定。但当机体缺钾时，由于尿中仍有 K^+ 排出，会出现血 K^+ 浓度下降。机体 K^+ 的代谢特点是:多吃多排,少吃少排,不吃也排。故食物中缺钾或其他原因引起 K^+ 的摄入不足时,要注意适量补 K^+。

(四)其他物质的排泄

机体某些代谢产物,如肌酐、对氨基马尿酸等既能通过肾小球滤过,又能被肾小管分泌到小管液中而排出体外。进入机体的药物,如青霉素、酚红等也可通过肾小管的分泌而排出。

水肿与肾病

水肿是机体水钠代谢障碍的产物,水钠代谢失调时,就会引起水钠潴留,超过体重10%以上时,就会出现水肿。肾脏疾病常常因水钠滞留引起水肿,称为肾性水肿。产生肾性水肿的原因有:肾小球滤过率下降;内分泌激素的作用;血浆胶体渗透压下降,致使水分向组织间隙转移;肾炎水肿的发生。但是在我们身边的有些患者,尽管它的肾脏因有细胞、肾脏组织已经遭到破坏,此时的肾小球滤过率也降得很低,但是由于肾小管重吸收能力比肾小球滤过率更差,没有水钠滞留,所以患者可以没有肾性水肿的症状或水肿很轻,也就是说水肿的程度与肾脏损害的程度之间没有直接关系。

第三节 尿液的浓缩和稀释

尿渗透浓度可由于体内缺水或水过剩等不同情况而出现大幅度的变动。当体内缺水时,机体将排出渗透浓度明显高于血浆渗透压的高渗尿(hypertonic urine),即尿被浓缩。而体内水过剩时,将排出渗透浓度低于血浆渗透压的低渗尿(hypotonic urine)。正常人尿渗透浓度可在约 50~1200mOsm/(kg·H_2O)之间波动。所以,根据尿液的渗透浓度可以了解肾的浓缩和稀释能力。肾的浓缩和稀释能力,在维持体液平衡和渗透压恒定中有极为重要的作用。本节重点讲述尿液浓缩和稀释的机制。

一、尿液的稀释

尿液的稀释是由于小管液中的溶质被重吸收,而水不被重吸收造成的。这种情况主要发生在髓袢升支粗段。髓袢升支粗段能主动重吸收 Na^+ 和 Cl^-,而对水不通透,故水不被重吸收,造成髓袢升支粗段小管液为低渗。在体内水过剩而抗利尿激素释放被抑制时,远曲小管和集合管对水的通透性非常低,因此髓袢升支粗段的小管液流经远曲小管和集合管时,NaCl 继续重吸收,而水不被重吸收,使小管液渗透浓度进一步下降,可降低至 30~40mOsm/(kg·H_2O),造成尿液的稀释。如果抗利尿激素完全缺乏,会出现尿崩症,每天可排出高达 20L 的低渗尿。

二、尿液的浓缩

尿液的浓缩是由于小管液中的水被重吸收,而溶质仍留在小管液中造成的。由于水的重吸收是靠渗透作用而实现的被动重吸收,因此肾脏必须建立一个高渗的环境才能将水从肾小管中转运出来。用冰点降低法测定鼠肾的渗透压,观察到肾皮质组织液渗透压与血浆渗透压之比为 1.0,说明肾皮质组织液是等渗的;而髓质组织液渗透压与血浆渗透压之比,随着从外髓到乳头部的深入而逐渐升高,分别为 2.0,3.0,4.0(图 11-13),这表明肾髓质组织液是高渗的,并有明确的渗透压梯度。

(一) 肾髓质高渗透压梯度形成的机制

髓袢的形态和功能特性是形成肾髓质渗透梯度的重要条件,其 U 形结构和小管液的流动方向以及髓袢各段对水和溶质的通透性和重吸收机制不同,通过逆流倍增机制建立了从外髓部至内髓部的渗透梯度。

物理学中逆流是指两个并列的管道,其中液体流动的方向相反,如图 11-14 所示,甲管中液体向下流,乙管中液体向上流。含有 Na^+ 的液体从甲管流进,通过管下端的弯曲部分又折返流入乙管,然后从乙管反向流出,构成逆流系统。溶液流动时,由于 M_1 膜能主动将 Na^+ 由乙管泵入甲管,而 M_1 膜对水的通透性又很低,因此,甲管中溶液 Na^+ 浓度在向下流动过程中将不断增加(倍增)。结果甲管中溶液自上而下的渗透压会越来越高,到甲管下端的弯曲部分时 Na^+ 浓度最高。当溶液折返流入乙管并向上流动时,由于 Na^+ 被泵出,溶液中的 Na^+ 浓度也相应随之下降,渗透压也相应下降。这样,不论是甲管还是乙管,自上而下比较,溶液的渗透压均逐渐升高,即出现了逆流倍增现象,形成了渗透梯度。如果有渗透浓度较低的溶液从丙管向下流动,而且 M_2 膜对水能通透,对溶质不通透,水将因渗透作用而进入乙管。这样,丙管内溶质的浓度将逐渐增加,从丙管下端流出的液体成了高渗溶液。

图 11-13 肾髓质高渗梯度示意图

图 11-14 逆流倍增模型

髓袢和集合管的结构排列与上述的逆流倍增的模型很相似,这对理解尿液浓缩机制是有帮助的。

1. 外髓高渗梯度的形成

由于髓袢升支粗段能主动重吸收 Na^+ 和 Cl^-,而对水不通透,故髓袢升支粗段内小管液渗透压逐渐下降,而髓袢升支粗段管周组织间液则变成高渗。髓袢升支粗段位于外髓部,故外髓部的渗透梯度主要是由髓袢升支粗段对 NaCl 的主动重吸收所形成。愈靠近皮质部,渗透压越低;愈靠近内髓部,渗透压越高。

2. 内髓高渗梯度的形成

内髓部渗透梯度的形成与尿素的再循环和 NaCl 的重吸收有密切关系(图 11-15)。①远曲小管及皮质部和外髓部的集合管对尿素不易通透。因此,当小管液流经远曲小管及皮质部和外髓部的集合管时,在抗利尿激素的作用下,对水的通透性增加,由于外髓部高渗,水被重吸收,所以小管液中尿素的浓度逐渐升高。②当小管液进入内髓部集合管时,由于管壁对尿素的通透性增大,小管液中尿素就顺浓度梯度通过管壁向内髓部组织间液扩散,造成了内髓部组织间液中尿素浓度的增高,渗透压因之而升高。③髓袢降支细段对 NaCl 不易通透,而对水则易通透,所以在渗透压的作用下,水被"抽吸"出来,从髓袢降支细段进入内髓部组织液。这样自上而下,髓袢降支细段小管液中的 NaCl 浓度愈来愈高,渗透浓度不断升高。④当小管液经过髓袢顶端折返入髓袢升支细段时,它同组织间液之间的 NaCl 渗透梯度就明显地建立起来。由于髓袢升支细段对水不通透,而对 NaCl 能通透,因此 NaCl 就顺浓度梯度被动扩散至内髓部组织间液,从而进一步提高了内髓部组织间液的渗透压。由此看来,内髓部组织间液的渗透压,是由内髓部集合管扩散出来的尿素以及髓袢升支细段扩散出来的 NaCl 两个因素形成的,二者的作用各占一半。⑤小管液在髓袢升支细段流动过程中,由于 NaCl 扩散到组织间液,而且该段管壁对水不易通透,所以造成了管内 NaCl 浓度逐渐降低,渗透浓度也逐渐降低,这样髓袢降支细段与髓袢升支细段就构成了一个逆流倍增系统,使内髓部组织间液形成了渗透梯度。⑥尿素是可以再循环的。因为髓袢升支细段对尿素具有中等的通透性,所以从内髓部集合管扩散到组织间液的尿素可以进入髓袢升支细段,而后流过髓袢升支粗段、远曲小管、皮质部和外髓部集合管,又回到内髓部集合管处再扩散到内髓部组织间液,这样就形成了尿素的再循环。

从髓质渗透梯度形成的全过程来看,髓袢升支粗段对 NaCl 的主动重吸收是髓质渗透梯度建立的主要动力,而尿素和 NaCl 是建立髓质渗透梯度的主要溶质。

(二)肾髓质高渗梯度的保持

伸入髓质内部的直小血管呈 U 形,与髓袢相似,在髓质中形成逆流系统。由于直小血管对溶质和水的通透性高,血液顺直小血管降支向髓质深部下行时,直小血管降支内的血液最初为等渗,进入髓质后,髓质组织间液中浓度较高且越来越高的 NaCl 和尿素扩散到直小血管降支中,而其中的水则渗出到组织间液。愈向内髓部深入,小血管降支中 NaCl 和尿素的浓度愈高。当血液折返流入直小血管升支向皮质方向流动时,髓质渗透浓度越来越低,因此血管内 NaCl 和尿素浓度比同一水平组织间液的高,所以 NaCl 和尿素又顺着浓度差扩散到组织间液,组织间隙的水则重新渗入升支。而扩散到组织间液中的溶质可再次进入直小血管降支,反复循环。当血液从直小血管升支离开外髓部时,只把多余的水带走,而溶质则保留于组织间液内,使肾髓质的高渗梯度得以维持(图 11-15)。

(三)尿液浓缩的基本原理

尿液的浓缩依赖于:①远曲小管和集合管在抗利尿激素的作用下对水通透性增高,这是水被重吸收的条件。②小管周围组织间液为高渗环境,而且肾髓质组织间液的渗透浓度从外向内逐渐增加,形成渗透梯度。这是水被重吸收的动力。当小管液在远曲小管和集合管从皮质流向髓质时,在管内外渗透压梯度的作用下,水逐渐被重吸收,此即尿液被浓缩的基本原理。

图 11-15 尿液浓缩机制示意图
粗箭头表示髓袢升支粗段主动重吸收 NaCl，Xs 表示未被吸收的溶质，数字表示该处的渗透浓度

（四）影响尿浓缩和稀释的因素

尿的浓缩或稀释一般取决于水的重吸收量的多少，而水的重吸收量除取决于肾髓质组织间液和小管液之间的渗透压差外，还取决于远曲小管和集合管对水的通透性。当这些因素发生改变时，都能影响肾对尿液的浓缩或稀释（表 11-2）。

表 11-2 影响尿浓缩和稀释的因素

影响因素	机制及常见原因
髓袢功能	髓质高渗梯度下降：髓袢过短（小儿）、肾疾患（肾囊肿）髓袢功能受损；升支粗段协同转运 NaCl 减少（应用呋塞米、依他尼酸）
直小血管血流速度	过快：NaCl、尿素被带走，髓质高渗梯度降低
	过慢：水不能被及时带走，髓质高渗梯度降低
尿素浓度	蛋白质摄入不足（营养不良）或代谢降低使尿素生成减少

第四节　尿生成的调节

机体对尿生成的调节是通过调节肾小球的滤过以及肾小管、集合管的重吸收和分泌来完成的。关于肾小球滤过的调节在前文已有叙述，因此本节主要讨论机体对肾小管和集合管物

质转运功能的调节,包括自身调节、神经调节和体液调节。

一、神经调节

肾脏受交感神经支配,肾交感神经兴奋可通过下列作用影响尿的生成:①使入球小动脉和出球小动脉收缩,且前者收缩比后者明显,导致肾小球毛细血管的血浆流量减少,肾小球毛细血管血压下降,有效滤过压降低,使肾小球的滤过率减少;②刺激球旁细胞分泌肾素,使血液中血管紧张素Ⅱ和醛固酮的含量增加,增加了肾小管和集合管对 NaCl 和水的重吸收;③直接刺激近端小管和髓袢对 NaCl 和水的重吸收。

二、肾的自身调节

(一)小管液中溶质的浓度

小管液中的溶质浓度所形成的渗透压,是对抗肾小管重吸收水的力量。当小管液中溶质浓度增高时,小管液的渗透压增高,导致肾小管和集合管内外的渗透压差减小,使肾小管和集合管对水的重吸收减少,尿量增多(利尿)。这种由于小管内溶质浓度升高,渗透压升高而引起的尿量增多,称为渗透性利尿(osmotic diuresis)。如糖尿病患者,就是因为其血糖浓度升高超过了肾糖阈,肾小管上皮细胞不能将小管液中的葡萄糖全部重吸收,导致小管液中葡萄糖含量增加,小管液渗透压升高,阻碍了水的重吸收,使尿量增多并出现糖尿。临床上根据这一原理,给水肿患者使用一些可被肾小球滤过但不被肾小管重吸收的物质,如 20% 甘露醇,以增加肾小管液中的渗透压,阻碍水的重吸收,达到利尿消肿的目的。

(二)球-管平衡

肾小球的滤过率与近端小管的重吸收保持着动态平衡。不论肾小球滤过率增加还是降低,近端小管对滤液中水和 Na^+ 的重吸收率始终占肾小球滤过率的 65%～70%,这个现象称为球-管平衡(glomerulotubular balance)。其生理意义在于使尿量和尿 Na^+ 不致因肾小球滤过率的增减而出现大幅度变动。在某些情况下,球-管平衡状态可被打破。如渗透性利尿时,虽然肾小球滤过率不变,近端小管重吸收却减少,近端小管的重吸收率明显小于 65%～70%,结果尿量增加。

三、体液调节

(一)抗利尿激素

1. 抗利尿激素对肾脏的作用

抗利尿激素(antidiuretic hormone, ADH)又称血管升压素(VP),由下丘脑视上核和室旁核神经元合成,经下丘脑-垂体束运输至神经垂体贮存,当机体需要时由此释放入血。其生理作用是增加远曲小管和集合管管壁对水的通透性,从而促进水的重吸收,使尿量减少(抗利尿)。抗利尿激素主要通过与远曲小管和集合管上皮细胞管周膜上的 V_2 受体结合,从而激活膜内的腺苷酸环化酶,使细胞内的 cAMP 生成增多,cAMP 激活细胞内的蛋白激酶,导致管腔膜上的水通道增加,水的重吸收增多,尿液浓缩,尿量减少。

2.调节抗利尿激素分泌的因素

影响抗利尿激素释放的因素很多,但主要的因素是血浆晶体渗透压和循环血量的改变。

(1)血浆晶体渗透压的改变:血浆晶体渗透压是调节抗利尿激素释放的最重要因素。在下丘脑视上核及室旁核附近存在对血浆晶体渗透压改变十分敏感的渗透压感受器,可调节抗利尿激素的合成和释放。当机体水分丢失较多,如大量出汗、严重呕吐或腹泻时,由于血浆晶体渗透压升高,刺激渗透压感受器,使抗利尿激素合成和释放增加,远曲小管和集合管上皮细胞对水的重吸收增加,尿量减少,结果保留了体内的水分,有利于血浆晶体渗透压恢复正常。反之,当短时间内大量饮入清水时,由于大量水分被吸收入血,造成血液稀释,血浆晶体渗透压降低,引起渗透压感受器抑制,使抗利尿激素合成和释放减少,远曲小管和集合管上皮细胞对水的重吸收减少,使尿量增多,从而排出体内多余的水分。这种短时间内大量饮入清水引起尿量明显增多的现象,称为水利尿(water diuresis)(图11-16)。若饮用的是等量生理盐水,尿量仅在30min后轻度增多,这是因为水盐被同时吸收入血,血浆晶体渗透压不会发生改变的缘故。

图11-16 水利尿示意图
红线:饮清水。蓝线:饮生理盐水。箭头表示饮水时间

(2)循环血量的改变:循环血量的改变可通过左心房和胸腔内大静脉管壁上的容量感受器,反射性地影响抗利尿激素的释放。如急性大失血、严重呕吐或腹泻,造成循环血量降低5%~10%以上时,由于容量感受器所受刺激减弱,引起抗利尿激素的合成和释放增多,水的重吸收增加,尿量减少,以保留较多水分,有利于循环血量和动脉血压的恢复。

(3)其他因素:动脉血压升高可刺激颈动脉窦压力感受器,反射性抑制抗利尿激素的合成和释放,使水的重吸收减少,排出增多,造成血容量减少,血压下降。另外,疼痛、精神紧张、低血糖和窒息等因素,均可促进抗利尿激素的释放;而寒冷、酒精、心房钠尿肽则抑制抗利尿激素的释放。

(二)肾素-血管紧张素-醛固酮系统

肾素-血管紧张素-醛固酮系统(RAAS)的组成在第八章中已介绍,血管紧张素Ⅱ(AngⅡ)和血管紧张素Ⅲ(AngⅢ)均可刺激肾上腺皮质分泌醛固酮。

1. 血管紧张素Ⅱ调节尿生成的功能

AngⅡ调节尿生成的功能包括对肾小管重吸收和肾小球滤过率的调节。AngⅡ在生理浓度时,可促进近端小管对 Na^+ 的重吸收,还可以通过促进血管升压素和醛固酮的释放而发挥作用。它对肾小球滤过率的影响较为复杂,可使入球小动脉收缩,减小肾小球滤过率;但当肾动脉血压降低时,肾内局部 AngⅡ 生成增多,可使出球小动脉收缩,使肾小球滤过率维持正常。

2. 醛固酮的生理作用

醛固酮由肾上腺皮质球状带分泌,其主要作用是促进远曲小管和集合管上皮细胞对 Na^+ 重吸收和 K^+ 的分泌。由于 Na^+ 重吸收的同时,伴随着 Cl^- 和水的重吸收。因此,醛固酮有保 Na^+、保水和排 K^+ 的作用。

醛固酮的作用机制是:醛固酮进入远曲小管和集合管的上皮细胞后,与胞浆内的受体结合,形成激素-受体复合物,该复合物通过核膜进入核内,通过基因调节机制,生成多种诱导蛋白,结果使管腔膜对 Na^+ 的重吸收增强,还使 K^+ 的分泌增多。

3. 肾素分泌的调节

RAAS对尿生成的调节作用是通过机体对肾素分泌的调节来实现的,肾素的分泌受多方面因素的调节,包括肾内机制、神经和体液机制。

(1) 肾内机制:肾内机制是指可在肾内完成的调节,其感受器位于入球小动脉的牵张感受器和致密斑。前者能感受到肾动脉的灌注压(动脉壁的牵张程度),后者能感受流经该处的小管液中 Na^+ 量。当肾动脉灌注压降低时,入球小动脉壁受牵拉的程度减小,可刺激肾素释放;反之,当灌注压升高时则肾素释放减少。当肾小球滤过率减少或其他因素导致流经致密斑的小管液中 Na^+ 量减少时,肾素释放增加;而通过致密斑处的 Na^+ 量增加时则肾素释放减少。

(2) 神经机制:肾交感神经兴奋时释放去甲肾上腺素,后者作用于球旁细胞,刺激肾素释放。如急性失血时,血量减少,血压下降,可反射性兴奋肾交感神经,从而使肾素释放增加。

(3) 体液机制:循环血液中的儿茶酚胺(肾上腺素和去甲肾上腺素),可刺激球旁细胞释放肾素;AngⅡ、血管升压素、心房钠尿肽、内皮素和 NO 则可抑制肾素的释放。

总之,当体内细胞外液量和(或)循环血量不足或动脉血压明显下降、交感神经兴奋、肾上腺髓质激素释放增多、肾血流量减少时,均可通过以上各种机制刺激肾素的释放,通过 RAAS 活动的加强,使细胞外液量和(或)循环血量以及动脉血压恢复正常。

(三)心房钠尿肽

心房钠尿肽(atrial natriuretic peptide,ANP)是由心房肌细胞合成和分泌的肽类激素,具有强大的利尿和促进 NaCl 排出的作用。其作用机制是:①直接抑制集合管上皮细胞对 NaCl 的重吸收;②抑制肾素和醛固酮分泌,使 NaCl 和水重吸收减少;③使入球小动脉舒张,增加肾血浆流量和肾小球滤过率;④抑制抗利尿激素的分泌,使水的重吸收减少。当循环血量增多使心房扩张时,可刺激心房钠尿肽的分泌。

第五节　尿液及其排放

一、尿液

由于尿液来源于血浆,因此,尿液的改变除可反映肾脏的改变外,也可反映机体其他方面的一些变化。故临床上将尿量的测定和尿液的理化性质的检验,作为发现机体某些病理变化的途径之一。

(一)尿量

正常成人尿量为 1.0～2.0L/d,平均为 1.5L/d。尿量受摄入的水量和通过其他途径排出的水量影响。当摄入的水多和出汗很少时,尿量增多;反之,摄入的水少或出汗很多时,尿量减少。如果每天的尿量长期保持在 2.5L 以上,为多尿(polyuria);每天尿量持续在 0.1～0.5L/d 范围内,为少尿(oliguria);少于 0.1L,为无尿(anuria),均属不正常现象。正常成人每天约产生 35g 固体代谢产物,最少需 0.5L 尿液才能将其溶解并排出。多尿会使机体丧失大量水分,导致脱水;少尿或无尿会使代谢产物在体内堆积。这些变化都会使内环境的理化性质遭到破坏,影响机体正常生命活动。

(二)尿的理化性质

1. 尿液的化学成分

尿的成分中95%～97%是水,其余是溶解于其中的固体物质。固体物以电解质和非蛋白含氮化合物(如尿素氮、肌酐、氨等)为主。正常尿中糖、蛋白质的含量极微,临床常规方法不能将其测出。如用常规方法在尿中检测出糖或蛋白质,则为异常。但正常人一次性食入大量的糖或精神高度紧张时,也可出现一过性糖尿。

2. 颜色

新鲜尿呈淡黄色、透明。尿少或存放时间长时,尿的颜色加深且变混浊。尿液的颜色主要来自胆色素的代谢产物,并可受食物和药物的影响。如大量摄入胡萝卜素或用小檗碱、维生素 B_2 等药物,尿呈深黄色;病理情况下,尿中出现较多的红细胞,尿呈淡红色;尿中有淋巴液时,尿呈乳白色;肝细胞严重受损时,胆红素随尿排出,尿呈深黄色。

3. 密度

正常尿密度为 1.015～1.025g/cm³,最大变动范围为 1.002～1.035g/cm³。大量饮水后,尿被稀释,颜色变浅,密度降低;尿量少时,尿被浓缩,颜色变深,密度升高。若尿的密度长期在 1.010g/cm³ 以下,表示尿浓缩功能障碍,为肾功能不全的表现。

4. 酸碱度

尿液的酸碱度变动范围很大,pH 可由 5.0 变动至 8.0。由于体内的代谢产物多偏酸性,因此通常尿 pH 介于 5.0～7.0 之间。尿的酸碱度主要取决于食物的成分。荤素杂食者,由于蛋白质分解后产生的硫酸和磷酸盐等经肾排出,故尿 pH 约为 6.0;植物酸可在体内氧化,酸性产物较少,排出的碱基较多,故素食者尿偏碱性。

管型尿

尿蛋白在远端肾小管和集合管内发生凝固形成一种圆柱状的结构物称管型尿。若尿蛋白与尿中红细胞、白细胞、上皮细胞或上皮碎片凝固在一起,则分别称之为红细胞管型、白细胞管型、上皮细胞管型及颗粒管型。若尿凝固物不带上述任何有形成分则称为透明管型。

二、尿的输送、贮存与排放

尿的生成是一个连续不断的过程。尿液经输尿管到达膀胱,输尿管每分钟蠕动1~5次,将尿液从肾盂运送到膀胱。尿液在膀胱内贮存并达到一定量时,才能引起排尿反射,将尿液排出体外。

(一)膀胱的贮尿功能

膀胱是一个中空的由平滑肌组成的器官,它的肌肉被称为逼尿肌,具有较大伸展性。当膀胱内尿液在0.4L以下时,膀胱内压无明显变化,且经常保持在10cmH_2O以下。当膀胱内尿液增至0.4~0.5L时,膀胱内压可超过10cmH_2O,并产生尿意。当膀胱内尿液增加到0.7L时,其内压可迅速上升至35cmH_2O,排尿欲望将明显增强但尚能控制。当膀胱内压上升至70cmH_2O时,会产生明显痛觉以至于不得不排尿。

(二)膀胱和尿道的神经支配

膀胱和尿道受盆神经、阴部神经和腹下神经等支配:①盆神经属副交感神经,由骶段脊髓发出,兴奋时引起膀胱逼尿肌收缩和尿道内括约肌舒张,促进排尿;②腹下神经属交感神经,由腰段脊髓发出,兴奋时主要引起膀胱逼尿肌舒张和尿道内括约肌收缩,阻止排尿;③阴部神经属躯体神经,由骶髓发出支配尿道外括约肌,兴奋时可使尿道外括约肌收缩,阻止排尿,这一作用受意识控制。

(三)排尿反射

当膀胱内尿量达到一定程度(400~500mL)时,便刺激膀胱壁的牵张感受器,冲动沿盆神经传入脊髓骶段的初级排尿反射中枢,同时上传到大脑皮质的高位中枢,产生尿意。如环境不允许排尿,大脑皮质可暂时抑制脊髓初级排尿中枢的活动,不发生排尿反射。当环境允许排尿时,抑制解除,脊髓排尿中枢可发出冲动,沿盆神经传出,使逼尿肌收缩,尿道内括约肌松弛;同时抑制阴部神经活动,使尿道外括约肌松弛,于是发生排尿。当尿液流经尿道时,可刺激尿道壁感受器,冲动沿阴部神经再次传入脊髓初级排尿中枢,可进一步加强其活动,使逼尿肌的收缩逐渐加强,尿道外括约肌更加松弛,使排尿活动进一步加强,这是一种正反馈。排尿末期,腹肌和膈肌都发生收缩,以增加对膀胱的压力,最后尿道海绵体也发生收缩,使残留于尿道中的尿液排出体外(图11-17)。

图 11-17 排尿反射示意图

(四)排尿异常

上述排尿反射的任何一个环节发生障碍,均会造成排尿异常。临床上,常见的排尿异常有尿频、尿潴留和尿失禁等。

1. 尿频

正常成人白天排尿 3~5 次,夜间 0~1 次。每次尿量约为 200~400mL。若排尿次数增多,而每次尿量不多称为尿频,主要见于膀胱炎症或机械性的刺激(如膀胱结石)。生理性尿频常见于饮水过多、精神紧张或气候改变等。

2. 尿失禁

排尿失去意识控制,尿液不自主地流出的现象称为尿失禁。当脊髓受损,使初级排尿中枢失去高级中枢控制,在脊休克过去后可出现尿失禁现象。

3. 尿潴留

膀胱内尿液充盈但不能自主排出称为尿潴留。尿潴留可因支配膀胱的盆神经或脊髓初级排尿中枢活动障碍、尿道机械性受阻(如前列腺肥大或肿瘤压迫尿道)或其他各种原因引起。

知识链接

导尿时,为何第一次放尿不能超过1000mL?

导尿术是临床上为治疗或协助临床诊断而采取的一种与排尿有关的护理技术。在对尿潴留患者实施导尿术引流出尿液以减轻痛苦时,如果大量放出尿液,造成腹腔内压急剧下降,血液则大量滞留在腹腔血管内,可致血压下降而虚脱。此外又因大量放尿造成膀胱内压突然降低,可致膀胱黏膜急剧充血,从而发生血尿。所以,对膀胱高度膨胀且又极度虚弱的尿潴留患者,一定要注意第一次放尿不得超过1000mL。

 本章小结

一、本章提要

通过本节学习,使同学们了解尿生成的过程及影响因素、尿液浓缩和稀释的机制、尿液的理化性质及其排放。具体包括以下内容:

1. 掌握肾小球滤过率、重吸收、分泌、肾糖阈、渗透性利尿、水利尿的概念,影响肾小球滤过的因素,近端小管、远曲小管和集合管对 Na^+、Cl^- 和水的重吸收机制与特点,抗利尿激素、醛固酮的生成部位、作用及其分泌的调节。

2. 熟悉球管平衡的概念及生理意义,交感神经对肾血流量和肾小球滤过率的调节,肾素释放的调节及其调节的机制,排尿反射。

3. 了解肾血流量自身调节的概念及其机制,尿液的浓缩和稀释的过程及其机制,几种排尿异常。

二、本章重、难点

1. 重点

尿生成的过程及影响因素。

2. 难点

尿液浓缩和稀释的机制。

课后习题

一、名词解释

1.肾单位 2.肾小球滤过 3.肾小管和集合管的重吸收 4.肾小球滤过率 5.滤过分数 6.水利尿 7.渗透性利尿 8.球-管平衡 9.肾糖阈 10.肾小球有效滤过压

二、填空题

1.肾脏的结构和功能的单位是_____,它由_____和_____两部分组成。

2.供应肾单位血液的两套毛细血管网是_____和_____。

3. 交感神经兴奋时,肾血管_____。

4. 尿生成包括_____、_____和_____三个基本过程。

5. 滤过膜由_____、_____和_____三层构成。

6. 球旁器主要分布在_____,它由三个特殊的细胞群构成,分别是_____、_____、_____。

7. 肾小球滤过作用的动力是_____,它由三种力量构成,其中促使血浆滤出的力量是_____,阻止滤出的力量是_____和_____。

8. 滤过分数是指_____与_____的比值。

9. 输尿管结石的情况下,患者囊内压_____,有效滤过压_____,肾小球滤过率_____,尿量_____。

10. 远曲小管和集合管对 Na^+ 的重吸收主要受_____调节,水的重吸收主要受_____调节。

11. 静脉注射甘露醇引起的利尿或糖尿病患者的多尿称为_____利尿,大量饮清水引起的利尿称为_____利尿。

12. 肾小管和集合管主要分泌的物质有_____,_____和_____。

13. 外髓部组织间隙高渗透压梯度是_____主动重吸收_____形成的,内髓部组织高渗透压梯度是由_____和_____共同构成的。

14. 抗利尿激素由下丘脑_____和_____分泌,并在_____释放入血,其作用可使远曲小管和集合管对水的通透性_____,尿量_____,使尿液_____。

15. 醛固酮是肾上腺皮质_____带细胞合成和释放的一种激素,可增加_____的排泄和增加_____、_____的重吸收。

16. 抗利尿激素释放的主要因素是_____和_____的改变。

17. 影响肾小球滤过的因素包括_____,_____,_____。

18. 排尿反射的初级中枢在_____。

19. 正常人动脉血压保持在_____范围时,肾血流量保持相对恒定。

20. 如果每天的尿量长期保持在多于_____,为多尿,在_____,为少尿,少于_____,为无尿,均属不正常现象。正常成人每天约产生 35g 固体代谢产物,最少需_____尿量才能将其溶解并排出。

三、选择题

1. 关于肾单位的叙述,下列哪项是错误的( )

    A. 是肾的基本功能单位

    B. 与集合管共同完成尿的生成过程

    C. 可分为皮质肾单位和近髓肾单位

    D. 近髓肾单位数量多于皮质肾单位

    E. 近髓肾单位在尿的浓缩与稀释过程中起重要作用

2. 当动脉压由120mmHg(16kPa)上升到150mmHg(20kPa)时,肾血流量的变化是( )

A. 明显增加 B. 明显减少 C. 无明显改变
D. 先增加后减少 E. 先减少后增加

3. 关于致密斑的描述正确的是（ ）
   A. 可感受入球小动脉血压的变化
   B. 可感受血液中 NaCl 含量的变化
   C. 感受小管液中 NaCl 含量的变化
   D. 可调节血管升压素的分泌
   E. 可感受肾血流量的变化

4. 肾脏球旁细胞的生理功能是（ ）
   A. 分泌血管紧张素 B. 分泌肾素 C. 分泌醛固酮
   D. 分泌前列腺素 E. 分泌促红细胞生成素

5. 肾小球滤过率是指（ ）
   A. 一侧肾脏每分钟生成的超滤液量
   B. 两侧肾脏每分钟生成的超滤液量
   C. 两侧肾脏每分钟生成的尿量
   D. 一侧肾脏每分钟生成的尿量
   E. 两侧肾脏每分钟的血浆流量

6. 正常情况下，肾小球滤率为（ ）
   A. 100mL/min B. 125mL/min C. 150mL/min
   D. 200mL/min E. 175mL/min

7. 正常情况下，流过肾脏的血浆约有百分之几被滤出（ ）
   A. 15% B. 19% C. 45%
   D. 81% E. 85%

8. 原尿的成分（ ）
   A. 和终尿近似 B. 葡萄糖比终尿少 C. Na^+、K^+ 浓度比血浆高
   D. 蛋白质含量比血浆少 E. 葡萄糖含量比血浆少

9. 哪种情况可导致肾小球滤过率升高（ ）
   A. 注射大量肾上腺素 B. 肾交感神经兴奋 C. 快速静脉滴注生理盐水
   D. 静脉滴注高渗葡萄糖液 E. 注射血管升压素

10. 肾炎患者出现蛋白尿主要是由于（ ）
    A. 血浆蛋白浓度升高 B. 肾小球滤过率增高 C. 囊内压降低
    D. 肾小球毛细血管血压升高 E. 滤过膜的糖蛋白减少或消失

11. 使肾小球滤过率降低的因素是（ ）
    A. 肾小球毛细血管血压降低
    B. 血浆蛋白减少
    C. 肾小球的血浆流量增加
    D. 近端小管重吸收量增加

E. 肾小囊内压降低

12. 关于肾小球滤过作用的描述,错误的是( )

　　A. 肾小球毛细血管血压是促进滤过的力量

　　B. 血浆胶体渗透压是阻止滤过的力量

　　C. 正常情况下肾小球毛细血管的全长均有滤过

　　D. 肾小囊内压升高时滤过减少

　　E. 血压在一定范围内波动时肾小球滤过率维持恒定

13. 各段肾小管,重吸收物质量最大的是( )

　　A. 髓袢升支细段　　　　B. 远曲小管　　　　　　C. 髓袢升支粗段

　　D. 髓袢降支细段　　　　E. 近端小管

14. 下列关于 HCO_3^- 在近端小管重吸收的描述,正确的是( )

　　A. 重吸收率约为 67%　　B. 以 HCO_3^- 的形式重吸收　　C. 与小管分泌 H^+ 相关

　　D. 滞后于 Cl^- 的重吸收　　E. 与 Na^+ 的重吸收无关

15. 对葡萄糖具有重吸收能力的小管是( )

　　A. 近端小管　　　　　　B. 远曲小管　　　　　　C. 髓袢细段

　　D. 集合管　　　　　　　E. 以上全有

16. 对 Na^+ 重吸收的叙述,正确的是( )

　　A. 肾小管和集合管各段均能重吸收 Na^+

　　B. Na^+ 的重吸收常伴有 Cl^- 和水的分泌

　　C. 各段肾小管和集合管重吸收 Na^+ 的量均受醛固酮调节

　　D. 近端小管重吸收 Na^+ 的量与肾小球滤出 Na^+ 的量成定比关系

　　E. Na^+ 的重吸收常伴有 HCO_3^- 的分泌

17. 小管液的等渗性重吸收发生在( )

　　A. 近端小管　　　　　　B. 髓袢细段　　　　　　C. 髓袢粗段

　　D. 远曲小管　　　　　　E. 集合管

18. 下列关于肾小管分泌 H^+ 的描述,正确的是( )

　　A. 仅发生于近端小管

　　B. 碳酸酐酶活性受抑制时分泌 H^+ 增加

　　C. 肾小管分泌 NH_3 有碍于分泌 H^+

　　D. 分泌一个 H^+ 必有一个 K^+ 被重吸收

　　E. 分泌 H^+ 有利于 Na^+ 和 HCO_3^- 被重吸收

19. 关于 NH_3 分泌的叙述,正确的是( )

　　A. NH_3 的分泌只在远曲小管

　　B. NH_3 的分泌促进 $NaHCO_3$ 重吸收

　　C. NH_3 主要由谷氨酸脱氨产生

　　D. H^+ 的分泌增多将减少 NH_3 的分泌

　　E. 以 NH_3 的形式排出体外

20.关于肾小管分泌 K^+,下列错误的是( )
   A.分泌部位主要在远曲小管和集合管
   B.分泌形式是 Na^+-K^+ 交换
   C. Na^+-H^+ 交换和 Na^+-K^+ 交换互相促进
   D.酸中毒时往往出现高血钾
   E.碱中毒时往往出现低血钾

21.终尿量的多少主要取决于下列哪段( )
   A.近端小管　　　　B.髓袢升支　　　　C.髓袢降支
   D.远曲小管和集合管　E.以上都有

22.构成内髓质部渗透压梯度的主要溶质是( )
   A.碳酸盐和 NaCl　　B.尿素和 NaCl　　C.尿素和葡萄糖
   D.NaCl 和 KCl　　　E.KCl 和尿素

23.肾髓质高渗状态的维持主要依靠( )
   A.小叶间动脉　　　B.弓形动脉　　　C.弓形静脉
   D.网状小血管　　　E.直小血管

24.参与尿液浓缩和稀释调节的主要激素是( )
   A.肾素　　　　　B.血管紧张素　　　C.醛固酮
   D.血管升压素　　E.前列腺素

25.小管液浓缩和稀释的过程主要发生于( )
   A.近端小管　　　　B.髓袢降支细段　　C.髓袢升支细段
   D.髓袢升支粗段　　E.远曲小管和集合管

26.尿液被浓缩是由于( )
   A.水分在近曲小管重吸收比例增加
   B.水分在肾小球的滤过减少
   C.水分在髓袢的重吸收增加
   D.在血管升压素作用下,远曲小管和集合管对水的重吸收增加
   E.水分在肾盂被大量吸收

27.糖尿病患者尿量增多的原因是( )
   A.肾小球滤过率增加　B.渗透性利尿　　C.水利尿
   D.血管升压素分泌减少　E.醛固酮分泌减少

28.静脉注射甘露醇引起尿量增加主要是通过( )
   A.增加肾小球滤过率　B.增加肾小管液中溶质的浓度　C.减少血管升压素的释放
   D.减少醛固酮的释放　E.减少远曲小管和集合管对水的通透性

29.大量出汗时尿量的减少主要是由于( )
   A.血浆晶体渗透压升高引起的血管升压素分泌增多
   B.血浆胶体渗透压升高引起的血管升压素分泌增多
   C.血容量减少导致的肾小球滤过率下降

D. 血容量减少引起的醛固酮分泌增多

E. 交感神经兴奋所致血管升压素增多

30. 对肾上腺皮质球状带分泌醛固酮刺激作用最强的是（ ）

　　A. 肾素　　　　　　　　B. 血管紧张素原　　　　　　C. 血管紧张素 I

　　D. 血管紧张素 II　　　　E. 血管紧张素 III

31. 醛固酮促进 Na^+ 重吸收和 K^+ 分泌的部位是（ ）

　　A. 近端小管　　　　　　B. 髓袢降支细段　　　　　　C. 髓袢升支细段

　　D. 远曲小管和集合管　　E. 髓袢升支粗段

32. 关于排尿反射的叙述，下列哪一项不正确？（ ）

　　A. 感受器位于膀胱壁上

　　B. 初级中枢位于骶段脊髓

　　C. 反射过程存在负反馈控制

　　D. 排尿反射受意识控制

　　E. 反射过程存在正反馈控制

四、问答题

1. 大量失血造成低血压休克的患者其尿量会发生什么变化？为什么？
2. 大量饮清水和饮等量生理盐水后尿量分别发生什么变化？为什么？
3. 大量出汗后尿量会发生什么变化？为什么？
4. 用所学的生理知识解释糖尿病患者的多尿和糖尿的原因。

五、案例分析

杨某，女，40岁。腰痛，颜面水肿，尿少 4d（约 1000mL/d）。无尿频、尿急、尿痛，无咽痛。查体：尿蛋白（＋＋＋），潜血（＋＋）。泌尿系统 B 超显示：双肾、输尿管未见异常。诊断为"急性肾小球肾炎"。

思考问题：结合滤过膜的结构和通透性的有关知识，分析患者出现尿少、蛋白尿和血尿的原因。

（舒　丹）

第十二章 感觉器官的功能

学习目标

1. 掌握视近物时眼的调节、视力与视野的概念。
2. 熟悉眼的折光异常及矫正方法、眼的感光功能、声波的传导途径、视力的测定方法。
3. 了解与视觉有关的生理现象、耳蜗的感音功能。

用眼睛看，用耳朵听，对于我们来说，似乎习以为常，这些感觉器官到底是如何感知这个世界的呢？感觉（sensation），是客观事物在人脑的主观反映，是由感受器或感觉器官、传入神经和感觉中枢三部分共同完成的。

第一节 概 述

一、感受器与感觉器官

感受器（receptor）是人体感受内、外环境变化的特殊结构或装置。感受器的种类很多，结构也多种多样。最简单的可以是感觉神经末梢，如痛觉感受器；有一些是高度分化了的感受细胞，如视网膜中的视锥细胞和视杆细胞，耳蜗中的毛细胞等。

感觉器官（sense organ），简称为感官，由感受器及其附属器官构成。如视觉器官，除含有感光细胞外，还包括眼球壁的一些其他结构和眼球的内容物等。附属结构对感受器细胞起到营养、支持及保护作用。

感受器的种类很多，分类方法也不相同。根据所感受刺激的性质，感受器可分为机械感受器、化学感受器、光感受器和温度感受器等；根据所感受刺激的来源，感受器又可分为外感受器和内感受器。外感受器多分布在体表，感受外环境变化的信息，通过感觉传入神经传到中枢，可引起清晰的主观感觉。内感受器存在于身体内部的器官或组织中，感受内环境变化的信息，发出的冲动传到中枢后，往往不引起主观意识上的感觉，或只产生模糊的感觉，它们对维持机体功能的协调统一和内环境稳态起着重要作用。

二、感受器的生理特性

（一）感受器的适宜刺激

一种感受器通常只对一种特定形式的刺激敏感，这种形式的刺激称为该感受器的适宜刺激(adequate stimulus)。如视锥细胞和视杆细胞的适宜刺激是一定波长的光波,耳蜗中毛细胞的适宜刺激是一定频率的声波。在适宜刺激作用下,感受器所需的强度阈值最低,对于非适宜刺激则一般不引起反应。正因为如此,当机体的内外环境发生某些变化时,这些变化所形成的刺激总是先作用于和它们相对应的那种感受器。这种现象是动物在长期进化过程中逐步形成的。这样,可使机体能够准确地对内外环境中那些有意义的变化进行灵敏的感受和精确的分析。

(二)感受器的换能作用

感受器的换能作用(transducer function)是指它具有转换能量形式的作用。各种感受器所能感受的刺激形式虽然不同,但是它们在功能上有一个共同的特点,就是都能把感受到的各种形式的刺激能量,如声能、光能、热能、机械能、化学能等,转换为生物电形式的电能,最终以神经冲动(AP)的形式传入中枢。因此,感受器可以看成是生物换能器。

感受器在换能过程中,一般不是把刺激能量直接转变成神经冲动,而是先在感受器细胞内引起过渡性电变化,称为感受器电位(receptor potential)。感受器电位与局部电位一样,是一种慢电位,其大小与刺激强度和感受器的功能状态有关,可发生总和,并且以电紧张的形式沿所在的细胞膜做短距离扩布。感受器电位虽然是一种过渡性电位,但当它达到一定水平,或经过一定的信息处理过程后,便可触发传入神经纤维产生动作电位。

(三)感受器的编码作用

感受器在把外界刺激转换成神经动作电位时,不仅仅是发生了能量形式的转换,更重要的是把刺激所包含的各种信息,也转移到了动作电位的序列之中,这种现象称为感受器的编码作用(sensory coding)。人的感觉中枢就是根据这些电信号序列变化才产生不同感觉的。在实际生活中,各种千差万别的刺激信号是如何在神经冲动的电信号中进行编码的目前尚不清楚。

(四)感受器的适应现象

用某一恒定强度的刺激持续作用于感受器时,传入神经冲动频率逐渐下降甚至停止的现象称为感受器的适应(adaptation)现象。一般的感受器均有适应现象,但适应出现的快慢在不同感受器有很大的差别,如人的触觉、嗅觉感受器的适应较快,而痛觉感受器很难产生适应现象。

快适应有利于机体探索新异的物体或障碍物,有利于感受器和中枢再接受新的刺激;慢适应则利于机体对某些功能状态进行长时间的监测,并根据其变化随时调整机体的功能状态。

第二节 视觉器官

视觉(vision)是视觉中枢对视网膜传入信息处理后形成的主观感觉,是通过视觉器官、视神经和视觉中枢的共同活动来完成的,眼是人的视觉器官,它是由感光系统(含有感光细胞的视网膜)和折光系统构成的(图12-1)。人眼的适宜刺激是波长370~740nm的电磁波。人脑获得的外界信息中,绝大部分来自于视觉。因而眼是人体最重要的感觉器官。

从外界进入眼内的光线在到达视网膜前要经过折光系统(又名屈光系统),发生多次折射

图 12-1 眼球的水平切面(右)

(折射率最大的是角膜)才能在视网膜上成像。因此,眼折光成像的原理虽然与凸透镜成像原理很相似,但要复杂得多。

为了便于理解及实际应用,通常用简化眼(reduced eye)来描述眼内光的折射。简化眼是一个折光效果与正常安静眼基本相同,但更为简单的光学系统模型,其后主焦点相当于视网膜的位置(图 12-2),这个模型和正常安静时的人眼一样,正好能使平行光线聚焦在视网膜上。

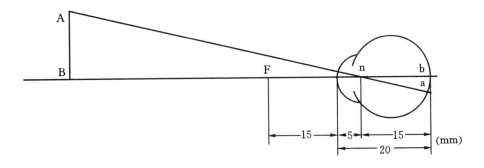

图 12-2 简化眼及其成像情况

n 为节点,AnB 和 anb 是两个相似三角形。如果物距为已知,就可由物体大小算出物象大小,也可算出两三角形对顶角(即视角)的大小

一、眼的折光功能

眼的折光功能是将外界射入眼内的光线经过折射后,在视网膜上形成清晰的物像;它是通过折光系统来实现的。折光系统包括角膜、房水、晶状体和玻璃体。这四种折光体都透明且无血管分布,但其折光率和曲率半径又各不相同。

(一)眼视近物时的调节

对于正常眼来说,视远物(6m 以外)时,物体发出的或反射出的光线相当于平行光线,经折射后正好落在视网膜上,形成清晰的像,故不需要调节。通常将人眼不作任何调节时所能看清物体的最远距离称为远点(far point)。理论上正常眼的远点为无限远,但实际上是有限度的。如果来自某物体的光线过弱、物体过小或者它们离眼的距离太远,即使成像在视网膜上,也不能产生视觉。

当眼看近物(6m 以内)时,如果眼不做调节,从物体上发出的进入眼内的光线呈不同程度的辐射状,经折射后物像落在视网膜之后,在视网膜上形成的是模糊不清的物像,需经过眼的调节才能形成清晰的物像。眼的调节包括晶状体调节、瞳孔调节和两眼球会聚,这三种调节方式是同时进行的,其中以晶状体的调节最为重要。

1. 晶状体的调节

视近物时眼的调节主要是晶状体变凸,折光能力增强。其调节过程是(图 12-3):眼视近物时,物体在视网膜上形成模糊的物像,此种信息传送到视觉中枢后,反射性地引起睫状肌收缩,使睫状小带即悬韧带松弛,晶状体变凸,折光能力增强,使物像前移,在视网膜上形成清晰的物像。

图 12-3 视近物时晶状体的调节

晶状体的调节能力是有一定限度的,这主要取决于晶状体弹性。弹性越好其可变凸的程度越大,看清物体的距离就越近。晶状体的调节能力可用近点(near point)来表示。所谓近点,是指眼在尽最大能力调节时所能看清物体的最近距离。近点越近,说明晶状体的弹性越好,亦即眼的调节能力越强。晶状体的弹性与年龄有关,年龄越大弹性越差,因而调节能力也就越弱。如 10 岁儿童的近点平均为 8.3cm,20 岁左右的成人约为 11.8cm。一般人在 45 岁以后调节能力显著减退,表现为近点变远,60 岁时近点可增大到 83.3cm 或更远。由于年龄的原因造成晶状体的弹性明显下降的人,看近物时模糊不清,这种现象称为老视(presbyopia),即通常所说的老花眼。矫正的方法是,看近物时配戴相应度数的凸透镜,增加折光能力,以弥补晶状体凸起能力的不足。

2.瞳孔的调节

瞳孔大小的改变可以调节入眼的光线量。引起瞳孔调节的情况有两种:一种是由所视物体的远近引起的调节,称为瞳孔的近反射(near reflex of the pupil);另一种是由进入眼内光线的强弱引起的调节,称为瞳孔对光反射(papillary light reflex)。

(1)瞳孔近反射:视近物时双侧瞳孔反射性缩小。其作用在于减少入眼的光量,并减少由折光系统产生的球面像差和色像差,使视网膜成像更为清晰。

(2)瞳孔对光反射:瞳孔的大小随着光线的强弱而发生变化,强光下瞳孔缩小,弱光下瞳孔扩大。瞳孔对光反射与视近物无关,是眼的一种适应功能,其意义在于调节进入眼内的光量,使视网膜不致因光线过强而受到损害,也不会因光线过弱而影响视觉。由于瞳孔对光反射中枢在中脑,其反应灵敏,又便于检查,因此,临床上常检查瞳孔对光反射,判断中枢神经系统病变部位、麻醉深度和病情危重程度。

3.两眼会聚

视近物时双眼球视轴反射性地向鼻侧会聚,称为两眼会聚(又称辐辏反射,convergence reflex),其作用在于看近物时使物像落在两眼视网膜的对称位置,产生清晰的视觉。

(二)眼的折光异常

正常眼的折光系统不需调节就能将平行光线聚焦在视网膜上,因而可看清远处的物体,经过眼的调节,也能看清 6m 以内距离不小于近点的物体。若眼的折光系统异常或眼球的形态异常,使平行光线不经调节则不能聚焦在视网膜上,称为眼的折光异常或屈光不正,包括近视、远视和散光。

1.近视

近视(myopia)多数是由于眼球的前后径过长引起的(轴性近视),也有一部分人是由于折光系统的折光力过强引起的(屈光性近视),如角膜或晶状体的球面弯曲度过大等。

近视眼看远物时,由远物发来的平行光线聚焦在视网膜之前,在视网膜上形成模糊的图像,故视物模糊不清;当看近物时,由于近物发出的光线呈辐射状,故不需调节或只要作较小程度的调节,就能使光线聚焦在视网膜上。所以能看清近处物体。近视眼的形成,部分是由于先天遗传引起的,部分是由于后天用眼不当造成的,如阅读姿势不正、照明不足、阅读距离过近或持续时间过长、字迹过小或字迹不清等。因此,纠正不良的阅读习惯,注意用眼卫生,是预防近视眼的有效方法。矫正近视眼通常使用的办法是配戴合适的凹透镜。

2.远视

远视(hyperopia)是由于眼球前后径过短引起的(轴性远视),也可由于折光系统的折光力过弱引起(屈光性远视)。远视眼在安静状态下看远物时,所形成的物像落在视网膜之后,因而不能清晰地成像在视网膜上。远视眼的特点是在看远物时就需要调节,看近物时,需作更大的调节才能看清物体。由于远视眼不论看近物还是看远物都需要进行调节,故容易发生视觉疲劳。远视眼矫正的办法是配戴合适的凸透镜(图 12-4)。

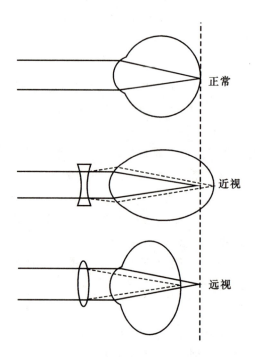

图 12-4 眼的折光异常及其矫正
实线为矫正前的折射情况,虚线为矫正后的折射情况

3. 散光

在正常情况下,折光系统的各个折光面都是正球面,球面上每个方位的曲率半径都是相等的,因而到达角膜表面各点的平行光线经折射后均能聚焦在视网膜上。由于角膜在不同方位上的折光力不一致,因此,平行光线经角膜表面各个方向进入眼睛后,不能在视网膜上形成焦点。因而造成视物不清或物像变形。散光眼的矫正方法是配戴合适的圆柱状透镜,使角膜某一方位的曲率异常情况得到纠正。

 知识链接

近视的矫正方法

框架眼镜:对眼睛无损伤。双眼近视度数相差 250 度不适合配戴。

隐形眼镜:又称角膜接触镜,对眼睛的伤害主要集中在角膜和结膜。最容易造成角膜缺氧,进而导致角膜水肿糜烂。表现为视物模糊、流泪、眼部刺痛。这些症状一般在停止配戴后可以恢复。增加角膜感染的几率,发病率高出约 6 倍。细菌性角膜炎在及时规律应用抗生素后一般可治愈。而严重的角膜溃疡则容易导致角膜穿孔,愈后留疤,影响视力,大多需要进行角膜移植。

屈光手术:目前屈光手术的主流是"LASIK"(准分子激光原位角膜磨镶术)。最高矫正度数取决于患者角膜厚度。术后后遗症包括干眼症、眩光、夜视能力差、圆锥角膜、视网膜病变等。

二、眼的感光功能

(一)视网膜的感光换能系统

眼的感光系统位于视网膜上。来自外界物体的光线,通过眼内的折光系统在视网膜上形成物像后,被感光细胞所感受,转换成电信号,经视神经传入视觉中枢能形成视觉。

视网膜按主要的细胞层次,可把视网膜分为四层(图12-5)。其由外向内依次为:色素细胞层、感光细胞层、双极细胞层和神经节细胞层。在视网膜的感光细胞层中,有视杆细胞和视锥细胞两种感光细胞。视杆细胞和视锥细胞在形态上都可分为四部分,由外向内依次为外段、内段、胞体和终足。其中外段是感光色素集中的部位,在感光换能过程中起重要作用。由于两种感光细胞的结构和功能的不同,形成了功能上相互独立的两种感光系统,即视杆系统和视锥系统。

图12-5 视网膜的主要细胞层次及其联系模式图
→指示神经冲动方向

1. 视锥系统

视锥系统是指由视锥细胞和与它有关的传递细胞(如双极细胞和神经节细胞等)共同组成的感光换能系统。其功能特点是:对光线的敏感性较差,只有在较强的光线刺激下才能发生反应。有很高的分辨率,对物体的细节都能看清。能分辨颜色。由于视锥系统的主要功能是白昼视物,故视锥系统也称为昼光觉系统(或明视觉系统)。以白昼活动为主的动物,如鸡、鸽、松鼠等,其视网膜的感光细胞几乎全是视锥细胞。

2. 视杆系统

视杆系统是指由视杆细胞和与它有关的传递细胞(如双极细胞和神经节细胞等)共同组成

的感光换能系统。其功能特点是：对光线的敏感度较高，能感受弱光刺激而引起视觉。分辨率较低，视物时的精细程度较差。不能分辨颜色，只能辨别明暗和大致轮廓。由于该系统的主要功能是在暗光下视物，故也称晚光觉系统（或暗视觉系统）。在自然界，以夜间活动为主的动物，如鼠、猫头鹰等，它们的感光细胞以视杆细胞为主。

由于视杆细胞主要分布在视网膜的周边部，所以，在黑暗中看物体时，正盯着物体观看（成像在中央凹）反倒不如稍旁开些看得清楚，如夜间看夜光表即如此。

在视神经穿过视网膜的地方形成视神经乳头，此处没有感光细胞，故没有感光功能，是生理上的盲点（blind spot），大约在中央凹鼻侧的 3mm 处。如果一个物体的成像正好落在此处，人将看不到该物体。正常时由于用两眼视物，一侧盲点可被另一侧视觉补偿，所以，平时人们并不觉得有盲点的存在。

(二) 视网膜的光化学反应

1. 视杆细胞的光化学反应

视杆细胞的感光色素为视紫红质（rhodopsin），在生理情况下，视紫红质的光化学反应是可逆的，既有分解过程，又有合成过程，两者处于动态平衡状态。受光线照射时，视紫红质分解为视蛋白和全反型视黄醛；而在暗处，视黄醛首先由全反型转变为 11-顺型，再与视蛋白结合成视紫红质（图 12-6）。视紫红质在分解与合成的过程中，部分视黄醛被消耗，由体内的维生素 A 来补充，如果长期维生素 A 摄入不足，会影响人的暗视觉，引起夜盲症（nyctalopia）。

图 12-6 视紫红质的光化学反应

2. 视锥细胞的光化学反应

视锥细胞功能的重要特点是它具有辨别颜色的能力。关于颜色视觉的形成，目前广为接受的是三原色学说。该学说认为，视网膜上有三种视锥细胞，分别能感受红、绿、蓝三种基本颜色。不同波长的光线作用于视网膜时，三种视锥细胞发生不同程度的兴奋，因而产生不同的色觉，如用红的单色光刺激，红、绿、蓝三种视锥细胞兴奋程度的比例为 4∶1∶0 时，产生红色色觉；比例为 2∶8∶1 时，产生绿色色觉。

三、与视觉有关的几种生理现象

(一)视力

视力又称视敏度(visual acuity),指眼对物体细微结构的分辨能力,也就是分辨物体上两点间最小距离的能力,通常以视角(visual angle)的大小作为衡量标准。视角是指物体上两点发出的光线射入眼球后,在节点交叉时所形成的夹角。眼能辨别两点所构成的视角越小,表示视力越好。视力表就是根据这个原理设计的,视力表上 1.0 行 E 字符号,每一字画的宽度和每两笔之间的距离均为 1.5mm。此时相距 1.5mm 的两个光点所发出的光线交叉并通过节点,交叉所形成的夹角(即视角)为 $1'$,利用简化眼可算出此时视网膜像的大小正好为 $5\mu m$。因此,把能够辨认 1.0 行 E 字作为眼的正常视力的判断标准。

(二)视野

单眼固定地注视前方一点时,该眼所能看到的范围,称为视野(visual field)。在同一光照条件下,各种颜色的视野范围不一致,大小依次为:白色＞黄色、蓝色＞红色＞绿色。另外,正常人的视野受面部结构的影响,鼻侧和上方视野较小,颞侧和下方视野较大。临床上检查视野,可帮助诊断视网膜或视觉传导通路上的某些疾病。

(三)暗适应与明适应

1. 暗适应

人长时间在亮处突然进入暗处时,最初看不清楚任何东西,经过一定时间后,能逐渐看清暗处的物体,这一过程称为暗适应(dark adaptation)。暗适应的产生机制是在亮处时,由于受到强光的照射,视杆细胞中的视紫红质大量分解,使视紫红质的贮存量很小,到暗处后不足以引起对暗光的感受;而视锥细胞对弱光又不敏感,所以,进入暗环境的开始阶段什么也看不清。待一定时间后,由于视紫红质的合成,使视紫红质的含量得到补充,于是视力逐渐恢复。整个暗适应过程约需 30min。

2. 明适应

人长时间在黑暗处突然进入明处时,最初感到光线刺眼,不能视物,稍待片刻后才能恢复视觉,这一过程称为明适应(light adaptation)。明适应需时很短,通常在一分钟内即可完成。明适应产生机制是在暗处视杆细胞内蓄积了大量视紫红质,到亮处时遇强光迅速分解,因而产生耀眼的光感。待视紫红质大量分解后,视锥细胞便维持亮光下的明视觉。

(四)双眼视觉和立体视觉

双眼视觉是指两眼同时观看同一物体时所产生的视觉。在双眼视物时,物像必须落在两眼视网膜的对称点上,才能产生单一物体的感觉。双眼视觉可以扩大视野,互相弥补单眼视野中的生理性盲点,并可产生立体感。一般说来,在用单眼视物时,只能看到物体的平面,即只能感觉到物体的大小。在用双眼视物时,不但能感觉到物体的大小,而且还能感觉到距离物体的远近和物体表面的凹凸情况,即形成所谓的立体视觉。立体视觉的形成,主要是因为同一物体在两眼视网膜上形成的像并不完全相同,左眼看到物体的左侧面较多些,右眼看到物体的右侧面较多些。这种信息传到中枢后,经过中枢神经系统的整合作用,就会产生一个有立体感的物体的形象。

(五)色觉障碍

人眼可区分波长在370~740nm之间的约150种颜色,但主要是光谱上的红、橙、黄、绿、青、蓝、紫7种颜色。

色觉障碍有色盲与色弱两种。色盲可分为全色盲和部分色盲,全色盲极为少见,对全部颜色或部分颜色缺乏分辨能力,表现为不能分辨任何颜色,只能分辨光线的明暗,呈单色视觉。较为常见的是部分色盲,部分色盲又可分为红色盲、绿色盲和蓝色盲。色盲又分为先天性色盲和后天性色盲,先天性色盲属遗传缺陷疾病,即缺乏某种视锥细胞。患者常主观辨色无困难,多在检查时发现。后天性色盲又称获得性色盲,多继发于一些眼底疾病,如视神经、视网膜疾病,也可由药物中毒引起。对某种颜色的识别力较差称为色弱,是由于某种视锥细胞的反应能力较弱引起的,表现为对某种颜色的识别能力较正常人稍差,常由后天因素引起。

 知识链接

色 觉

视觉是个复杂混合体,但对颜色种类的计算却是很简单的。每种视锥细胞能区分上百种色度,可组合的颜色总数可上百万种。几乎所有的其他哺乳类动物(如狗)都是双色视觉(绿和蓝),能与我们人类竞看这美丽世界的只有鸟类和某些昆虫类,它们甚至可以感受到光谱中的紫外线。

有类特殊人群,拥有四种视锥细胞,能分辨出近亿种颜色,或许能感受到光谱以外的非可见光。由于感官色彩是个人的视觉体验,这类人群并不知道他们能看得到比我们更广更多的色彩。正如我们难以向双色视觉者描述色觉差异。同理,色盲是很难被自己和他人发现的。绝大多数是体检时通过专门的色盲检查图谱测定得知。男性发病率远远高于女性。

18世纪,英国化学家、物理学家、近代化学之父约翰·道尔顿(1766—1844年),在圣诞节前夕买了一件礼物——一双"棕灰色"的袜子送给妈妈。妈妈看到袜子后,感到颜色过于鲜艳,对道尔顿说:"你买的这双樱桃红色的袜子,让我怎么穿呢?"道尔顿感到奇怪:明明是棕灰色的袜子,为什么妈妈说是樱桃红呢? 疑惑不解的道尔顿拿着袜子去问别人,除了弟弟和自己的看法相同以外,被问的其他人都说袜子是樱桃红色的。道尔顿经过认真分析比较,发现他和自己的弟弟色觉和别人不同,原来两人都是色盲。道尔顿虽然不是生物学家和医学家,却成了第一个发现色盲症的人,也是第一个被发现的色盲症患者。为此,他写了一篇论文《论色盲》,成为世界上第一个提出色盲问题的人。人们为了纪念他,又把色盲症称为道尔顿症。

色盲患者对光线明暗的变化要敏感得多,所以夜视能力很强,二战中盟军曾招募色盲人员作为狙击手和投弹手。

色盲可以通过色盲矫正镜得以矫正。

第三节 听觉器官

听觉器官是耳,包括外耳、中耳和内耳的耳蜗三部分。耳的适宜刺激是频率范围为 20～20000 Hz 的声波。

听觉的产生过程是:由声源振动引起空气产生的疏密波,即声波,通过传音系统(外耳和中耳)传到内耳的耳蜗,经耳蜗的换能作用将声波转化为听神经的神经冲动,然后传到大脑皮层的听觉中枢,产生听觉。

一、外耳和中耳的传音功能

(一)外耳的功能

外耳由耳郭和外耳道组成。耳郭的形状有利于收集声波,在一定程度上还可帮助判断声源的方向。人的耳郭运动能力已退化,但可通过头部运动来判断声源的位置。

外耳道是声波传导的通路,对声波起共鸣腔的作用。

(二)中耳的功能

中耳由鼓膜、鼓室、听骨链和咽鼓管等结构组成,它们在传音过程中起着重要的作用。

1. 鼓膜

鼓膜为椭圆形半透明稍向内凹的薄膜,面积约为 50～90 mm^2。鼓膜的振动与声波同步,具有较好的频率响应和较小的失真度,能将声音如实地传递给听骨链。

2. 听骨链

听骨链由锤骨、砧骨和镫骨构成。其中锤骨柄附着于鼓膜,镫骨底与内耳的前庭窗相连,相互之间构成一个具有固定夹角的杠杆系统。这个杠杆的支点刚好在听骨链的重心上,使其在能量传递过程中消耗最小,效率最高。

3. 咽鼓管

咽鼓管是连接鼓室和鼻咽部的通道,鼓室内的空气借此与大气相通,常处于闭合状态,在吞咽、打哈欠时开放。咽鼓管的主要功能是调节鼓室内的压力,使之与外界大气压保持平衡,这对于维持鼓膜的正常位置、形状和振动性能具有重要意义。如果咽鼓管由于炎症发生阻塞后,鼓室内的空气将由于被组织吸收而使压力降低,引起鼓膜内陷,产生疼痛、耳鸣,使听力受到影响。

知识链接

"飞行耳"是怎么回事?

飞机起飞和降落时,有些人的耳朵常会莫名地痛起来,特别是降落时,随着飞机高度的降低,耳痛也会加剧,而感冒、过敏、中耳炎、鼻窦炎等会加剧这种疼痛。为什么会有"飞行耳"呢?

在飞机起飞和降落时,人体的空间位置快速大幅度地升降,咽鼓管鼻咽部的开口不能及时开放,会引起鼓室内外空气压力的不平衡。8000 米高空的气压(飞机飞行高度一般为 8000～

10000米）远低于地面大气压，在高空飞行期间，咽鼓管内的气压变低。随着飞机降落气压逐渐升高，鼓膜外气体会把鼓膜向压力小的耳内侧推进，引起耳痛。

如何缓解耳痛呢？只要让空气通过咽鼓管到达中耳，平衡内外压力即可。吞咽、咀嚼、打哈欠、捏鼻鼓气法都能起到作用。因感冒、过敏加重的"飞机耳"可应用消肿或抗过敏药物缓解。

二、声波传入内耳的途径

声音是通过气传导与骨传导两条途径传入内耳的。

（一）气传导

声波经外耳道空气的振动引起鼓膜振动，再经听骨链和前庭窗（也称卵圆窗）进入耳蜗，这种传导途径称为气传导（air conduction），简称气导。气导是引起正常听觉的主要途径。当鼓膜穿孔或听骨链损坏时，声波也可通过外耳道和鼓室内的空气传至蜗窗（也称圆窗），经蜗窗传至耳蜗。

（二）骨传导

声波直接引起颅骨的振动，再引起位于颞骨骨质中的耳蜗内淋巴的振动，这种传导途径称为骨传导（bone conduction），简称骨导。在正常情况下，骨导的效率比气导的效率低得多，所以，人们几乎感觉不到它的存在。只有较强的声波，或者是自己的说话声，才能引起颅骨较明显的振动。

若声波传导的过程受到某种原因影响而中断，就会产生听力障碍，通称为耳聋。当外耳道或中耳发生病变引起传音性（或传导性）耳聋时，气传导的作用减弱而骨传导的作用代偿性增强；当内耳耳蜗或听神经、听觉中枢发生病变引起感音性（神经性）耳聋时，气传导和骨传导的作用均减弱。

三、内耳耳蜗的感音功能

内耳又称为迷路，包括耳蜗和前庭器官两部分，与听觉有关的是耳蜗，前庭器官则与平衡觉、位置觉有关。

（一）耳蜗的结构

耳蜗是一个形似蜗牛壳的骨质管道，被前庭膜和基底膜将管道分为前庭阶、蜗管和鼓阶。前庭阶和鼓阶内充满外淋巴，两者借蜗孔相互沟通，蜗管为一盲管，管内充满内淋巴。在基底膜上有听觉感受器——螺旋器（也称柯蒂器，organ of Corti），螺旋器上有数行纵向排列的毛细胞，毛细胞的顶部有听毛，底部有丰富的听神经末梢。听毛上方为盖膜，盖膜内侧是固定的，另一端悬浮于内淋巴液中（图12-7）。

（二）基底膜振动和行波学说

内耳耳蜗的感音作用是把传到耳蜗的机械振动转变为听神经的神经冲动，即将机械能转换为生物电能。在这一转变过程中，耳蜗基底膜的振动起着关键作用。

图 12-7 耳蜗管的横截面图

当声波振动通过听骨链到达前庭窗膜时,如镫骨的运动方向是压向前庭窗膜的,就会引起前庭窗膜内移,前庭膜和基底膜将下移,鼓阶的外淋巴压迫蜗窗膜外移;相反,当前庭窗膜外移时,则整个耳蜗内淋巴和膜性结构均作反方向的移动,如此反复,便形成了基底膜的振动。在基底膜振动时,基底膜与盖膜之间的相对位置也会随之发生相应的变化,于是使毛细胞受到刺激而引起生物电变化。

行波学说认为基底膜的振动最先发生在蜗底,随后以类似波浪的方式向蜗顶传播。不同频率的声波,行波传播距离和最大振幅出现的部位不同,声波频率越高,行波传播越近,最大振幅出现的部位越靠近耳蜗底部;声波频率越低,行波传播越远,最大振幅出现的部位越靠近耳蜗顶部。即耳蜗的底部感受高频声波,耳蜗的顶部感受低频声波。

第四节 前庭觉器官

前庭器官在结构上属于内耳迷路的一部分,包括椭圆囊、球囊和三个半规管。它们是前庭觉的感受器,感受人体自身姿势、运动状态和头部空间位置,在保持身体平衡和维持正常姿势中起重要作用。

一、椭圆囊和球囊的功能

内耳的椭圆囊和球囊的感受细胞为毛细胞。其主要功能是感受直线变速运动和头部空间位置的改变,使人体产生相应的运动觉和位置觉,并引起相应的躯体和内脏功能反射,以维持机体姿势和身体平衡。

二、半规管的功能

半规管由三个互相垂直的半环形管道组成,分别代表空间的三个平面。感受器为壶腹嵴,其主要功能是感受空间任何方向的正负角加速度,即感受身体或头部作旋转变速运动,使人体产生旋转感觉,以及引起眼球震颤、躯体、四肢骨骼肌紧张性的改变,以调整姿势,维持身体平衡。大脑正是根据两侧三对半规管传入的信号差别来判断旋转方向和旋转状态的。

三、前庭反应和眼震颤

(一)前庭反应

前庭器官的传入冲动,除引起运动和位置觉外,还能引起各种不同的骨骼肌和自主神经功能的改变,这些现象称为前庭反应。前庭反应包括前庭器官的姿势调节反射、眼震颤和前庭自主神经反应,如人乘车而车突然加速时,会有背肌紧张加强而后仰的现象,这就是姿势反射,其作用是缓冲外部运动变化,以维持躯体姿势和保持身体平衡。另外,若前庭器官功能过敏或受过强、过长刺激时,会引起心率加快、血压下降、出汗、恶心、呕吐、眩晕和皮肤苍白等症状,称前庭自主神经性反应,如晕车、晕船等。

(二)眼震颤

人体做旋转运动,引起眼球发生不随意的特殊的往返运动,称为眼震颤。其主要是由半规管受刺激所引起。临床上常通过检查眼震颤来判断前庭器官的功能状态。

知识链接

招飞中大名鼎鼎的"转椅"试验

旋转双重试验检查是前庭功能的检查方法之一。各半规管检查时间间隔为5s。

(1)水平半规管检查方法:受检者闭眼,头前倾30°,以2s一圈的速度将转椅顺时针旋转,旋转五圈后突然停止,嘱其立即向前弯腰至90°,5s后睁眼并迅速抬头坐正。

(2)后垂直半规管检查方法:受检者闭眼,头向右肩倾斜90°,以2s一圈的速度将转椅逆时针旋转,旋转五圈后突然停止,5s后睁眼并迅速将头摆正。

(3)上垂直半规管检查方法:受检者闭眼,低头和弯腰至120°,以2s一圈的速度将转椅顺时针旋转,旋转五圈后突然停止,5s后睁眼并迅速抬头坐正。

各半规管检查评定等级具体如下。

0度:无不良反应。

1度:轻微头晕、恶心、面色苍白、微汗等且恢复快。

2度:头晕、恶心、颜面苍白、打呃、出汗等。

3度:明显头晕、恶心、呕吐、颜面苍白、大汗淋漓、肢体震颤、精神萎靡等。

延迟反应:检查后经一段时间才出现的前庭神经反应,重者食欲不振、卧床不起等。

本章小结

一、本章提要

通过本节学习，需要同学们了解视觉器官和听觉器官的功能。具体包括以下内容：

1. 掌握折光异常的种类和矫正方法，两种感光细胞功能的区分，视力、视野的概念，视觉感受器和听觉感受器的名称和所在部位，近点的概念。

2. 熟悉折光系统的构成，眼视近物的调节方法，声波传导途径，学会做视觉和听觉功能的相关测试，并会用理论知识来解释测试结果。

3. 了解感受器的一般生理特性，视觉器官和听觉器官的适宜刺激。

二、本章重、难点

1. 重点

折光异常的种类和矫正方法，视力和视野的概念。

2. 难点

眼视近物时的调节方法。

课后习题

一、名词解释

1. 视力 2. 视野 3. 近点

二、填空题

1. 感受器的一般生理特性有_____、_____、_____和_____。
2. 视近物时，眼的调节主要包括_____、_____和_____。
3. 近视眼多数是由于眼球前后径_____，或折光系统的折光能力_____，来自远处的平行光线聚焦在视网膜之_____，需佩戴_____矫正。
4. 远视眼多数是由于眼球前后径_____，或折光系统的折光能力_____，来自远处的平行光线聚焦在视网膜之_____，需佩戴_____矫正。
5. 视觉感受器是两种感光细胞，包括_____和_____，位于_____上。
6. 听觉感受器是_____，位于_____。
7. 视锥细胞分布在视网膜的_____部，感受_____光刺激，能够分辨物体的_____和_____。
8. 视杆细胞分布在视网膜的_____部，感受_____光刺激，能够分辨物体的_____和_____。
9. 声波传入内耳的途径是_____和_____，正常听觉产生主要是通过_____实现的。

三、选择题

1. 眼的折光系统不包括下列哪项（ ）
   A. 角膜　　　　　　　　B. 房水　　　　　　　　C. 晶状体
   D. 玻璃体　　　　　　　E. 视网膜

2. 眼的感光系统位于（ ）
   A. 角膜　　　　　　　　B. 房水　　　　　　　　C. 晶状体
   D. 玻璃体　　　　　　　E. 视网膜

3. 人眼近点表示（ ）
   A. 视力　　　　　　　　B. 眼的折光能力　　　　C. 眼的调节能力
   D. 眼的感光能力　　　　E. 视野

4. 老花眼的原因是（ ）
   A. 晶状体弹性变差　　　B. 眼球前后径过短　　　C. 视力疲劳
   D. 感光色素减少　　　　E. 缺少维生素 A

5. 夜盲症的产生原因是（ ）
   A. 缺乏维生素 A　　　　B. 缺乏维生素 B　　　　C. 缺乏维生素 C
   D. 缺乏维生素 D　　　　E. 缺乏维生素 E

6. 声音传入内耳的主要途径是（ ）
   A. 外耳—鼓膜—听骨链—蜗窗—内耳
   B. 外耳—鼓膜—听骨链—前庭窗—内耳
   C. 颅骨—内耳耳蜗
   D. 外耳—鼓膜—鼓室—咽鼓管
   E. 颅骨—中耳—内耳

7. 眼球经充分调节能看清的最近物体的点称为（ ）
   A. 焦点　　　　　　　　B. 远点　　　　　　　　C. 近点
   D. 节点　　　　　　　　E. 视野

8. 视紫红质的合成需要（ ）
   A. 维生素 A　　　　　　B. 维生素 B　　　　　　C. 维生素 C
   D. 维生素 D　　　　　　E. 维生素 E

9. 瞳孔对光反射中枢位于（ ）
   A. 延髓　　　　　　　　B. 脑桥　　　　　　　　C. 中脑
   D. 脊髓　　　　　　　　E. 大脑

10. 视远物时,平行光线聚焦于视网膜之前的眼为（ ）
    A. 近视眼　　　　　　　B. 远视眼　　　　　　　C. 散光
    D. 斜视眼　　　　　　　E. 正视

11. 眼的感光细胞位于（ ）
    A. 角膜　　　　　　　　B. 房水　　　　　　　　C. 晶状体

D. 视网膜　　　　　　　E. 巩膜

12. 视野范围最大的颜色是（　）

A. 白色　　　　　　B. 绿色　　　　　　　　　C. 黄色

D. 红色　　　　　　E. 黑色

四、问答题

1. 视近物时，眼的调节有哪些？
2. 眼的屈光不正主要有哪几种？简述其形成原因和矫正方法。

（张　进）

第十三章　神经系统的功能

学习目标

1. 掌握突触的概念、类型及突触传递的过程与特征,特异投射系统和非特异投射系统的概念与功能,大脑皮层的感觉功能代表区,内脏痛、牵涉痛的概念及不同内脏器官牵涉痛的部位,自主神经系统的结构和功能特点,自主神经系统的递质和受体。

2. 熟悉神经元和神经纤维,神经纤维兴奋传导的特征,中枢兴奋传递的特征,脊髓、脑干的感觉传导功能,脊髓、小脑、大脑皮层对躯体运动的调节和脑干对肌紧张的调节,牵张反射的概念、类型,小脑的功能,下丘脑对内脏活动的调节,去大脑僵直,脊休克,体表感觉区的部位及投射特征,条件反射,大脑皮层的语言中枢。

3. 了解兴奋性突触后电位和抑制性突触后电位、神经递质、基底神经节对躯体运动的调节。

神经系统是人体内最重要的调节系统。体内各系统和器官的功能活动都是在神经系统的直接或间接调控下完成的,通过神经系统的调节使机体适应复杂多变的内、外界环境,维持正常的生命活动。神经系统一般分为中枢神经系统和周围神经系统两大部分:前者是指脑和脊髓部分;后者则为脑和脊髓以外的部分。本章主要介绍中枢神经系统的生理功能。

第一节　神经系统功能活动的一般规律

神经系统主要由神经细胞(neurocyte)和神经胶质细胞(neuroglia)组成。神经细胞又称神经元(neuron),是神经系统的结构和功能单位,其总数在 1000 亿个以上。神经胶质细胞简称胶质细胞(glia),广泛分布于中枢和周围神经系统中,对神经系统结构的稳定性、神经元的营养、修复和再生等起重要作用。

一、神经元和神经胶质细胞

(一)神经元

1. 神经元的基本结构与功能

(1)神经元的基本结构:神经元的形状和大小不一,多数神经元由胞体和突起两部分组成(图 13-1)。胞体主要位于脑、脊髓、神经节以及某些器官的神经组织中,它是神经细胞代谢和营养的中心,并能够接受和整合传入的信息并发出指令。突起分树突与轴突两种。一个神经元可有一个或多个树突,但一般只有一个轴突(anon hillock)。轴突的起始部分称为始段。轴突细而长,可发出侧支,其末端分成许多分支,每个分支末梢部分膨大呈球形,称为突触小体

(synaptic knob),它与另一神经元相接触而形成突触(synaptic)。轴突和感觉神经元的长树突称为轴索,轴索外包以髓鞘或神经膜构成神经纤维(nerve fiber),有髓鞘者为有髓纤维,无髓鞘者为无髓纤维。神经纤维的末端称为神经末梢(nerve terminal)。

(2)神经元的基本功能:神经元的基本功能是接受刺激和传递信息,对刺激信号加以分析、整合或贮存,并将经整合的信息传出。一个神经元一般可分为以下几个部分:①胞体或树突是感受刺激,对刺激信号加以分析、整合或贮存的部位;②轴突始段是产生动作电位的部位;③轴突是传导神经冲动的部位;④突触小体是释放递质的部位。此外,有些神经元还能分泌激素,将神经信号转变为体液信号。

2. 神经纤维及其传导兴奋的特征

(1)神经纤维的分类:神经纤维常用的分类方法有以下两种:一种是根据传到速度的不同,将神经纤维分为 A、B、C 三类,又可进一步将 A 类纤维分为 $A_α$、$A_β$、$A_γ$ 和 $A_δ$,这种分类方法主要用于传出纤维;另一种分类方法是根据来源与直径不同,将神经纤维分为Ⅰ、

图 13-1 运动神经元结构与功能示意图

Ⅱ、Ⅲ和Ⅳ类,其中Ⅰ类又可区分为 I_a 和 I_b 两类,这种分类方法主要用于传入纤维。

(2)神经纤维传导兴奋的速度:神经纤维传导兴奋的速度受多种因素的影响。神经纤维越粗,传导速度越快;神经纤维直径与传导速度的关系大致是:

$$传导速度(m/s) \approx 直径(\mu m) \times 6$$

这里的直径指轴索和髓鞘一起的总直径。有髓鞘以跳跃方式传导兴奋,因而其传导速度远比无髓鞘神经纤维快。在一定范围内,传导速度与温度成正比,临床上使用的低温麻醉即依据此原理。神经传导速度的测定有助于诊断神经纤维的疾患和估计神经损伤的预后。

(3)神经纤维传递兴奋的特征:神经纤维传导兴奋的主要特征有:①生理完整性:指神经纤维只有在结构和功能两方面都保持完整时才能完成其正常传导兴奋的功能。如果神经纤维受损或因麻醉、低温等,其结构或功能的完整性即遭受破坏,其兴奋传导就会发生障碍。②绝缘性:一条神经干中含有许多条神经纤维,但各条神经纤维在传导兴奋时不会相互干扰,此即神经纤维的绝缘性,其生理意义在于保证神经调节的精确性。③双向性:在实验条件下,刺激神经纤维中任何一处引起的兴奋,可同时向神经纤维的两端传导。④相对不疲劳性:与突触传递比较,神经纤维具有长时间接受刺激而不疲劳,仍保持传导兴奋的能力。

(4)神经纤维的轴浆运输:神经元轴突内的胞浆称为轴浆,轴浆经常处于流动状态。这种通过神经元胞体和轴突之间的轴浆流动,而进行的物质运输和交换过程称为轴浆运输(axoplasmic transport)。轴浆运输对维持神经元的结构和功能的完整具有重要作用,如切断轴突不仅轴突远端部分发生变性,而且近端甚至胞体也将产生功能障碍。

轴浆运输有两种方向：①顺向运输。轴浆由胞体向轴突末梢方向流动，流动有快、慢两种速度。其中神经内分泌颗粒及囊泡、线粒体等有膜结构物质是通过快速顺向运输(250～00mm/d)；而微丝、微管以及轴浆中其他可溶性成分通过慢速顺向运输(1～2mm/d)。②逆向运输(retrograde transport)。轴浆由轴突末梢向胞体方向流动，逆向运输的速度约为快速顺向运输速度的一半(150～200mm/d)。逆向运输也是沿着微管由动力蛋白进行运输的。囊泡的再利用、轴突末梢胞吞某些物质，如神经生长因子、某些狂犬病毒、破伤风毒素等都是通过轴浆的逆向运输。神经元轴浆运输物质的速度和数量在发育及损伤时可以变化，但与神经元的电活动无关。

3. 神经的营养性作用

神经纤维能通过末梢经常释放的一些物质，调整被支配组织的代谢活动，持续地影响其组织结构和生理功能，这种作用称为神经的营养作用(neurotrophic action)。神经的营养性作用在神经被切断或损伤后发生的变性、坏死过程中可明显表现出来，它所支配的肌内糖原合成减少，蛋白质分解加速、肌肉逐渐萎缩。临床上脊髓灰质炎患者，受损的前角神经元丧失功能后，所支配的肌肉会发生明显的萎缩。

4. 神经营养因子

神经的营养性作用可使其支配组织维持正常的代谢和功能；反过来，神经元也需要其支配组织或其他组织的营养性支持。神经营养因子(neurotrophin, NT)是一种由神经所支配的组织(如肌肉)和星形胶质细胞产生的且为神经元生长与存活所必需的蛋白质分子。神经营养因子通常在神经末梢以受体介导式入胞的方式进入末梢，再经逆向轴浆运输抵达胞体，促进胞体合成有关的蛋白质，从而发挥其支持神经元生长、发育和功能完整性的作用。近年来发现，有些 NT 由神经元产生，经顺向轴浆运输到达神经末梢，对突触后神经元的形态和功能完整性起支持作用。

目前已经确定的 NT 有神经生长因子(NGF)、脑源性神经营养因子(BDNF)、神经营养因子 3(NT-3)和神经营养因子 4/5(NT-4/5)等。

此外，还发现有上皮生长因子(EGF)、血管源性生长因子(VEGF)，还有睫状神经节营养性因子(CNTF)、胶质细胞层神经营养性因子(GDNF)、白血病抑制因子(LIF)、胰岛素样生长因子(IGF-I)、转运生长因子(TGF)、成纤维细胞生长因子(FGF)和血小板源生长因子(PDGF)等，它们对神经元生长以及损伤后的恢复都有一定的作用。

(二)神经胶质细胞

神经胶质细胞(neuroglia cell)广泛分布于中枢和周围神经系统中。在中枢神经系统中，胶质细胞主要有星形胶质细胞、少突胶质细胞、小胶质细胞，其总数达到$(1～5)×10^{12}$个，为神经元的 10～50 倍。在外周神经系统的神经胶质细胞主要形成髓鞘的施万细胞和位于神经节中的卫星细胞等。

1. 胶质细胞的特征

与神经元相比，胶质细胞在形态和功能上有很大差异。神经胶质细胞也有突起，但无树突、轴突之分。它们与相邻细胞不构成突触样结构。神经胶质细胞膜对 K^+ 通透性很高，它们有着随细胞外液 K^+ 浓度改变而改变的膜电位，但绝不产生动作电位。在星形胶质细胞上还存在多种神经递质的受体。此外,胶质细胞具有终身分裂增殖能力。

2. 神经胶质细胞的功能

(1) 支持、绝缘、屏障作用:在中枢神经系统内大量的神经胶质细胞充填于神经元及其突起之间的空隙内,为神经元提供一定的支持作用。尤其是星形胶质细胞的长突,不仅可在脑和脊髓中交织成网或互相连接构成支架,支持神经元的胞体和纤维,而且可在神经元与其他组织相邻界面之间形成鞘或界膜。神经胶质细胞还可分隔神经元,起隔离、绝缘作用。少突胶质细胞和施万细胞还可形成有髓神经纤维的髓鞘,防止神经冲动传导时电流的扩散,使神经元活动互不干扰。此外,神经胶质细胞参与血-脑屏障(blood-brain barrier,BBB)的组成。

(2) 修复、再生作用:当神经元因为疾病、缺氧或损伤而发生变性时,小胶质细胞能转变成巨噬细胞。这些巨噬细胞也可来自血液中的单核细胞,共同参与变性、坏死神经元的组织碎片的清除。清除碎片后留下的缺损由胶质细胞,特别是星形胶质细胞的增生来充填,从而起到修复和再生作用。如果胶质细胞增生过强,可形成脑瘤。在周围神经再生过程中,轴突必须沿着施万细胞构成的索道生长。

(3) 代谢、营养作用:星形胶质细胞的长突终止于毛细血管,其余突起穿行在神经元之间,提示它可能对神经元的营养物质的运输供应以及代谢产物的排除有关。星形胶质细胞还能产生神经营养性因子,用来维持神经元的生长、发育及其正常功能。近年来还发现神经胶质细胞还参与神经递质的代谢,如星形胶质细胞内的谷氨酰胺合成酶可将摄取的谷氨酸和 GABA 合成谷氨酰胺,然后再转运到神经元作为递质的合成原料。

(4) 维持内环境的稳定:星形胶质细胞膜对 K^+ 有较高的通透性,并且其质膜存在钠-钾泵。在神经元电活动引起细胞外液 K^+ 浓度升高时,星形胶质细胞通过开放钾通道和加强钠-钾泵作用,使集聚在胞外 K^+ 进入胞内,再通过缝隙连接(gap junction)迅速扩散,降低胞内 K^+ 浓度,维持细胞内外 K^+ 的平衡,避免细胞外液 K^+ 浓度过高对神经元正常活动的干扰,维持了内环境的稳定。当脑损伤造成神经胶质细胞过度增生时,会使胶质细胞泵钾能力的减弱,胞外高 K^+ 将导致神经元去极化,兴奋性增高,形成局部癫痫病灶。

(5) 合成、分泌活性物质:星形胶质细胞能摄取神经元释放的某些物质,如谷氨酸和 γ-氨基丁酸,再转变成谷氨酰胺而转运到神经元内,从而消除这类递质对神经元的持续作用,同时也为氨基酸递质的合成提供前提物质。此外,星形胶质细胞还能合成分泌多种生物活性物质,如血管紧张素(angiotensin)、神经生长因子(NGF)、胰岛素样生长因子(IGF)、细胞因子白介素-1(IL-1)、IL-3、IL-6、γ-干扰素(γ-interferon)以及其他细胞外基质(extracellular matrix,ECM)等;施万细胞可分泌 NGF、神经营养因子(NF-3、NF-4/5)和 ECM。这些生理活性物质对维持神经元的生长、存活以及发挥正常功能都有重要作用。

二、神经元之间的信息传递

神经系统的功能需要许多神经元的参与,神经元之间虽然没有原生质的直接相连,但它们在功能上却存在着密切的联系,即一个神经元的兴奋可以传递给另一个神经元,这种神经元之间信息传递十分常见。正是神经元之间的这种相互作用,才能完成神经系统的各项功能。神经元之间的相互作用方式有多种,其中以化学性的突触(chemical synapse)传递为主,化学性突触是指突触处信息传递通过化学递质中介的。化学性突触包括经典突触和非定向突触。

(一)经典突触

一个神经元的轴突末梢与其他神经元的突起或胞体相接触,并进行兴奋或抑制传递,这个相邻的特化连接部位称为突触(synapse)。突触数量巨大,一个神经元平均可形成达2000个突触结构,脊髓的运动神经元甚至可多达10000个,其40%的胞体和75%的树突被突触覆盖。突触与神经元数量之比约为40000:1。

1. 突触的结构

一个神经元的轴突末梢分成许多分支,每个分支的末端膨大呈球状,称为突触小体(synaptic knob),突触小体贴附在突触后神经元的胞体或突起的表面形成突触。一个神经元表面可以有多达数千个突触。经典突触由突触前膜、突触后膜和突触间隙三部分组成(图13-2),轴突末梢的轴突膜称为突触前膜,与突触前膜相对的胞体或突起的膜为突触后膜,前膜和后膜之间是一个约20~40nm的间隙,称为突触间隙(synaptic cleft)。在突触前膜内侧有致密突起,它和网格形成囊泡栅栏,其间隙正好容纳一个囊泡,这种栅栏结构有引导囊泡前移与前膜接触,促进囊泡内递质释放的作用。在突触小体的轴浆内含有较丰富的线粒体和突触小泡(synaptic vesicle)。突触小泡直径约为20~80nm,内含高浓度的神经递质。不同突触含不同类型的囊泡且囊泡内所含递质也不尽相同,从而构成了人体内极为复杂的突触传递,有利于完成神经元间复杂的信息传递和交换。

根据突触连接的部位经典突触可分为轴-体突触、轴-轴突触、轴-树突触三类(图13-3),但是最常见的是轴-树突触,是一个神经元的轴突末梢与后继神经元的树突发生功能性的连接。轴-轴突触多见于感觉通路,是一个神经元的轴突末梢与后继神经元的轴突发生功能性的连接。

图13-2 突触结构模式图

图13-3 经典突触分类示意图
A.轴-体突触;B.轴-轴突触;C.轴-树突触

2. 突触传递

突触传递(synapse transmission)是一个电-化学-电过程,即先有突触前神经元兴奋产生动作电位并传导至轴突末梢,引起轴突末梢化学性递质的释放,最终引起突触后神经元的生物电变化,与神经-肌肉接头处的传递过程相似。整个过程可以分为突触前和突触后阶段。

(1)突触前阶段:当突触前神经元兴奋,冲动到达神经末梢时,突触前膜去极化并使电压门控通道开放,细胞外液中的 Ca^{2+} 顺着浓度梯度进入突触小体。小体内 Ca^{2+} 浓度的升高一方面降低轴浆的黏度,有利于突触小泡向突触前膜移动,另一方面可以消除突触前膜上的负电荷,有利于突触小泡与前膜的接触、融合和破裂,最终使神经递质呈量子式释放到突触间隙。释放的神经递质通过物理弥散到达突触后膜。

(2)突触后阶段(postsynaptic stage):神经递质通过弥散与突触后膜上相应的受体特异性的结合,改变了突触后膜对 Na^+、K^+、Cl^- 的通透性,使突触后膜产生相应的局部电变化,称为突触后电位(postsynaptic potential)。根据突触后电位发生的是去极化或超极化,可将突触后电位分为兴奋性突触后电位(excitatory postsynaptic potential,EPSP)和抑制性突触后电位(inhibitory postsynaptic potential,IPSP)。①兴奋性突触后电位:突触前神经元轴突末梢释放的是兴奋性递质,该递质与突触后膜上相应的受体结合后,提高后膜对 Na^+、K^+ 等离子的通透性,尤其是 Na^+,从而导致突触后膜的去极化,使该突触后神经元的兴奋性升高,产生兴奋性突触后电位,EPSP 经过总和达到阈电位水平,引起突触后神经元产生动作电位(图 13-4);②抑制性突触后电位:突触前神经元轴突末梢释放的是抑制性递质,此递质与突触后膜上相应的受体结合后提高了膜对 Cl^-、K^+ 等离子的通透性,尤其是 Cl^-,从而导致突触后膜的超极化,使该突触后神经元的兴奋性降低,产生抑制性突触后电位(图 13-5)。IPSP 降低了突触后膜的兴奋性,IPSP 也可以总和,进一步阻止突触后神经元发生兴奋,呈现抑制效应(表 13-1)。神经递质在发挥其各自的生理作用后,通过灭活酶机制或通过突触前膜再摄取机制终止其活动,以保证突触传递的灵活性。

图 13-4 兴奋性突触后电位产生机制示意图
A.电位变化;B.突触传递

任何一个神经元会同时接受许多兴奋性与抑制性突触的影响,既产生 EPSP 又产生

IPSP。因此,某一时间突触后膜的电位状态实际上是 EPSP 和 IPSP 的代数和,如果是 EPSP 占优势,而且总和后能达到阈电位水平,突触后神经元就呈现兴奋状态,如果是 IPSP 占优势,突触后神经元就呈现抑制状态。

图 13-5　抑制性突触后电位产生机制示意图
A. 电位变化;B. 突触传递

表 13-1　兴奋性突触后电位与抑制性突触后电位比较

	兴奋性突触后电位	抑制性突触后电位
突触前膜释放递质性质	兴奋性递质	抑制性递质
突触前膜释放的递质	Na^+、K^+	Cl^-、K^+
突触后膜的效应	去极化	超极化

3. 突触传递的特征

(1) 单向传递:单向传递即兴奋只能向一个方向传播,由于突触结构和功能的特点,只有突触前膜释放递质,突触后膜才有相应的受体,因此,神经冲动通过突触传递只能从突触前神经元向突触后神经元方向传播,而不能逆传。

(2) 突触延搁:因绝大多数的突触传递都是经过电-化学-电的形式进行的,因而消耗时间较长,故这种现象称为突触延搁或中枢延搁。突触延搁主要消耗在突触前膜递质释放,递质弥散及发挥作用的过程。兴奋通过一个突触至少需要 0.5ms,相当于 EPSP 产生的潜伏期。要确定一个特定反射回路是单突触还是多突触,只要测定此反射的反射时间(reflex time),用反射时间减去兴奋传入和传出时间,就是兴奋在中枢传递时间,即中枢延搁的时间。显然反射过程中通过的突触越多,中枢延搁所消耗的时间就越长,也就是潜伏期越长。

(3) 总和与阻塞:在兴奋性突触传递时,一次冲动所引起的 EPSP 不足以使突触后神经元产生动作电位。如果在前一次冲动所引起的 EPSP 消失前,紧接着又来第二及多次冲动,则所产生的 EPSP 会和前面的 EPSP 叠加。叠加后的 EPSP 一旦达到阈电位水平就使突触后神经元产生动作电位。这种由时间前后产生的电位相加现象称为时间总和(temporal summation)。如果一个突触后神经元同时或几乎同时接受不同轴突末梢传来的冲动,则在此神经元不同部位产生的 EPSP 叠加起来的现象称为空间总和(spatial summation)。IPSP 也可以产生类似的时间总和与空间总和。神经冲动在神经元网络中传播,还会产生阻塞(occlusion)现象。阻塞现象既包括在某一神经元上的抑制性突触总和作用大于兴奋性突触的总和,使此神经元暂时不能兴奋,也包括同时刺激两个神经元的效应比单独刺激各个神经元的效应减弱现象。

(4)后放:在反射活动中,当刺激停止后,传出神经元仍可在一定时间内继续发放神经冲动,这种现象称为后放(after discharge)。产生后放(after discharge)的主要原因之一是中枢内存在中间神经元的环状联系;也有效应器发生反应时,效应器内的感受器受到刺激而兴奋,冲动经过传入神经到达中枢,这种继发性的传入冲动的反馈也是产生后放的原因。

(5)对内环境变化的敏感性和易疲劳性:在反射活动中,突触部位最容易受到内环境变化的影响,例如缺氧、CO_2 分压增高、pH 值变化、麻醉剂等因素均可作用于突触,改变其兴奋性,从而影响突触部位的兴奋传递。作用于神经系统的不少药物,它们的作用环节就是突触部位。突触部位也是最容易发生疲劳的环节。

(6)兴奋节律的改变:在反射活动中,传出神经元的放电频率和传入神经元的放电频率不同,提示兴奋通过中枢的突触传递,兴奋节律发生了改变。这是因为传出神经元的放电频率不仅取决于传入神经元的冲动频率,而且与其本身及中间神经元的功能状态有密切关系。

(二)非定向突触

除经典突触外,在神经元之间还存在另一种突触。这类神经元的轴突末梢有许多分支,而分支上布满许多含有生物活性物质囊泡的称为曲张体的串珠状膨大结构,称为曲张体(varicosity)(图 13-6)。曲张体并不与突触后成分直接接触,而是位于它们的近旁,称为非定向突触。当该神经元兴奋时,神经冲动到达轴突末梢,使曲张体内囊泡释放生物活性物质。这些化学物质通过扩散到达邻近的靶细胞,与靶细胞膜上的受体结合而产生一定生理效应。与化学性的突触传递相比,非定向突触传递有如下特点:①没有经典的突触前、后膜的特化结构;②一个曲张体可作用于多个靶细胞,不存在经典化学性的突触那样一对一关系;③化学递质弥散距离远,因此传递时间长;④化学递质有无效应取决于靶细胞膜上有无相应的受体。

(三)电突触传递

电突触传递(electric synapse transmission)与上述的经典的化学性突触传递和非定向突触有本质上的差别,它不属于化学性传递,它是一种电传递(标 13-2)。电突触的结构基础是缝隙连接(gap junction)。这里突触前、后膜紧密接触,两层膜之间只有 2~3nm,膜两侧细胞质内无突触小泡存在。缝隙连接处的膜两侧由类似桥状结构的水相通道蛋白连接组成,允许带电离子和直径小于 1nm 的分子通过。由于电突触无突触前、后膜之分,因此它的传递是双向的;又因为这是种低电阻通道,局部电流可以迅速通过,因而传递速度很快,几乎不存在潜伏期。电突触存在于树突-树突、胞体-胞体、轴突-树突、轴突-胞体之间;电突触的功能可能是促

图 13-6 非定向突触传递模式图

进不同神经元产生同步性活动。

表 13-2 电突触和化学性突触的比较

项目	电突触	化学性突触
前后膜间隙	窄 2~3nm	宽 20nm~40nm
传导介质	电	神经递质
传导方向	双向	单向：由前膜至后膜
传导速度	快	慢，有延迟

三、神经递质

（一）神经递质

神经递质（neuromodulator）是指由神经合成，突触前末梢释放，能特异性作用于突触后膜受体，并产生突触后电位的信息传递物质。目前所知的神经递质已有 100 多种，根据存在部位的不同，可将其分为外周神经递质和中枢神经递质。神经递质的分类见表 13-3。

表 13-3　哺乳动物神经递质的分类

分类	主要成员
胆碱类	乙酰胆碱
胺类	多巴胺、去甲肾上腺素、肾上腺素、5-羟色胺、组胺
氨基酸类	谷氨酸、门冬氨酸、甘氨酸、γ-氨基丁酸
肽类	P 物质和其他速激肽＊、阿片肽＊、下丘脑调节肽＊、血管升压素、催产素、脑-肠肽＊、心房钠尿肽、降钙素基因相关肽、神经肽 Y 等
嘌呤类	腺苷、ATP
气体类	氧化亚氮、一氧化碳
脂类	花生四烯酸及其衍生物（前列腺素等）＊、神经活性类固醇＊

注：＊为一类物质的总称

1. 递质的鉴定

一般认为神经递质应符合或基本符合以下条件。①存在：在突触前神经元内存在具有合成递质的前体物质和合成酶系统。②释放：递质存储于突触小泡内，当神经冲动到达时，小泡内递质释放到突触间隙。③效应：突触前神经元兴奋所释放的递质能与突触后膜上的受体结合，产生某种生理效应，而用递质的拟似剂或受体阻断剂可产生加强或阻滞递质的效应。④灭活：存在递质灭活酶或摄取回收机制。

2. 调质的概念

调质或神经调质（neuromodulator）是指除递质外，神经元合成和释放另一类与递质不同的化学物质，它们在神经元之间不起直接的信息传递作用，而是增强或削弱递质的信息传递作用。神经调质所发挥的这样一种作用称为调制作用（modulation）。神经调质一般为肽类物质。因为调质是从递质中派生出来的概念，不少情况下，递质包含着调质；另外有些递质在某些情况下又发挥着调质的作用。因此，二者之间并无十分明显的界限。

3. 递质共存现象

两种或两种以上递质（包括调质）共存于同一神经元内，这种现象称为递质共存（neurotransmitter co-existence）。递质共存的意义在于协调某些生理活动。如支配猫唾液腺的副交感神经末梢内存在 ACh 和血管活性肠肽（VIP），ACh 引起唾液腺分泌，而 VIP 可增加唾液腺的血液供应以及提高唾液腺上 ACh 受体的亲和力，从而增强 ACh 分泌唾液作用。

4. 递质代谢

递质的代谢是指递质的生物合成、贮存、释放、灭活和再摄取等过程，递质代谢过程的障碍常可产生神经冲动传导功能的紊乱，而用药物来干预递质代谢过程又可对临床疾病产生治疗作用。因此，了解递质代谢过程有重要的实际意义。

（二）受体

神经递质受体（receptor）是指突触后膜或神经元支配的效应器细胞膜上能与某些化学物质（如递质、调质、激素等）特异结合才能完成信息传递，产生生理效应。能与受体发生特异性结合并能产生生物效应的化学物质称为激动剂（agonist），只发生特异性结合，但不产生生物效应的化学物质称为拮抗剂(antagonist),两者统称为配体(ligand)。受体与配体的结合具有以下三个特点。①特异性:一定的受体只能与特定的配体结合,才能产生特定的生物效应。这种特异性并非绝对的,而是相对的。②饱和性:由于分布在细胞膜上受体数量有限,因此能结合配体的数量也是有限的,这称为饱和性。③可逆性:配体与受体的结合是可逆的,两者可以结合,也可以解离,但不同配体的解离常数差别较大,有些拮抗剂与受体结合很难解离,几乎为不可逆结合。

1. 受体的亚型

目前所知每一种受体都有多种亚型(subtype)。如 NA 受体可分为 α 受体和 β 受体,α 受体又可分为 $α_1$ 和 $α_2$,β 受体又可分为 $β_1$ 和 $β_2$。受体亚型存在提供了多种选择性结合以及产生多样化作用的可能。

2. 突触前受体

大多数受体存在于突触后膜,但还是有部分受体存在于突触前膜。存在于突触前膜上的受体称为突触前受体(presynaptic receptor),它们与配体结合后,多数产生抑制突触前递质的进一步释放,因此对递质释放起负反馈控制作用。如释放的 NA 作用于 $α_2$ 受体可抑制 NA 的进一步排放。

3. 受体的作用机制

受体与递质发生特异性结合后被激活,然后通过一定的跨膜信号转导途径,使突触后神经元活动改变或效应器细胞产生效应。根据的跨膜信号转导的不同途径递质受体大致可分成离子通道受体和 G-蛋白耦联受体两大家族。

4. 脱敏

受体较长时间暴露于配体时,大多数受体会失去反应性,即产生脱敏现象。脱敏可分为同源脱敏(homologous desesitization)和异源脱敏(heterologous desesitization)。同源脱敏是指仅仅丧失对特殊配体的反应性,而继续保持对其他配体的反应性;异源脱敏则对其他配体的反应性也丧失了。

(三)主要的神经递质

神经递质有很多,按照其存在部位不同,可以分为外周神经递质和中枢神经递质两大类。

1. 外周神经递质

外周神经递质主要有乙酰胆碱(acetylcholine,ACh)和去甲肾上腺素(norepinephrine,NE),其产生部位和生理作用将在本章第四节自主神经系统中介绍。

此外,近年来发现一些外周神经能释放嘌呤类和肽类递质,如三磷酸腺苷、血管活性肠肽等,它们主要存在于胃肠道。这类神经元的胞体位于胃肠道壁内神经丛中,接受副交感神经节前纤维支配,可引起胃肠平滑肌电位的变化和活动改变。

2. 中枢神经递质

现已确定为中枢神经递质的化学物质较多,主要有以下几类(表13-4)。

表 13-4 中枢神经递质

名称	主要分布部位	功能特点
乙酰胆碱	脊髓、脑干网状结构、丘脑、边缘系统	与感觉、运动、学习记忆等活动有关
单胺类		
去甲肾上腺素	低位脑干网状结构	与觉醒、睡眠和情绪活动等有关
多巴胺	多沿黑质-纹状体投射系统分布	为锥体外系的重要递质
5-羟色胺	主要分布于中缝核	与镇痛、睡眠、自主神经功能等活动有关
氨基酸类		
谷氨酸	大脑皮层和感觉传入系统	为兴奋性递质
γ-氨基丁酸	黑质、苍白球、下丘脑、小脑、大脑皮层	为抑制性递质
甘氨酸	脊髓	为抑制性递质
肽类		
下丘脑神经肽	下丘脑	调节自主神经等活动
阿片样肽	脑内	调节痛觉
胃肠肽	脑内	与摄食活动等有关

(1)乙酰胆碱：是最重要的中枢神经递质之一，分布很广。在脊髓前角运动神经元、丘脑后腹核的特异性投射神经元、脑干网状结构上行激动系统、纹状体和边缘系统的梨状区、杏仁核和海马等部位都有乙酰胆碱。一般认为是兴奋性递质，很少引起抑制效应，其功能与感觉、运动、学习和记忆等活动有关。

(2)单胺类：这类递质包括多巴胺、去甲肾上腺素和5-羟色胺等。多巴胺递质系统主要包括黑质-纹状体部分、中脑边缘系统和结节-漏斗部分。多巴胺主要由黑质合成，沿黑质-纹状体投射系统分布，在纹状体贮存，与躯体运动的调节有关。去甲肾上腺素递质系统主要位于中脑网状结构、脑桥的蓝斑和延髓网状结构的腹外侧部分，对调节觉醒、情绪活动、维持血压、内脏功能和神经内分泌功能起重要作用。5-羟色胺递质系统的胞体主要集中在低位脑干中缝核内，其上行纤维投射到纹状体、丘脑、下丘脑、边缘前脑和大脑皮层，下行纤维达脊髓胶质区、侧角和前角，与镇痛、睡眠、自主神经功能等活动有关。

(3)氨基酸类：有谷氨酸、γ-氨基丁酸(GABA)和甘氨酸等。谷氨酸分布广泛，是哺乳动物最主要的兴奋性递质，还参与神经发育、老化、突触发生及可塑性等许多生命过程。γ-氨基丁酸广泛存在于脑内，在皮层内尤其重要，有人估计脑内超过30%的突触是以γ-氨基丁酸作为神经递质传递信息的，有些神经元虽然不直接受控于γ-氨基丁酸，但它们的细胞膜上存在γ-氨基丁酸受体，因此γ-氨基丁酸几乎对所有的神经元都有抑制作用。甘氨酸广泛分布在中枢神经系统，以脊髓腹侧部含量最高，闰绍细胞释放的递质就是甘氨酸。

(4)肽类：肽类递质广泛分布于神经系统，种类繁多，包括下丘脑某些肽能神经元分泌的多肽类神经激素、脑内的阿片肽(内啡肽、脑啡肽、强啡肽)以及脑-肠肽等，现发现已达几十种。

四、神经元之间的联系方式

中枢神经体统的神经元依据其在反射弧中所处的位置不同,可分为传入神经元、中间神经元和传出神经元,其中以中间神经元数量最多,仅大脑皮层就有140亿。中枢神经元的联系方式十分复杂,主要联系方式有(图13-7):①辐散式,指一个神经元的轴突通过分支与许多神经元建立突触联系,这种联系方式有可能使一个神经元的兴奋引起许多神经元同时兴奋或抑制。传入神经元与其他神经元发生突触联系常采用这种方式。②聚合式,指一个神经元的胞体和树突可同时接受许多不同轴突来源的突触联系,这种方式可能使来自许多不同作用神经元的兴奋和抑制在同一神经元上发生整合效应。传出神经元接受不同轴突来源的突触联系常表现为聚合式。③链锁式,指神经元之间通过侧支依次连接,形成传递信息的链锁,在纵向和横向同时向外传递信息,中间神经元的联系多见,这种联系方式在空间上扩大了作用范围。④环路式,指一个神经元通过轴突侧支与中间神经元相连,中间神经元又反过来再与该神经元发生突触联系,构成闭合环路,称为环路式。这种联系方式可引起正反馈和负反馈,产生后发放或者使兴奋及时终止。

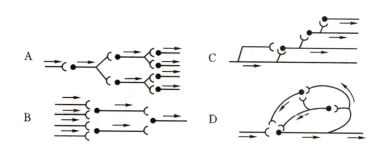

图13-7 中枢神经元的联系方式
A.辐散式;B.聚合式;C.链锁式;D.环式

在神经活动中,在中枢内既有兴奋活动也有抑制活动,二者相辅相成,从而使反射活动按一定次序和强度协调地进行。本章节主要介绍抑制活动,根据抑制发生的部位,可将中枢抑制分为突触后抑制和突触前抑制两类。

(一)突触后抑制

突触后抑制(postsynaptic inhibition)是指由于突触后神经元产生抑制性突触后电位而发生的抑制。此类抑制主要通过抑制性中间神经元来完成,分为传入侧支性抑制和回返性抑制两种。

1. 传入侧支性抑制

传入神经纤维在兴奋一个中枢神经元的同时,发出侧支兴奋一个抑制性中间神经元,进而引起另一个神经元抑制,这种现象称为传入侧支性抑制,又称交互抑制(图13-8A)。

2. 回返性抑制

兴奋从中枢发出后,通过反馈环路,再抑制原先发动兴奋的神经元及邻近的神经细胞,这种现象称为回返性抑制。如图13-8B所示,当脊髓前角运动神经元支配骨骼肌时,发出侧支兴奋一个抑制性中间神经元,即闰绍细胞,其轴突返回,抑制原先发放冲动的运动神经元的活动和脊髓前角中其他运动神经元。其意义在于使神经元的活动及时终止,也促使同一中枢内许多神经元之间的活动协调一致。

图13-8 两类突触后抑制示意图
A.传入侧支性抑制;B.回返性抑制。黑色星形细胞为抑制性中间神经元。(+)表示兴奋;(-)表示抑制

(二)突触前抑制

突触前抑制指通过改变突触前膜的活动而使突触后神经元兴奋活动减弱的现象。如图13-9所示,轴突A与轴突B构成轴-轴突触,轴突A的末梢又与运动神经元C构成轴-体突触。当刺激轴突A时,可引起运动神经元C出现10mV的兴奋性突触后电位;而仅有轴突B

图13-9 突触前抑制示意图
A.单独刺激轴突A引起的EPSP;B.单独刺激轴突B不引起突触后电位
C.先刺激轴突B,再刺激轴突A,引起的EPSP减小

纤维兴奋冲动传入时,不能引起该运动神经元有反应。但是,如果先使轴突 B 纤维兴奋后再刺激轴突 A,则轴突 A 纤维兴奋所引起运动神经元 C 只能产生 5mV 的兴奋性突触后电位,说明轴突 B 纤维的活动能抑制轴突 A 纤维的兴奋作用。突触前抑制的结构基础是轴-轴突触,发生的机制是轴突 B 末梢释放的递质使轴突 A 末梢去极化,也就是使跨膜静息电位减小,导致 A 产生的动作电位变小,它与神经元 C 之间的轴-体突触释放的递质也减少,从而使运动神经元 C 的兴奋突触后电位减小。突触前抑制在中枢神经系统内广泛存在,尤其多见于感觉传入途径中,对调节感觉传入活动有重要作用。

第二节　神经系统的感觉功能

体内外各种刺激,先由感受器感受,然后被转换成传入神经上的冲动,并通过特定的神经通路传向特定的中枢加以分析。因此,各种感觉都是由专门的感受器、特定的传入神经及中枢的特定部位共同活动而完成。

躯体感觉包括机械的、温度的(热和冷)、化学的和电磁感觉。生理学所指的躯体感觉也就是皮肤感觉。皮肤感觉一般是通过刺激皮肤及其附属的感受器而产生的各种感觉,包括触觉、压觉、温度觉和痛觉。

一、脊髓的感觉传导功能

脊髓是躯干、四肢和一些内脏器官感觉传入冲动经过的基本部位。这些纤维由后根进入脊髓后,分别组成浅感觉和深感觉两条传导通路,向高位中枢传导冲动。浅感觉包括痛觉、温度觉和轻触觉,传入纤维由后根的外侧部进入脊髓,在后角换元后发出纤维交叉到对侧,再经脊髓丘脑侧束(痛、温觉)和脊髓丘脑前束(轻触觉)上行抵达丘脑。深感觉包括本体感觉和深部压觉,传入纤维由后根的内侧部进入脊髓,在同侧后索上行抵达延髓薄束核和楔束核后换元,再发出纤维交叉到对侧,经内侧丘系到丘脑,躯体感觉传导见图 13-10。

外周的躯体感觉信息传导到中枢有两大系统:①轻触觉及主要由细纤维传导的温度觉和痛觉,它们在脊髓内传导路径是先交叉后上行;②由粗纤维传导的深感觉和本体觉,它们在脊髓内传导路径是先上行后交叉。因此,临床上的脊髓半横断的布朗-塞卡尔氏综合征(Brown-Sequard's Syndrome)患者表现浅感觉障碍发生在离断对侧的下方,深感觉障碍发生在离断同侧的下方。脊髓空洞症(syringomelia)患者因为较局限损害中央管前交叉的浅感觉传导路径,仅使相应节段双侧皮肤的痛、温觉发生障碍,而轻触觉基本不受影响,表现为痛、温度和触觉障碍的分离现象。

二、丘脑及其感觉投射系统

(一)丘脑的感觉功能

在大脑皮层不发达的动物,丘脑是感觉的最高级中枢;大脑皮层高度发达的人类,丘脑只是感觉传导的接替站,并进行感觉的整合和粗略分析。除嗅觉以外,人体其他所有感觉信息都要经过丘脑的中继,即感觉信息在这里进行加工、整合和粗略分析处理后再传导到大脑皮层。

图 13-10 躯体感觉传导路示意图

丘脑的核团大致划分为以下三大类。

1. 特异性感觉接替核

特异性感觉接替核(specific sensory relay nucleus)指接受感觉的投射纤维,经换元后进一步投射到大脑皮层特定区域的细胞群,包括腹后核的外侧与内侧部分、内侧膝状体、外侧膝状体等。它们是特定感觉冲动(嗅觉除外)传向大脑皮层的换元站。

2. 联络核

联络核(associated nucleus)指接受丘脑感觉接替核和其他皮层下中枢来的纤维,经过换元后投射到大脑皮层的某一特定区域的细胞群。包括丘脑前核、腹外侧核和丘脑枕等。它们是各种感觉通向大脑皮层的联系和协调部位。

3. 非特异投射核

非特异投射核(nonspecific thalamic nuclei)主要是髓板内核群,其一般不与大脑皮层直接联系,而是通过多突触的接替换元,弥散地投射到整个大脑皮层。

(二)感觉投射系统

各种躯体感觉通路(嗅觉除外)主要在丘脑转换神经元,然后再向大脑皮层投射。根据其投射特征不同,由丘脑到大脑皮层的感觉投射系统,可分为特异性投射系统和非特异性投射系统两大系统(图 13-11)。

1. 特异投射系统

特异投射系统(specific projection system)指丘脑的特异感受接替核及其投射到大脑皮层

图 13-11 感觉投射系统示意图
实线代表特异性投射系统,虚线代表非特异性投射系统

的传导束。除嗅觉外的各种经典感觉传导通路是由三级神经元构成的:第一级神经元位于脊髓神经节或脑神经节内;第二级神经元位于脊髓后角或脑干的神经核内;第三级神经元位于丘脑的感觉接替核内,其投射纤维主要终止于大脑皮层的第四层神经元。其具有点对点的投射关系,功能是引起大脑皮层产生特定感觉,并激发大脑皮层发出神经冲动。

2.非特异投射系统

非特异投射系统(nonspecific projection system)指丘脑的髓板内核群及其投射到大脑皮层的传导束。该投射系统经多次换元后,抵达丘脑的髓板内核群,弥散地投射到大脑皮层广泛区域。其特点是感觉传导投射系统不具有专一性,与皮层间不存在点对点的投射关系。功能是维持和改变大脑皮层的兴奋性,使机体保持觉醒状态。临床上这一系统受到损伤,可发生昏睡不醒。由于此系统是一个多次突触接替的上行系统,因此容易受到药物的作用而发生传导阻滞。如巴比妥类药物之所以能产生镇静催眠作用就是因为阻断了这个上行激动系统。一些全身性麻醉药的作用也可能是阻断了这个系统的冲动传导,抑制了大脑皮质的兴奋活动而产生麻醉的。特异性、非特异性投射系统比较见表 13-5。

表 13-5 特异性、非特异性投射系统比较

项 目	特异性投射系统	非特异性投射系统
传导途径	有专一传导途经	无专一传导途经
传入神经元	经较少(一般为三级)神经元接替	经过多个神经元接替
投射部位	大脑皮层特定区域	大脑皮层广泛区域
投射特点	点对点联系	无点对点联系
生理功能	产生特定感觉,激发大脑皮层发出传出冲动	维持和改变大脑皮层兴奋性,使大脑维持觉醒

知识链接

网状结构上行激动系统

19世纪末20世纪初的欧洲曾流行昏睡性脑炎,解剖发现中脑网状结构尤其是中脑导水管周围的中央灰质出现损害,因此推测中脑网状结构是维持觉醒状态的重要部位。此后的研究表明,电刺激中脑网状结构,可唤醒动物,出现觉醒状态的脑电波,若在中脑头端切断脑干网状结构,则引起类似睡眠的现象和相应的脑电波,提示脑干网状结构内存在上行起唤醒作用的功能系统,称为网状结构上行激动系统,其作用主要是通过丘脑非特异投射系统来完成。

三、大脑皮层的感觉分析功能

人类大脑皮层是产生感觉的最高级中枢,各种感觉的形成都是经过大脑皮层对传入信息进行分析综合而完成的。从丘脑后腹核携带的躯体感觉信息经特异投射系统投射到大脑皮层的特定区域,该区域称为躯体感觉代表区(somatic sensory area)。不同感觉在大脑皮层有不同的代表区(图13-12)。

图13-12 大脑皮层体表感觉区示意图

(一)体表感觉代表区

全身体表感觉在大脑皮层的投射区主要位于中央后回,称为第一体表感觉投射区。中央后回的感觉投射规律有:①交叉投射,即一侧体表感觉传入冲动投射到对侧大脑皮层,但头面部的感觉呈双侧性投射;②上下倒置投射,下肢代表区在顶部,上肢代表区在中间部,头面部代表区在底部,总的安排是倒置的,但头面部内部的安排仍然是正立的;③投射区大小与感觉灵敏程度呈正相关,感觉越灵敏的部位在中央后回的代表区也越大,反之,代表区小。

在人脑中央前回与岛叶之间还存在第二体表感觉区。其面积远比第一感觉区小,区内的投射是双侧性的,安排是正立而不倒置,定位较差。该区与痛觉有较密切的关系,它可能接受痛觉传入投射。但人类切除第二体表感觉区后,并不引起显著的感觉障碍。

(二)本体感觉代表区

本体感觉是指肌肉、关节的运动觉、位置觉,其代表区在中央前回,即运动区。其主要接受来自肌肉、关节等处的感觉信息,从而感知身体在空间的位置、姿势以及身体部分在运动中的状态。

(三)内脏感觉代表区

内脏感觉代表区位于第一、第二体表感觉区、运动辅助区和大脑边缘系统等部位,其投射区较小,分布范围较弥散,不集中。这可能是内脏感觉定位不够准确和性质模糊的原因之一。

(四)视觉区

枕叶皮层距状裂的上、下缘是视觉投射区域。左侧枕叶皮层接受左眼的颞侧视网膜和右眼的鼻侧视网膜的传入纤维投射,右侧枕叶皮层接受右眼的颞侧视网膜和左眼的鼻侧视网膜的传入纤维投射;视网膜上半部投射到距状裂的上缘,下半部投射到下缘;视网膜中央的黄斑区投射到距状裂的后部,视网膜周边区投射到距状裂的前部。视觉传导通路不同部位受损将引起不同视野缺损。

(五)听觉代表区

颞叶皮层的颞横回和颞上回是听觉投射区域,听觉投射是双侧性的,即一侧皮层代表区与双侧耳蜗感受功能有关。电刺激上述区域能导致受试者产生铃声或吹风样的主观感觉。

(六)嗅觉和味觉代表区

嗅觉投射区在边缘叶的前底部(包括梨状区皮层的前部、杏仁核的一部分等)。刺激这些相应的结构可以引起特殊的主观嗅觉。味觉投射区在中央后回头面部感觉投射区的下方。

四、痛觉

疼痛是机体受到伤害性刺激时,引起的一种复杂的生理心理现象。疼痛包括痛觉和痛反应两个成分。痛觉是伤害性刺激作用于伤害性感受器,再通过感觉传导通路,最终在大脑皮层产生的不愉快感觉。生理学上把刚能引起痛觉的最小刺激强度称为痛阈(pain threshold),能够耐受的最大刺激强度称为耐痛阈(pain tolerance threshold)。痛反应是个体对伤害性刺激的反应,主要表现为机体各种生理功能的变化。在临床上,疼痛又常是许多疾病的一种症状,因此,认识痛觉产生的原因及规律具有重要意义。本章节主要介绍痛觉。

(一)急性痛和慢性痛

急性痛(acute pain)是各种伤害性刺激作用于机体而产生的即时性疼痛,一旦伤害性刺激作用停止,疼痛也随之消失。急性疼痛一般由较少组织损伤甚至还没有产生损伤时引起的一种警示性的痛觉,其意义在于使机体及时排除此伤害性刺激的继续作用,以维持机体的完整和健康。所以,有人称其为生理性疼痛(physiological pain)。慢性痛(chronic pain)可以是急性痛的继续和发展,往往伴有持续的、明显的组织损伤或炎症等,这时伤害性刺激可能还存在,也可能已经消失。慢性痛均发生在病理条件下,故慢性痛又称病理性疼痛(pathological pain)。

(二)致痛物质和痛觉感受器

各种形式的伤害性刺激作用于组织细胞时,往往会引起一点程度的组织细胞损伤,而损伤细胞释放的能产生疼痛的化学物质称为致痛物质(algogenic substances)。常见的致痛物质有K^+、5-羟色胺、缓激肽(bradykinin)、组织胺及前列腺素(plostgladin,PG),这些致痛物质可直接激活伤害性感受器,从而激活痛感觉神经元,或使伤害性感受器敏感化。所以,致痛物质既参与疼痛的发生,也参与了疼痛的发展和疼痛过敏。

痛觉感受器是游离的神经末梢,广泛分布于皮肤、肌肉、关节和内脏等处。痛觉不需要特殊的适宜刺激,任何形式的刺激只要达到伤害程度都能产生痛觉。感受痛觉的游离神经末梢是一种化学感受器,各种伤害性刺激可引起组织释放内源性的致痛物质使游离神经末梢发生去极化,进而产生痛觉传入冲动,传入中枢引起痛觉。

(三)皮肤痛觉与传导通路

当伤害性刺激作用于皮肤时,可先后引起快痛和慢痛两种性质不同的痛觉。快痛是一种尖锐而定位明确的"刺痛",在刺激的瞬时很快发生,消除刺激后很快消失。传导快痛的主要是直径粗、有髓鞘的Aδ类纤维,其传导速度快,兴奋阈较低。慢痛是一种定位不清楚的"烧灼痛",在刺激后约0.5~1.0s才能被感觉到,痛感强烈并且难以忍受,撤除刺激后痛感仍然持续几秒钟,并常常伴有情绪反应及心血管和呼吸等方面的变化。传导慢痛的神经纤维主要是直径细、无髓鞘的C类纤维,其传导速度慢,兴奋阈较高。

(四)内脏痛的特征与牵涉痛

1. 内脏痛

内脏痛是临床上一种常见的症状。通常由胀、压等机械刺激,炎症和代谢产物等化学性刺激所引起,加之内脏中痛觉感受器稀少,故内脏痛的特点是疼痛缓慢、持久、定位不明确,对刺激分辨力也差。内脏痛特别容易引起不愉快的情绪反应,这可能是因为内脏痛的传入通路和引起恶心、呕吐及其他自主神经效应的通路之间有密切关系之故。内脏中感受痛刺激的神经末梢对机械切割或烧灼不敏感,但对机械牵拉、缺血、痉挛和炎症非常敏感。胃肠的痉挛、胆管或输尿管结石所致的强烈蠕动时,可引起剧烈的绞痛。

内脏通与皮肤痛相比具有以下特征:①疼痛缓慢、持续时间长、定位不明确、对刺激分辨能力差;②对切割、烧灼等刺激不敏感,但对机械性牵拉、缺血、痉挛和炎症等刺激敏感;③有明显的情绪反应,常伴有牵涉痛。

内脏痛也可以是由某些致痛物质(K^+、HCl、5-HT、组织胺和缓激肽等)作用于内脏中痛觉感受器,通过自主神经内传入纤维传入,沿着躯体感觉相同通路上行,也经脊髓丘脑束和感觉投射系统到达大脑皮层。

2. 牵涉痛

牵涉痛(referred pain)是指内脏疾病常引起体表一定部位发生疼痛或痛觉过敏的现象。出现牵涉痛的部位与真正产生疼痛的患病内脏器官有一定的解剖关系,例如:心肌缺血或梗死时,可发生心前区、左肩和左上臂的疼痛;胆囊病变时,牵涉到右肩区出现疼痛;阑尾炎时,常感上腹部或脐区有疼痛。牵涉痛的出现在临床上对诊断某些疾病有一定的价值。

表 13-6 常见内脏疾病牵涉痛的部位

患病器官	牵涉痛的部位
心脏	心前区、左上臂尺侧
胃、胰腺	左上腹、肩胛间
肝、胆囊	右肩胛
肾	腹股沟区
阑尾	上腹部、脐周
患病器官	牵涉痛的部位

第三节 神经系统对躯体运动的调节

躯体运动是指全身或局部骨骼肌的运动,是人类最基本的功能之一。人类和动物的躯体运动是在神经系统调节下,由骨骼肌收缩和舒张完成的。神经系统对躯体运动的调节是复杂的反射活动,由大脑皮质、皮层下核团、小脑、脑干下行系统及脊髓共同配合完成。骨骼肌一旦失去神经系统的支配,就会发生运动障碍。

一、脊髓对躯体运动的调节

(一)脊髓的运动神经元与运动单位

在脊髓前角存在大量支配骨骼肌运动的α运动神经元和γ运动神经元,它们末梢释放的递质都是乙酰胆碱。α运动神经元支配肌纤维,引起肌肉收缩,产生运动。由一个α运动神经元及其支配的全部肌纤维组成功能单位,称为运动单位(motor unit)。γ运动神经元支配骨骼肌的梭内肌纤维,它的兴奋性较高并具有持续的高频电活动,可调节肌梭对牵拉刺激的敏感性。

(二)屈肌反射与对侧伸肌反射

当肢体皮肤受到较弱伤害性刺激时,可反射性引起受刺激一侧肢体的屈肌收缩,肢体屈曲,这种反射称为屈肌反射(flexor reflex)。屈肌反射使肢体脱离伤害性刺激,具有保护性意义。当肢体皮肤受到较强伤害性刺激时,在同侧肢体屈曲的同时,还会出现对侧肢体伸直的反射活动,此称为对侧伸肌反射(crossed extensor reflex)。对侧伸肌反射是一种姿势反射,一侧肢体屈曲时,对侧肢体伸直可以支持体重,防止歪倒,这对于维持姿势保持平衡具有重要意义。

(三)牵张反射

当骨骼肌受到外力牵拉时,能反射性地引起受牵拉肌肉收缩的反射性活动,称为牵张反射(stretch reflex)。牵张反射有腱反射和肌紧张两种类型(表13-7)。

表13-7 牵张反射的类型

项目	腱反射	肌紧张
定义	快速牵拉肌腱时发生的牵张反射	缓慢、持续牵拉肌腱时发生的牵张反射
感受器	肌梭	肌梭
效应器	同一块肌肉的快肌纤维	慢肌纤维
突触接替	单突触反射	多突触反射
功能意义	同步收缩,主要表现在伸肌,同一关节的协同肌也同时兴奋,而拮抗肌受抑制。腱反射减弱或消退提示反射弧某一环节损害,腱反射亢进,提示高位中枢病变	对抗重力牵拉,维持直立姿势而作的同一块肌肉不同运动单位交替收缩,是姿势反射的基础

1. 腱反射

快速牵拉肌腱时发生的牵张反射称为腱反射(tendon reflex),又称为位相性牵张反射,它表现为被牵拉肌肉迅速而明显的缩短。例如,当膝关节半屈曲时,叩击股四头肌肌腱,可使股四头肌因受牵拉而发生快速的反射性收缩,称为膝跳反射。腱反射的反射时很短,约0.7ms,只够一次突触传递产生的时间延搁,是单突触反射。它的中枢常只涉及1~2个脊髓节段,反应的范围仅限于受牵拉的肌肉。正常情况下腱反射受上位脑的下行控制,临床上常采用检查腱反射的方法了解神经系统的某些功能状态,如腱反射亢进常提示上位脑受损,腱反射减弱,常提示该反射弧的某个部分有损伤。

2. 肌紧张

缓慢而持续地牵拉肌腱所引起的牵张反射称为肌紧张(muscle tonus),又称为紧张性牵张反射,它表现为受牵拉的肌肉轻度而持续地收缩,使肌肉维持一定的张力。肌紧张是由肌肉中的肌纤维轮流收缩产生的,所以不易发生疲劳,产生的收缩力量也不大,不会引起躯体明显的位移。肌紧张的反射弧与腱反射相似,但它的中枢为多突触接替,属于多突触反射。肌紧张是维持躯体姿势的最基本的反射活动,也是其他姿势反射的基础。肌紧张反射弧的任何部分受到破坏,即可出现肌张力的减弱或消失,表现为肌肉松弛,身体的正常姿势则无法维持。

(四)脊休克

当脊髓与高位中枢突然离断后,断面以下的脊髓会暂时丧失反射活动能力而进入无反应的状态,这种现象称为脊休克(spinal shock)。其主要表现为:躯体运动和内脏反射活动消失、骨骼肌紧张性下降、外周血管扩张、血压下降、出汗被抑制、粪尿潴留等。脊休克是暂时的,之后一些以脊髓为反射中枢的反射活动可逐渐恢复,恢复的速度与动物的种类及脊髓反射对高位中枢的依赖程度有关。低等动物如蛙在脊髓离断后数分钟内即恢复,犬需数天,而人类恢复最慢,需数周至数月。反射恢复的过程中,首先恢复的是一些比较简单、原始的屈反射和腱反射,而后才是较复杂的对侧伸肌反射及一定程度的排尿、排便等内脏反射活动。脊休克的产生,并不是由脊髓切断的损伤刺激引起的,而是由于离断面以下的脊髓突然失去高位中枢的调控进入了无反应状态。这说明脊髓能完成某些简单的反射活动,是最基本的躯体运动中枢;正常情况下,脊髓的功能是在高级中枢调控下进行,并且动物进化越高级,反射活动越复杂,则脊髓对高位中枢的依赖程度也就越大。

二、脑干对肌紧张的调节

脑干对肌紧张有重要调节作用。用电刺激动物脑干网状结构发现两个区,即加强肌紧张的易化区和抑制肌紧张的抑制区。

(一)脑干网状结构易化区

脑干网状结构易化区的范围较广,包括延髓网状结构的背外侧部分、脑桥的被盖、中脑的中央灰质及被盖。下丘脑和丘脑中线核群对肌紧张也有易化作用,因此也包含在易化区的概念之内(图 13-13)。此外,延髓的前庭核、小脑前叶两侧部也协同易化区参与对肌紧张的易化作用。

动物实验发现,脑干网状结构易化区有自发放电现象,这种现象与进入脑干网状结构的感觉信息有关。

图 13-13 猫脑干网状结构下行抑制和易化系统示意图
1—网状结构易化区;2—延髓前庭核;3—网状结构抑制区;4—大脑皮质;5—尾状核;6—小脑
+表示易化区;-表示抑制区

(二)脑干网状结构抑制区

脑干网状结构抑制区位于延髓网状结构的腹内侧部,面积较小(图 13-13)。大脑皮层运动区、纹状体、小脑前叶蚓部等处抑制肌紧张的作用是通过加强脑干网状结构抑制区的活动来实现的。脑干网状结构抑制区没有自发放电现象,其正常活动依赖于与大脑皮层运动区、纹状体等区域的联系。正常情况下,易化区的活动较强,抑制区的活动较弱,两者在一定水平上保持相对平衡,以维持正常的肌紧张。

(三)去大脑僵直

在麻醉动物,于中脑的上、下丘之间切断脑干后,动物立即出现四肢伸直、脊柱后挺、头尾昂起,呈角弓反张状态,这种现象称为去大脑僵直(decerebrate rigidity)(图13-14)。去大脑僵直产生的原因是脑干网状结构抑制区失去了与大脑皮层运动区和纹状体的联系,其活动减弱,而网状结构易化区的活动相对增强,造成牵张反射过度增强。

图 13-14 猫去大脑僵直的表现

临床蝶鞍上囊肿往往能使皮层与皮层下失去联系,患者出现明显的下肢伸肌僵直,而上肢呈半屈曲状态,称为去皮层僵直。在肿瘤压迫中脑的患者可出现典型的去大脑僵直现象,表现为头后仰、上下肢僵硬伸直,上臂内旋,手指屈曲。临床上患者出现去大脑僵直表现时,表明病变已严重侵犯脑干,是预后不良的信号。

三、小脑对躯体运动的调节

依据与小脑联系的传入和传出纤维情况,将小脑分为前庭小脑、脊髓小脑和皮层小脑三个主要的功能部分,它们对躯体运动的调节作用各有其特点。

(一)前庭小脑

维持身体平衡及参与眼球运动是前庭小脑的功能。前庭小脑又称古小脑,主要指绒球小结叶。多接受前庭器官的传入,传出纤维均在前庭核换元,再经前庭脊髓束到达脊髓前角内侧部分的运动神经元调节身体平衡;前庭小脑也接受来自外侧膝状体、上丘和视皮层等处的视觉传入,并通过对眼外肌的调节控制眼球运动,从而协调头部运动时眼的凝视运动。临床上也观察到,若前庭小脑受损或肿瘤压迫第四脑室,患者出现平衡失调、步态困难,表现为站立不稳,头和躯干摇晃不定,步态蹒跚,没有支撑不能行走等症状,但肌肉运动的协调性良好。

绒球小结叶调节身体平衡的反射途径为:前庭器官→前庭神经核→前庭小脑→前庭神经核→脊髓运动神经元→肌肉。

(二)脊髓小脑

脊髓小脑的功能是调节肌紧张及协调随意运动。脊髓小脑又称旧小脑,包括小脑前叶和后叶的中间带。其对肌紧张的调节具有易化和抑制双重作用。小脑前叶蚓部和两侧部,分别通过脑干网状结构抑制区和易化区的活动,实现抑制肌紧张和加强肌紧张的作用。在进化的过程中,前叶对肌紧张易化作用占优势。脊髓小脑后叶中间带对肌紧张也有易化作用。小脑对肌紧张的调节作用,不同动物表现不一样。人类小脑受损后,出现肌紧张降低,即易化作用减弱,出现肌无力等症状。

(三)皮层小脑

参与随意运动的设计和程序的编制是皮层小脑的功能。皮层小脑又称新小脑,主要是指小脑半球的外侧部。皮层小脑只接受大脑皮层广大区域传来的信息,不接受外周感觉的传入信息,它与大脑皮层运动区、联络区、基底神经节之间存在着联合活动,并共同参与了运动计划的形成和运动程序的编制过程。如在开始学习某种精巧运动的阶段,大脑皮层所发动的随意运动是不协调的,这是由于小脑还没有发挥其调节作用的缘故。在学习过程中,大脑皮层和小脑之间不断进行联合活动,同时小脑又不断接受感觉传入冲动的信息,逐步纠正运动过程中所发生的偏差,使运动逐渐协调起来。当精巧运动逐步熟练完善后,皮层小脑就贮存了一整套程序。当大脑皮层再次发动精巧运动时,首先通过下行通路从皮层小脑中提取贮存的程序,并将程序回输大脑皮层运动区,再通过皮质脊髓束和皮质脑干束发动运动,这时发动的运动可以是快速、协调、精巧。小脑半球损伤的患者不能完成弹钢琴、打字一类精巧活动。

临床上,小脑损伤的患者,随意运动的力量、方向及准确度将发生变化,动作不是过度就是不及,行走摇晃,步态蹒跚,这种动作性协调障碍,称为小脑性共济失调(cerebellar ataxia)。小脑损伤时还可出现肌肉意向性震颤、肌张力减退和肌无力等症状。

四、基底神经节对躯体运动的调节

基底神经节(basal ganglia)是皮层下一些核团的总称,主要包括纹状体、黑质、丘脑底核和红核,纹状体又包括尾状核、壳核和苍白球。其中苍白球称旧纹状体;尾核和壳核称新纹状体。

基底神经节对躯体运动的调节有重要作用。它与随意运动的稳定、肌紧张的控制、本体感觉传入信息的处理等都有关系。另外,基底核可能还参与运动设计和程序编制。基底神经节损伤的主要临床表现有两大类:一类是运动过少而肌紧张增强的综合征,如震颤麻痹(帕金森病);另一类是运动过多而肌紧张降低的综合征,如舞蹈病与手足徐动症等。

目前认为,震颤麻痹的病变部位主要在黑质。中脑黑质是多巴胺神经元存在的主要部位,可发挥抑制纹状体 ACh 递质系统活动的功能(图13-15)。如黑质细胞受损,多巴胺(DA)含量将明显减少,不能抑制纹状体 ACh 递质系统的活动,而导致后者功能亢进,出现全身肌紧张增高、肌肉强直、随意运动减少、动作缓慢、面部表情呆板等症状。此外,患者常伴有上肢静止性震颤。给予左旋多巴使体内多巴胺合成增加,或应用 M 型胆碱能受体阻断剂阻断胆碱能神经元的作用,均可治疗震颤麻痹。舞蹈病的主要病变部位在纹状体,患者纹状体内的胆碱能神经元与γ-氨基丁酸能神经元的功能明显减退,但黑质多巴胺能神经元功能相对亢进,引起了肌张力降低、上肢和头部不自主的舞蹈样动作等症状。

图 13-15 黑质纹状体环路示意图

知识链接

帕金森病

帕金森病是一种常见于中老年的神经系统变性疾病,发病率随年龄增长而逐渐增加。主要症状是全身肌紧张增高、肌肉强直、随意运动减少、动作缓慢、面部表情呆板,常伴有静止性震颤等。目前,临床上使用左旋多巴可缓解帕金森病患者肌肉强直、动作缓慢的症状。另外,在帕金森动物模型中发现,胶质细胞神经营养因子在离体实验中能支持脑中多巴胺神经元的生存,可提高多巴胺神经元的存活率和神经末梢的密度而改善其症状。

五、大脑皮层对躯体运动的调节

大脑皮层是调节躯体运动的最高级中枢,其信息经下行通路最后抵达位于脊髓前角和脑干的运动神经元控制躯体运动。

(一)大脑皮层运动区

人类的大脑皮层运动区主要在中央前回。它对躯体运动的控制具有下列特征:①交叉支配,即一侧皮层运动区支配对侧躯体的骨骼肌,但头面部肌肉的支配多数是双侧的。②倒置排列,功能定位精细,即运动区的不同部位管理躯体不同部位的肌肉活动,其总的安排与体表感觉区相似,为倒置的人体投影分布,但头面部代表区的内部安排仍正立分布。③运动代表区的大小与运动的精细程度正相关,运动愈精细、愈复杂的部位,在皮层运动区内所占的范围愈大。如手和五指所占的代表区几乎与整个下肢所占的代表区大小相等(图13-16)。

图13-16 大脑皮层的运动区示意图

除中央前回以外,大脑皮层还有许多区域参与躯体运动的调节,如大脑半球内侧面的运动辅助区等。

(二)皮层运动信号下行系统

大脑皮质通过两条下行路径管理躯体运动,即锥体系与锥体外系(图13-17)。

图13-17 锥体系和锥体外系示意图
1—锥体系;2—旁锥体系;3—皮质起源的锥体外系;4—锥体外系

1. 锥体系

锥体系一般包括上、下两个运动神经元,上运动神经元位于大脑皮层,下运动神经元是指脊髓前角运动神经元和脑神经核运动神经元。由皮层发出经延髓锥体后下达脊髓的皮层脊髓束和由皮层发出抵达脑神经运动核的皮层脑干束共同组成了锥体系。

锥体系的主要功能是执行大脑皮层运动区的指令,分别控制头面部、躯干和四肢肌肉的随意运动。锥体系下传的冲动既可以引起α运动神经元兴奋发动随意运动,也可以引起γ运动神经元兴奋,调整肌梭的敏感性以协调肌肉的运动。

锥体系损伤时,可引起随意运动障碍,即出现瘫痪。损伤部位不同,临床表现有很大差别。一般来说,上运动神经元损伤,常表现为广泛范围的随意运动麻痹,骨骼肌张力增加,腱反射亢进(痉挛性瘫痪),同时出现典型的病理反射,如巴宾斯基征阳性等;下运动神经元损伤,常表现为范围局限的肌肉麻痹,骨骼肌张力降低,腱反射减弱或消失,为弛缓性瘫痪(软瘫)。

2. 锥体外系

锥体外系是指锥体系以外的与躯体运动有关的各种下行传导系统,包括皮层起源的锥体外系和旁锥体系。皮层起源的锥体外系主要是指由大脑皮层发出,通过皮层下核团(基底核、红核等)接替,然后经过网状脊髓束、红核脊髓束、顶盖脊髓束和前庭脊髓束抵达脊髓前角运动神经元的锥体外系统。旁锥体系是指由锥体束侧支进入皮层下核团进而控制脊髓前角运动神经元的传导系统。

锥体外系的主要功能是调节肌紧张,协调随意运动。实验中发现,完全切断动物的延髓锥体,它的随意运动并不完全消失,说明锥体外系也参与了对躯体运动的管理。

第四节　神经系统对内脏功能的调节

　　调节内脏功能的神经系统称为自主神经系统(autonomic nervous system),也称内脏神经系统。自主神经系统包括有传入神经和传出神经两部分,但通常所说的自主神经主要是指仅指其传出神经部分。自主神经包括交感神经(sympathetic nerve)和副交感神经(parasympathetic nerve),它们分布在内脏、心血管和腺体并调节这些器官的功能。整体情况下,自主神经也受中枢神经的控制。

一、自主神经系统的结构和功能特征

(一)自主神经系统的结构特征

1. 中枢起源

　　交感神经起源于脊髓的胸腰段($T_1 \sim L_3$)灰质侧角的中间外侧柱。副交感神经起源比较分散,一部分起自脑干的脑神经副交感核,另一部分起自骶段脊髓($S_2 \sim S_4$)灰质相当于侧角的部位(图13-18)。

2. 外周神经节换元

　　从中枢发出的纤维是节前纤维,到达效应器之前,需进入外周神经节内换元,其后发出的纤维是节后纤维。由于外周神经节的位置不同,一般交感神经节纤维较短而节后纤维较长;副交感神经则节前纤维较长而节后纤维较短。

3. 分布范围

　　交感神经分布广泛,几乎支配所有的内脏器官;而副交感神经的分布较局限,有些器官无副交感神经支配,如皮肤和肌肉的血管、汗腺、竖毛肌、肾上腺髓质等。此外,一根交感节前纤维与许多个节后纤维联系,故刺激交感节前纤维,引起的反应比较弥散,而副交感神经则不同,节前纤维与较少的节后神经元联系,一次引起的反应比较局限。

　　交感和副交感神经由中枢发出后,在到达效应器之前,均需进入外周神经节内换元,故有节前纤维和节后纤维之分。由于交感神经节远离效应器,副交感神经节则离效应器较近或就在效应器壁内,故交感神经的节前纤维短,节后纤维长;副交感神经的节前纤维长,节后纤维短。

(二)自主神经系统的功能特征

1. 双重神经支配,功能相互拮抗

　　人体多数内脏器官接受交感和副交感神经双重支配,如心脏受交感和迷走神经的双重支配,其中交感神经起兴奋作用,而迷走神经起抑制作用。正是这种拮抗作用,能从正反两方面调节内脏器官的活动,使之与机体当时所处的环境相适应。但肾上腺髓质、汗腺、竖毛肌、皮肤和骨骼肌血管只受交感神经支配。

2. 紧张性作用

　　自主神经持续发放低频率神经冲动,使效应器经常维持一定的活动状态,称为紧张性作

图 13-18 自主神经系统分布示意图
实线代表节前纤维；虚线代表节后纤维

用。各种功能调节都是在紧张性活动的基础上进行的。交感神经和副交感神经都有紧张性。动物实验中发现，切断心交感神经，交感紧张性作用消失，兴奋心脏的传出冲动减少，心率便减慢；反之，切断心迷走神经，心率便加快。

3. 作用与效应器所处功能状态有关

自主神经系统的外周性作用于效应器本身的功能状态有密切联系。例如，交感神经兴奋，有孕子宫收缩，无孕子宫舒张。

4.对整体功能的调节的意义

在人体遭遇剧痛、失血、窒息、恐惧等紧急情况时,交感神经系统可以动员机体许多器官的潜在功能以迅速适应环境的急剧变化。与交感神经相比,副交感神经的活动范围较小,主要在于促进机体的调整恢复和消化吸收、积蓄能量以及加强排泄和生殖功能等,保证机体安静时基本生命活动的正常进行。

人体由于同时存在交感和副交感神经两个系统,它们之间密切联系又相互制约,共同调节内脏活动,使所支配的脏器,即不活动过强,也不会过分减弱,保持动态平衡,从而适应整体的需要。

二、自主神经的主要功能

自主神经系统的主要功能是调节心肌、平滑肌和腺体的活动。交感神经和副交感神经的主要功能见表13-8。

表13-8 自主神经系统的主要功能

器官	交感神经	副交感神经
循环系统	心跳加快加强,皮肤、腹腔内脏血管收缩,肌肉血管可收缩(肾上腺素能)或舒张(胆碱能)	心跳减慢,心房肌收缩力减弱,部分血管(如软脑膜动脉和外生殖器的血管等)舒张
呼吸系统	支气管平滑肌舒张	支气管平滑肌收缩
消化系统	分泌黏稠唾液,抑制胃肠和胆囊的收缩活动,促进括约肌收缩	分泌稀薄唾液,促进胃液、胰液分泌,促进胃肠运动和胆囊收缩,使括约肌舒张
泌尿系统	使逼尿肌舒张,括约肌收缩	使逼尿肌收缩,括约肌舒张
生殖系统	有孕子宫收缩,无孕子宫舒张	
眼	瞳孔扩大,睫状肌舒张	瞳孔缩小,睫状肌收缩
皮肤	促进汗腺分泌,使竖毛肌收缩	
代谢	促进肾上腺髓质分泌和肝糖原分解	促进胰岛素分泌

三、自主神经的递质和受体

自主神经对内脏器官的作用是通过神经末梢释放神经递质而实现的,其释放的递质属于外周神经递质,主要为乙酰胆碱和去甲肾上腺素。递质要发挥生理效应,必须和相应的受体结合。有些药物能与递质竞争受体,使受体不能与递质结合,从而阻断其生理效应,这种药物称为受体阻断剂。

(一)自主神经的递质

1.乙酰胆碱

乙酰胆碱是发现最早、分布最广泛的神经递质。凡末梢能释放乙酰胆碱作为递质的神经纤维,称为胆碱能纤维。自主神经中的胆碱能纤维包括全部交感和副交感神经的节前纤维、大多数副交感神经节后纤维,除少数释放肽类物质的纤维外)、少数交感节后纤维,如支配汗腺的交感节后纤维和支配骨骼肌血管的交感舒血管纤维。

2. 去甲肾上腺素

末梢能释放去甲肾上腺素作为递质的神经纤维,称为去甲肾上腺素能纤维。大部分交感节后纤维,即除上述少数交感神经胆碱能节后纤维外都属于肾上腺素能纤维。

除上述两类主要的外周神经递质外,在胃肠道的自主神经系统中已发现多种嘌呤类和肽类递质。

(二) 自主神经的受体

1. 胆碱能受体

能与乙酰胆碱结合而产生特定生物效应的受体称胆碱能受体(cholinerg-ic receptor),按其分布和效应的不同又可分为以下两种类型。

(1) 毒蕈碱受体(muscarinic receptor):指能与毒蕈碱结合产生生理效应的胆碱能受体,又称 M 受体,主要分布于副交感神经节后纤维和交感神经胆碱能节后纤维所支配的效应器细胞膜上。乙酰胆碱与 M 受体结合后产生 M 样作用(见表 13-7)。阿托品是 M 受体阻断剂,能阻断 M 样作用,所以临床常用这类药物解除因胃肠道平滑肌痉挛所引起的腹痛。应用阿托品还可出现唾液分泌减少而觉口干,汗腺分泌抑制,心率加快等。

(2) 烟碱受体(nicotinic receptor):指能与烟碱结合产生生理效应的胆碱能受体,又称 N 受体。存在于自主神经节细胞膜上的烟碱受体为 N_1 受体。乙酰胆碱与 N_1 受体结合,使节后神经元兴奋。此外,烟碱受体还包括骨骼肌终板膜上的 N_2 受体,乙酰胆碱与 N_2 受体结合,可引起骨骼肌兴奋。但 N_2 受体不属于自主神经的受体。六烃季胺是 N_1 受体的阻断剂,十烃季胺是 N_2 受体的阻断剂,筒箭毒是 N_2 和 N_1 受体的阻断剂。箭毒类药物可作为肌肉松弛剂来应用。

2. 肾上腺素能受体

能与肾上腺素和去甲肾上腺素相结合的受体称肾上腺素能受体(adr-energic receptor)。肾上腺素受体分布在肾上腺素能纤维支配的效应器细胞膜上,分为 α 肾上腺素能受体(α 受体)和 β 肾上腺素能受体(β 受体)两种。

(1) α 受体:α 受体又分为 $α_1$ 和 $α_2$ 两个亚型。去甲肾上腺素与 α 受体结合后,以兴奋效应为主,但也有例外,如小肠平滑肌却表现为抑制。酚妥拉明为 α 受体阻断剂,对 $α_1$ 和 $α_2$ 受体均有阻断作用;哌唑嗪可选择性阻断 $α_1$ 受体,而亨育宾能选择性阻断 $α_2$ 受体。

(2) β 受体:β 受体又分为 $β_1$ 和 $β_2$ 两个亚型。去甲肾上腺素与 β 受体结合后,以抑制效应为主,但也有例外,如使心脏兴奋,活动加快、加强。普萘洛尔是 β 受体的阻断剂,对 $β_1$、$β_2$ 两种受体都有阻断作用;阿替洛尔能阻断 $β_1$ 受体,丁氧胺则主要阻断 $β_2$ 受体。胆碱能受体、肾上腺素能受体的分布与效应见表 13-9。

表 13-9 胆碱能受体、肾上腺素能受体的分布及作用

效应器官		胆碱能受体		肾上腺素能受体	
		受体类型	作用	受体类型	作用
心脏	窦房结	M	心率减慢	β_1	心率加快
	传导系统	M	传导减慢	β_1	传导加快
	心肌	M	收缩力减弱	β_1	收缩力加强
血管	冠状血管	M	舒张	α_1	收缩
				β_2	舒张(主要)
	皮肤黏膜血管			α_1	收缩
	骨骼肌血管	M	舒张	α_1	收缩
				β_2	舒张(主要)
	脑血管	M	舒张	α_1	收缩
	腹腔内脏血管			α_1	收缩
				β_2	舒张(主要)
呼吸器官	支气管平滑肌	M	收缩	β_2	舒张
	支气管腺体分泌	M	促进分泌		
消化器官	胃平滑肌	M	收缩	β_2	舒张
	小肠平滑肌	M	收缩	α	舒张
	括约肌	M	舒张	α	收缩
	胃腺	M	促进分泌	α	抑制分泌
	唾液腺	M	促进分泌	α	分泌
泌尿生殖器官	膀胱逼尿肌	M	收缩	β_2	舒张
	内括约肌	M	舒张	α	收缩
	妊娠子宫平滑肌	M	收缩	α_1	收缩
	未孕子宫平滑肌	M	舒张	β_2	舒张
皮肤	竖毛肌			α	收缩
	汗腺	M	促进分泌		
眼	瞳孔开大肌			α	收缩(瞳孔开大)
	瞳孔括约肌	M	收缩(瞳孔缩小)		
代谢	胰岛	M	促进分泌	α	抑制分泌
	脂肪分解代谢			β_1	增加
	糖酵解代谢			β_2	增加
其他	自主神经节	N_1	兴奋		
	肾上腺髓质	N_1	促进分泌		
	骨骼肌	N_2	收缩		

四、内脏功能的神经调节

(一)脊髓对内脏活动的调节

脊髓是内脏反射活动的基本中枢。脊髓内有血管运动、排尿、排便、发汗和勃起反射等初级中枢,调节这些内脏活动的交感神经及部分副交感神经的节前神经元位于脊髓胸、腰、骶段。临床上观察到,脊休克恢复期,患者的上述内脏反射可以逐渐恢复,说明脊髓对内脏活动具有一定的调节能力,但由于失去了高位脑中枢的控制,这些反射远不能适应正常生理需要。

(二)脑干对内脏活动的调节

脑干中存在有许多重要的内脏活动中枢。延髓有心血管运动、呼吸运动、胃肠运动、消化腺分泌等反射的基本中枢。如延髓被压迫或受损,可迅速引起呼吸、心跳等生命活动停止,造成死亡,因此,延髓又有生命中枢之称。此外,脑桥有呼吸调整中枢和角膜反射中枢,中脑有瞳孔对光反射中枢等。

(三)下丘脑对内脏活动的调节

下丘脑有许多调节内脏活动的神经核团,下丘脑是调节内脏活动的较高级中枢。

1. 摄食行为调节

下丘脑有摄食中枢和饱中枢。一般情况下,摄食中枢与饱中枢之间有交互抑制作用。动物实验证实,如毁坏摄食中枢,动物拒绝摄食;用电流刺激此区时,动物食量大增。如毁坏饱中枢,则动物食量增大,逐渐肥胖;刺激此区,动物将停止摄食。

2. 水平衡调节

人体对水平衡的调节包括饮水与排水两个方面。实验证明,下丘脑控制饮水的区域在外侧区,摄食中枢附近。破坏此区,动物除拒食外,饮水量也明显减少。另外,下丘脑存在着渗透压感受器,通过影响抗利尿激素的分泌来调节排水量。

3. 体温调节

视前区-下丘脑前部存在着体温调节的基本中枢,可感受温度变化,调节机体的产热与散热,维持体温的相对恒定。

4. 腺垂体及其他内分泌功能调节

下丘脑有些神经元,可合成多种调节腺垂体功能的肽类物质,对人体的内分泌功能有十分重要的调节作用。

5. 情绪反应的影响

人们的喜、怒、哀、乐等情绪实际上是由于事件、情景或观念所引起的心理反应,并伴有一系列生理变化,包括内脏功能和躯体运动变化,称为情绪反应。下丘脑对于情绪反应有重要的调节作用。如在间脑以上水平切除猫的大脑,只保留下丘脑以下结构完整,将会引起类似于人类发怒时的一系列反应,称为"假怒"。若损伤整个下丘脑则"假怒"就不再出现。临床上,人类的下丘脑疾病,也常出现一些不正常的情绪反应。

6. 生物节律的控制

生物体内的功能活动按一定时间顺序呈现周期性变化称为生物节律,根据周期的长短可划分为日节律、月节律、年节律等,其中日节律表现尤为突出。一些重要的生理功能多呈现昼夜的周期性波动,称为日节律,例如动脉血压、体温、血细胞数、某些激素的分泌等。据研究,日节律的控制中心可能在下丘脑的视交叉上核。

(四)大脑皮层对内脏活动的调节

近年来,随着医学模式由生物医学模式向生物-心理-社会医学模式的转变,人们愈来愈重视社会心理因素对人体功能的影响。研究表明,社会心理因素的刺激主要通过神经系统、内分泌系统和免疫系统来影响各器官的功能,其中神经系统起主导作用。大脑皮层是社会心理因素影响人体健康的门户,大脑皮层对内脏活动的调节主要是通过新皮层和边缘系统来实现的。

1. 新皮层

新皮层是指进化较新、分化程度最高的大脑半球的外侧面。电刺激动物的新皮层,除能引起躯体运动外,也能引起内脏活动如血压、呼吸、胃肠运动的变化。切除大脑新皮层,除有关感觉、躯体运动丧失外,很多内脏功能也发生异常,说明大脑新皮层既是感觉和躯体运动的最高级中枢,也是调节内脏功能的高级中枢。

2. 边缘系统

边缘系统包括边缘叶以及与其有密切关系的皮层和皮层下结构。边缘叶是指大脑半球内侧面皮层下围绕在脑干顶端周围的一些结构,如海马、海马回、扣带回、胼胝体回等。边缘系统是调节内脏活动的重要中枢,参与对血压、心率、呼吸、胃肠、瞳孔、竖毛、体温、汗腺、排尿、排便等活动的调节,故有人称其为内脏脑。此外,边缘系统还与情绪、食欲、生殖、防御、学习和记忆等活动有密切关系。

知识链接

社会心理因素与疾病

在所处的社会环境发生联系时,各种心理活动与生理活动可以相互作用。其中社会心理性的紧张刺激,特别是突出性的超强刺激和持久性的消极情绪很容易导致疾病的发生。这些劣性的紧张刺激作用于大脑皮层后,首先使下丘脑兴奋,肾上腺髓质释放大量肾上腺素和去甲肾上腺素,引起呼吸、消化等活动的变化;另一方面下丘脑还通过垂体促进抗利尿激素、糖皮质激素、盐皮质激素等释放增加,引起机体更多器官和系统的功能变化。人体若经常处于这种紧张状态,就会使某一器官、系统,甚至整个机体出现功能紊乱。

第五节 脑的高级功能与脑电活动

人的大脑除了能产生感觉、调节躯体运动和内脏活动外,还有一些更为复杂的高级功能,如学习、记忆、思维、语言等,这些功能统称为脑的高级功能。脑电活动和脑的高级功能之间有着密切的联系,对于脑的功能活动和临床检查有着重要意义。

一、脑的高级功能

脑的高级功能与条件反射有着密切的联系。

(一)条件反射

条件反射是机体在后天生活过程中,在非条件反射的基础上,于一定条件下建立起来的一类反射。

1. 条件反射的形成

条件反射的形成实验是巴甫洛夫首创的。在实验中,给狗喂食会引起唾液分泌,这是非条件反射,食物是非条件刺激。在平时,灯光不会使狗分泌唾液,因为灯光与唾液分泌无关,故称为无关刺激。如果喂食前先出现灯光,然后再给食物,经多次重复后,当灯光出现,即使不给狗食物,狗也会分泌唾液,这样就建立了条件反射。在这种情况下,灯光不再是无关刺激,它成为进食的信号,即变成了条件刺激。由条件刺激引起的反射称为条件反射(conditioned reflex)。在日常生活中,任何无关刺激只要多次与非条件刺激结合,都可能转变成条件刺激而引起条件反射。如铃声、食物的形状、颜色、气味、进食的环境、喂食的人等,若经常与食物伴随出现,都可成为条件刺激而引起唾液分泌。由此可见,条件反射形成的基本条件,是无关刺激与非条件刺激在时间上的结合,这个结合过程称为强化。

2. 人类条件反射的特点

人和动物都能够建立条件反射,但人类由于从事社会性的生活与生产实践,促进了大脑皮层的高度发展,产生了语言和思维功能。因此,人类能够以语言甚至心理活动建立条件反射。

条件反射是由刺激信号引起的。信号分为两类:第一信号,即现实的具体信号,如灯光、铃声、食物的形状、气味等;第二信号,即抽象信号,如语言和文字等。巴甫洛夫认为,能对第一信号发生反应的大脑皮层功能系统,称为第一信号系统(first signal system)。第一信号系统是人类和动物所共有的。能对第二信号发生反应的大脑皮层功能系统,称为第二信号系统(second signal system),这是人类所特有的,也是人类区别于动物的主要特征。

第二信号系统是在第一信号系统活动的基础上建立的,是个体在后天发育过程中逐渐形成的。人类有了第二信号系统,就能借助于语言和文字来表达思维,并通过抽象思维进行推理,极大地提高了认识世界和改造世界的能力。从医学角度来看,第二信号系统对人体心理和生理活动都能产生重要影响,作为护理工作者,不仅要注意自然环境因素对患者的影响,还应注意语言、文字对患者的作用。临床实践表明,语言运用恰当,对患者的生理、心理活动有着积极的影响,利于增强和调动机体的抗病能力,促进康复;不良的语言,对患者的生理、心理活动起着消极的作用,不仅影响患者的康复,而且可能成为致病的因素,甚至可使病情恶化,给患者带来不良后果。

(二)学习与记忆

学习与记忆是人类赖以生存不可缺少的脑功能。学习与记忆是两个有着密切联系的神经活动过程。学习是指神经系统不断接受环境的变化而获得新的行为习惯的活动过程。学习是记忆的前提,而新的学习又常常是在已获得的经验基础上进行的。

1. 学习的分类

学习的分类方法有多种,按学习的形式通常分为非联合型学习和联合型学习两大类。

(1)非联合型学习(nonassociative learning):不需要在刺激和反应之间形成某种明确的联

系,属于简单学习行为,包括习惯化和敏感化。习惯化是指一种不产生伤害性效应的刺激,反复地出现,机体对该刺激的反射效应逐渐减弱以至消退的过程,例如,人们对运转的机器发出噪音的适应过程,其意义在于使机体去除那些无意义信息的应答。敏感化是指机体在受到强的伤害性刺激之后,对弱刺激的反应也会明显增强。

(2)联合型学习(associative learning):指两个事件在时间上很靠近地重复发生,最后在脑内逐渐形成联系,如经典的条件反射和操作式条件反射都属于这种类型的学习,从这个意义上说,学习的过程实际上就是建立条件反射的过程。

人类的学习方式多数是联合型学习,其最大特点是即使没有具体事物的刺激,也能通过语言、文字和符号等进行学习和思维,这样既简化了学习过程又提高了学习的效率。

2.记忆的过程

人类的记忆过程可以分为感觉性记忆、第一级记忆、第二级记忆和第三级记忆四个阶段(图13-19)。其中前两个阶段属于短时性记忆,后两个阶段属于长时性记忆。①感觉性记忆又称瞬时记忆,是指通过感觉获得的信息在脑的感觉区内贮存的阶段,信息在此阶段贮存的时间不超过1s,如没有经过注意和处理,很快就会消失。②第一级记忆指对信息只作几秒到几分钟的记忆,其特点是瞬时有效性。如在连续拨打几个生疏电话号码时,当查看、拨打某一电话号码后,可在短时内记住它,而接着查看、拨打另一电话号码后,原来电话号码就忘记了,即所记忆的信息大多只有即时应用的意义。③第二级记忆指通过反复学习运用,信息在第一级记忆循环,可转入第二级记忆中。第二级记忆持续时间较长,可记忆数分钟至数年。④第三级记忆是一种深深刻在脑中的记忆,记忆可持续终生。如对自己的名字、每天操作的手艺的记忆等。

有关学习和记忆的机制尚未研究清楚,海马环路结构可能与近期记忆功能有关;突触前末梢递质释放量的增减可能与敏感化和习惯化的发生有关;神经元之间的环路联系可能是第一级记忆的基础;长时性记忆可能与新的突触联系的建立及脑内蛋白质合成有关。

图13-19 人类脑记忆过程示意图

3.遗忘

遗忘(loss of memory)是伴随着学习和记忆的一种正常生理现象。进入人脑的信息只有很少部分能被较长期地记忆,不能进入记忆的信息也就被遗忘。遗忘并不意味着记忆痕迹的完全消失,因为复习已遗忘的知识总比学习新的知识容易。正常的生理性遗忘具有适应性保护作用,有利于脑内贮存更有用的信息。

临床医学所指遗忘症(amnesia)是由于疾病所致的记忆功能障碍,包括顺行性遗忘症和逆行性遗忘症。顺行性遗忘症指不能保留新近获得的信息,即对近事遗忘而不影响远时性记忆。它常见于慢性乙醇中毒患者,其机制可能是由于信息不能从第一级记忆转入第二级记忆,与海马及其环路的功能障碍有关。逆行性遗忘症指脑功能发生障碍之前的一段时期内的记忆均已丧失。它常见于车祸造成的脑震荡患者,不能记起发生车祸前一段时间内的事情,但对自己的名字仍能记得,发生的机制是第二级记忆发生了障碍,而第三级记忆不受影响。

(三)大脑皮层的语言功能

语言是人类常用的通讯手段,通过语言可以交流感情、进行思维和推理,在人类的工作生活中发挥着十分重要的作用。

1.大脑皮层语言中枢的分区

人类大脑皮层某些区域的损伤可引起具有不同特点的语言功能障碍,可见,人类大脑皮层的语言功能具有一定的分区。颞上回后部称语言感觉区。如果损伤,患者能讲话、书写、看懂文字,也能听见别人的发音,但听不懂别人讲话的含义,称感觉性失语症(sensory aphasia)。中央前回底部前方称语言运动区,此区受损的患者能看懂文字,也能听懂别人的讲话,与发音有关的肌肉并不麻痹,但不会讲话,此即运动性失语症(motor aphasia),该现象首先由布罗卡(Broca)发现,故该区被称为布罗卡皮层区(图13-20)。角回称语言阅读区,如果损伤,患者视觉正常,能看见文字,但看不懂文字的含义,引起失读症(alexia)。额中回后部接近中央前回手部代表区的部位称语言书写区,此区受损的患者能听懂别人的讲话和看懂文字,也会说话,手的功能也正常,但却丧失了书写的功能,出现失写症(agraphia)。可见,语言功能与大脑皮层一定区域的活动有关,人体语言的功能完整有赖于大脑皮层各区域活动的密切联系。

图13-20 大脑皮层与语言功能有关的主要区域

2.大脑皮层语言功能的一侧优势

语言中枢主要集中于一侧大脑半球,此称为语言中枢的优势半球(dominant hemisphere)。临床实践证明,习惯用右手的人(右利者),其优势半球在左侧,因此左侧颞叶受损可发生感觉失语症,而右侧颞叶受损不会发生此病。一侧优势与遗传因素一定的关系,但主要是在后天生活实践中逐渐形成的,与人类习惯运用右手进行劳动有密切关系。

一侧优势的现象充分说明人类两侧大脑半球的功能是不对称的。左侧半球在语言活动功能上占优势,而右侧半球则在非语词性认识功能上占优势,如对空间的辨认、深度知觉、触压觉的认识、图像视觉认识、音乐欣赏等。但是这种优势也是相对的,左侧半球也有一定的非语词性认识功能,右侧半球也有一定的简单的语词活动功能。

二、脑电活动、觉醒与睡眠

(一)脑电活动

应用电生理学方法,可在大脑皮层记录到两种不同形式的脑电活动:一种是在无明显外来刺激的情况下,大脑皮层经常性自发的产生节律性的电位变化,称为自发脑电活动(spontaneous electric activity of the brain);另一种是在外加刺激引起的感觉传入冲动激发下,大脑皮层某一区域产生的较为局限的电位变化,称为皮层诱发电位(evoked cortical p-otential)。临床上使用脑电图机在头皮表面用双极或单极导联记录法,所描绘出的脑细胞群自发性电位变化的波形,称为脑电图(electroencephalogram,EEG)。如果将颅骨打开,直接在皮层表面安放引导电极,所记录出的脑电波称为皮层电图(electrocorticogram,ECOG)。

1.正常脑电图的波形

正常脑电图的波形不规则,根据其频率、振幅和生理特征分为 α、β、θ、δ 四种基本波形(表13-10,图13-21)。

表 13-10 正常人脑电图的几种基本波形

波形	频率(次/秒)	波幅(μV)	出现的条件
α 波	8~13	20~100	清醒、安静、闭目
β 波	14~30	5~20	睁眼、听到声响、思考问题
θ 波	4~7	100~150	成人困倦、深度麻醉、儿童正常脑电波
δ 波	0.5~3	20~200	成人睡眠、婴幼儿正常脑电波

一般情况下,脑电波随大脑皮层不同的生理情况而变化。当有许多皮层神经元的电活动趋于一致时,就出现低频率高振幅的慢波,这种现象称为同步化;当皮层神经元的电活动不一致时,就出现高频率低振幅的快波,称为去同步化。一般认为,脑电波由高振幅的慢波转化为低振幅的快波时,表示兴奋过程的增强;反之,由低振幅的快波转化为高振幅的慢波时,则表示抑制过程的加深。

2.脑电图的临床意义

脑电图是研究大脑功能状态的一种无痛、无创、便捷且经济的电生理检查方法。脑电图对

图 13-21　正常脑电图的描记和几种基本波形

某些疾病,如癫痫、脑炎、颅内占位性病变等,有一定的诊断意义,尤其对癫痫有较重要的诊断价值。

癫　痫

癫痫是由多种原因引起的慢性脑功能障碍,是大脑神经细胞群反复超同步放电所引起的发作性、突然性、反复性、短暂性脑神经系统功能紊乱。因癫痫是脑功能异常改变的疾病,其诊断、治疗及预后判断主要依赖脑电图的检查。癫痫的脑电图表现为特异性的痫样放电,临床上根据脑电图的异常波形出现的形式、部位及其他参数,判断是否为癫痫发作、癫痫的类型、药效及预后。脑电图检查已经成为癫痫患者手术定位、术中监测的必要手段。

(二)觉醒与睡眠

觉醒(wakefulness)与睡眠(sleep)是一种昼夜周期性交替,人体正常生活中必不可少的两个生理过程。觉醒时机体能迅速适应环境变化,从事各种体力和脑力劳动。睡眠时机体的意识暂时丧失,失去对环境的精确适应能力,表现为感觉功能减退,骨骼肌反射和肌紧张减弱,并伴有一系列自主神经功能的改变,如心率减慢、血压下降、呼吸减慢、瞳孔缩小、尿量减少、代谢降低、体温下降、发汗功能增强等。

睡眠占据人类生命活动 1/3 左右的时间,主要功能是促进精力和体力的恢复。如果睡眠障碍,常导致中枢神经系统特别是大脑皮层活动的失常,发生幻觉、记忆力和工作能力下降等。每天所需要的睡眠时间,依年龄、个体不同而不同。一般而言,成年人每天所需睡眠时间约 7~9h,老年人约需 5~7h,儿童需要睡眠时间约 10~12h,新生儿约需 18~20h。

1.觉醒状态的维持

觉醒状态有行为觉醒状态和脑电觉醒状态两种。行为觉醒状态是指动物出现觉醒时的各种行为表现;脑电觉醒状态是指脑电图波形呈去同步化快波。脑干网状结构上行激动系统对觉醒状态的维持发挥着重要作用。行为觉醒状态的维持与黑质多巴胺系统有关;脑电觉醒状态的维持与蓝斑上部去甲肾上腺素递质系统有关。脑干网状结构上行激动系统的乙酰胆碱递质系统对以上有调制作用。

2.睡眠的时相

根据睡眠过程中脑电波的特征不同,可将睡眠分为慢波睡眠和快波睡眠两个时相。慢波睡眠也称正相睡眠,快波睡眠也称异相睡眠或快速眼球运动睡眠(REMS)。

(1)慢波睡眠:睡眠期间脑电图特征为同步化慢波称为慢波睡眠(slow wave sleep,SWS)。慢波睡眠期间,人体的嗅、视、听、触等感觉功能暂时减退,骨骼肌反射活动和肌紧张减弱,心率和呼吸减慢,血压下降,代谢降低,体温下降,尿量减少,胃液分泌增加但唾液分泌减少,发汗功能增强等。在慢波睡眠期间,机体能量消耗减少,生长素释放明显增多,可促进恢复体力和促进儿童生长发育。

(2)快波睡眠:睡眠期间脑电图特征为去同步化快波称为快波睡眠(fast wave sleep, FWS)。快波睡眠时期睡眠更深,感觉功能进一步减退;肌肉运动和肌紧张也进一步减弱,肌肉几乎完全松弛,但可有部分肢体抽动和发生快速的眼球转动;自主神经系统功能可出现不规则的波动,如出现阵发性呼吸加快,心率加快,血压增高等。梦的发生也多在此时相。在快波睡眠时期,脑组织的蛋白质合成增加,促进机体精力的恢复,并对幼儿神经系统的发育、成熟和对成年人建立新的突触联系以及增强记忆有重要的意义。

睡眠过程中,慢波睡眠和快波睡眠是不断相互转换的,而且均可直接转入觉醒状态。成年人睡眠一开始,首先进入慢波睡眠,持续 90～120min 后可转入快波睡眠,再持续 20～30min 转入慢波睡眠。在一夜睡眠中,可如此反复 3～4 次。

3.睡眠产生的机制

睡眠产生的机制仍不完全清楚,但一般认为睡眠不是脑活动的简单抑制,而是中枢神经系统内的一个主动过程。有人发现,脑桥下部和延髓的中缝核、孤束核以及间脑的一些区域与睡眠密切相关,这些区域发出的神经纤维除与脑干网状结构有广泛的联系外,还向上与下丘脑、丘脑、边缘系统乃至新皮层联系,向下抵达脊髓灰质后角。睡眠是中枢的上行冲动作用于大脑皮层,对抗了脑干网状结构上行激动系统维持觉醒状态的作用,从而调节睡眠和觉醒的相互转化。睡眠的产生与中枢内某些神经递质有密切的关系。慢波睡眠与脑内 5-羟色胺递质系统有关,快波睡眠主要与脑内 5-羟色胺和去甲肾上腺素递质系统有关。

三、情绪

情绪(emotion)指对客观事物或情境变化是否符合或满足自己需要的主观情感体验和客观表达,是客观事件同主观需要间关系的反映。情绪可有多重表现形式,如恐惧、焦虑、愤怒、平静、愉快、悲哀和惊讶等。

(一)情绪的适应意义

通常将情绪分为积极情绪(如愉快、兴趣、爱好等)和消极情绪(如恐惧、愤怒和厌恶等),其在进化过程中具有不同的适应意义。当机体处于积极情绪是,思维开阔,心态积极而放松,更容易发现时间的积极意义,从而促使个体进一步探索和尝试,进而带来更为积极的情绪反应。而处于消极情绪时,往往导致思维活动越来越窄,思维往往集中引起消极情绪的事件或情境中,使个体处于警惕或紧张状态,并出现相关的生理反应。例如,恐惧促使逃跑,愤怒引起攻击,厌恶则引起驱逐行为等,这些变化有利于机体在经常受到威胁的环境中生存。

(二)情绪的调节

情绪是许多中枢部位,尤其是大脑皮层、边缘系统和下丘脑共同协调活动的结果,与自主神经系统和内分泌系统的活动也有密切关系。

动物实验证明,在间脑水平切除大脑的猫,只要给予微弱的刺激,就可出现一系列交感神经亢进的现象,如张牙舞爪、毛发竖立、心跳加速、呼吸加快、瞳孔扩大、血压升高等,好似发怒一样,故称为假怒(sham rage)。通常情况下,下丘脑的这种活动由于受到大脑皮层的抑制,不易表现出来。切除大脑后,抑制被解除,轻微的刺激也可引发假怒。研究证明,在下丘脑中线两旁的腹内侧区存在"防御反应区"。电刺激清醒动物的该区,可出现防御性行为。此外,电刺激下丘脑外侧区也可引起动物出现攻击行为,电刺激下丘脑背侧区则出现逃避行为。临床上,人类的下丘脑疾病,也常常出现不正常的情绪反应。

创伤或疼痛等引起应激时常伴有痛苦、恐惧和焦虑等情绪反应,血液中多种激素水平发生明显改变,如促肾上腺皮质激素、糖皮质激素以及肾上腺素、去甲肾上腺素、甲状腺激素、生长素和催乳素等明显增加。情绪波动较大时,还会出现性激素分泌的紊乱,出现性欲冷淡或亢进,育龄期女性还可以引起月经周期紊乱。此外,人类后天学习和社会因素对情绪也有明显影响,这些进一步说明了皮层在情绪反应中的作用。

本章小结

一、本章提要

通过本节学习,使同学们了解正常人体神经系统的基本组成、基本结构及基本功能。具体包括以下内容:

1. 掌握突触的概念、类型及突触传递的过程与特征,特异投射系统和非特异投射系统的概念与功能,大脑皮层的感觉功能代表区,内脏痛、牵涉痛的概念及不同内脏器官牵涉痛的部位,自主神经系统的结构和功能特点,自主神经系统的递质和受体等。熟悉神经元和神经纤维,神经纤维兴奋传导的特征,中枢兴奋传递的特征,脊髓、脑干的感觉传导功能,脊髓、小脑、大脑皮层对躯体运动的调节和脑干对肌紧张的调节,牵张反射的概念、类型,小脑的功能,下丘脑对内脏活动的调节,去大脑僵直,脊休克,体表感觉区的部位及投射特征,条件反射,大脑皮层的语言中枢等。

2. 具有能够分析条件反射在生命活动中的重要作用以及能对临床常见的感觉障碍和帕金森病、酒精中毒的患者及家属给出合理的解释的能力,并能做人体常用的神经反射的检查。

3. 了解兴奋性突触后电位和抑制性突触后电位,神经递质,基底神经节对躯体运动的调节。

二、本章重、难点

1. 重点

突触及突触传递的过程与特征;特异投射系统和非特异投射系统的概念与功能;大脑皮层的感觉功能代表区;牵涉痛的概念及不同内脏器官牵涉痛的部位;自主神经系统的结构和功能

特点,自主神经系统的递质和受体等。

2. 难点

特异投射系统和非特异投射系统的功能;神经系统对躯体运动的调节;自主神经系统的结构和功能特点;脑电活动。

一、名词解释

1. 特异性投射系统 2. 非特异投射系 3. 突触 4. 牵涉痛 5. 牵张反射 6. 肌紧张 7. 腱反射 8. 条件反射 9. 去大脑僵直

二、填空题

1. 神经纤维传导兴奋的特征主要有_____、_____、_____和_____。

2. 突触传递的特征是_____、_____、_____、_____、_____、_____和易疲劳。

3. 胆碱能M型受体的阻断剂是_____,N型受体的阻断剂是_____;肾上腺素能α型受体的阻断剂是_____,β型受体的阻断剂是_____。

4. 特异性投射系统和非特异性投射系统共同作用的结果是使大脑皮质既处于_____,又能产生_____。

5. 大脑皮质对躯体运动的调节功能是通过_____和_____完成的。

6. 正常成年人的脑电图一般可以分为四种基本波形:_____波、_____波、_____波、_____波。正常人在安静、清醒、闭目状态时,所记录的脑电图主要是_____波。

7. 第一信号系统是指对_____信号发生反应的大脑皮质功能系统;第二信号系统是指对_____信号发生反应的大脑皮质功能系统。

8. 反射弧中最容易出现疲劳的部位是_____。

9. 心迷走神经末梢释放的递质是_____、心交感神经末梢释放的递质是_____、副交感神经节前纤维释放的递质是_____。

三、选择题

1. 在化学突触传递的特征中,错误的是( )
   A. 总和   B. 后放   C. 双向性传递
   D. 兴奋节律的改变   E. 对内环境变化敏感

2. 反射时的长短主要取决于( )
   A. 传入与传出纤维的传导速度 B. 中枢突触的多少   C. 刺激的强弱
   D. 感受器的敏感性   E. 效应器的敏感性

3. 交感和副交感节前纤维释放的递质是( )
   A. 乙酰胆碱   B. 肾上腺素   C. 去甲肾上腺素

D. 乙酰胆碱和肾上腺素　　　　E. 乙酰胆碱和去甲肾上腺素

4. 下列属于条件反射的是(　　)
   A. 婴儿的吸吮反射　　　B. 眨眼反射　　　C. 跟腱反射
   D. 屈肌反射　　　　　　E. 见酸梅出现唾液分泌反射

5. 下列哪项不是脊休克的表现(　　)
   A. 血压下降　　　　　　B. 粪尿积聚　　　C. 发汗反射消失
   D. 断面以下脊髓所支配的骨骼肌肌紧张减低或消失
   E. 动物失去一切感觉

6. 下列哪项不属于牵张反射(　　)
   A. 肌紧张　　　　　　　B. 跟腱反射　　　C. 膝跳反射
   D. 条件反射　　　　　　E. 肱三头肌反射

四、问答题

1. 简述特异投射系统与非特异投射系统的概念、特点及功能。
2. 简述内脏痛的特点。
3. 牵张反射可分为哪两种类型？其意义如何？
4. 大脑皮层的运动调节功能有何特点？锥体系和锥体外系的功能各是什么？
5. 自主神经的递质和受体的类型、分布及递质的生理效应有哪些？
6. 简述交感神经和副交感神经的生理功能和意义。

五、案例分析

患者，男，59岁。五年前开始自觉右上肢动作不如从前灵活，有僵硬感并伴不自主抖动，情绪紧张时症状加重，睡眠时症状消失，一年后左上肢亦出现类似症状，并逐渐出现起身落座动作困难，行走时前冲，易跌倒，步态幅度小，转身困难，近一年来记忆明显减退，情绪低落。

体格检查：神清，面具脸，面部油脂分泌较多，伸舌居中，鼻唇沟对称，四肢肌张力呈齿轮样增高，腱反射双侧正常，四肢肌力0级，双手放置时呈搓丸样。不自主震颤，无明显共济失调。双侧病理征(一)，交谈语音低沉，写字时可见越写越小。

辅助检查：头颅CT：双侧基底节区有腔隙性低密度影。

分析思考：请作出诊断并指出诊断依据。

（张丽娟，毕智丽）

第十四章　内分泌

学习目标

1. 掌握内分泌和激素的概念，腺垂体的激素及生理作用，甲状腺激素、肾上腺皮质激素、肾上腺髓质激素、胰岛素的生理作用。
2. 熟悉激素作用的特征，下丘脑与垂体之间的功能关系，神经垂体激素及生理作用，甲状旁腺激素作用，下丘脑-腺垂体-甲状腺轴、下丘脑-腺垂体-肾上腺皮质轴的调节及意义。
3. 了解激素的分类及作用原理，交感-肾上腺髓质系统、应急反应与应激反应的概念，甲状腺激素合成过程及碘对甲状腺激素合成的影响。

第一节　激素的概况

内分泌系统是体内重要的功能调节系统，是由内分泌腺和散在于某些器官组织中的内分泌细胞组成。内分泌腺和内分泌细胞是通过所分泌的激素来发挥调节作用的，激素不经导管，而是直接释放于体液中，这种现象称为内分泌（endocrine）。内分泌系统与神经系统密切联系，相互配合，共同调节机体的各种功能活动，维持内环境相对稳定。

由内分泌腺或内分泌细胞所分泌的高效能的生物活性物质，称为激素（hormone）。激素是经组织液或血液传递而发挥其调节作用，主要调节机体的新陈代谢、生长发育及生殖功能。

激素作用的细胞、组织和器官，分别称为靶细胞（target organ）、靶组织（target tissue）和靶器官（target cell）。关于激素传递方式，目前认识的比较深入。大多数激素经血液循环运送到远距离的器官发挥作用，这种方式称为远距分泌（telecrine）；某些激素仅由组织液扩散作用于邻近细胞，这种方式称为旁分泌（paracrine）；如果内分泌细胞所分泌的激素在局部扩散又返回作用于该内分泌细胞，这种方式称为自分泌（autocrine）；另外，下丘脑有许多具有内分泌功能的神经细胞，其产生的激素可沿神经轴突内轴浆流动送到末梢释放，这种方式称为神经分泌（neurocrine）。

一、激素作用的一般特性

（一）激素的信息传递作用

内分泌系统以激素这种化学形式在细胞与细胞之间进行信息传递，调节靶细胞的生理生化反应过程，使其过程加强或减弱。在这个过程中并不产生新的信息，也不提供能量，当信息传递至靶细胞后,激素即被分解而失去活性,激素只是起到将生物信息传递给靶细胞的"信使"(messenger)作用。

(二)激素作用的特异性

激素释放进入血液被运送到全身各个部位,但激素只选择性地作用于某些器官、组织和细胞,称为激素作用的特异性。特异性的本质是靶细胞上存在与该激素结合的特异性受体。激素与受体相互识别,并发生特异性结合,从而发挥生理效应。

(三)激素作用的高效能

各种激素在血液中极微量,一般在纳摩尔(nmol/L),甚至在皮摩尔(pmol/L)数量级,但其作用却非常显著,其原因是激素与受体结合后,在细胞内发生一系列酶促反应,逐级放大,形成一个高效能生物放大系统。某内分泌腺分泌的激素稍有过多或不足,便可引起机体代谢或功能的异常,分别称为内分泌腺功能亢进或功能减退。

(四)激素间的相互作用

体内多种激素其作用各异,但激素与激素之间可互相影响,表现为相互对抗作用和相互协同作用,如胰岛素降低血糖,而胰高血糖素升高血糖,这表现为相互对抗作用;而肾上腺素、糖皮质激素、生长素等均能升高血糖,这表现为相互协同作用;还有的激素对某一生理反应不起直接作用,但其为另一种激素的作用创造必备条件,如糖皮质激素没有收缩血管作用,但只有它存在时,去甲肾上腺素才能充分发挥收缩血管作用,这种现象称为激素的允许作用(permissive action)。

二、激素的分类

激素按化学性质可分以下两大类。

(一)含氮激素

1. 肽类和蛋白质激素

主要有下丘脑调节性多肽、神经垂体释放的激素、腺垂体激素、胰岛素、甲状旁腺素、降钙素和胃肠道激素等。

2. 胺类激素

胺类激素包括肾上腺素、去甲肾上腺素、甲状腺激素。

含氮类激素易被消化液消化分解而破坏,用药时不宜口服,一般须用注射。

(二)类固醇激素

类固醇激素主要包括肾上腺皮质和性腺分泌的激素,如皮质醇、醛固酮、性激素等。这类激素不被消化液消化分解而破坏,用药时可口服。另外还有固醇类激素,如1,25-二羟维生素D_3。

人体内分泌系统分泌的激素种类繁多,主要的内分泌腺所分泌的激素及其化学本质见表14-1。

表 14-1　主要内分泌腺所分泌的激素及其化学本质

内分泌腺	激素	英文缩写	化学性质
下丘脑	促甲状腺激素释放激素	TRH	肽类
	促肾上腺皮质激素释放激素	CRH	肽类
	促性腺激素释放激素	GnRH	肽类
	生长激素释放激素	GHRH	肽类
	生长激素释放抑制激素	GHPIH	肽类
	催乳素释放因子	PRF	肽类
	催乳素释放抑制因子	PIF	肽类
	促黑素细胞激素释放因子	MRF	肽类
	促黑素细胞激素释放抑制因子	MIF	肽类
脑垂体:腺垂体	促肾上腺皮质激素	ACTH	肽类
	促甲状腺激素	TSH	蛋白类
	尿促卵泡素	FSH	蛋白类
	黄体生成素	LH	蛋白类
	促黑(素细胞)激素	MSH	肽类
	生长素	GH	蛋白类
	催乳素	PRL	蛋白类
神经垂体	血管升压素(抗利尿激素)	VP(ADH)	肽类
	催产素	OXT	肽类
甲状腺	甲状腺素(四碘甲腺原胺酸)	T_4	胺类
	三碘甲腺原胺酸	T_3	胺类
甲状腺C细胞	降钙素	CT	肽类
甲状旁腺	甲状旁腺激素	PTH	蛋白类
胰岛	胰岛素		蛋白类
	胰高血糖素		肽类
	胰多肽		肽类
肾上腺:皮质	糖皮质激素(如皮质醇)		类固醇
	盐皮质激素(如醛固酮)		类固醇
髓质	肾上腺素	E	胺类
	去甲肾上腺素	NE	胺类
睾丸:间质细胞	睾酮		类固醇
支持细胞	抑制素		类固醇
卵巢及胎盘	雌二醇	E_2	类固醇
	雌三醇	E_3	类固醇
	黄体酮	P	类固醇
胎盘	绒毛膜促性腺激素	CG	蛋白类

续表 14-1

内分泌腺	激素	英文缩写	化学性质
消化道	促胃液素		肽类
	促胰液素		肽类
消化道及脑	缩胆囊素	CCK	肽类
心房	心房钠尿肽		肽类
松果体	褪黑素		胺类
胸腺	胸腺素		肽类
皮肤	胆钙化醇(维生素 D_3)	VD$_3$	固醇类
肝脏	25-羟胆钙化醇(25-羟维生素 D_3)		固醇类
肾脏	1,25-羟胆钙化醇(1,25-羟维生素 D_3)		固醇类

三、激素作用机制

（一）含氮激素的作用机制——第二信使学说

该学说认为，激素作为第一信使，经血液循环送到靶细胞，与靶细胞膜表面的特异性受体结合，激活位于细胞膜内侧面的腺苷酸环化酶（AC），在 Mg^{2+} 参与下，促使三磷酸腺苷（ATP）转变为环一磷酸腺苷（cAMP），cAMP 作为第二信使激活细胞内蛋白激酶系统，蛋白激酶的活化有赖于 Ca^{2+} 的存在。激活的蛋白激酶可使多种蛋白质或酶发生磷酸化反应，进而调节细胞的各种功能（图 14-1）。

图 14-1 含氮激素的作用机制示意图

(二)类固醇激素的作用机制——基因表达学说

类固醇激素分子量小,脂溶性高,能透过靶细胞膜进入细胞内,与胞浆受体结合,形成激素-胞浆受体复合物,再进入核内与核内受体结合,转变为激素-核受体复合物,从而激发DNA的转录过程,生成新的mRNA,诱导某种蛋白的合成而产生生理效应。另外有的激素(如甲状腺激素、维生素D)可直接进入核内,与附着于DNA上的核内受体分子结合,调节蛋白质的合成。

应该说明,上述两类激素作用原理不能绝对分开。例如,胰岛素除作用于细胞膜受体外,还能进入细胞内发挥作用。甲状腺激素也是通过进入细胞核膜调节蛋白质合成中的转录过程而发挥作用(图14-2)。

图14-2 类固醇激素的作用机制示意图

第二节 下丘脑与垂体

一、下丘脑与垂体的功能联系

下丘脑在丘脑的前下方,贴靠颅底中部,前以视交叉为界,下连垂体;垂体体积小,平均重量0.6g,位于颅底的垂体窝内,借漏斗与下丘脑相连。由于在形态和功能上,下丘脑与垂体的联系非常密切,可将他们看作一个功能单位(图14-3)。

下丘脑调节性多肽(HRP)主要作用是调节腺垂体的活动,因此称为下丘脑调节性多肽。目前已对下丘脑调节性多肽中的9种多肽激素作了较深入的研究,对腺垂体具有兴奋作用,已经确定其化学结构的,称为释放激素;没有确定其化学结构的,称为释放因子;对腺垂体分泌具有抑制作用的,称为释放抑制激素或释放抑制因子。下丘脑调节性多肽的名称及主要作用见表14-2。

图 14-3 下丘脑与脑垂体功能联系示意图

表 14-2 下丘脑调节性多肽及其作用

调节性多肽（HRP）	英文缩写	对垂体作用
促甲状腺激素释放激素	TRH	促甲状腺激素↑催乳素↑
促肾上腺皮质激素释放激素	CRH	促肾上腺皮质激素↑
促性腺激素释放激素	GnRH	黄体生成素↑尿促卵泡素↑
生长激素释放激素	GHRH	生长素↑
生长激素释放抑制激素（生长抑素）	GHPIH	生长素↓
催乳素释放因子	PRF	催乳素↑
催乳素释放抑制因子	PIF	催乳素↓
促黑素细胞激素释放因子	MRF	促黑激素↑
促黑素细胞激素释放抑制因子	MIF	促黑激素↓

注：↑升高，↓降低

二、腺垂体

垂体是体内最重要的内分泌腺,其所分泌的激素最多,作用较复杂而广泛。垂体分为腺垂体和神经垂体两部分。

(一)腺垂体激素及其生理作用

腺垂体合成和分泌七种激素:生长激素(GH)、催乳素(PRL)、促黑激素(MSH)促甲状腺激素(TSH)、促肾上腺皮质激素(ACTH)、尿促卵泡素(FSH)、黄体生成素(LH)。其中促甲状腺激素、促肾上腺皮质激素、尿促卵泡素、黄体生成素均有各自的靶腺,分别形成下丘脑-垂体-甲状腺轴、下丘脑-垂体-肾上腺皮质轴、下丘脑-垂体-性腺轴。腺垂体所分泌的这些激素是通过促进靶腺分泌激素而发挥作用,所以也称这些激素为"促激素"。

1. 生长激素

生长激素(growth hormone,GH)是腺垂体中含量最多、分泌量最大的一种激素。

GH 作用主要是促进人体生长,特别是促进骨骼、肌肉和内脏器官的生长。人在幼年时期生长激素分泌不足,将出现生长迟缓,身材矮小,称为侏儒症;若幼年时期生长激素分泌过多,身材过于高大,称为巨人症;成年后分泌过多,因骨骺已闭合,长骨不再增长,可刺激手脚肢端短骨、面骨及软组织生长异常,出现手足粗大、鼻大唇厚、下颌突出等症状,称为肢端肥大症。

GH 促进骨质生长的机制已阐明清楚,在 GH 的作用下,主要由肝和肾产生一种小分子多肽物质,称为生长介素(somatomedin,SM),其经血液循环作用于软骨,促进硫酸盐、氨基酸进入软骨细胞,加速软骨细胞蛋白质合成,增加软骨胶原组织,促进软骨细胞分裂,使软骨生长,软骨骨化后即变成成骨,促进长骨变长。

GH 对代谢的影响较广泛,具有促进蛋白质合成、促进脂肪分解和升高血糖的作用。GH 可通过生长介素促进氨基酸进入细胞,促进蛋白质的合成,包括软骨、骨、肌肉、肝、肾、心、脑及皮肤等组织的蛋白质合成增加;GH 能促进脂肪分解,增强脂肪酸氧化;GH 抑制外周组织摄取与利用葡萄糖,减少葡萄糖的消耗,提高血糖水平。过量的生长激素;导致血糖升高而引起糖尿,称垂体性糖尿。

影响 GH 分泌的因素包括:①睡眠的影响。人在觉醒状态下,GH 分泌较少,进入慢波睡眠后,GH 分泌明显增加。②代谢因素的影响。血中糖、氨基酸与脂肪酸均能影响 GH 的分泌,其中以低血糖对 GH 分泌的刺激作用最强。此外,运动、应激刺激、青春期(血中雌激素或睾酮浓度增高),可明显地增加 GH 分泌。

2. 催乳素

催乳素(prolactin,PRL)主要作用是促进妊娠期乳腺发育生长,引起并维持成熟乳腺泌乳,并对男性和女性的性腺有一定的作用。在应激反应状态下 PRL 血中浓度升高。

3. 促黑激素

促黑激素(melanophore stimulating hormone,MSH)主要作用于黑(色)素细胞。人体内黑(色)素细胞主要分布于皮肤与毛发、眼虹膜和视网膜的色素层及软脑膜。MSH 促进合成黑(色)素细胞中的酪氨酸酶的合成和激活,促进酪氨酸转变为黑色素,使皮肤与毛发颜色变深,但与正常人的皮肤色素沉着关系不大。

4. 促激素

(1) 促甲状腺激素 (thyroid-stimulating hormone, TSH): 作用为促进甲状腺激素的分泌, 增加甲状腺激素的合成和释放, 并刺激甲状腺增生。

(2) 促性腺激素: 促性腺激素包括尿促卵泡素和黄体生成素 (LH)。FSH 在女性刺激卵巢卵泡发育和卵子成熟; 在男性也称精子生成素, 刺激曲细精管上皮和精子的发育与成熟。LH 在女性可促进卵泡排卵及黄体生成, 刺激卵巢分泌雌激素和孕激素; 在男性也称间质细胞刺激素, 刺激睾丸间质细胞分泌雄激素。

(3) 促肾上腺皮质激素 (adrenocorticotropic hormone, ACTH): ACTH 主要作用是刺激肾上腺皮质束状带分泌糖皮质激素, 并促进肾上腺皮质增生, 维持其正常功能和反应性。

知识链接

垂体性巨人症和肢端肥大症

脑垂体是控制人体生长发育的重要器官, 如果其功能亢进, 垂体激素分泌异常, 如垂体生长激素细胞腺瘤, 可分泌过多的生长激素, 在青春期以前即骨骺未闭合时, 引起垂体性巨人症; 在青春期以后即骨骺已闭合时, 引起肢端肥大症。垂体性巨人症表现为骨骼、肌肉、内脏器官及其他组织的过度生长, 致使身材异常高大, 内脏器官也按比例增大, 但生殖器官如睾丸、卵巢等发育不全, 女性患者常无月经, 有的并发糖尿病。肢端肥大症发病呈隐匿性, 表现为头颅骨增厚, 下颌骨、眶上脊及颧弓增大突出, 鼻、唇、舌由于软组织增生而增厚变大, 皮肤粗糙变厚, 呈现特有面容; 四肢肢端骨、软骨及软组织增生使手足宽而粗厚, 手指及足趾粗钝, 内脏器官也肥大, 约有半数患者伴有其他内分泌功能障碍, 如高胰岛素血症、性功能减退等。巨人症患者若不及时治疗, 肿瘤越长越大, 导致垂体破坏, 通常在成年后不久死亡。其根本治疗是手术切除垂体瘤, 不能手术的可放射治疗, 也可应用性激素控制身体增长。

(二) 腺垂体功能的调节

1. 下丘脑对腺垂体分泌功能的调节

下丘脑调节性多肽, 经垂体门脉系统到腺垂体, 调节腺垂体功能, 促进或抑制腺垂体分泌相应的激素。

2. 靶腺激素对下丘脑和腺垂体的反馈调节

腺垂体分泌的促激素作用于靶腺 (甲状腺、肾上腺皮质、性腺), 促进靶腺分泌激素, 维持靶腺正常功能, 而靶腺激素在血中的浓度, 会影响下丘脑、腺垂体的活动, 当靶激素在血中浓度升高时, 将反馈于下丘脑和腺垂体, 主要是负反馈, 使相应的释放激素和促激素分泌减少, 因而使靶腺激素维持血中的正常浓度。

三、神经垂体

神经垂体主要由无髓神经纤维和胶质细胞构成, 其间有丰富的毛细血管。无髓神经纤维来自下丘脑视上核和室旁核的分泌神经元, 这些神经元产生的分泌颗粒, 沿轴突输送到神经部, 并释放到毛细血管内的血液中。神经垂体无分泌功能, 只是贮存和释放下丘脑激素的部位。神经垂体贮存释放以下两种激素。

(一) 抗利尿激素

抗利尿激素(antidiuretic hormone，ADH)又称血管升压素(AVP)，其作用有两方面：一方面，可促进肾远端小管和集合管对水的重吸收，使尿量减少；另一方面作用于血管，由于血管升压素的生理浓度很低，几乎没有收缩血管而致血压升高的作用，但在失血情况下升压素释放较多，对维持血压有一定的作用。大剂量的血管升压素，可使全身小动脉收缩，升高血压，但临床上并不应用于提高血压，因为 AVP 可使冠状血管收缩，造成心肌缺血，所以可用于某些脏器的止血。

(二) 催产素

催产素(oxytocin，OXT)是由下丘脑室旁核所分泌，其作用主要是促进乳腺周围肌上皮细胞收缩，促进乳汁排出；另外催产素可促进子宫收缩，对非妊娠子宫作用较小，对妊娠子宫作用强。在临床工作中，使用药理剂量的催产素，可引起子宫强烈收缩，减少产后出血。

OXT 的释放是反射性调节，主要当临产时分娩子宫、子宫颈、阴道受牵拉刺激时，反射性地引起 OXT 释放，促进子宫收缩，有利于产妇分娩。另外，当哺乳时婴儿吸吮刺激乳头时，OXT 反射性释放。

垂体激素对靶器官的作用和反馈调节(图 14-4)。

图 14-4 垂体激素对靶器官的作用和反馈调节示意图

第三节 甲状腺及甲状旁腺

一、甲状腺

甲状腺是人体内最大的内分泌腺,平均重 20~30g。甲状腺由许多大小不等的单层上皮细胞围成的腺泡组成。腺泡上皮细胞是甲状腺激素合成与释放的部位。腺泡腔内充满胶质,是甲状腺激素的贮存库。在甲状腺组织中,还有滤泡旁细胞,又称 C 细胞。

(一)甲状腺激素的合成和代谢

甲状腺激素(thyridhonmone)主要有甲状腺素(又称四碘甲腺原氨酸,T_4)和三碘甲腺原氨酸(T_3),是酪氨酸的碘化物。甲状腺分泌的 T_4 比 T_3 多,但 T_3 的生物活性却是 T_4 的 3~5 倍,T_3 是甲状腺激素发挥生理作用的主要形式。

甲状腺激素合成的原料有碘和甲状腺球蛋白,碘主要来源于食物,人每日从食物中摄取的无机碘约 100~200μg,正常人每日最低需要量约 50~70μg,所以从食物中获得的碘可满足甲状腺激素的合成。

甲状腺激素的合成包括三个过程。

1. 甲状腺腺泡的聚碘与碘的活化

由肠吸收的碘,以 I^- 形式存在于血液中,甲状腺从血浆中摄取 I^- 的能力极强,I^- 从血液转运进入甲状腺上皮细胞内,必须逆着电化学梯度进行主动转运,依靠甲状腺上皮细胞膜中的碘泵,由 Na^+-K^+-ATP 酶提供能量。摄入甲状腺上皮细胞的 I^-,在过氧化酶的催化下被活化成 I_2 或 I^-。

2. 酪氨酸碘化

在过氧化酶催化后,活化碘迅速取代甲状腺球蛋白分子中酪氨酸残基上的氢,生成一碘酪氨酸(MIT)和二碘酪氨酸(DIT),这一过程称为碘化。

3. 甲状腺激素的合成

一分子 MIT 和一分子 DIT 生成三碘甲腺原氨酸 T_3,两分子 DIT 耦联生成四碘甲腺原氨酸 T_4。

在甲状腺球蛋白上形成的甲状腺激素,在腺泡腔内以胶质的形式贮存。在 TSH 的刺激下,释放入血,其中 99% 的甲状腺激素与蛋白质结合,1% 以游离形式存在,主要为 T_3。只有游离型的甲状腺激素才能进入组织,发挥生理效应。20% 的 T_3 和 T_4 在肝内降解,与肝脏的葡萄糖醛酸或硫酸盐结合后,经胆汁排入小肠,分解后随粪便排出。80% 的 T_3 和 T_4 首先在外周组织脱碘,所脱下的碘可由甲状腺再摄取或由肾脏排出。

(二)甲状腺激素的生理作用

甲状腺激素的主要作用是促进物质和能量代谢及生长发育过程,作用较广泛,对心血管、神经、消化系统等都有影响。

1. 对代谢的作用

甲状腺激素能增加组织的耗氧量和产热量,提高能量代谢水平,使基础代谢率增高,这些作用称为甲状腺激素的产热作用。甲状腺功能亢进的患者因产热量增多,体温偏高,怕热多汗,基础代谢率显著增高,可比正常值高 25%~80%;甲状腺功能低下则相反,患者因产热量减少,体温偏低,怕冷,基础代谢率降低,比正常值低 20%~40%。测定基础代谢率,有助于了解甲状腺的功能状态。

甲状腺激素对三大营养物质代谢的作用:①糖代谢。甲状腺激素可促进小肠对葡萄糖的吸收,增加糖原分解和糖异生作用,所以可以升高血糖,但是,甲状腺激素还可加强外周组织对糖的利用,又可以降低血糖。因此,正常情况下,甲状腺激素对血糖浓度影响不大。大量的甲状腺激素,如甲状腺功能亢进时,升糖作用强于外周组织对糖的利用,可出现血糖升高,有时出现糖尿。②蛋白质代谢。生理浓度的甲状腺激素可促进蛋白质的合成,肌肉、肝和肾的蛋白质合成明显增加,从而有利于机体的生长、发育。但甲状腺激素分泌过多时,则蛋白质分解明显大于合成,特别是促进骨骼肌中的蛋白质分解,患者出现肌肉消瘦和肌无力,由于骨蛋白的分解而出现不同程度的骨质疏松。甲状腺激素分泌不足时,蛋白质合成减少,组织间的黏蛋白增多,可结合一部分的盐和水,在皮下形成黏液性水肿。③脂肪代谢。甲状腺激素可促进脂肪和胆固醇的合成,又可加速脂肪的动员、分解,促进肝对胆固醇的降解,但分解速度大于合成速度。故甲状腺功能亢进患者血胆固醇低于正常,甲状腺功能低下患者血胆固醇高于正常。

2. 对生长发育的作用

甲状腺激素是维持机体的正常生长、发育必不可少的激素,特别是对骨和脑的发育尤为重要。甲状腺功能低下的儿童,以身材矮小,智力低下为特征,称呆小症(又称克汀病)。在胚胎期缺碘造成甲状腺激素合成不足,或出生后甲状腺功能低下,脑发育明显障碍,脑各部位的神经细胞变小,轴突、树突与髓鞘均减少,胶质细胞数量也减少。所以治疗呆小症要抓住时机,在出生后三个月以前补充甲状腺激素,过迟难以奏效。

3. 对神经系统的作用

甲状腺激素具有兴奋中枢神经系统的作用。甲状腺功能亢进时,主要表现注意力不集中、烦躁不安、失眠、多愁善感、喜怒无常等。甲状腺功能低下时,中枢神经系统兴奋性降低,表现为记忆力减退、说话缓慢、动作迟缓、表情淡漠、终日嗜睡等。

4. 对心血管的作用

甲状腺激素可直接作用于心肌,增加心肌的收缩力,并可增快心率,使心输出量增加。甲状腺功能亢进患者心动过速,严重者可致心力衰竭。甲状腺激素由于增加组织的耗氧量而使组织相对缺氧,使小血管舒张,外周阻力降低,但同时心输出量增加,所以收缩压升高,舒张压降低,脉压增大。

另外,甲状腺激素能增进食欲,甲状腺功能亢进患者,食量增加;甲状腺激素也影响男性和女性生殖功能,甲状腺激素分泌过多或过少,会导致生殖功能的紊乱。

(三)甲状腺功能的调节

1. 下丘脑-腺垂体-甲状腺轴的调节

下丘脑分泌的促甲状腺激素释放激素(TRH),经垂体门脉系统运至腺垂体,促进腺垂体合成、分泌促甲状腺激素(TSH),TSH 作用于甲状腺,促进甲状腺腺泡增生肥大,并使甲状腺激素(T_3、T_4)合成释放增加。

血中游离的 T_4 与 T_3 浓度的升降,对腺垂体 TSH 的分泌起经常性反馈调节作用。当血中 T_3 与 T_4 浓度增高时,将负反馈于腺垂体,抑制腺垂体合成分泌 TSH,TSH 合成分泌减少,从而使 T_3、T_4 浓度降至正常水平;当血中 T_3 与 T_4 浓度降低时,对腺垂体的负反馈作用减弱,TSH 合成分泌增加,从而使 T_3、T_4 浓度升至正常水平。负反馈调节在维持 T_3、T_4 浓度的相对稳定中起重要作用(图 14-5)。

图 14-5 甲状腺功能的调节

2.自身调节

甲状腺能根据机体碘供应的情况,调整自身对碘的摄取和利用,以及甲状腺激素的合成与释放,称为自身调节。这是一种有限度的、缓慢的调节。当食物供碘增多时,甲状腺摄碘减少,合成甲状腺激素减少;相反,供碘不足时,甲状腺摄碘增多,合成甲状腺激素增多,这样使 T_3、T_4 合成分泌不致过多或过少。如地方性甲状腺肿,由于食物中长期缺碘,超过了自身调节的限度,使 T_3、T_4 合成减少,对腺垂体的负反馈作用减弱,使 TSH 分泌增多,甲状腺腺泡增生,甲状腺肿大。

3.自主神经对甲状腺活动的影响

甲状腺受自主神经支配。交感神经兴奋可使甲状腺激素合成与分泌增多;副交感神经兴奋可使甲状腺激素合成与分泌减少。

二、甲状旁腺和甲状腺 C 细胞

甲状旁腺为扁圆小体,呈棕黄色,形似大豆。位于甲状腺两侧叶的后面,上下各一对。甲状旁腺分泌甲状旁腺素(parathyroid hormone PTH)。甲状腺 C 细胞分泌降钙素(calcitonin，CT)。甲状旁腺素、降钙素和 1,25-二羟维生素 D_3 是体内调节钙磷代谢的三种主要激素，它们共同作用，从而控制血浆中钙和磷的水平。

(一)甲状旁腺素的生理作用及分泌调节

甲状旁腺素主要生理作用是通过对骨和肾的作用而升高血钙降低血磷。

1. 对骨的作用

PTH 能动员骨钙入血，使血钙升高。其作用包括快速效应与延缓效应两个时相。快速效应在 PTH 作用几分钟即出现，主要提高细胞膜对钙的通透性，促进钙泵活动，将钙转运至细胞外液，使血钙升高；延缓效应在 PTH 作用后 12~14h 表现出来，通常几天或几周后达高峰。这一效应是加强破骨细胞溶骨作用而促进破骨细胞增生，PTH 使骨钙溶解加速，钙大量入血。两个效应相互配合，既能对血钙的急切需要做出反应，又可保证有效长时间的持续效应。

2. 对肾的作用

PTH 促进远端小管对 Ca^{2+} 的重吸收，减少尿钙排出，使血钙升高。同时，PTH 能抑制近端小管对磷酸盐的重吸收，增加尿磷排出，使血磷下降，即保钙排磷作用。

另外 PTH 能激活肾的 1,25-羟化酶，使 25-维生素 D_3 转化成有活性的 1,25-二羟维生素 D_3，其活性的维生素 D_3 可促进小肠对钙的吸收，使血钙升高。若因甲状腺手术不慎，误将甲状旁腺切除，可致患者发生低钙抽搐，严重引起窒息死亡。

甲状旁腺素分泌主要受血钙浓度的调节。血 Ca^{2+} 升高，PTH 分泌减少，血 Ca^{2+} 降低则分泌增多。此外，血磷升高可通过降低血钙而刺激 PTH 分泌，降钙素大量释放也可促使 PTH 分泌。

(二)降钙素的生理作用及分泌调节

CT 的主要作用是降低血钙和血磷。降钙素可抑制破骨细胞活动，减少溶骨过程，使骨组织释放钙磷减少；抑制肾小管对钙、磷的重吸收，从而使血钙和血磷降低。另外，抑制肾的 1,25-羟化酶，从而抑制肾 1,25-二羟维生素 D_3 的合成，间接的影响小肠黏膜对钙的吸收，使血钙降低。降钙素的分泌受血钙浓度的调节，当血钙升高时，分泌增多，当血钙降低时，分泌减少。

第四节 肾上腺

肾上腺左右各一，位于两侧肾脏的内上方，左肾上腺呈半月形，右肾上腺呈三角形，两腺共重约 12g。肾上腺表面有致密结缔组织的被膜。肾上腺的实质分为周围的皮质及中央的髓质两部分，两者在发生、结构与功能上均不相同，实际上是两个独立的内分泌腺体。

一、肾上腺皮质

肾上腺皮质较厚，约占肾上腺的 80%~90%，根据细胞排列形式，由外至内可分三层，即球状带、束状带、网状带。球状带的细胞分泌盐皮质激素(mineralocorticoid)，束状带细胞分泌糖皮质激素(glucocorticoid)，网状带细胞分泌雄性激素和少量的雌激素。

(一)肾上腺皮质激素的合成与代谢

合成肾上腺皮质激素的原料是胆固醇,主要来自血液。在皮质细胞的线粒体内膜或内质网中所含的裂解酶与羟化酶等酶系的作用下,使胆固醇先变成孕烯醇酮,然后再进一步转变为各种皮质激素。

(二)肾上腺皮质激素的作用

1. 盐皮质激素的作用

盐皮质激素以醛固酮为主,主要作用是调节水盐代谢。醛固酮能促进远端小管和集合管重吸收钠、水和排出钾,即保钠、保水和排钾作用。故醛固酮对维持体内的钠、钾含量的相对稳定,及循环血量的相对稳定有很重要的作用。另外,盐皮质激素能增强血管平滑肌对儿茶酚胺的敏感性。

2. 糖皮质激素的作用

人体血浆中糖皮质激素主要为皮质醇(cortisol),其次为皮质酮。糖皮质激素在调节三大营养物质的代谢方面,以及参与人体应激反应都具有重要作用。如摘除动物的双侧肾上腺后,如不适当处理,1～2周内即可死去;如仅切除肾上腺髓质,动物可以存活较长时间,说明肾上腺皮质是维持生命所必需的。

(1)对物质代谢的作用:①糖代谢。糖皮质激素是调节机体糖代谢的重要激素之一,它促进糖异生,升高血糖。这是由于其促进蛋白质分解,有较多的氨基酸进入肝,同时增强肝内与糖异生有关酶的活性,使糖异生加强。另外,使外周组织对葡萄糖的摄取、利用减少,促使血糖升高。如果糖皮质激素分泌过多,可引起血糖升高,甚至出现糖尿。②蛋白质代谢。糖皮质激素促进肝外组织,特别是肌肉组织蛋白质分解,糖皮质激素分泌过多时,出现肌肉消瘦、皮肤变薄、骨质疏松等。③脂肪代谢。促进脂肪分解,增强脂肪酸在肝内氧化过程,有利于糖异生。另外,糖皮质激素可使机体内脂肪分布发生变化,四肢脂肪分解加强,面部和躯干脂肪合成增加,当肾上腺皮质功能亢进时,或长期使用糖皮质激素的患者,出现面圆、背厚而四肢消瘦的特殊体形,称为向心性肥胖。

(2)对水盐代谢的作用:糖皮质激素有较弱的保钠排钾作用。另外,还可增加肾小球滤过率,有利于水的排出。肾上腺皮质功能不足患者,排水能力明显降低,严重时出现"水中毒",补充适量的糖皮质激素即缓解。

(3)对器官组织的作用:①对血细胞的作用。糖皮质激素增强骨髓造血机能,使血中的红细胞、血小板增加;能促使附着在小血管壁边缘的中性粒细胞进入血液循环,使血中的中性粒细胞增多;由于糖皮质激素抑制胸腺与淋巴组织的细胞分裂,促进淋巴细胞和嗜酸性粒细胞的破坏,使淋巴细胞和嗜酸性粒细胞减少。②对心血管系统的作用。糖皮质激素对维持正常血压有重要意义,能增强血管平滑肌对儿茶酚胺的敏感性(允许作用)。另外糖皮质激素能降低毛细血管的通透性,有利于维持血容量。③对消化系统和神经系统的作用。糖皮质激素能增加胃酸分泌和胃蛋白酶的生成,所以溃疡患者应慎用。糖皮质激素有维持中枢神经系统正常功能的作用,肾上腺皮质功能亢进时,可出现失眠、烦躁不安、思维不集中等症状。

(4)在应激反应中作用:当机体受到各种有害刺激,如创伤、失血、感染、中毒、缺氧、饥饿、疼痛、寒冷、精神紧张等,血中 ACTH 和糖皮质激素增多,这一反应称为应激反应。能引起 ACTH 和糖皮质激素增加的各种刺激称为应激刺激。通过应激反应,可增加机体对有害刺激的抵抗能力,对维持生命有重要意义。大剂量糖皮质激素具有抗炎、抗毒、抗过敏、抗休克等药理作用。

3. 糖皮质激素分泌调节

糖皮质激素分泌调节与甲状腺功能调节类似,主要受下丘脑-腺垂体-肾上腺皮质轴活动的调节及糖皮质激素反馈性调节(图 14-6)。

下丘脑分泌促肾上腺皮质激素释放激素(CRH),通过垂体门脉系统,促进腺垂体分泌 ACTH,ACTH 促进肾上腺皮质束状带和网状带生长发育,并促进肾上腺皮质分泌糖皮质激素。当血中糖皮质激素浓度升高时,可抑制腺垂体分泌 ACTH,使 ACTH 合成、分泌减少,这是糖皮质激素对腺垂体的负反馈作用,另外糖皮质激素也可抑制下丘脑分泌 CRH,这种反馈称为长反馈。ACTH 可反馈抑制下丘脑合成分泌 CRH,称为短反馈。综上所述,糖皮质激素的分泌受 ACTH 的影响,而 ACTH 一方面受下丘脑的 CRH 的促进作用,另一方面受糖皮质激素的反馈调节,从而维持了血中糖皮质激素的相对稳定。

图 14-6 糖皮质激素分泌调节示意图

------▶ 表示抑制
———▶ 表示促进

临床长期大剂量使用糖皮质激素的患者,可出现肾上腺皮质逐渐萎缩,如突然停药,将会引起肾上腺皮质功能不全的症状。所以,在治疗中可间断给 ACTH,以防止肾上腺皮质萎缩。停药时不能骤停,应逐渐减量。

二、肾上腺髓质

肾上腺髓质位于肾上腺的中央部,髓质细胞的细胞质内颗粒可被铬盐染成黄色,故称嗜铬细胞;嗜铬细胞分泌肾上腺素(epinephrine,E)和去甲肾上腺素(norepinephrine,NE)。

肾上腺素和去甲肾上腺素属于儿茶酚胺类化合物,是以酪氨酸为原料,合成过程为酪氨酸→多巴→多巴胺→去甲肾上腺素→肾上腺素。在血液中去甲肾上腺素除由髓质分泌外,主要来自肾上腺素能神经纤维末梢,血中肾上腺素主要来自肾上腺髓质。体内的肾上腺素和去甲肾上腺素通过单胺氧化酶与儿茶酚-O-甲基移位酶的作用而灭活。

(一)肾上腺髓质激素的作用

肾上腺髓质激素对心血管、内脏平滑肌的作用已在有关章节叙述,比较肾上腺素与去甲肾上腺素的主要生理作用(表 14-3)。

表 14-3　肾上腺素与去甲肾上腺素的主要生理作用

作用部位	肾上腺素	去甲肾上腺素
心脏	心率加快,收缩力明显增强,心输出量增加	心率减慢(减压反射的作用)
血管	皮肤、胃肠、肾血管收缩;冠状动脉、骨骼肌血管舒张	冠状动脉舒张(局部体液因素的作用),其他血管均收缩
血压	血压上升(心输出量增加)	血压明显上升(外周阻力增大)
支气管平滑肌	舒张	稍舒张

对神经系统和代谢的作用,肾上腺髓质激素可提高中枢神经系统的兴奋性,使机体反应灵敏,警觉性提高。对物质代谢的作用,可促进肝糖原分解、肌糖原分解,使血糖升高,可分解脂肪,血中脂肪酸增多,为骨骼肌、心肌等活动提供更多的能量。肾上腺素对代谢的作用比去甲肾上腺素的作用稍强。

(二)肾上腺髓质激素分泌调节

肾上腺髓质受交感神经节前纤维支配,当交感神经兴奋时,肾上腺髓质激素分泌,交感神经系统和肾上腺髓质组成交感-肾上腺髓质系统。

第五节　胰　岛

胰岛是存在于胰腺中的内分泌组织,是散在于胰腺腺泡组织之间大小不等的内分泌细胞团,呈岛状,故称胰岛。人类的胰腺中约含有100万~200万个胰岛,主要有A细胞、B细胞、D细胞及PP细胞。A细胞约占胰岛细胞的20%,分泌胰高血糖素(glucagon);B细胞占60%~70%,分泌胰岛素(insulin);D细胞占10%,分泌生长抑素;PP细胞数量很少,分泌胰多肽。

一、胰岛素

胰岛素是含有51个氨基酸的小分子蛋白质,分子量为6000。由含有21个氨基酸的A链和含有30个氨基酸的B链,借助两个二硫键联结而成。正常成人空腹血清胰岛素浓度为35~145pmol/L。血液中胰岛素以游离型和结合型存在,游离型具有生物活性,主要在肝脏灭活。

(一)胰岛素的生理作用

胰岛素是合成代谢的重要激素,它是体内唯一能降低血糖的激素,对维持血糖相对稳定起重要作用。

1.对糖代谢的调节

胰岛素能促进组织细胞对葡萄糖的摄取、氧化和利用,加速肝糖原和肌糖原的合成,并促进葡萄糖转为脂肪,还可抑制糖原分解和糖异生,从而使血糖降低。当胰岛素分泌不足时,血糖浓度升高,如果超过肾糖阈,尿中出现糖,引起糖尿病。

2.对脂肪代谢的调节

胰岛素促进脂肪的合成,促进葡萄糖进入脂肪组织合成甘油三酯和脂肪酸。胰岛素可抑制脂肪酶的活性,减少脂肪分解,使血中游离脂肪酸减少。胰岛素缺乏时,脂肪分解增强,血脂升高,可引起动脉硬化。由于胰岛素使脂肪酸分解增多,加速脂肪酸在肝内氧化,生成大量酮体,引起酮血症与酸中毒。

3.对蛋白质代谢的调节

胰岛素促进氨基酸进入细胞,促进 DNA、RNA 和蛋白质的合成,抑制蛋白质分解。由于生长激素促进蛋白质合成的作用,必须在胰岛素存在的情况下才能表现出来,所以胰岛素也是人体生长不可缺少的激素之一。胰岛素缺乏时,蛋白质合成减少,糖尿病患者伤口不易愈合,由于机体抵抗力降低,细胞外液葡萄糖浓度升高,易并发感染。

(二)胰岛素分泌的调节

1.血糖的作用

血糖是调节胰岛素分泌的最重要因素。当血糖浓度升高时,胰岛素分泌明显增加,从而使血糖降低;当血糖浓度下降至正常水平时,胰岛素分泌也迅速恢复到基础水平,从而维持血糖浓度相对稳定。

2.氨基酸和脂肪酸的作用

血中氨基酸特别是精氨酸和赖氨酸浓度升高时,促进胰岛素分泌。血中脂肪酸和酮体大量增加时,也促进胰岛素的分泌。

3.激素的作用

胰高血糖素、胃肠道激素(如促胃液素、促胰液素、缩胆囊素)和抑胃肽都可促进胰岛素分泌。生长素、糖皮质激素、甲状腺激素可通过升高血糖浓度而间接促进胰岛素分泌,而肾上腺素则抑制胰岛素分泌。

4.神经调节

迷走神经兴奋促进胰岛素的分泌,交感神经兴奋抑制胰岛素的分泌。

胰岛素与糖尿病

胰岛素是促进糖、蛋白质、脂肪合成代谢、维持血糖相对稳定的主要激素。糖尿病患者胰岛素分泌绝对或相对不足以及靶组织对胰岛素敏感性降低,引起糖、蛋白质、脂肪代谢紊乱以及水和电解质的紊乱。临床上以高血糖为主要特征,以多食、多饮、多尿、体重降低,"三多一少"为典型临床症状。

糖尿病患者最明显的表现为血糖升高,使尿量增多并出现糖尿,由于多尿造成失水,出现口渴多饮。因为葡萄糖不能充分利用,使人体处于饥饿状态而多食,但大量的脂肪和蛋白质分解,使体重降低,并影响机体的生长,抵抗力降低,易并发感染,还可引起酮血症与酸中毒。由于血脂升高,引起动脉硬化,导致心、脑血管系统的疾病。

糖尿病的治疗,包括饮食疗法、口服降糖药及补充胰岛素,其中胰岛素是治疗 1 型糖尿病和严重并发症的重要手段。胰岛素治疗的主要副作用是低血糖反应和抗药性,所以糖尿病患者应注意监控血糖浓度,早发现早处理。

二、胰高血糖素

人的胰高血糖素(glucagon)是由29个氨基酸组成的直链多肽,分子量为3485,**胰高血糖素主要在肝脏灭活,肾脏也有降解作用**。

(一)胰高血糖素的生理作用

与胰岛素的作用相反,胰高血糖素是一种促进分解代谢的激素。胰高血糖素具有很强的促进糖原分解和糖异生作用,使血糖明显升高。胰高血糖素促进蛋白质分解和抑制蛋白质合成,因而组织蛋白质含量下降。胰高血糖素还能促进脂肪分解,加强脂肪酸氧化,使酮体生成增多。

(二)胰高血糖素的分泌调节

1. 血糖浓度的作用

血糖浓度是重要的调节因素。血糖升高抑制胰高血糖素的分泌,血糖降低则促进胰高血糖素的分泌。

2. 激素的作用

胰岛素可直接作用于A细胞,抑制胰高血糖素的分泌,也可通过降低血糖间接刺激胰高血糖素的分泌。

3. 神经调节

交感神经兴奋促进胰高血糖素的分泌,迷走神经兴奋抑制胰高血糖素的分泌。

胰岛素与胰高血糖素是一对作用相反的激素,他们都受血糖浓度负反馈性调节。当机体处于不同的功能状态时,血中胰岛素和胰高血糖素的比值不同,饥饿时或长时间运动时,比值减小,这是由于胰岛素分泌减少与胰高血糖素分泌增加所致,这对于维持血糖浓度,保证大脑、心脏的葡萄糖能量供应,具有很重要的意义。

 知识链接

内分泌的新发现——瘦素

1994年由zhang等采用克隆技术,首次成功克隆了小鼠的肥胖基因(ob基因)及人类的同源序列,ob基因的蛋白质产物Leptin,称为瘦素。瘦素具有广泛的生物学效应,是调节能量平衡的重要激素,可增加机体能量的消耗和降低食欲,使体重降低。瘦素与糖代谢、脂代谢、骨代谢有关,并影响人体发育、生殖及心血管系统等。

瘦素是一种由167个氨基酸组成的内分泌型蛋白质。人瘦素基因位于染色体7q31.3,为单拷贝基因。该基因在白色脂肪组织中特异表达,且在不同部位脂肪组织中的表达量各不相同,当基因突变时,能引起明显肥胖和2型糖尿病。

 本章小结

一、本章提要

通过本节学习,使同学们了解内分泌腺所分泌激素的生理作用和调节。具体包括以下内容:

1.掌握内分泌和激素的概念,腺垂体的激素及生理作用,甲状腺激素、肾上腺皮质激素、肾上腺髓质激素、胰岛素的生理作用等。

2.具有下丘脑与垂体之间的功能关系,神经垂体激素及生理作用,甲状旁腺激素作用,下丘脑-腺垂体-甲状腺轴、下丘脑-腺垂体-肾上腺皮质轴的调节及意义等相关知识。

3.了解激素的分类及作用原理,交感-肾上腺髓质系统、应急反应与应激反应的概念,甲状腺激素合成过程及碘对甲状腺激素合成的影响。

二、本章重、难点

下丘脑-腺垂体-甲状腺轴的调节;下丘脑-腺垂体-肾上腺皮质轴的调节。

 课后习题

一、名词解释

1.激素 2.内分泌 3.促激素 4.应激反应 5.允许作用

二、填空题

1.激素作用的一般特性是_____、_____、_____和_____。

2.腺垂体的三种促激素是_____、_____和_____,此外还分泌_____、_____和_____。

3.甲状腺激素有两种,即_____和_____;其分泌量多的是_____,生物活性高的是_____。其分泌增加时,可使机体产热量_____,基础代谢率_____。

4.大量使用糖皮质激素时,血细胞中的_____、_____和_____增多,使_____和_____减少。

5.胰岛素主要作用是促进_____、_____和_____的合成;其分泌减少可使血糖_____。

三、选择题

1.激素传递的方式不包括( )
　A.血液运输　　　　　B.经组织液扩散　　　C.神经轴浆运输
　D.经腺体导管运输　　E.自分泌

2.患儿身体矮小,智力低下是缺乏( )
　A.生长激素　　　　　B.甲状腺素　　　　　C.糖皮质激素
　D.雄激素　　　　　　E.胰岛素

3.调节胰岛素分泌的主要因素是( )
　A.血糖浓度　　　　　B.胃肠道激素　　　　C.胰高血糖素
　D.肾上腺素　　　　　E.甲状腺素

4.肾上腺髓质分泌( )
　A.雄激素　　　　　　B.醛固酮　　　　　　C.抗利尿激素
　D.肾上腺素　　　　　E.雌激素

5. 不属于糖皮质激素的作用是（ ）
   A. 调节物质代谢　　　　B. 调节生长发育　　　　C. 可增加对有害刺激耐受力
   D. 可直接杀伤细菌抗炎　E. 增加红细胞

6. 下列哪项不是甲状腺激素的作用（ ）
   A. 增加机体耗氧量和产热量
   B. 生理剂量时促进蛋白质合成
   C. 增强心肌收缩力
   D. 增强机体对有害刺激耐受力
   E. 促进婴幼儿脑组织发育

7. 肾上腺皮质球状带分泌（ ）
   A. 糖皮质激素　　　　　B. 盐皮质激素　　　　　C. 雄激素
   D. 雌激素　　　　　　　E. 胰岛素

8. 甲状旁腺素的生理作用是（ ）
   A. 升高血钙，降低血磷　B. 升高血钙，升高血磷　C. 降低血钙，升高血磷
   D. 降低血钾，升高血钠　E. 升高血钠，降低血钾

9. 向心性肥胖的病因是由于（ ）
   A. 糖皮质激素分泌过多　B. 醛固酮分泌过多　　　C. 甲状腺激素分泌过多
   D. 糖皮质激素分泌减少　E. 生长素分泌过多

10. 甲状腺功能亢进时，促甲状腺激素分泌（ ）
    A. 增加　　　　　　　　B. 先增加后减少　　　　C. 减少
    D. 先减少后增加　　　　E. 不变

11. 长期使用糖皮质激素治疗，停药时应注意（ ）
    A. 检查患者血细胞　　　B. 检查胃黏膜有无损伤　C. 避免各种伤害性刺激
    D. 逐渐减量停药　　　　E. 补充蛋白质

12. 呆小症与侏儒症最大区别是（ ）
    A. 身体更矮　　　　　　B. 内脏增大　　　　　　C. 智力低下
    D. 肌肉发育不良　　　　E. 身体不成比例

13. 下列哪种激素不是腺垂体合成分泌的（ ）
    A. 促甲状腺激素　　　　B. 促肾上腺皮质激素　　C. 生长素
    D. 催乳素　　　　　　　E. 催产素

14. 肾上腺皮质功能不全时（ ）
    A. 血Na^+降低，血K^+升高
    B. 血Na^+升高，血K^+降低
    C. 血Ca^{2+}升高，血P降低
    D. 血Ca^{2+}降低，血P升高
    E. 循环血增多

15. 生长素一天的分泌高潮期在（ ）
    A. 清晨　　　　　　　　B. 中午　　　　　　　　C. 下午
    D. 晚间　　　　　　　　E. 慢波睡眠

16. 能促进蛋白质分解的激素是（ ）
    A. 生长激素　　　　　　B. 雄激素　　　　　　C. 糖皮质激素
    D. 生理剂量的甲状腺激素　E. 胰岛素
17. 机体保钠的主要激素（ ）
    A. 抗利尿激素　　　　　B. 生长素　　　　　　C. 雌激素
    D. 醛固酮　　　　　　　E. 孕激素
18. 降低血糖的激素是（ ）
    A. 生长素　　　　　　　B. 胰岛素　　　　　　C. 肾上腺髓质激素
    D. 胰高血糖素　　　　　E. 甲状腺激素
19. 分泌降钙素的是（ ）
    A. 甲状旁腺　　　　　　B. 肾上腺　　　　　　C. 腺垂体
    D. 松果体　　　　　　　E. 甲状腺C细胞
20. 神经垂体释放的激素是（ ）
    A. 催乳素　　　　　　　B. 催产素　　　　　　C. 血管紧张素
    D. 生长激素　　　　　　E. 醛固酮

四、问答题

1. 为什么饮食中长期缺碘会引起甲状腺肿大？
2. 为什么长期大量使用糖皮质激素不能突然停药？
3. 可以升高血糖的激素有哪些？
4. 胰岛素对糖代谢的主要作用是什么？
5. 用生理学知识解释侏儒症、巨人症和肢端肥大症的产生原因。

五、案例分析

患者,女,52岁,最近口渴,多食多饮多尿,消瘦乏力,空腹血糖9.10mmol/L,尿糖阳性,诊断为糖尿病。

思考问题：
(1)为什么糖尿病患者会出现高血糖和糖尿？
(2)护士应如何对糖尿病患者进行健康指导？

（冯润荷）

第十五章 生 殖

学习目标

1. 掌握卵巢功能的调节。
2. 熟悉睾丸功能的调节、月经周期中卵巢和子宫内膜的变化。
3. 了解卵巢、睾丸的功能。

生殖是生物种系繁衍的重要生命过程,是生物界普遍存在的一种生命现象。生殖(reproduction)是指生物体发育成熟后,产生与自身相似的子代个体的生理过程,是保持种族延续的各种生理过程的总称。人类的生殖过程必须由男女两性共同完成,其过程非常复杂,包括生殖细胞(精子和卵子)的形成、受精、着床、胚胎发育和分娩等一系列阶段。

第一节 男性生殖

男性的主性器官是睾丸(testis),其主要功能是生精和内分泌。附性器官包括附睾、输精管、前列腺、精囊腺、尿道球腺和阴茎等,其主要功能是贮存、分泌和输出精子。本节主要谈论睾丸的功能。

一、睾丸的功能

(一)睾丸的生精功能

1. 精子的生成

睾丸由曲细精管与间质细胞组成。精子是在曲细精管生成的。曲细精管上皮又由生精细胞和支持细胞构成。原始的生精细胞紧贴于曲细精管基膜上,称精原细胞。从青春期开始,精原细胞分阶段发育形成精子。首先,精原细胞经过多次有丝分裂增殖为初级精母细胞,然后一个初级精母细胞经过减数分裂成为两个次级精母细胞(染色体减半),两个次级精母细胞再经过减数分裂成为四个精子细胞(染色体数目不变),最后四个精子细胞经过变性成为四个精子(图15-1)。各级生精细胞的发育是按照从基膜逐渐向管腔方向进行的,最后成熟的精子释放入管腔。整个生精过程历时约两个半月。一个精原细胞经过大约7次分裂可产生近百个精子,1g睾丸组织每天可以生成上千万个精子。

精子在显微镜下观察,形如蝌蚪,全长 $60\mu m$,分头和尾两部分,头部主要由核和顶体构成,尾部又称为鞭毛。

图 15-1 睾丸曲细精管生精过程

支持细胞主要为各级生精细胞提供营养,并起支持与保护作用,为生精细胞的分化发育提供合适的微环境。支持细胞可分泌多种生物活性物质,如雄激素结合蛋白、抑制素等,保证了生精细胞正常分化和发育。相邻支持细胞间的"紧密连接"是形成"血睾屏障"的主要结构,它可以限制血液中的某些成分进入曲细精管,确保微环境稳定,有利于精子的生成,也可以防止生精细胞的抗原物质进入血液循环引起免疫反应。

精子的生成需要适宜的温度。阴囊内的温度较腹腔内低 2℃,适于精子的生成。如果对发育成熟动物的睾丸进行加温处理,或施行实验性隐睾术,则可观察到生精细胞退化萎缩。若由于胚胎发育障碍,睾丸滞留在腹腔内或腹股沟内不能下降到阴囊,称为隐睾症。如果儿童期不进行手术处理,由于腹腔内温度较高,不适合精子的生成,成年后就会失去生育能力,这也是男性不育的原因之一。

2. 精子的获能与贮存

刚刚释放入管腔的精子本身并没有运动能力,而是靠曲细精管肌上皮细胞的收缩和纤毛的摆动,随管腔液一起运送至附睾内。在附睾内精子进一步发育成熟,停留 18~24h 后,才能获得运动能力。

附睾也是精子的主要贮存场所,其上皮细胞的分泌物对精子具有营养作用。输精管壶腹部和精囊等处也有少量精子贮存,因此,在输精管结扎术后的一段时间内,射出的精液中仍有精子,这在计划生育工作中需要注意。

3. 精液的形成

在男性性活动中,随着输精管的蠕动,精子被输送至后尿道,与附睾、精囊腺、前列腺和尿道球腺的分泌物混合形成精液,在性高潮时射出体外。射精是一个复杂的反射活动,其初级中枢在脊髓骶段。

精液为乳白色液体。正常男子每次射精量约 3~6mL,每毫升约含 2 千万到 4 亿个精子。若每毫升精液中精子少于 2 千万,则不易使卵细胞受精,这也是男性不育的原因之一。

(二)睾丸的内分泌功能

睾丸的内分泌功能是由间质细胞和曲细精管的支持细胞完成的,睾丸间质细胞能分泌雄激素(androgen),支持细胞分泌抑制素(inhibin)。睾丸间质细胞分泌的雄激素主要有睾酮(testosterone,T)、双氢睾酮(dihydrotestosterone,DHT)等,其中活性最强的为睾酮。除睾丸外,肾上腺皮质和女性的卵巢也可分泌少量睾酮,以上物质均进入血液。

1. 雄激素

(1)睾酮的合成与代谢:睾酮是 C-19 类固醇激素。在间质细胞内,胆固醇经羟体、侧链裂解形成孕烯醇酮,再经 17-羟化并脱去侧链,形成睾酮。睾酮在其靶器官(如附睾和前列腺)内,被 5a-还原酶还原为双氢睾酮,再与靶细胞内的受体结合而发挥作用。睾酮也可以在芳香化酶作用下转变为雌二醇。

正常男性在20~50岁,睾丸每日约分泌 4~9mg 睾酮,有昼夜周期性波动。早晨醒来时最高,傍晚最低,但波动范围较小。血浆睾酮浓度为 22.7±4.3nmol/L。50 岁以上随年龄增长,睾酮的分泌量逐渐减少。血液中 97%~99% 的睾酮与血浆蛋白结合,只有 1%~3% 睾酮是游离的。结合状态的睾酮可以转变为游离状态,只有游离的睾酮才有生物活性。睾酮主要在肝内被灭活,代谢产物由尿排出,少量经粪便排出。

(2)睾酮的主要生理作用:①促进男性附性器官的生长发育。睾酮能刺激前列腺、阴茎、阴囊、尿道球腺等附性器官的生长发育,并维持它们处于成熟状态。②促进副性征的出现。青春期开始,男性外表出现一系列区别于女性的特征,称为男性副性征或第二性征。主要表现有:胡须长出、喉结突出、嗓音低沉、汗腺和皮脂腺分泌增多、毛发呈男性型分布、骨骼粗壮、肌肉发达等,睾酮能刺激并维持这些特征。③维持生精作用。睾酮自间质细胞分泌后,可透过基膜进入曲细精管,经支持细胞与生精细胞的相应受体结合,促进精子生成。④影响代谢。促进蛋白质的合成,特别是肌肉、骨骼内的蛋白质;影响水盐代谢,有利于水、钠在体内的保留;促进骨骼生长与钙、磷沉积;直接刺激骨髓,促进红细胞的生成,使体内红细胞增多。男性在青春期,由于睾酮及其与垂体分泌的生长素的协同作用,可使身体出现一次显著的生长过程。⑤影响胚胎的发育。在雄激素的诱导下,含有 Y 染色体的胚胎向男性方面分化,促进内生殖器的发育,而双氢睾酮则主要刺激外生殖器发育。⑥维持正常的性欲。

2. 抑制素

抑制素是睾丸支持细胞分泌的一种分子量为 32000 的糖蛋白激素,对腺垂体尿促卵泡素的分泌有很强的抑制作用,生理剂量的抑制素对黄体生成素(luteinizing hormone,LH)的分泌无明显影响。此外,在性腺还存在与抑制素结构近似而作用相反的物质,称为激活素,其作用是促进腺垂体分泌 FSH。

二、睾丸功能的调节

睾丸的生精功能和内分泌功能均受下丘脑和腺垂体的调节。下丘脑、腺垂体、睾丸在功能上密切联系、相互影响,构成"下丘脑-腺垂体-睾丸轴调节"。

下丘脑分泌的促性腺激素释放激素(gonadotropin-releasing hormone,GnRH)经垂体门脉系统到达腺垂体,促进腺垂体分泌促卵泡激素(follicle-stimulating hormone,FSH)和黄体生成素(luteinizing hormone,LH)。在男性,FSH 主要作用于曲细精管,包括各级生精细胞和支持细胞,调节生精过程及抑制素的分泌;LH 主要作用于睾丸的间质细胞,调节睾酮的分泌。

(一)精子发生功能的调节

1. FSH 和 LH

睾丸的生精功能既受 FSH 的调节,又受 LH 的调节,两者对生精功能都有促进作用。FSH 对生精过程有"启动"作用,而 LH 对生精的调节作用是通过刺激睾丸的间质细胞分泌睾酮间接实现的,睾酮对生精过程则有维持效应(图 15-2)。

图 15-2 下丘脑-腺垂体-睾丸激素系统的功能及睾酮负反馈作用示意图
＋表示促进;－表示抑制

2. 抑制素

实验证明,FSH 能刺激支持细胞分泌抑制素,而抑制素对腺垂体的 FSH 分泌有负反馈调节作用。通过对 FSH 的反馈抑制作用,维持 FSH 稳定于一定水平,从而保证睾丸生精功能的正常进行。

除体内激素调节外,睾丸的生精功能还有其他因素的调节。如睾丸的温度可影响精子的生成,对于某些动物来说,光照对睾丸也有一定的作用。

(二)激素分泌的调节

1. 腺垂体对睾丸激素分泌的调节

(1)睾酮分泌的调节:睾酮的分泌直接受 LH 的调节。腺垂体分泌的 LH 经血液循环运输至睾丸,可促进睾丸的间质细胞合成分泌睾酮,因此,LH 又称间质细胞刺激素(interstitial cell-stimulating hormone,ICSH)。

睾酮的分泌还间接受 FSH 的调节。腺垂体分泌的 FSH 具有增强 LH 刺激睾酮分泌的作用,说明 FSH 和 LH 对间质细胞分泌睾酮具有协同作用。

(2)抑制素的分泌的调节:腺垂体分泌的 FSH,经血液循环运输到睾丸,可促进睾丸曲细精管中的支持细胞合成分泌抑制素。

2. 睾丸激素对下丘脑-腺垂体的负反馈调节

(1)睾酮对 LH 分泌的负反馈调节:当血中睾酮浓度达到一定水平后,可通过负反馈机制抑制 GnRH 和 LH 的分泌。研究表明,下丘脑和腺垂体均存在睾酮受体。另有实验证明,睾酮还可通过降低腺垂体对 GnRH 的敏感性,抑制 LH 的分泌。

(2)抑制素对 FSH 分泌的负反馈调节:当血中抑制素浓度达到一定水平后,可通过负反馈机制作用于腺垂体,抑制 FSH 的分泌,但对 LH 的分泌并无显著影响。这表明抑制素对腺垂体合成分泌功能的调节具有选择性,其意义在于,通过负反馈调节机制,维持血中 FSH 的浓度于生理水平,进而维持正常的生精功能。

第二节 女性生殖

女性主性器官是卵巢,其功能主要是产生卵细胞和内分泌。女性附性器官包括输卵管、子宫、阴道等,其功能主要是接纳精子,输送精子与卵细胞结合及孕育新个体等。

一、卵巢的生卵功能

卵巢是一对椭圆形器官。成年女性的卵巢大小约为 4cm×3cm×1cm,双侧卵巢重约 10~20g。卵巢的生卵功能是在下丘脑、腺垂体和卵巢本身分泌的激素作用下进行的。

卵细胞是由卵巢中原始卵泡内的初级卵母细胞逐渐发育而成的。卵巢中有许多发育不同阶段的卵泡(ovarian follicle)。新生儿两侧卵巢内约有 60 万个未发育的原始卵泡,到青春期减少到 30 万~40 万个,但女性一生中只有 300~400 个卵泡能够在发育期成熟排卵,其余卵泡均在不同发育阶段自行退化萎缩,形成了闭锁卵泡。青春期开始后,卵巢在腺垂体促性腺激素作用下,开始生卵,并且出现月周期性变化,一般分为三个阶段,即卵泡期(follicular phase)、排卵期(ovulation phase)和黄体期(luteal phase)(图 15-3)。

图 15-3 卵巢生卵过程示意图

(一)卵泡期

卵泡期是卵泡发育并成熟的时期。卵泡发育次序为:原始卵泡→初级卵泡→次级卵泡→成熟卵泡。成熟卵泡在排卵前36~48h完成第一次减数分裂,产生一个次级卵母细胞和一个很小的第一极体,次级卵母细胞随即开始进行减数第二分裂并停留在分裂中期。

(二)排卵期

当卵泡发育为成熟卵泡后,其中的次级卵母细胞在LH等多种激素的作用下,向卵巢表面移动。成熟卵泡壁破裂,出现排卵孔,次级卵母细胞与透明带、放射冠及卵泡液脱离卵巢进入腹腔的过程称为排卵(ovulation)。排出的次级卵母细胞即被输卵管伞捕获,送入输卵管中。

女性进入青春期后,每月都有几个甚至几十个原始卵泡同时生长发育,但通常只有一个发育成熟并排卵。

(三)黄体期

排卵后,卵巢排卵孔被纤维蛋白封闭,残存的卵泡壁内陷,血液填充卵泡腔并凝固,形成血体。随着血液被吸收,卵泡内残存的颗粒细胞增生变大,胞质中含有黄色颗粒,这种细胞称为黄体细胞。黄体细胞聚集成团,因其血管丰富并呈黄色,称为月经黄体(corpus luteum)。在FSH和LH的作用下,黄体细胞分泌大量孕激素,同时也分泌雌激素。约在排卵后的7~8d,月经黄体体积发育到顶峰。

若排出的卵细胞未受精,则在排卵后的9~10d月经黄体便开始退化萎缩,最后黄体细胞被结缔组织所取代,组织纤维化,外观呈白色,称为白体,最终萎缩溶解。若排出的卵细胞受精,则在胚胎分泌的人绒毛膜促性腺激素作用下,使月经黄体继续发育为妊娠黄体。妊娠黄体维持6个月左右,以适应妊娠的需要。

二、卵巢的内分泌功能

卵巢也是一个重要的内分泌腺,它可以分泌多种激素,主要有雌激素(estrogen,E)、孕激素(progestogen,P)。此外还分泌抑制素、少量的雄激素及多种肽类激素。卵泡期主要由颗粒细胞和内膜细胞分泌雌激素,而黄体期则由黄体细胞分泌孕激素和雌激素。

(一)雌激素

雌激素由卵泡的颗粒细胞和黄体细胞分泌,有雌二醇(estradiol,E_2)、雌酮(estrone)、雌三醇(estriol,E_3)等,其中雌二醇分泌量最大,生物活性最强;雌酮的活性仅为雌二醇的10%;雌三醇的活性最低。雌激素的主要生理作用是促进女性附性器官的生长发育和激发副性征的出现。具体如下。

1.促进卵泡的生长发育

雌激素可协同FSH促进卵泡发育,诱导排卵前夕LH峰的出现而引发排卵。

2.促进女性附性器官的生长发育

①子宫肌:雌激素可促进子宫平滑肌增生并提高子宫肌对催产素的敏感性。②子宫内膜:使子宫内膜发生增生期的变化。③子宫颈口:使子宫颈口松弛,分泌大量清亮、稀薄的黏液,有利于精子通过。④输卵管:促进输卵管的蠕动,有利于精子和胚泡的运行。⑤阴道:刺激阴道

上皮细胞分化、角化、细胞内合成大量糖原,糖原分解生成乳酸,使阴道呈酸性,增强阴道的抗菌能力。由于阴道上皮细胞的角化程度与雌激素分泌量成正比,因此临床上可根据阴道上皮细胞的角化程度判断雌激素分泌的水平。

3. 促进并维持女性副性征

①乳房:促进乳房发育,刺激乳腺导管和结缔组织增生,乳房丰满而隆起,产生乳晕。②脂肪:脂肪分布具有女性特征,使髋部、胸部、肩部更加丰满。③毛发:使毛发分布具有女性特征。④音调:音调较高。⑤骨盆:骨盆横径大于前后径,臀部宽大。

4. 广泛影响代谢过程

①调节钙、磷代谢,刺激成骨细胞活动,加速骨骼生长,促进骨骺的愈合。②促进肌肉蛋白质的合成,利于青春期的生长发育。因此,进入青春期后,女孩身体生长速度要快于男孩。③促进脂肪组织的脂肪合成和胆固醇的降解,使血中胆固醇减少,胆固醇与磷脂比例下降。有人认为,这是生育期妇女较少患冠心病的原因之一。④促进醛固酮分泌,增加肾小管对抗利尿激素的敏感性,促进水和钠的重吸收,增加细胞外液量,进而导致水、钠潴留。有些妇女经前期水肿可能与此有关。

(二)孕激素

孕激素主要有黄体酮、20α-羟孕酮和17α-羟孕酮,以孕酮的生理活性最强。排卵期颗粒细胞和卵泡膜即可分泌少量孕酮,排卵后,黄体细胞在分泌雌激素的同时,分泌大量孕酮,使孕酮浓度从卵泡期的 0.8pg/mL 上升到黄体期的 9.7pg/mL,在排卵后 5~10d 达到高峰,以后逐渐降低。

孕激素的主要作用是使子宫内膜和子宫肌为胚泡着床作准备并维持妊娠。孕激素通常是在雌激素作用基础之上发挥效应,具体主要包括以下几方面。

1. 对子宫的作用

①子宫内膜:使子宫内膜在增生期的基础上出现分泌期的改变,为胚泡的着床提供适宜的环境。②子宫肌:使子宫平滑肌的兴奋性降低,活动能力减弱,并降低子宫平滑肌对催产素的敏感性,保证胚胎有较"安静"的生长发育环境,故有安胎作用。③子宫颈口:使子宫颈口闭合,宫颈黏液分泌量减少,变稠,阻止精子穿过。因此认为,孕激素缺乏有可能发生早期流产。临床上常用孕酮治疗先兆流产。

2. 对乳腺的作用

促进乳腺腺泡的发育,为分娩后泌乳做准备。

3. 对平滑肌的作用

①消化管平滑肌和血管平滑肌:孕激素可使消化管和血管平滑肌紧张性降低。在妊娠期孕激素浓度较高,是孕妇易发便秘和痔疮的原因之一。②输卵管平滑肌:抑制输卵管运动,容易导致宫外孕。

4. 产热作用

孕激素能促进机体产热,使基础体温升高。在月经周期中,排卵后体温升高 0.5℃ 左右,直至下次月经来临。临床上常利用测定基础体温的办法,作为监测排卵、指导避孕的方法之一。

5. 抑制母体对胚胎的免疫反应

母体免疫系统视胚胎为异物,但正常情况下,母体并不对胚胎发生免疫反应,可能与孕酮的作用有关。

三、月经周期

(一)月经周期的概念

女性进入青春期后,除妊娠期和哺乳期外,每月一次子宫内膜功能层脱落、出血,经阴道流出的现象,称为月经(menstruation)。月经形成的周期性过程,称为月经周期(menstrual cycle)。月经周期的长短存在个体差异,平均为28d,在20~40d范围内均属正常,但每个妇女自身的月经周期是相对稳定的。我国女性一般12~14岁出现第一次月经,称为初潮。月经初潮后的一段时间内,月经周期可能不规则,一般1年左右便逐渐规则起来。45~50岁月经周期停止,称为绝经(menopause)。

(二)月经周期中卵巢和子宫内膜的变化

月经周期中卵巢和子宫内膜都出现一系列形态和功能的变化。根据子宫内膜的变化,可将月经周期分成三期。

1. 增生期

从上次月经停止到排卵为止,即月经周期的第5~14d,历时约10d。此期内,卵巢中卵泡生长发育成熟,并不断分泌雌激素,雌激素促使子宫内膜显著增殖变厚,其中的血管、腺体增生,但腺体尚不分泌。卵泡要到此期末才发育成熟并排卵。本期的主要特点是子宫内膜显著地增值,故称增生期,又称排卵前期(图15-4)。

2. 分泌期

从排卵结束至下次月经到来之前,即月经周期的第15~28d,历时14d。此期内,排卵后的残余卵泡细胞形成黄体,继续分泌雌激素和大量孕激素,这两种激素特别是孕激素促使子宫内膜进一步增生变厚,其中的血管扩张充血,腺体迂曲并分泌富含糖原的黏液。这样,子宫内膜变得松软并富含营养物质,子宫也较静止,为胚泡着床和发育提供了条件。本期的主要特点是子宫内膜的腺体出现分泌现象,故称分泌期,又称排卵后期。

3. 月经期

从月经开始至出血停止,即月经周期的第1~4d,历时3~5d。在此期内,因排出的卵细胞未受精,月经黄体于排卵后8~10d开始退化萎缩。孕激素、雌激素伴随黄体的退化萎缩而分泌减少,于排卵后期末处于低水平。由于子宫内膜失去这两种激素的支持,而使其中的血管发生痉挛,导致内膜功能层缺血坏死、脱落出血、经阴道流出,进入月经期。

月经期流血量约50~100mL,其中除了暗红色的血液以外,还有剥脱的子宫内膜碎皮及脱落的阴道上皮细胞。因为子宫内膜组织中含有丰富的纤溶酶原激活物,使血液中的纤溶酶原激活为纤溶酶,降解了纤维蛋白,故月经血不凝固。月经期内,子宫内膜脱落形成的创面容易感染,要注意保持外阴清洁并避免剧烈活动。

如果排出的卵细胞受精,月经黄体不但不退化而且继续生长发育形成妊娠黄体,并继续分

图 15-4 月经周期形成示意图

泌孕激素和雌激素,使子宫内膜继续增厚并形成蜕膜,因此,不再来月经,月经周期停止进入妊娠期,直至分娩以后,月经周期逐渐恢复。

(三)月经周期的形成机制

月经周期的形成主要是下丘脑-腺垂体-卵巢轴活动的结果。

青春期前,下丘脑、腺垂体发育尚未成熟,下丘脑分泌的 GnRH 很少,腺垂体分泌的 FSH 和 LH 也极少,不足以引起卵巢和子宫内膜的周期性变化,故青春期前不来月经。

随着青春期的到来,下丘脑发育成熟,分泌的 GnRH 增多,腺垂体分泌的 FSH 和 LH 也开始随之增多,于是开始引起卵巢和子宫内膜的周期性变化,月经来潮。

1. 增殖期的形成

女性进入青春期,腺垂体在 GnRH 作用下分泌的 FSH 和 LH 增多。FSH 促使卵泡生长、发育、成熟,并与 LH 配合使卵泡细胞分泌雌激素。在雌激素的作用下,子宫内膜呈现增殖期的变化。增殖期末,即排卵前一天左右,雌激素在血中浓度达到高峰。高水平的雌激素,通过正反馈使 GnRH 的分泌增加,进而使 FSH 特别是 LH 分泌增加。已发育成熟的卵泡,在高浓度 FSH 尤其是 LH 的作用下破裂排卵。

2. 分泌期的形成

排卵后,在 LH 的作用下,残余的卵泡细胞形成月经黄体,并接替卵泡继续分泌雌激素,同时开始大量分泌孕激素。大量的雌激素、孕激素,特别是孕激素使子宫内膜发生分泌期的变化。

3. 月经期的形成

月经黄体在 LH 作用下逐渐长大,雌激素、孕激素分泌也不断增加,并于排卵后 8~10d 在血中的浓度达高水平。高水平的雌激素、孕激素对下丘脑、腺垂体起负反馈作用,抑制 GnRH、FSH、LH 的分泌。伴随 LH 的减少,月经黄体开始萎缩退化,其所分泌的雌激素、孕激素分泌也迅速减少,至分泌期降到低水平。子宫内膜突然失去性激素的维持便崩溃出血,形成月经。

随着月经黄体的萎缩退化,血中雌激素、孕激素浓度的降低,对下丘脑、腺垂体的反馈抑制作用解除,于是,GnRH、FSH、LH 的分泌开始增多。在 FSH 的作用下,又有一批卵泡又开始生长发育,新的月经周期开始了。

女性到了 50 岁左右,卵巢功能退化,对 FSH、LH 的反应亦降低,卵泡停止发育,雌激素、孕激素分泌减少,子宫内膜不再呈现周期性的变化,月经停止,进入绝经期。

由此可见,子宫内膜的周期性变化是卵巢分泌的激素引起的,其中增殖期的变化是雌激素的作用所致,分泌期的变化是雌激素和孕激素共同作用的结果,月经期的出现是子宫内膜突然失去雌激素和孕激素支持的结果。卵巢的周期性变化,是在大脑皮质控制下由下丘脑和腺垂体调节的结果。因此,月经周期容易受社会和心理因素的影响,自身的健康状况也会对月经周期产生影响。如强烈情绪波动,生活环境的改变以及体内其他系统的疾病,都可间接地引起月经失调。所以,在防治月经疾病中,应作全面而周密的分析研究。

知识链接

人工授精与试管婴儿

人工授精是指将取得的男性精子注入女性阴道或子宫颈内,以达到受孕的目的。体外受精和胚胎移植是指从妇女体内取出卵子,放入器皿中培养后,加入处理过的精子,待受精后,继续培养。当受精卵分裂成 2~8 个卵裂球时,再将它转移到妇女子宫内着床,发育成胎儿直至分娩。由于这个过程的最早阶段是在体外试管内进行,故俗称试管婴儿。

世界上首例试管婴儿在 1978 年 7 月 25 日诞生于英国剑桥;我国大陆首例试管婴儿诞生于 1988 年 3 月 10 日,由当时的北京医科大学第三临床医学院妇产科实施成功。

本章小结

一、本章提要

通过本章学习,使同学们了解男性和女性生殖系统的功能。具体包括以下内容:

1. 掌握卵巢功能的调节。卵巢的周期性变化,是在大脑皮质控制下由下丘脑和腺垂体调节的结果。下丘脑-腺垂体-卵巢轴的作用,引起了卵巢及子宫内膜周期性的变化,引起月经周期。掌握月经周期中卵巢和子宫内膜的变化。

2. 具有分析并比较各种性激素生理作用的能力,可运用本章知识解释月经及月经周期现象。

3. 了解卵巢、睾丸的功能。

二、本章重、难点

1. 重点

卵巢功能的调节。

2. 难点

下丘脑-腺垂体-卵巢轴的活动。

课后习题

一、名词解释

1. 月经 2. 月经周期

二、填空题

1. 根据子宫内膜的变化,月经周期可分为_____、_____和_____期。
2. 男性的主性器官为_____,其主要作用是_____和_____。
3. 女性的主性器官为_____,其主要作用是_____和_____。

三、选择题

1. 下列哪组器官具有分泌性激素的作用(　　)

　　A. 输卵管和输精管　　　　　　B. 卵巢和睾丸　　　　　　C. 子宫和精囊腺

　　D. 精囊腺和前列腺　　　　　　E. 精囊和子宫颈

2. 关于睾丸功能的描述,错误的(　　)

　　A. 产生精子并分泌性激素

　　B. 生精细胞生成精子

　　C. 睾丸间质细胞分泌雄激素

　　D. 支持细胞对生精细胞有营养和支持作用

E. 睾丸分泌的睾酮对下丘脑-腺垂体分泌有促进作用
3. 关于睾酮作用的叙述,错误的是( )
　　A. 刺激男性副性器官发育　　B. 刺激男性副性征出现
　　C. 促进肌肉与骨骼生长　　　D. 始动生精的作用
　　E. 维持正常性欲
4. 生成精子的部位是( )
　　A. 睾丸曲细精管　　B. 睾丸间质细胞　　C. 睾丸支持细胞
　　D. 前列腺　　　　　E. 精囊
5. 关于月经的下述说明中,错误的是( )
　　A. 女性每月一次子宫内膜脱落出血形成月经
　　B. 青春期前下丘脑、腺垂体未发育成熟无月经
　　C. 女子12~14岁开始,首次月经,称初潮
　　D. 45~50岁妇女由于子宫萎缩,进入绝经期
　　E. 子宫内膜突然失去雌激素和孕激素的支持
6. 出现月经是由于血液中什么激素的浓度急剧下降所致( )
　　A. 生长素　　　　　　B. 雌激素　　　　　C. 孕激素
　　D. 雌激素和孕激素　　E. 雌激素和生长素
7. 血液中哪种激素出现高峰可以作为排卵的标志( )
　　A. 雌激素　　　　　B. 孕激素　　　　　C. 黄体生成素
　　D. 尿促卵泡素　　　E. 尿促卵泡素释放激素
8. 排卵后形成的黄体可分泌( )
　　A. 孕酮　　　　　　B. 黄体生成素　　　　C. 尿促卵泡素
　　D. 雌激素和孕酮　　E. 黄体生成素和孕酮
9. 关于孕酮的生理作用的叙述,下列哪项是错误的( )
　　A. 使子宫内膜呈分泌期变化　B. 使子宫肌活动减弱　C. 抑制母体免疫排斥反应
　　D. 促进乳腺腺泡发育　　　　E. 使排卵后基础体温降低
10. 排卵发生的时间是( )
　　A. 基础体温最高时　　B. 分泌期末　　　　C. 月经
　　D. 增生期末　　　　　E. 月经前期

四、问答题

1. 简述雌激素和孕激素的生理作用。
2. 月经周期中卵巢和子宫内膜的主要变化。

五、案例分析

　　患者,女,24岁,以"24岁无月经来潮"为主诉入院。患者身高高于正常同龄女性,乳房偏小。妇科检查未及子宫及附件。B超提示:盆腔无子宫;右侧腹股沟上方包块,待查。染色体

检查发现染色体核型为46,XY。诊断:睾丸女性化综合征。

思考问题:

(1)何谓月经?

(2)简述月经周期的形成机制?

(谢晓丽)

下 篇

实训指导

实训一　蛙坐骨神经-腓肠肌标本制备

【实训目标】

学会神经肌肉实验的电刺激方法,观察刺激强度与反应之间的关系。加深理解刺激、反应和兴奋性的概念。

【实训方法】

1. 教师对步骤及注意事项进行讲解。
2. 教师对实验内容进行演示。
3. 结束后按照实验报告书写的格式及内容,将实验的内容和结果及心得体会进行如实记录。

【实训准备】

实验室、实验报告、蟾蜍或蛙、蛙类手术器械、蛙板、电子刺激器、生理记录仪、任氏液、培养皿、棉花、大头针、丝线等。

【实训内容】

1. 破坏脑和脊髓

左手握蛙,以食指压蛙头部前端,拇指按压背部,使头前俯(图 16-1)。右手持探针由头前端沿中线向尾方划触,触及凹陷处即为枕骨大孔,探针由此垂直刺入,其尖端向头方刺入颅腔并左右移动捣毁脑组织,然后退出探针,再从枕骨大孔处转向尾方,插入椎管捣毁脊髓。待蛙四肢瘫软,抽出探针。

2. 剪去躯干上部及内脏

在蛙肩关节稍下方处,用粗剪刀剪断脊柱(图 16-2)。将蛙头、前肢和内脏一并弃去,只保留一段腰背部脊柱、后肢及腹侧脊柱两侧的坐骨神经(图 16-3)。

图 16-1　破坏蛙脑脊髓　　　　图 16-2　剪断脊柱

3. 去皮

左手捏住脊髓断端,右手捏住断端边缘皮肤,向下剥掉全部后肢皮肤(图16-4)。将标本放在盛有任氏液的培养皿中,并把手及用过的器械洗净。

4. 分离两腿

用镊子夹住脊柱,将标本提起,以粗剪刀剪去骶骨后放在瓷板上,沿中线将脊柱纵向剪成两半,并从耻骨联合中央剪开两腿。标本浸入任氏液中。

图16-3 剪去躯干上部及内脏

图16-4 去皮

5. 游离坐骨神经

将一侧大腿置于瓷板上,用玻璃分针沿脊柱向下游离坐骨神经,再在下肢股部背侧股二头肌和半膜肌之间找出腿部坐骨神经,小心分离,并剪断坐骨神经所有的分支直至膝关节。然后以粗剪刀剪下一小段与神经相连的脊柱(约1~2个脊柱骨),用镊子夹住该段脊柱,轻轻提起神经,逐一剪去分支。

6. 分离腓肠肌

用镊子或玻璃分针将腓肠肌跟腱分离后穿线结扎。在结扎处下端用粗剪刀剪断跟腱,用手持线提起腓肠肌进行游离至膝关节处,在膝关节以下剪去小腿其余部分,制成坐骨神经腓肠肌标本(图16-5)。用浸过任氏液的锌铜弓触及坐骨神经,如腓肠肌收缩,则表明标本性能良好,将其浸入任氏液中备用。

图16-5 坐骨神经腓肠肌标本

7. 安装实验装置

将制备的坐骨神经腓肠肌标本按图16-6安装好实验装置。

图16-6 记录神经肌肉标本收缩反应的实验装置

8. 给予刺激

将电刺激器的电压强度调至最小,开动生物信号采集系统,给予标本一个弱刺激,逐步增加刺激强度,直到刚能描出收缩曲线为止。此时的刺激就是阈刺激,此时电刺激器输出的电压值,就是该标本的强度为阈值。在此之前肌肉没有出现收缩反应的刺激均为阈下刺激。达到阈值后继续增加刺激强度,收缩幅度随之增大(因兴奋的神经纤维和肌细胞数目随之增多)。当刺激强度增加到某一值时,收缩幅度便不再随刺激强度的增大而提高,此时的刺激强度称为最适强度,具有这种强度的刺激即为最大刺激。

【注意事项】

制备标本时应避免损伤神经,并常用任氏液湿润神经和肌肉。

实训二　反射弧的分析

【实训目标】

了解反射弧的组成并探讨反射弧的完整性与反射活动的关系,任何反射活动均需通过一定的反射弧才能完成。反射弧由感受器、传入神经、反射中枢、传出神经和效应器五部分组成。反射活动的完成依赖于反射弧的完整性。如果反射弧中任一环节被破坏,反射活动都将不能进行。

【实训方法】

1. 教师对反射弧分析的步骤及注意事项进行讲解。
2. 教师对实验内容进行演示。
3. 结束后按照实验报告书写的格式及内容,将实验的内容和结果及心得体会进行如实记录。

【实训准备】

实验室、实验报告、蟾蜍或蛙、蛙类手术器械、蛙板、铁支架、刺激器、刺激电极、烧杯、培养皿、0.5%硫酸、棉花、橡皮筋、大头针、丝线等。

【实训内容】

1. 制备标本

破坏蟾蜍或蛙脑部,保留脊髓,以一小棉球塞入创口止血,然后迅速用铁夹夹住蟾蜍下颌,悬挂在铁支架上(图16-7)。

图16-7　反射弧分析实验装置

2.检查右侧屈腿反射

待蛙四肢松软后,用盛在培养皿中的0.5%硫酸溶液刺激蛙右后肢足趾皮肤,观察有无屈腿反射,然后用小烧杯盛清水洗去皮肤上的硫酸溶液。

3.剥去右后肢足趾皮肤

在右后肢踝关节上方皮肤作一环状切口,将足部皮肤剥掉,重复步骤2,观察有无屈腿反射。

4.检查左侧屈腿反射

用0.5%硫酸溶液刺激蛙左后肢足趾皮肤,观察有无屈腿反射。

5.剪断左腿坐骨神经

在左侧大腿背侧剪开皮肤,在股二头肌和半膜肌之间分离出坐骨神经,在神经上作两个结扎,在这两个结扎之间将神经剪断,重复步骤4,观察有无屈腿反射。

6.检查搔扒反射

将浸有1%硫酸溶液的滤纸片贴在蟾蜍腹部的皮肤上,观察搔扒反射。

7.破坏蟾蜍脊髓

再重复搔扒反射实验,观察反射的活动是否还存在。

【实训结论】

反射活动的完成依赖于反射弧结构和功能的完整性。

【注意事项】

1.蟾蜍趾尖皮肤要剥净。

2.分离神经应小心,勿使其受损,坐骨神经分支尽量剪除,否则会影响实验结果。

3.破坏脊髓时应完全,以见到两下肢伸直,肌肉松软为指标。

4.浸入硫酸中的部位应仅限于趾尖部位,每次浸入的范围、时间要相同,趾尖不能与培养皿接触。

5.每次用硫酸刺激后,应立即用自来水洗去皮肤残存的硫酸,再用纱布擦干,以保护皮肤并防止再次接受刺激时冲淡硫酸溶液。

【实训作业】

1.用反射弧分析各项实验会出现什么结果?其机理是什么?

2.何为屈腿反射?用硫酸溶液浸趾尖引起的屈腿反射的反射弧包括哪些具体组成部分?

实训三 肌肉的收缩形式与刺激频率的关系

【实训目标】

观察不同刺激频率时骨骼肌的收缩形式,明确强直收缩的成因。

【实训方法】

1. 教师对不同刺激频率时骨骼肌的收缩形式的实验步骤及注意事项进行讲解。
2. 教师对实验内容进行演示。
3. 结束后按照实验报告书写的格式及内容,将实验的内容和结果及心得体会进行如实记录。

【实训准备】

实验室、实验报告、蟾蜍或蛙、蛙类手术器械、蛙板、铁支架、电刺激器、刺激电极、烧杯、培养皿、生物信号处理系统、任氏液、铁支架、双凹夹、滴管、线等。

【实训内容】

1. 制备蛙腓肠肌标本

(1)破坏脑脊髓:方法见实训一。
(2)剪开一侧下肢皮肤,暴露腓肠肌。脚趾部与股骨部用蛙钉固定于蛙板上。
(3)在跟腱下穿一丝线并结扎,在远端剪断跟腱。
(4)将结扎跟腱的线提起,用细剪使腓肠肌与胫骨分离。

2. 标本与仪器的连接

垂直提起腓肠肌上的结扎线,连接于肌张力换能器的取压头小孔上,将换能器输出连于计算机的输入通道,刺激电极固定在铁夹上,使其与腓肠肌接触良好,刺激电极的连线接于计算机程控刺激器输出端。

3. 实验观察项目

(1)刺激强度和肌肉收缩的关系:打开计算机等待自动进入智能型生物信息采集处理系统主页,用鼠标在空白处双击后进入主界面。单击顶级菜单"实验项目"时,下拉式菜单将弹出。这时当你选中肌肉神经实验,则会向右弹出具体实验的子菜单,选定"刺激强度与反应的关系"项单击,界面上出现参数选择对话框,根据实验需要填入合适的数据后单击确定便进入实验的监视。实验方式最好点击程控。

生物信号的观察:信号通道窗口可见当刺激器的电压强度调到最小,给予肌肉刺激时,肌肉未出现收缩反应,逐个增加刺激强度,当刺激刚好能使肌肉收缩,此时的刺激强度为该标本的阈强度或阈值,此时的刺激就是阈刺激。在此之前的刺激均为阈下刺激。达到阈值后再逐个增大刺激强度,肌肉收缩的幅度也随之增大(因兴奋的肌细胞数目随之增多)。直至连续几次收缩的幅度不再增大时(此时兴奋的肌细胞数目已达到最多),引起最大收缩的最小的一个刺激即最适刺激。

(2)刺激频率与反应的关系:单击顶级菜单"实验项目",在肌肉神经实验中选定"刺激频率与反应的关系"项单击,出现对话框后,填入合适的数据(如单收缩、不完全强直收缩和完全强直收缩的刺激频率的设置可以分别是1次/秒、6次/秒、20次/秒)并单击现代或经典实验,便进入实验的监视。

生物信号的观察:选择的实验类型不同,将记录出不同形式的实验结果(经典实验是指以对话框中设置的刺激强度和频率进行刺激,只画出三组图形;若选择的是现代实验,它是指刺激强度不变,每次刺激频率递增量按设置的量一次次递加,画出许多组图形)。为了把图形做得满意,可根据实验图形调节对话框的数据。经典实验主要是调节三种收缩形式的刺激频率(Hz)和刺激强度(V);现代实验主要是进行刺激强度和刺激频率增量即频率阶梯的设置。调节或设置好后,即可记录出几个单收缩曲线和一段不完全强直收缩和完全强直收缩的曲线。

4. 实验结果处理

将实验结果进行图形剪辑,并在剪辑页上书写实验标题,标出阈强度、最适刺激强度、单收缩、不完全强直收缩、完全强直收缩。练习实验人员名单输入、存盘及打印设置等操作。

【实训结论】

在一定的刺激强度下,不同的刺激频率可使肌肉出现不同的收缩形式。

【注意事项】

1. 避免用手指和金属器械接触和夹持标本,避免损伤神经,并常滴任氏液湿润肌肉,放置标本时要保持其自然长度。

2. 随时保持刺激电极与腓肠肌的良好接触,实验中要避免只有一根电极接触。

3. 每次连续刺激一般不要超过3~4s。单刺激或连续刺激后,让肌肉短暂休息0.5~1min,以免肌肉疲劳。

【实训作业】

1. 一定范围内刺激强度增加,肌肉收缩的幅度有何变化?为什么?

2. 随着刺激频率的增高,肌肉收缩的形式有何变化?为什么?

实训四　蛋白质的两性电离与等电点测定

【实训目标】
1. 验证蛋白质两性电离与等电点性质。
2. 掌握酪蛋白等电点测定的原理和方法。

【实训原理】
蛋白质分子内含有自由羧基（—COOH）和自由氨基（—NH_2），及其他可电离的基团，是两性电解质。蛋白质在溶液中的带电情况既取决于自身的分子组成，也取决于溶液的 pH 值，调整溶液的 pH 值可以使蛋白质分子带不同的电荷。

蛋白质在等电点时为兼性离子，其溶解度最低，容易沉淀析出；若在大于或小于等电点的 pH 值溶液中，因蛋白质分子带同种电荷而互相排斥，不易发生沉淀，一般情况下，偏离等电点较远，蛋白质所带的同种电荷越多，发生沉淀的可能性越小。不同的蛋白质具有的自由氨基、自由羧基数目及其电离度不同，因此所具有的等电点也不同，因此，根据蛋白质分子在溶液中的沉淀物多少可测定蛋白质的等电点。

【实训准备】
1. 器材

刻度吸管（0.5mL、1.0mL、5.0mL）、试管、吸耳球、试管架、记号笔等。

2. 试剂

（1）5.0g/L 酪蛋白醋酸钠溶液：称取纯酪蛋白 0.5g，加蒸馏水 40.0mL 及 1.0mol/L NaOH 溶液 10.0mL，振摇使酪蛋白完全溶解，然后加入 1.0mol/L 醋酸钠溶液 10.0mL，混匀后移入 100mL 容量瓶中，用蒸馏水稀释至刻度并混匀。

（2）0.1g/L 溴甲酚紫指示剂：该指示剂变色范围 pH3.8～5.4。酸式色为黄色，碱式色为蓝色。

（3）0.02mol/L 盐酸溶液、0.02mol/L NaOH 溶液、1.0mol/L 醋酸溶液、0.1mol/L 醋酸溶液、0.01mol/L 醋酸溶液。

【实训内容】
1. 蛋白质的两性电离

（1）取中号试管一支，加入 5.0g/L 酪蛋白醋酸钠溶液 0.3mL，0.1g/L 溴甲酚绿指示剂 1 滴，混匀。观察溶液呈现的颜色。

（2）用乳头滴管缓慢滴加 0.02mol/L 盐酸溶液，随滴随摇，直到有明显的大量沉淀发生。

观察溶液颜色的变化。

(3)继续滴入 0.02mol/L 盐酸溶液,观察沉淀与溶液颜色的变化情况。

(4)再滴入 0.02mol/L NaOH 溶液,随滴随摇,可再度出现明显的大量沉淀,再继续滴加 0.02mol/L NaOH 溶液,观察沉淀与溶液颜色变化情况。

2.酪蛋白等电点的测定

(1)取干燥清洁管径相同的大试管 5 支,编号,按下表的顺序准确地加入各种试剂并混匀。

加入物	1	2	3	4	5
蒸馏水(mL)	3.38	1.5	3.0	—	2.4
0.01mol/L HAc(mL)	0.62	2.5	—	—	—
0.1mol/L HAc(mL)	—	—	1.0	4.0	—
1.0mol/L HAc(mL)	—	—	—	—	1.6
5.0g/L 酪蛋白醋酸钠溶液(mL)	1.0	1.0	1.0	1.0	1.0
最终 pH 值	5.9	5.3	4.7	4.1	3.5
沉淀现象					

(2)静置 20min,观察各管的浑浊度,并用"—"、"+"、"++"、"+++"、"++++"记录沉淀结果。

【注意事项】

1.量取试剂必须准确。

2.刻度吸量管尖端不要碰坏,否则量不准。

3.各组试管管径基本一致,不要与其他组弄混。

4.强调加试剂的顺序,达到省时、省力、不乱而且最后各管的反应速度基本一致。

【实训作业】

1.根据所观察到的蛋白质两性电离实验的颜色及沉淀变化现象,说明其结果并解释其原因。

2.根据实训结果,酪蛋白的等电点是多少?

实训五　血清蛋白质醋酸纤维薄膜电泳

【实训目标】

1. 了解电泳法分离蛋白质的原理。
2. 学会醋酸纤维薄膜电泳的基本操作方法。
3. 了解电泳法分离血清蛋白质的临床意义。

【实训原理】

本实验是以醋酸纤维素薄膜为支持体的一种电泳法。血清中各种蛋白质的等电点大多在 pH 为 7 以下,若将血清置于 pH 为 8.6 的缓冲液中,蛋白质都带负电,在电场中向阳极移动。因不同蛋白质等电点不同,各种蛋白质在同一 pH 条件下所带电荷数目不同,同时分子量与分子形状也有差异,所以在同一外加直流电场中向阳极游动的速度不同。一般情况下,带电荷多、分子量小者移动速度快,反之则移动速度慢。据此,电泳一定时间后,将血清蛋白质分离开来。以醋酸纤维薄膜为支持物可将血清蛋白质分离为 5 条带,从阳极起依次为清蛋白、α_1-球蛋白、α_2-球蛋白、β-球蛋白、γ-球蛋白。

它们的含量比例参考值范围:清蛋白为 55%~74%;α_1-球蛋白为 0.8%~3.2%;α_2-球蛋白为 4.5%~9.0%;β-球蛋白为 5.8%~12%;γ-球蛋白为 10%~19%。

血清蛋白电泳的病理改变有一种或几种组分降低或增加的情况,对某些疾病有一定诊断价值。例如肾病、弥漫性肝损伤、肝硬化、原发性肝癌、多发性骨髓瘤、慢性炎症、妊娠等都可使清蛋白下降,肾病时清蛋白降低而 α_1-球蛋白、α_2-球蛋白、β-球蛋白升高,γ-球蛋白降低。肝硬化时清蛋白降低,α_2-球蛋白、β-球蛋白也降低,而 α_1-球蛋白、γ-球蛋白升高。多发性骨髓瘤时清蛋白降低而 γ-球蛋白升高,β-球蛋白和 γ-球蛋白区带之间出现"M"带。

【实训准备】

1. 器材

电泳仪、电泳槽、醋酸纤维薄膜(2cm×8cm)、血清加样器(可用盖玻片、X 线胶片)、载玻片、盖玻片、滤纸、铅笔及尺子、培养皿(直径 15cm)、烧杯、无齿小镊子、恒温水浴箱、分光光度计等。

2.试剂

(1)巴比妥-巴比妥钠缓冲液(pH8.6,离子强度0.06):巴比妥钠12.36g,巴比妥2.21g,蒸馏水700~800mL,加热溶解,冷至室温后补足蒸馏水至1000mL。

(2)氨基黑10B染色液:氨基黑10B 0.1g,溶于无水乙醇20mL,加冰醋酸5mL,甘油0.5mL,使其溶解,将磺柳酸2.5g溶于少量蒸馏水,加入前液,再以蒸馏水补足至100mL。

(3)漂洗液:甲醇45mL,冰醋酸5mL,蒸馏水50mL,混匀,分装甲、乙、丙3瓶备用。

(4)洗脱液:0.4mol/L NaOH溶液。

(5)透明液:冰醋酸25mL,无水乙醇75mL,混匀备用。

(6)新鲜血清。

【实训内容】

1.电泳槽的准备

将缓冲液加入电泳槽的两槽内,并使两槽液面同一水平。两槽内侧边各贴挂4层脱脂纱布浸入缓冲液中,构成盐桥(图16-8)。

图16-8 电泳槽的结构

2.薄膜的准备

于2cm×8cm的醋纤薄膜无光面一端约1.5cm处用铅笔划一直线,表示点样位置,同时作一编号标记。将膜的有光泽面向下,浸入巴比妥缓冲液中,待充分浸透后即薄膜无白斑(约20min)取出,用滤纸轻轻吸去薄膜表面多余的缓冲液。

3.点样

用加样器取新鲜血清约5μL,直接"印"于点样线上,将已点好样的薄膜平整地贴于电泳槽的盐桥上,无光泽面向下,点样端置电泳槽的阴极端。盖好电泳槽盖,平衡5min。接通电源,以电压8~10V/cm膜长或电流0.4~0.6mA/cm膜宽,通电45~60min后关闭电源。

4.染色与漂洗

用镊子取出薄膜条直接浸入染色液中染色3~5min,取出,依次置于甲、乙、丙3瓶漂洗液中漂洗,知道背景漂洗洗净为止,可见5条蛋白着色带。

5.透明

若保存薄膜,待膜干燥后,置透明液中10~20min,取出贴于玻璃板上,干后即透明,可长期保存。

6.定量

将漂净的薄膜用滤纸吸干,将蛋白区带分段剪下,另剪一条约平均于五条蛋白区带的空白薄膜,共 6 条,分别浸入盛有洗脱液的试管中,其中清蛋白管加洗脱液 4mL,其余各管加 2mL,置室温 30min,不时振摇,待色泽完全浸出,用分光光度计,在波长 620nm 处比色,以空白调零,读出各管吸光度(也可计算将染色和干燥好的膜条放入专业扫描仪中扫描定量)。

7. 结果计算

吸光度总和: $T = 2A_{Alb} + A_{\alpha 1} + A_{\alpha 2} + A_\beta + A_\gamma$

各组分蛋白质的百分数:

$$Alb(\%) = \frac{A_{alb} \times 2}{T \times 100\%}$$

$$\alpha_1\text{-球蛋白}(\%) = \frac{A_{\alpha 1}}{T \times 100\%}$$

$$\alpha_2\text{-球蛋白}(\%) = \frac{A_{\alpha 2}}{T \times 100\%}$$

$$\beta\text{-球蛋白}(\%) = \frac{A_\beta}{T \times 100\%}$$

$$\gamma\text{-球蛋白}(\%) = \frac{A_\gamma}{T \times 100\%}$$

若需求各组球蛋白蛋白质的绝对值(g/L),可同时测定血清总蛋白浓度后相乘即可。

【注意事项】

1. 每次电泳时应交换电极,使两侧电泳槽内缓冲液的正负离子相互交换,以使缓冲液的 pH 维持一定水平。

2. 电泳槽缓冲液的液面要保持一定高度,过低可能出现 γ-球蛋白的电渗现象(向阴极移动)。同时电泳槽两侧的液面应保持在同一水平面,否则,通过薄膜时有虹吸现象,将会影响蛋白质分子的泳动速度。

3. 样品要求点在粗糙面,否则样品很难吸入膜内。电泳时最好将点有样品的一面朝下,以防电泳过程中水分蒸发,影响电泳结果。

4. 标本应新鲜,不得溶血。溶血标本会使 β-球蛋白假阳性率升高,因血红蛋白电泳位置在 β-球蛋白区域内。

5. 染色时间以 2min 为佳(室温低时适当延长),若时间过长,可使 α_1-球蛋白与染料结合率增加,导致 α_1-球蛋白百分比上升。

【实训作业】

1. 为什么要将点样端放在阴极?
2. 写出电泳结果自阳极端至阴极端的蛋白质组分顺序。
3. 为什么肝硬化时清蛋白降低?

实训六 酶作用专一性及激活剂、抑制剂对酶活性的影响

【实训目标】

1. 通过唾液淀粉酶对淀粉和蔗糖的水解作用,验证酶的专一性。
2. 观察激活剂、抑制剂对酶促反应的影响。

【实训原理】

1. 酶作用专一性

唾液淀粉酶对淀粉有水解作用,生成麦芽糖和少量葡萄糖,两者均属于还原性糖,能使班氏试剂中的 Cu^{2+} 还原成 Cu^+,生成砖红色 Cu_2O 沉淀。蔗糖不能被淀粉酶水解,且蔗糖本身又无还原性,故不能使班氏试剂还原而产生颜色反应。

2. 激活剂、抑制剂对酶活性的影响

唾液淀粉酶对淀粉有水解作用,因酶的活性不同可产生不同的水解产物,其与碘液的呈色反应不一样。据此来观察激活剂、抑制剂对酶活性的影响。唾液淀粉酶对淀粉的水解过程如下:

淀粉→蓝色糊精→红色糊精→无色糊精→麦芽糖+少量葡萄糖

遇碘呈色反应:蓝色→蓝色→红色→无色→无色。

中间可出现其他过渡色,如蓝紫色、棕红色等。

【实训准备】

1. 器材

恒温水浴箱、试管、试管架、滴管、沸水浴、烧杯等。

2. 试剂

(1) 10g/L 淀粉溶液:取可溶性淀粉 1g,加 5mL 蒸馏水,调成糊状再加蒸馏水 80mL,加热使其溶解,最后用蒸馏水稀释至 100mL。冰箱保存。

(2) 10g/L 蔗糖溶液。

(3) pH6.8 PBS 缓冲液:取磷酸氢二钠 477mg,磷酸二氢钠 397mg,蒸馏水溶解至 100mL。

(4) 班氏试剂:结晶硫酸铜($CuSO_2 \cdot 5H_2O$)17.3g 溶于 100mL 热的蒸馏水中,冷却后稀释至 150mL,此即第一液。将枸橼酸钠 173g 和无水碳酸钠 100g 加水 600mL,加热使之溶解,冷却后稀释至 800mL,此即第二液。将第一液慢慢倒入第二液中,混匀后即为班氏试剂。

(5) 10g/L NaCl 溶液、10g/L $CuSO_4$ 溶液、10g/L Na_2SO_4 溶液。

(6) 稀碘液。

(7) 稀释新鲜唾液:用水漱洗口腔以除去食物残渣,再含 30mL 的蒸馏水作咀嚼运动,促进

唾液分泌,2min 后收集并以棉花过滤于烧杯中备用。

(8)煮沸唾液:取上述稀释唾液约一半于另一烧杯中,放沸水中煮沸 5min,使唾液淀粉酶变性失活。

【实训内容】

1.酶作用专一性

(1)取 3 支试管按下表操作:

试剂	管号		
	1	2	3
缓冲液(pH6.8)(滴)	20	20	20
10g/L 淀粉(滴)	10	10	
10g/L 蔗糖(滴)			10
稀释唾液(滴)	5		5
煮沸唾液(滴)		5	

(2)各管摇匀后置于 37℃水浴 10min,加入班氏试剂 20 滴,沸水浴片刻,观察各管的变化,记录并分析结果。

2.激活剂、抑制剂对酶促反应的影响

(1)取 4 支试管按下表操作:

试剂	管号				备注
	1	2	3	4	
10g/L 淀粉(滴)	20	20	20	20	
10g/L NaCl(滴)	2				激动剂
10g/L $CuSO_4$(滴)		2			抑制剂
10g/L Na_2SO_4(滴)			2		试验对照
蒸馏水(mL)(滴)				2	空白
稀释唾液(滴)	10	10	10	10	均置于 37℃水浴 5min

(2)观察各管颜色的区别。

【实训作业】

1.什么是酶作用的专一性?

2.说明实验中激活剂、抑制剂对酶活性的影响。

实训七　分光光度计的使用

【实训目标】

了解分光光度法的原理,熟悉 722 型分光光度计的操作方法。

【实训原理】

光的本质是一种电磁波,具有不同的波长。可见光波长范围在 400～760nm,波长＜400nm 的光称为紫外光,波长＞760nm 的光称为红外光。可见光区的光因波长不同而呈现不同的颜色。许多物质的溶液具有颜色,有色溶液所呈现的颜色是由于溶液中的物质对光的选择性吸收所致。不同的物质由于其分子结构不同,对不同波长光的吸收能力也不同,因此具有其特有的吸收光谱。即使是相同的物质由于其含量不同,对光的吸收程度也不同。利用物质所特有的吸收光谱来鉴别物质或利用物质对一定波长光的吸收程度来测定物质含量的方法,称为分光光度法。所使用的仪器称为分光光度计。

分光光度法依据 Lambert‐Beer 定律。设一束单色光 I_0 射入溶液,由于部分光线被溶液吸收,通过的光线为 I_t,则 I_t/I_0 之比为透光率,用 T(％)表示。透光率愈大,溶液对光的吸愈少;透光率愈小,溶液对光的吸收愈多。物质对光的吸收程度称为吸光度,用 A 表示：

$$A = -\lg T = \lg \frac{I_0}{I_t}$$

根据 Lambert‐Beer 定律推导,当一束平行单色光通过均匀、无散射现象的溶液时,在单色光强度、溶液温度等条件不变条件下,溶液对光的吸光度(A)与溶液的浓度(C)及液层厚度(L)的乘积成正比。即:

$$A = KCL（K 为吸光系数）$$

利用分光光度法对物质进行定量测定主要有以下几种方法。

1. 标准对照法

先配制一个与待测溶液浓度相近的标准溶液(其浓度用 c_s 表示),在 λ_{max} 处测出吸光度 A_s,在相同条件下测出待测溶液的吸光度 A_x,则待测溶液浓度 c_x 可按下式求得：

$$c_x = \frac{A_x}{A_s} \times c_s$$

2. 标准曲线法

先配制一系列浓度由小到大的标准溶液,分别测定出它们的 A 值,以 A 值为纵坐标,浓度为横坐标,作标准曲线。在测定待测溶液时,操作条件应与制作标准曲线时相同,以待测液的 A 值从标准曲线上查出该样品的相应浓度。

3. 吸收系数法

当某物质溶液的浓度为 1mol/L,厚度为 1cm 时,溶液对某波长的吸光度称为该物质的摩尔吸光系数,以 K 表示。K 值可通过实验测得,也可由手册中查出。

已知某物质 K 值,只要测出其 A 值再根据下式便可求得样品的浓度:

$$C=\frac{A}{K}$$

4.722 型分光光度计的使用

(1)接通电源,打开开关关指示钮,打开比色箱盖。预热 20min。

(2)选择所需波长。

(3)按下功能键,切换到 T 测试模式,按下仪器上的"0％"按钮,显示器上显示"00.0"。

(4)拉动比色槽拉杆使空白液置于光路,盖比色箱盖,按下仪器上的"OA/100％"按钮,显示器显示"100.0"。

(5)按下功能键,切换到 A 测试模式。此时显示器显示"0.000"。轻轻拉动比色槽拉杆,先后将其他溶液置入光路,分别测定其吸光度。

(6)比色完毕,关闭电源拔下插头,恢复各旋钮至原来位置,取出比色杯,合上比色箱盖,套上布罩。将比色杯洗净后倒置晾干。

【实训准备】

1. 器材

722 型分光光度计、试管、刻度吸管、洗耳球及试管架。

2. 试剂

1.6％硫酸铜溶液、待测硫酸铜溶液、蒸馏水。

【实训内容】

1. 取 5 支试管,编号,按下表操作:

加入物(mL)	1 号管	2 号管	3 号管	4 号管	测定管
1.6％$CuSO_4$	0.5	1.0	1.5	2.0	—
待测 $CuSO_4$	—	—	—	—	1.0
蒸馏水	3.5	3.0	2.5	2.0	3.0
稀释后浓度	0.2％	0.4％	0.6％	0.8％	
吸光度(A)					

选择 690nm 波长,用蒸馏水调零,逐个测定 A 值。

2. 绘制标准曲线,并查得测定管 $CuSO_4$ 溶液浓度。

3. 计算出待测 $CuSO_4$ 溶液的浓度。

【注意事项】

1. 使用刻度吸管吸液体时注意量程及刻度线的位置。

2. 用分光光度计比色时,注意比色杯的透亮面对准光路。

【实训作业】

书写实验报告,并对实验结果误差进行分析。

实训八　氧化酶法测定血清葡萄糖

【实训目标】

掌握葡萄糖氧化酶法测定血糖的原理及方法；了解血糖测定的临床意义

【实训原理】

葡萄糖氧化酶(GOD)利用氧和水将葡糖糖氧化为葡萄糖酸,并释放过氧化氢。过氧化物酶(POD)在色原性氧受体存在时将过氧化氢分解为水和氧,使色原性氧受体 4-氨基安替吡啉和酚去氢缩合成红色的醌类化合物,即 Trinder 反应。红色醌类化合物的生成量与葡萄糖含量成正比。

$$葡萄糖 + O_2 + H_2O \xrightarrow{葡萄糖氧化酶} 葡萄糖酸 + H_2O_2$$

$$H_2O_2 + 4\text{-}氨基安替吡啉偶联酚 \xrightarrow{过氧化物酶} 醌类化合物(红色)$$

【实训准备】

1. 器材

722 分光光度计、恒温水浴箱、微量加样器、移液管、试管及试管架等。

2. 试剂

(1) 1mol/L 磷酸盐缓冲液(pH7.0)：称取无水磷酸氢二钠 8.67g 及无水磷酸二氢钾 5.3g 溶于蒸馏水 800mL 中,用 1mol/L 氢氧化钠(或 1mol/L 盐酸)调 pH 至 7.0,用蒸馏水稀释至 1L。

(2) 酶试剂：称取过氧化物酶 1200U,葡萄糖氧化酶 1200U,4-氨基安替吡啉 10mg,叠氮钠 100mg,溶于磷酸盐缓冲液 80mL 中,用 1mol/L 氢氧化钠调 pH 至 7.0,用磷酸盐缓冲液稀释至 100mL,置 4℃保存,可稳定 3 个月。

(3) 酚溶液：称取蒸馏酚 100mg 溶于蒸馏水 100mL 中用棕色瓶贮存。

(4) 酶酚混合试剂：酶试剂及酚试剂等量混合,4℃可存放 1 个月。

(5) 12mmol/L 苯甲酸溶液：溶解苯甲酸 1.4g 于蒸馏水约 800mL 中,加温助溶,冷却后加蒸馏水稀释至 1L。

(6) 100mmol/L 葡萄糖标准贮存液：称取已干燥恒重的无水葡萄糖 1.802g 溶于 12mmol/L 苯甲酸溶液约 70mL 中,以 12mmol/L 苯甲酸溶液定容至 100mL。2h 后方可使用。

(7) 5mmol/L 葡萄糖标准应用液：吸取葡萄糖标准贮存液 5.0mL 放于 100mL 容量瓶中,用 12mmol/L 苯甲酸溶液稀释至刻度,混匀。

【实训内容】

取试管 3 支,按下表操作(单位:mL):

加入物(mL)	空白管	标准管	测定管
血清	—	—	0.02
葡萄糖标准应用液	—	0.02	—
蒸馏水	0.02	—	—
酶酚混合试剂	3.0	3.0	3.0

混匀,37℃水浴保温15min,于波长505nm处比色,以空白管调零,读取标准管及测定管吸光度。

【计算】

$$血清葡萄糖(mmol/L) = \frac{测定管吸光度}{标准管吸光度} \times 标准液浓度$$

【参考值】

空腹血清葡萄糖为3.89~6.11mmol/L。

【临床意义】

1. 高血糖

(1)生理性的暂时性高血糖。如食过量糖、注射葡萄糖或肾上腺素、精神紧张。

(2)病理性血糖增高。如糖尿病、升血糖激素分泌增多以及其他病因。

2. 低血糖

(1)生理性或暂时性血糖减低。如饥饿或剧烈运动,注射胰岛素过量或口服降血糖药过量。

(2)病理性血糖减低。如胰岛β细胞增生或肿瘤、肾上腺皮质和腺垂体机能减退等。

【实训作业】

书写实验报告,并对实验结果误差进行分析。

实训九 肝中酮体的生成

【实训目标】
了解组织匀浆的制备方法;证明酮体生成是肝特有的功能。

【实训原理】
本实验用丁酸作为底物,与新鲜肝匀浆一起保温,利用肝组织中酮体合成的全套酶系催化丁酸合成酮体。酮体中的乙酰乙酸与丙酮可与显色粉中的硝普钠起反应,生成紫红色化合物。

$$丁酸 \xrightarrow[\text{(肝匀浆)}]{\text{酮体生成酶系}} 酮体 \xrightarrow[\text{(显色粉)}]{\text{亚硝基的氰化钠}} 紫红色化合物$$

经同样处理的肌匀浆,则不产生酮体,与显色粉作用显无色或淡红色。

【实训准备】
1. 器材

离心机、恒温水浴箱、高速组织捣碎机(或研钵)、加盘天平、白瓷反应板、试管及试管架等。

2. 试剂

(1)生理盐水。

(2)洛克(Locke)溶液:氯化钠 0.9g,氯化钾 0.042g,氯化钙 0.024g,碳酸氢钠 0.02g,葡萄糖 0.1g,将上列各试剂放入烧杯中,加蒸馏水 100mL,溶解后混匀,置冰箱中保存备用。

(3)0.5mol/L 丁酸溶液:取 44.0g 正丁酸溶于 0.1mol/L 氢氧化钠溶液中,溶解后用 0.1mol/L 氢氧化钠稀释至 1000mL。

(4)0.1mol/L 磷酸盐缓冲液(pH7.6)准确称取 $Na_2HPO_4 \cdot 2H_2O$ 7.74g 和 $NaH_2PO_4 \cdot H_2O$ 0.897g,用蒸馏水稀释至 500mL,精确测定 pH 值。

(5)15%三氯醋酸溶液。

(6)显色粉:硝普钠 1g,无水碳酸钠 30g,硫酸铵 50g,混合后研碎。

【实训内容】
1. 肝匀浆和肌匀浆的制备

取家兔,气栓致死,迅速取出肝和肌肉组织,加入生理盐水(按重量:体积=1:3),用高速组织捣碎机制成组织匀浆。

2. 编号

取试管 4 支,编号后按下表加入各种试剂。

试剂(滴)	1号管	2号管	3号管	4号管
0.1mol/L 磷酸盐缓冲液	15	15	15	15
0.5mol/L 丁酸溶液	30	—	30	30
洛克溶液	15	15	15	15
肝匀浆	20	20	—	—
肌匀浆	—	—	—	20
蒸馏水	—	30	20	—

3. 保温

将上列4支试管摇匀后,放置于37℃恒温水浴中保温40min。每隔10min摇动一次试管。

4. 离心

取出各管,各加入15％三氯醋酸20滴,混匀,离心5min(3000转/分)。

5. 定性

取白瓷反应板一块,从上述4支试管中各取出10滴离心液分别置于反应板的4个凹中,然后向4个凹中各加入显色粉一小匙(约0.1g),观察并记录每凹所产生的颜色反应。

【实训作业】

1. 本实验中,第1及第4管离心液,与显色粉各产生何颜色反应?说明原因?
2. 何谓酮体?在何处生成?何处利用?为什么?
3. 书写实验报告。

实训十　血清 ALT 测定(赖氏法)

【实训目标】

掌握血清丙氨酸氨基转移酶活性测定的基本原理;了解血清丙氨酸转氨酶的测定方法(赖氏法)及临床意义。

【实训原理】

丙氨酸和酮戊二酸经血清中丙氨酸氨基转移酶(ALT)催化,生成丙酮酸和谷氨酸。

$$\text{丙氨酸} + \alpha\text{-酮戊二酸} \xrightarrow{\text{ALT}} \text{丙酮酸} + \text{谷氨酸}$$

丙酮酸与2,4-二硝基苯肼作用,生成丙酮酸-2,4-二硝基苯腙,在碱性条件下呈棕色,其颜色的深浅与酶活性成正比。

$$\text{丙酮酸} + 2,4\text{-二硝基苯肼} \longrightarrow \text{丙酮酸-2,4-二硝基苯腙}$$

用分光光度计(波长500～520nm)比色,根据丙酮酸-2,4-二硝基苯腙的吸光度计算丙酮酸的含量,推算 ALT 的活性。

【实训准备】

1. 器材

恒温水浴箱、722 型分光光度计、刻度吸量管、微量加样器、滴管、试管、试管架等。

2. 试剂

(1) 0.1mol/L Na_2HPO_4 溶液:磷酸氢二钠(含两个结晶水)17.8g 溶于水中,并加水至 1000mL,冰箱内保存。

(2) 0.1mol/L KH_2PO_4 溶液:磷酸二氢钾 13.6g 溶于水中,并加水至 1000mL,冰箱保存。

(3) 0.1mol/L 磷酸盐缓冲液(pH7.4):将 0.1mol/L Na_2HPO_4 溶液 420mL 和 0.1mol/L KH_2PO_4 溶液 80mL 混匀,加氯仿数滴,置冰箱内保存。

(4) ALT 底物液:精确称取 DL-丙氨酸 1.79g 和 α-酮戊二酸 29.2mg,先溶于 50mL 0.1mol/L 磷酸盐缓冲液中,用 1mol/L 氢氧化钠(约 0.5mL)调节到 pH7.4,再加 0.1mol/L 磷酸盐缓冲液至 100mL 置冰箱保存,可稳定两周,该溶液为 DL-丙氨酸 200mmol/L,α-酮戊二酸 2mmol/L。

(5) 1.0mmol/L 2,4-二硝基苯肼溶液:称取 2,4-二硝基苯肼 19.8mg,加 10mol/L 盐酸溶液 10mL,待完全溶解后,加蒸馏水至 100mL,至棕色玻璃瓶室温保存。若有结晶析出,应重新配制。

(6) 0.4mol/L 氢氧化钠溶液:将氢氧化钠 16.0g 溶于蒸馏水中,再加水至 1000mL,置具塞塑料瓶内。

(7)2mmol/L 丙酮酸标准液：精确称取 22.0mg 丙酮酸钠至 100mL 容量瓶中，加 0.05mol/L 硫酸至刻度。

【实训内容】

1.在测定前将底物液在 37℃水浴中预温 5min。

2.血清 ALT 活性的测定

(1)取 2 支试管，编号，按下表操作：

加入物(mL)	测定管	对照管
血清	0.10	0.10
ALT 底物液	0.50	—
	混匀,37℃水浴保温 30min	
2,4-二硝基苯肼液	0.50	0.50
ALT 底物液	—	0.50
	混匀,37℃水浴保温 20min	
0.4mol/L 氢氧化钠	5.0	5.0
	混匀,放置 10min,显色	

(2)比色：在 505nm 波长用蒸馏水调零，测定并记录各管吸光值。

(3)结果：测定管吸光度值减去对照管吸光度值，所得数值在标准曲线上即可查出 ALT 活力单位。

【标准曲线的制备】

1.取 5 支试管，编号，按下表操作：

加入物(mL)	0 号管	1 号管	2 号管	3 号管	4 号管
0.1mmol/L 磷酸盐缓冲液	0.10	0.10	0.10	0.10	0.10
2mmol/L 丙酮酸标准液	—	0.05	0.10	0.15	0.20
ALT 底物液	0.50	0.45	0.40	0.35	0.30
酶活力(卡门氏单位)	0	28	57	97	150

2.各管加入 2,4-二硝基苯肼溶液 0.5mL，混匀,37℃保温 20 后加入 0.4mol/L 氢氧化钠 5mL，室温放置 10min 后，以蒸馏水为空白，于 505nm 波长处调零点，测各管吸光度值。

管 号	1	2	3	4
相当于丙酮酸的实际含量(mmol/L)	0.10	0.20	0.30	0.40
相当于酶活力(卡门氏单位)	28	57	97	150

3. 绘制标准曲线：第1~4管的吸光度值分别减去0管吸光度值，所得差值为纵坐标；对应的卡门氏单位为横坐标，作图，画出标准曲线。

4. 正常参考值：血清 ALT 活性为 5~25 卡门单位。

【实训作业】

1. ALT 的临床意义？
2. ALT 的正常值是多少？
3. 对照管的意义是什么？
4. 书写实验报告，并对实验结果误差进行分析。

实训十一　血清尿素氮测定

【实训目标】

掌握血清尿素氮测定原理、方法及临床意义。

【实训原理】

在强酸溶液中共煮时,二乙酰一肟和尿素形成的红色复合物(二嗪衍生物),其颜色深浅与尿素含量成正比,与同样处理的尿素标准液比色,即可求得血清中尿素的含量。

【实训准备】

1. 器材

722-分光光度计、三用水浴箱、微量加样器、移液管、试管及试管架等。

2. 试剂

(1)尿素氮试剂:蒸馏水 100mL,浓硫酸 44mL,85％磷酸 66mL,冷却至室温后,加氨基硫脲 50mg,硫酸镉($3CaSO_4 \cdot 8H_2O$)2g,溶解后稀释至 1000mL,置棕色瓶中于 4℃可保存半年。

(2)179.9mmol/L 二乙酰一肟试剂:称取二乙酰一肟 20g,加入蒸馏水约 900mL,溶解后稀释至 1000mL,置棕色瓶中于 4℃可保存半年。

(3)尿素氮标准贮存液(357mmol/L):称取尿素 1.072g 溶解于蒸馏水中定容至 100mL,加叠氮钠 0.1g 防腐,4℃可保存半年。

(4)尿素氮标准应用液(17.85mmol/L):取贮存液 5.0mL,加蒸馏水至 100mL。

【实训内容】

取试管 3 支,注明空白管、标准管、测定管,按下表操作:

加入物(mL)	空白管	标准管	测定管
血清	—	—	0.02
尿素氮标准应用液	—	0.02	—
蒸馏水	0.02	—	—
二乙酰一肟试剂	0.5	0.5	0.5
尿素氮试剂	5.0	5.0	5.0

混匀后置沸水浴中煮沸 12min,取出在冷水中冷却 5min,以空白管调零,在波长 540nm 比色,测定各管吸光度值。计算公式如下:

$$血清尿素氮(mmol/L) = \frac{测定管吸光度}{标准管吸光度} \times 17.85$$

参考值为 1.78~7.14mmol/L。

【实训作业】

书写实验报告,并对实验结果误差进行分析。

实训十二　人体体温测量

【实训目标】
学会人体体温的测量方法,说明正常体温及其相对稳定的意义。

【实训方法】
1. 教师对人体体温的测量方法及注意事项进行讲解。
2. 教师对实训内容进行演示。
3. 结束后按照实验报告书写的格式及内容,将实验的内容和结果及心得体会进行如实记录。

【实训准备】
实验室、实验报告、水银体温计(腋表、口表)、干棉球等。

【实训内容】
1. 熟悉水银体温计的结构和原理

水银体温计有腋表、口表和肛表三种,均由标有刻度的真空玻璃毛细管和下端装有水银的玻璃球组成。腋表球部长而扁,口表的球部细而长,肛表的球部粗而短。水银受热膨胀后,沿着毛细管上升。在球部和管部连接处,有一狭窄部分,防止上升的水银遇冷下降。

2. 实验准备

将浸泡于消毒液中消毒好的体温计取出,用酒精棉球擦拭,并将水银柱甩至35℃以下。注意检查体温计是否完好无损。

3. 测量体温

(1)腋窝测温法:受检者静坐数分钟,解开上衣,擦干腋下汗水。检查者将体温计水银端放于受检者腋窝深处紧贴皮肤,令受检者屈臂紧贴胸壁,夹紧体温计,10min后取出,检视记录。

(2)口腔测温法:受检者静坐数分钟,检查者将口表水银端斜放于受检者舌下,令受检者闭口用鼻呼吸,勿用牙咬体温计,3min后取出,用干棉球擦干,检视记录。

(3)测量运动后体温:受检者去室外运动5min,立即回室内测量口腔和腋下温度各一次,检视记录,比较同一人、同一部位运动前后体温有何变化。

【注意事项】
甩体温计时不可触及它物,防止碰碎。

【实训作业】
试述测量腋窝和口腔温度的注意事项和人体体温测量的临床意义。

实训十三　出血时间、凝血时间的测定

【实训目标】
学会测定出血时间、凝血时间的方法。

【实训方法】
1. 教师对出血、凝血的步骤及注意事项进行讲解。
2. 教师对实验内容进行演示。
3. 结束后按照实验报告书写的格式及要求,将实验的内容和结果及心得体会进行如实记录。

【实训准备】
实验室、实验报告、采血针、秒表、小滤纸条、载玻片、75％酒精、棉棒、毛细玻璃管(长10cm,内径0.8～1.2mm)。

【实训内容】

1. 出血时间的测定

用棉棒沾取75％的酒精将指尖皮肤消毒,再用无菌干棉棒擦干。用采血针穿刺指端约2～3mm深,让血液自然流出(勿用手挤压),记下时间。之后每隔半分钟用滤纸条吸干流出的血液一次(不能触及皮肤),直到血流停止,计数血滴可知出血时间。正常值为1～3min。

2. 凝血时间的测定

毛细管法穿刺指尖,让血液自然流出,擦去第一滴血。用毛细玻璃管吸取第二滴血,直至充满管腔为止,立即记录时间。每隔半分钟折断毛细玻璃管长约5～10mm的一小段,直至两段玻管之间有血丝连接时,表示血液已经凝固,此段时间即为凝血时间。正常值为4～12min。

【实训结论】

1. 出血时间不正常

多见于血管结构或功能异常(扩张、收缩),血小板数量增多或减少,血小板黏附功能异常假血友病、聚集无力症和低纤维蛋白原血症等。

2. 凝血时间不正常

凝血因子减少、凝血酶减少、纤维蛋白原减少、纤溶系统亢进、高血糖、高血脂等。

【注意事项】
1. 针刺深度要适宜,必须让血液自然流出,不能挤压。
2. 毛细管两端最好用胶泥封闭,置于37℃水浴中,以保持温度恒定。

【实训作业】
按照实验报告格式书写实验报告,交流讨论影响该结果的因素。

实训十四 血液凝固和影响血液凝固的因素

【实训目标】

观察了解血液凝固的基本过程及影响因素。

【实训方法】

1. 教师对血液凝固及其影响因素的相关知识、实验步骤、注意事项进行讲解。

2. 教师对家兔进行颈总动脉插管,安排学生以小组为单位进行取血,迅速将试管置入相应的环境中进行观察。

3. 学生对不同试管内的血液的凝固时间进行汇总、分析,按照实验报告书写的格式及要求书写实验报告。

【实训准备】

家兔、20mL 注射器、小试管、滴管、1mL 吸管、100mL 烧杯、温度计、恒温水浴、冰块、棉花、3％氯化钙溶液、草酸钾 1~2mg、生理盐水、20％氨基甲酸乙酯、肝素 1~2mg。

【实训内容】

1. 麻醉

从兔耳缘静脉缓慢注入 20％氨基甲酸乙酯(5mL/kg),检查角膜反射和挟持反射。

2. 固定、备皮

待其麻醉后,背位固定于手术台上,剪去颈部的毛。

3. 分离颈总动脉并插管

沿正中线切开颈部皮肤约 5~7cm,分离皮下组织和肌肉,暴露气管,在气管两侧的深部找到颈总动脉,分离出一侧颈总动脉,在其下穿过两条线,一线将颈总动脉于远离心脏端结扎,另一线备用(供固定动脉插管用)。在颈总动脉近心脏端用动脉夹夹闭动脉,在远心端结扎的下方用眼科剪作 V 型切口,向心脏方向插入动脉插管,用丝线固定,需要放血时开启动脉夹即可。

4. 编号

取干洁的小试管 6 支并编号 1,2,3,4,5,6。按表准备各种不同的实验条件。由颈总动脉插管放血,各管加血 1mL,每 30s 倾斜试管一次,直到血液凝固而不再流动为止。记录血液凝固时间。

实验表-影响血液凝固的因素

试管编号	实验条件	凝血时间
1	空白对照	
2	放粗糙棉花少许	
3	液状石蜡润滑试管内表面	
4	保温于37℃水浴中	
5	浸在盛有碎冰块的烧杯中	
6	肝素8单位(加血后摇匀)	
7	草酸钾1~2mg(加血后摇匀)	

【实训结论】

棉花增加了粗糙面加快了血液凝固,液状石蜡增加了光滑面延缓了血液凝固;37℃恒温时保持了酶的活性凝血速度加快,冰浴时温度较低酶的活性降低延缓了血液凝固,肝素增强了抗凝血酶的活性并且封闭了许多凝血因子故使血液不易凝固,草酸钾络合了血浆中的钙离子,故血液也不会发生凝固。

【注意事项】

1. 准确记录凝血时间。
2. 不频繁摇动试管,应每隔30s将试管倾斜,试管内血液不再流动为已凝固的标准。
3. 每管滴加试剂和取血的量要尽量一致。

【实训作业】

按照实验报告格式书写实验报告,交流讨论影响正确结果的因素。

实训十五　ABO 血型鉴定

【实训目标】

学会 ABO 血型的鉴定方法。

【实训方法】

1. 教师对 ABO 血型鉴定的相关知识及实验步骤、注意事项进行讲解。
2. 教师对 ABO 血型鉴定进行演示。
3. 学生分组进行 ABO 血型鉴定,教师进行指导,实验结束后要求学生按照实验报告书写的格式及要求书写实验报告。

【实训准备】

采血用具,生理盐水,75%酒精,小试管,反应瓷板,牙签,棉棒,A 型、B 型标准血清。

【实训内容】

1. 在反应瓷板上分别标注 A,B 字样。
2. 在反应瓷板上滴抗 A、抗 B 标准血清各一滴。
3. 制备红细胞混悬液:消毒手指后,针刺取血一滴,加入盛有 1mL 生理盐水的小试管内,混匀,即制成红细胞混悬液。
4. 用吸管吸取红细胞混悬液,分别加入 A,B 型标准血清中,并用牙签使其充分混匀,放置 5~10min,观察结果。

【实训结论】

观察结果,红细胞聚集成簇的现象为凝集,红细胞仍可均匀悬浮或下沉的为不凝集。结果通常以"+"表示凝集,"-"表示不凝集。如图 16-9 所示,第一个结果为两个凹槽都不凝集即此人红细胞既无 A 抗原又无 B 抗原,所以血型为 O 型,第二个结果为与 A 凝集素不发生凝集,与 B 凝集素发生凝集即此人红细胞无 A 抗原但有 B 抗原,所以血型为 B 型,以此类推,第三个人血型为 A 型,第四个人血型为 AB 型。

图 16-9　ABO 血型检查结果判断

【注意事项】

1. 采血针必须无菌,采血部位必须严格消毒,以防感染。

2.制备红细胞混悬液不能过浓,防止形成团块造成假结果。

3.滴红细胞悬液的滴管和作混匀用的竹签绝对不能混淆。

4.注意区别凝集现象与红细胞叠连。发生红细胞凝集时,肉眼观察呈朱红色颗粒,且液体变得清亮。

【实训作业】

按照实验报告格式书写实验报告,交流讨论影响正确结果的因素。

实训十六　正常人体心音听诊

【实训目标】

掌握心音听诊方法、正常心音的特点及其产生原理,为临床心音听诊奠定基础。

【实训方法】

1. 教师对心音听诊的步骤及注意事项进行讲解。
2. 学生分组练习。
3. 结束后按照实验报告书写的格式及内容,将实验的内容和结果及心得体会进行如实记录。

【实训准备】

实验室、实验报告、听诊器。

【实训内容】

1. 受试者解开上衣,裸露前胸,取坐位或卧位。检查者坐在受试者对面或站在受试者卧床的右侧。

2. 检查者将听诊器耳件塞入外耳道,使耳件的弯曲方向与外耳道一致,向前弯曲。用右手拇指、食指、中指持听诊器胸件,紧贴受试者心尖搏动处,听取心音,并仔细区分第一心音(S_1)和第二心音(S_2)。

3. 在左房室瓣听诊区听取心音后,再按主动脉瓣、肺动脉瓣及右房室瓣听诊区的顺序听心音。

4. 瓣膜听诊区

(1)二尖瓣听诊区:左锁骨中线第5肋间稍内侧(心尖部)。

(2)三尖瓣听诊区:第4肋间胸骨上或右缘处。

(3)主动脉瓣听诊区:第2肋间胸骨右缘处。

(4)肺动脉瓣听诊区:第2肋间胸骨左缘处。

【实训结论】

S_1和S_2的区别:①按心音的性质S_1音调低,持续时间长,S_2音调高,持续时间较短;②按两次心音的间隔时间S_1与S_2间隔时间较短,S_2与下一次S_1之间的间隔时间较长;③与心尖搏动同时听到的心音为S_1,与桡动脉搏动同时听到的心音为S_2。

【注意事项】

1. 保持室内环境安静。
2. 听诊器胸件按于听诊部位,不宜过重或过轻。

3. 避免隔着衣服听诊以及衣服和听诊器摩擦。

【实训作业】

1. 描述不同听诊区两心音的听诊特点。
2. 简述两心音的产生机制以及与心动周期的对应关系。

实训十七　人体心电图描记

【实训目标】

1. 了解人体心电图描记的原理与方法。
2. 辨认正常心电图的波形并了解其生理意义和正常范围。
3. 学习心电图波形的测量分析法。

【实训方法】

1. 教师对实验的步骤及注意事项进行讲解。
2. 学生分组练习。
3. 结束后按照实验报告书写的格式及内容,将实验的内容和结果及心得体会进行如实记录。

【实训准备】

多道生理记录仪、导电膏、分规、放大镜。

【实训内容】

1. 心电图记录的操作步骤

(1)将多道仪接地,接通电源线,打开电源开关,预热 5min。

(2)令受试者放松肌肉静卧于检查床上.在手腕、足踝及胸前安放好引导电极,接上导联线。必要时可在电极下部涂少许导电膏.以确保导电良好。导联线的连接方法从右手至右足顺时针方向分别是红、黄、绿、黑色。白色为心前导线(图 16-10)。

(3)调整多道仪心电放大器放大倍数,使 1 毫伏标准电压推动描记笔向上移 10mm,即 1mm=0.1mV。然后依次旋转仪器旋钮记 Ⅰ、Ⅱ、Ⅲ、aVR、aVL、aVF、V_1、V_3、V_5 导联的心电图。

(4)取下心电图记录纸,进行分析。在测量时,应注意心电图上定标电压的标准,并按此折算。

2. 心电图测量与分析

(1)波幅和时间的测量

1)波幅:当定标电压为 1mV=10mm 时,纵坐标每一小格(1mm)代表 0.1mV。测量时,凡向上的波形,应从基线的上缘测量至波峰的峰点;凡

图 16-10　心前区导联的电极位置
1—V_1;2—V_2;3—V_3;4—V_4;5—V_5;V_6

向下的波形,应从基线的下缘测量至波谷的底点。

2)时间:记录纸速一般采用 25mm/S. 此时记录纸横坐标的每一小格(1mm)代表 0.04S。

(2)辨认心电图的 P 波、QRS 波、T 波和 P-R 间期、Q-T 间期并进行下列项目的分析。

1)心率的测定:测量相邻的两个心动周期中的 P 波与 P 波或 R 波与 R 波的间隔时间,依下列公式求出心率。

$$心率 = 60/P-P 或 R-R 间隔时间(s)$$

2)心律的分析:包括主导节律的判定,心律是否规则整齐以及有无期前收缩或异位节律出现。

3)窦性心律表现为:P 波在 Ⅱ 导联直立,aVR 导联中倒置;P-R 间期≥0.12s。如果心电图中最大的 P-P 间隔和最小的 P-P 间隔时间相差大于 0.12s,称为窦性心律不齐。成人正常窦性心律的心率为 60~100 次/分钟。

4)心电图各波段的分析:测各波段的值与正常值相对照。

【实训结论】

心电图反映心脏兴奋的产生、传导和恢复过程中的生物电变化,在临床上有很大的实用价值(表 16-1)。

表 16-1 心电图各波段正常值及其特征

名 称	时 间	电 压	形 态
P 波	≤0.11s	Ⅰ、Ⅱ、Ⅲ<0.25mV;aVF、aVL<0.25mV;V_1~V_5<0.15V;V_1、V_2 双向时其总电压<0.2mV	Ⅰ、Ⅱ、aVF、V_4~V_6 直立,aVR 倒置;Ⅲ、aVL、V_1~V_6 直立、平坦、双向或倒置
P-R 间期	0.12~0.20s		
QRS 波	Q<0.04s,总时间为 0.6~0.10s	Q<1/4R(R 波为主的导联);R_{aVR}<0.5mV;R_{aVL}<1.2mV;R_{aVF}<2.0mV;R_{V_1}<1.0mV;V_1 R/s<1;R_{V_5}<2.5mV;V_5 R/s>1;R_{V_1}+S_{V_5}<1.2mV;R_{V_5}+S_{V_1}<4.0mV(男),<3.5mV(女)	aVR 呈 Qr、rS 或 rSr 型 V_1 呈 rS 型;V_5 呈 Rs、qRs、qR 或 R 型
ST 段		Ⅰ、Ⅱ、aVL、aVF、V_4~V_5 抬高不超过 0.1mV,压低不超过 0.05mV;V_1~V_3 抬高不超过 0.3mV	
T 波		>1/16R(R 波为主的导联)	Ⅰ、Ⅱ、V_4~V_6 直立;aVR 倒置;Ⅲ、aVL、aVF、V_1~V_3 直立、平坦或倒置
Q-T 间期	<0.40s		
U 波	0.1~0.3s	肢导联<0.05mV;心前区导联<0.03mV	其方向应与 T 波一致

【注意事项】

令受试者放松肌肉,以免肌电干扰。

【实训作业】

1. 正常心电图的基本波形有哪些?意义如何?
2. 如何分析与测量心电图波形及各数值?

实训十八　人体动脉血压测量

【实训目标】

掌握人体动脉血压测定方法、正常值及其生理波动,了解间接测定动脉血压的原理。

【实训方法】

1. 教师对动脉血压测量的步骤及注意事项进行讲解。
2. 教师对实验内容进行演示。
3. 结束后按照实验报告书写的格式及内容,将实验的内容和结果及心得体会进行如实记录。

【实训准备】

实验室、实验报告、听诊器、血压计。

【实训内容】

1. 认识血压计

熟悉血压计的结构及使用方法。

2. 测定准备

(1) 受试者静坐 5min,脱去一侧衣袖。松开血压计橡皮球上的螺丝帽,排出袖带内残留气体,然后将螺丝帽旋紧。

(2) 受试者前臂平放,手掌向上,前臂与心脏位置等高,将袖带缠于上臂,袖带下缘位于肘关节上 2cm 处。

(3) 检查者戴好听诊器(耳件弯曲方向与外耳道一致),在肘窝内侧触及肱动脉搏动,并将听诊器胸件置于搏动处。

(4) 用橡皮球向袖带内打气加压,使血压计水银柱逐渐上升,一般上升到 24kPa(180mmHg)(听不到脉搏音),即松开气球螺丝,徐徐放气,在水银柱缓慢下降的同时仔细听诊,当听到的第一声脉搏音时,水银柱高度所指刻度即为收缩压。

(5) 继续放气减压,声音则发生一系列变化,先由低而高,而后突然由高变低,最后完全消失。在声音突然变低的瞬间,水银柱高度所指刻度即为舒张压。

(6) 重复测定 3 次,记录测定值,以收缩压/舒张压[kPa(mmHg)]表示。

【实训结论】

健康成年人安静状态下的收缩压为 100~120mmHg(13.3~16.0kPa),舒张压为 60~80mmHg(8.0~10.6kPa),脉压为 30~40mmHg(4.0~5.3kPa)。

健康成年人安静状态下血压值比较稳定。但个体差异较大,血压随年龄和性别而变动,还受到许多其他因素(如体重、能量代谢率、情绪、内外环境变化等)的影响。

【注意事项】

1. 保持环境安静,受试者尽量安静放松。

2. 手臂、血压计必须与心脏水平等高。

3. 袖带缠缚松紧适宜,听诊器的胸件不要塞在袖带里。

4. 重复测定血压时,每次要将袖带里的气体排净。

【实训作业】

记录本小组成员的动脉血压数值,叙述动脉血压的正常值。

实训十九　蛙心搏动观察及心搏起源分析

【实训目标】
采用斯氏结扎法观察蛙心起搏点,并分析心脏兴奋传导顺序。

【实训方法】
1. 教师对实验步骤及注意事项进行讲解。
2. 教师对实验内容进行演示。
3. 结束后按照实验报告书写的格式及内容,将实验的内容和结果及心得体会进行如实记录。

【实训准备】
实验室、实验报告、蟾蜍或蛙、两栖类手术器械、蛙板、棉球、丝线、任氏液、蛙心夹、小试管等。

【实训内容】
1. 取蟾蜍,用探针破坏其脑和脊髓,仰卧位固定于蛙板。
2. 自剑突向两侧角方向手术,打开胸腔,剪去胸骨,暴露心脏。
3. 剪开心包膜,识别心房、心室、房室沟、动脉圆锥、动脉干、静脉窦、窦房沟(半月线)。观察静脉窦、心房和心室的活动顺序及各部位跳动的频率。
4. 在主动脉干下穿线备用。
5. 观察静脉窦、心房、心室每分钟跳动的次数及跳动的顺序,并计数。
6. 用盛有35~40℃热水的试管分别靠近心室、心房、静脉窦,观察其收缩的变化。
7. 按图16-11所示,在静脉窦和心房交界的半月形白线(窦房沟)处用线结扎(斯氏第一扎),观察到心房和心室停跳,但静脉窦仍在跳动。

图16-11　蛙心外观结构

8. 在第一结扎后,约经 15～30min,房室可恢复跳动(为促其恢复,可用镊柄轻叩房室交界区)。分别计数静脉窦、心房和心室跳动频率,注意是否一致。

9. 于房室沟进行第二结扎(斯氏第二扎),观察并计数静脉窦、心房、心室跳动情况。

比较第一和第二结扎前后,静脉窦、心房、心室跳动频率,将实验结果填入下表,分析心脏各部分的自律性及传导顺序。

	静脉窦	心房	心室
结扎前			
第一扎			
第二扎			

【实训结论】

两栖类动物的心脏正常起搏点是静脉窦,自律性由高到低依次是静脉窦、心房肌、心室肌。

【注意事项】

1. 破坏中枢要彻底,防止上肢肌紧张,影响暴露手术野。
2. 实验中经常用任氏液湿润心脏。
3. 用小试管局部加温时,位置要准确,接触面不宜过大,时间不宜过长。
4. 第一结扎时,注意勿扎住静脉窦。第一结扎后,如心房、心室长时间不恢复跳动,可提前进行第二结扎而促使心房、心室恢复跳动。

【实训作业】

1. 分析蛙静脉窦、心房、心室自律性高低。
2. 简述蛙心脏兴奋传导顺序。

实验二十　观察哺乳动物动脉血压的调节

【实训目标】

学习哺乳动物动脉血压的直接测量方法,观察神经和体液因素对心血管活动的调节。

【实训方法】

1.教师对实验步骤及注意事项进行讲解。

2.教师对实验内容进行演示。

3.结束后按照实验报告书写的格式及内容,将实验的内容和结果及心得体会进行如实记录。

【实训准备】

家兔、哺乳类动物手术器械、兔手术台、生物信号采集处理系统、压力换能器、电刺激器、保护电极、照明灯、铁支架、双凹夹、烧瓶夹、试管夹、气管插管、动脉夹、三通开关、动脉导管、放血插管、注射器(1mL、5mL、20mL)、有色丝线、纱布、棉花、3%戊巴比妥钠、1000U/mL 肝素生理盐水、1∶10000 去甲肾上腺素溶液、生理盐水。

【实训内容】

1.连接实验仪器装置

将压力换能器固定在铁支架上,换能器的位置大致与心脏在同一水平。将动脉导管经三通开关与压力换能器正中的一个输入接口相接,压力换能器侧管上的输入接口与另一三通开关连接。压力换能器的输入信号插头与生物信号采集处理系统的信号放大器输入盒的某通道相连。用注射器通过三通开关向压力换能器及动脉导管内注满肝素生理盐水,排尽气泡,然后关闭三通开关备用。将刺激电极输入端与生物信号采集处理系统或电刺激器的刺激输出口相连,将刺激电极输出端与保护电极相连。打开计算机启动生物信号采集处理系统,点击菜单"实验/实验项目",按计算机提示逐步进入动脉血压记录的实验项目。

2.手术

(1)动物的麻醉与固定:用 3%戊巴比妥钠以 3.0~3.5mL/kg 的剂量由耳缘静脉缓慢注入。动物麻醉后,仰卧位固定于手术台上。

(2)气管插管:剪去颈部的毛,沿颈正中线作 5~7cm 的皮肤切口。分离皮下组织及肌肉,暴露、分离气管。在气管下方穿一丝线,于甲状软骨下方 2~3cm 处作"上"形切口,插入气管插管,以丝线结扎固定。

(3)分离内脏大神经:将动物右侧卧位,在腰三角作一长 4~5cm 的斜行切口,逐层分离肌肉,直至见到腹膜,然后从腹膜后找到左肾,将左肾向下推压,在其右上方可见到一粉红色黄豆大小的肾上腺。沿肾上腺向上寻找内脏大神经,分离后穿一丝线,并安装好保护电极,备供刺激之用。

(4)分离颈部神经和血管:在气管两侧辨别并分离颈总动脉、迷走神经、交感神经和降压神经。三条神经中,迷走神经最粗,交感神经次之,降压神经最细,常与交感神经紧贴在一起。分别在各神经下方穿以不同颜色的丝线备用。分离时特别注意不要过度牵拉,并随时用生理盐水湿润。颈总动脉下方穿两条线备用。

(5)插动脉插管:静脉注射肝素(1000U/kg)以抗血凝。在左侧颈总动脉的近心端夹一动脉夹,并在动脉夹远心端距动脉夹约3cm处结扎。用小剪刀在结扎线的近侧剪一小口,向心脏方向插入动脉插管,用备用的线结扎固定。利用头端结扎线将动脉插管再次结扎固定。

(6)记录血压:启动生物信号采集处理系统进入测量状态。小心松开动脉夹,即可记录动脉血压曲线。

3. 观察

(1)观察正常血压曲线:辨认血压波的一级波和二级波,有时可见三级波。

(2)夹闭颈总动脉:用动脉夹夹闭右侧颈总动脉15s,观察血压的变化。

(3)电刺激降压神经:用设置的串刺激刺激降压神经,观察血压的变化。在神经中部双结扎并中间剪断,分别刺激其中枢端与外周端,观察血压的变化。

(4)电刺激迷走神经:结扎并剪断右侧迷走神经,电刺激其外周端,观察血压的变化。

(5)电刺激内脏大神经:电刺激内脏大神经,观察血压的变化。

(6)静脉注射去甲肾上腺素:由耳缘静脉注入 1∶10000 去甲肾上腺素 0.3mL,观察血压的变化。

(7)放血、补液:从右侧颈总动脉或股动脉插管放血 20~50mL,观察血压的变化,然后迅速补充生理盐水,观察血压的变化。

【实训结论】

心脏受交感神经和副交感神经支配。心交感神经兴奋使血压升高。支配心脏的副交感神经为迷走神经,兴奋时血压降低。

支配血管的自主神经绝大多数属于交感缩血管神经,兴奋时血压升高。同时由于容量血管收缩,促进静脉回流,心输出量亦增加。

心血管活动除受神经调节外,还受体液因素的调节,其中最重要的体液为肾上腺素和去甲肾上腺素。肾上腺素可使心跳加快,收缩力加强,传导加快,心输出量增加,血压升高。去甲肾上腺素主要使外周阻力增加,动脉血压增加。其对心脏的作用远较肾上腺素为弱。静脉内注入去甲肾上腺素时,血压升高,启动减压反射,可反射性地引起心跳减慢。

【注意事项】

1. 麻醉药注射量要准,速度要慢,同时注意呼吸变化,以免过量引起动物死亡。如实验时间过长,动物苏醒挣扎,可适量补充麻醉药。

2. 在整个实验过程中,要保持动脉插管与动脉方向一致,防止刺破血管或引起压力传递障碍。

3. 每项实验前要有对照记录,施加条件时要有标记,实验完毕后加以注释。

4. 注意保护神经不要过度牵拉,并经常保持湿润。

5. 实验中,注射药物较多,注意保护耳缘静脉。最后一项观察因放血后血压降低,血管充盈不良,静脉穿刺困难,应在放血前做好补液准备。

【实训作业】

1. 简述交感神经、副交感神经对心血管的作用。

2. 简述肾上腺素、去甲肾上腺素对心血管的作用。

实训二十一　微循环观察

【实训目标】

学习用显微镜或图像分析系统观察蛙肠系膜微循环内各血管及血流状况,了解微循环各组成部分的结构和血流特点。观察某些药物对微循环的影响。

【实训方法】

1. 教师对实验步骤及注意事项进行讲解。
2. 学生分组练习。
3. 结束后按照实验报告书写的格式及内容,将实验的内容和结果及心得体会进行如实记录。

【实训准备】

蛙或蟾蜍、显微镜或计算机微循环血流(图像)分析系统、有孔蛙板、蛙类手术器械、蛙钉、吸管、注射器(1~2mL)、任氏液、20%氨基甲酸乙酯溶液、1∶10000(g/mL)去甲肾上腺素、1∶10000(g/mL)组胺。

【实训内容】

1. 取蛙或蟾蜍一只,称重。在尾骨两侧进行皮下淋巴囊注射20%氨基甲酸乙酯(0.1mL/100g),约10~15min进入麻醉状态。用大头针将蛙腹位(或背位)固定在蛙板上,在腹部侧方做一纵向切口,轻轻拉出一段小肠袢,将肠系膜展开,小心铺在有孔蛙板上,用数枚大头针将其固定。
2. 在低倍显微镜下,识别动脉、静脉、小动脉、小静脉和毛细血管,观察血管壁、血管口径、血细胞形态、血流方向和流速等的特征?图像经摄像头进入计算机微循环血流(图像)分析系统,对微循环血流做进一步分析。
3. 用小镊子给予肠系膜轻微机械刺激,观察此时血管口径及血流有何变化。
4. 用一小片滤纸将肠系膜上的任氏液小心吸干,然后滴加几滴1∶10000(g/mL)去甲肾上腺素于肠系膜上,观察血管口径和血流的变化。出现变化后立即用任氏液冲洗。
5. 血流恢复正常后,滴加几滴1∶10000(g/mL)组胺于肠系膜上,观察血管口径及血流变化。

【实训结论】

经典的微循环包括微动脉、后微动脉、毛细血管前括约肌、真毛细血管网、通血毛细血管、动-静吻合支和微静脉等部分。在显微镜下,小动脉、微动脉管壁厚,管腔内径小,血流速度快,血流方向是从主干流向分支,有轴流(血细胞在血管中央流动)现象;小静脉、微静脉管壁薄,管腔内径大,血流速度慢,无轴流现象,血流方向是从分支向主干汇合;而毛细血管管径最细,仅允许单个细胞依次通过。

【注意事项】

1. 手术操作要仔细，避免出血造成视野模糊。
2. 固定肠系膜不能拉的过紧，不能扭曲，以免影响血管内血液流动。
3. 实验中要经常滴加少许任氏液，防止标本干燥。

【实训作业】

叙述微循环组成及镜下血流特点。

实训二十二　人体肺通气功能的测定

【实训目标】

学习应用肺量计测定正常人体肺容量和肺通气量的基本实验方法;掌握人体潮气量、肺活量、时间肺活量等的正常值。

【实训方法】

1. 教师对肺量计测定正常人体肺容量和肺通气量的步骤及注意事项进行讲解。
2. 教师对实验内容进行演示。
3. 结束后按照实验报告书写的格式及内容,将实验的内容和结果及心得体会进行如实记录。

【实训准备】

肺量计、盛冷开水的塑料盒、橡皮吹嘴、鼻夹、氧气、钠石灰、墨水、75%酒精棉球。

【实训内容】

1. 肺量计的构造使用方法

肺量计主要由一对套在一起的圆筒所组成。

外筒是装清水的水槽,槽底有排水阀门可以放水,水槽中央有进气管,管的上端露出水面,管下端有通向槽外的三通阀门,呼、吸气体即经此出入。内筒为倒置于水槽中的浮筒,可随呼吸气体的进出而升降。肺量计顶部有进气接头,可由此向筒内充入气体。浮筒容量约 6～8L,一般为铝制,重量较轻;筒顶连有细钢丝绳,通过滑轮架在另一端悬一平衡锤,锤的重量恰能与浮筒的重量相平衡。当三通阀门开放时,呼吸气体可经通气管进出肺量计,浮筒即随之上下移动,根据浮筒的升降从刻度标尺上可读出气体容量,并由描笔记录在专用记录纸上。专用记录纸上印有表示容积的直格和表示走纸速度的横格,一般一小直格为 100mL,一横格为 25mm/s。

2. 实验准备

(1) 将仪器水平放置,支架插入支架座内,吊丝经滑轮与浮筒顶部的调节螺帽固定。

(2) 调节水平调节盘,使肺量计的内筒、外筒不相接触,能自由升降。

(3) 肺量计内装入适量清水,调节螺帽,使肺量计不充气时记录笔尖处于零位。

(4) 在肺量计的二氧化碳吸收器中装入钠石灰。

(5) 打开肺量计的进气接头,使筒内充满空气(或氧气)4～5L,然后关闭接头。

(6) 装好记录纸,记录笔中灌足墨水,并与记录纸接触,整机接上电源。

(7) 受试者闭目静立(或坐),口中衔好用 75%酒精棉球消毒过的橡皮吹嘴,并用鼻夹夹鼻,练习用口呼吸 2～3min。

(8)打开电源开关和记录开关,用50mm/min(1横格/30秒)的走纸速度描记呼吸曲线。

3.观察项目

(1)潮气量:被测者静坐(或静立),平静呼吸,描记正常呼吸曲线30s,计算5次吸入或呼出气量的平均值。

(2)补吸气量:平静呼吸数次后,在一次平静吸气末,再继续吸气直至不能再吸气为止,所吸的气量(小直格数100mL)即为补吸气量。

(3)补呼气量:平静呼吸数次后,在一次平静呼气末再继续呼气直至不能再呼为止,所呼出的气量即为补呼气量。

(4)肺活量:平静呼吸数次后,受试者尽力作最大吸气后,作最大限度的呼气,所呼出的气量即为肺活量。重复2~3次,取最大一次的肺活量记录。

(5)时间肺活量:平静呼吸数次后,受试者做最大限度的吸气,在吸气末屏气1~2s,同时改为25mm/s走纸速度描记,然后让受试者以最快速度用力深呼气,直至不能再呼为止。从记录纸上读出呼气第1s、第2s和第3s末所呼出的气量,分别计算出它们占全部呼出气量的百分率即为时间肺活量。

(6)肺的通气量

1)每分通气量:每分通气量=潮气量×呼吸频率。

2)最大通气量:受试者站立,先进行平静呼吸数次后,按主试者口令,在15s内尽力作最深最快呼吸,用50mm/min的走纸速度描记呼吸曲线,15s内吸入或呼出的总气量即为最大通气量。

【实训结论】

肺通气功能的正常测定依赖于各个通气指标的正确区分。

【注意事项】

1.肺量计中的水应在实验前4h灌足,使水温与室温相平衡。橡皮吹嘴在实验前需用75%酒精棉球消毒后,浸于冷开水中备用。更换受试者时,应重新消毒。

2.每次测定前受试者都应练习几次,测定时受试者不应看着描笔呼吸。

3.钠石灰变为黄色即不宜使用。

4.测定时应注意防止从鼻孔或口角漏气,以免影响测定结果。

【实训作业】

评价肺通气功能的指标有哪些?各指标间的关系是什么?

实训二十三　观察呼吸运动的调节

【实训目标】

通过描记兔呼吸运动曲线观察各种因素对呼吸运动的影响。同时学习直接测定呼吸运动曲线及胸膜腔内压的实验方法。

【实训方法】

1. 教师对描记兔呼吸运动曲线以及观察各种因素对呼吸运动的影响的步骤及注意事项进行讲解。

2. 教师对实验内容进行演示。

3. 结束后按照实验报告书写的格式及内容，将实验的内容和结果及心得体会进行如实记录。

【实训准备】

家兔、哺乳类动物手术器械、兔手术台、气管插管、注射器(20mL、5mL)、50cm长橡皮管一条、BL-420F生物机能实验系统或二道生理记录仪、张力换能器、压力换能器、纱布、丝线、刺激电极、胸内插管或粗穿刺针头、钠石灰瓶、25%氨基甲酸乙酯溶液、3%乳酸溶液、二氧化碳球囊、生理盐水。

【实训内容】

1. 手术

(1) 麻醉和固定：用25%氨基甲酸乙酯按4mL/kg体重的剂量从兔耳缘静脉缓慢注入，待动物麻醉后，取仰卧位将兔固定于兔手术台上。剪去颈部、剑突和右侧胸部的毛。

(2) 插气管插管：沿颈部正中切开皮肤，用止血钳钝性分离气管，在甲状软骨以下剪开气管，插入Y形气管插管，用棉线将气管插管结扎固定。气管插管的两个侧管各连接一3cm长的橡皮管。

(3) 分离迷走神经：在颈部分离出两侧迷走神经，在神经下穿线备用。手术完毕后用热生理盐水纱布覆盖手术伤口部位。

(4) 游离剑突软骨：切开胸骨下端剑突部位的皮肤，并沿腹白线切开约2cm左右，打开腹腔。用纱布轻轻将内脏沿膈肌向下压，暴露出剑突软骨和剑突骨柄，辨认剑突内侧面附着的两块膈小肌，仔细分离剑突与膈小肌之间的组织并剪断剑突骨柄(注意压迫止血)，使剑突完全游离。此时可观察到剑突软骨完全跟随膈肌收缩而上下自由移动。此时用弯针钩住剑突软骨，使游离的膈小肌经剑突软骨和张力换能器相连接。

(5) 插胸内套管：将胸内套管尾端的塑料套管连至压力换能器(套管内不充灌生理盐水)。在兔右胸腋前线4~5肋骨之间，沿肋骨上缘作一长2cm的皮肤切口，用止血钳把插入点处的表层肌肉稍稍分离。将胸内插管的箭头形尖端从肋间插入胸膜腔后(此时可记录到曲线向零线下移位并随呼吸运动升高和降低,说明已插入胸膜腔内),迅速旋转 90^0 并向外牵引,使箭头形尖端的后缘紧贴胸廓内壁,将插管的长方形固定片同肋骨方向垂直,旋紧固定螺丝,胸膜腔将保持密封而不致漏气。也可用粗的穿刺针头(如腰椎穿刺针)代替胸内套管,则操作更为方便,无需切开及分离表层肌肉。将穿刺针头尾端的塑料套管连至压力换能器(套管内不充灌生理盐水),再将穿刺针头沿肋骨上缘顺肋骨方向斜插入胸膜腔,看到上述变化后,用胶布将针尾固定在胸部皮肤上,以防针头移位或滑出。

2. 连接实验仪器装置

(1)张力换能器连至 BL-420F 生物机能实验系统第 1 通道上,记录呼吸运动曲线。

(2)压力换能器连至 BL-420F 生物机能实验系统第 2 通道上,记录胸膜腔内压曲线。

(3)打开二道生理记录仪记录,或打开计算机启动 BL-420F 生物机能实验系统,点击菜单"实验/实验项目",按计算机提示逐步进入呼吸运动调节的实验项目(可根据实验实际情况调整各参数)。

3. 观察项目

(1)平静呼吸:记录呼吸运动和胸膜腔内压曲线,作为对照,认清曲线与呼吸运动的关系,比较吸气时和呼气时的胸膜腔内压,读出胸膜腔内压数值。

(2)用力呼吸:在吸气末和呼气末,分别夹闭气管插管两侧管,此时动物虽用力呼吸,但不能呼出肺内气体或吸入外界气体,处于憋气的用力呼吸状态。观察和记录此时对呼吸运动和胸膜腔内压曲线的最大幅度,尤其观察用力呼气时胸膜腔内压是否高于大气压。

(3)增加吸入气中二氧化碳浓度:将装有二氧化碳的球囊导气管口对准气管插管,逐渐松开螺旋夹,使二氧化碳气流缓慢地随吸入气进入气管,观察高浓度二氧化碳对呼吸运动和胸膜腔内压曲线的影响。呼吸运动发生明显变化后,夹闭二氧化碳球囊,观察呼吸运动和胸膜腔内压曲线恢复的过程。

(4)低氧:将气管插管的侧管通过钠石灰瓶与盛有一定容量空气的气囊相连。这时家兔呼吸时,吸入气囊空气中的氧,但它呼出的二氧化碳被钠石灰吸收。因此,呼吸一段时间,气囊内的氧越来越少,但二氧化碳含量并没有增多。观察动物低氧时呼吸运动和胸膜腔内压曲线的变化情况。

(5)增大无效腔:将 50cm 长的橡皮管用小玻璃管连接在侧管上,家兔通过此橡皮管进行呼吸。观察经一段时间后的呼吸运动和胸膜腔内压曲线变化。

(6)血中酸性物质增多:用 5mL 注射器,由耳缘静脉较快地注入 3% 乳酸 2mL,观察此时呼吸运动和胸膜腔内压曲线的变化。

(7)迷走神经在呼吸运动中的作用:描记一段对照呼吸曲线后,先切断一侧迷走神经,观察呼吸运动和胸膜腔内压曲线有何变化。再切断另一侧迷走神经,观察呼吸运动和胸膜腔内压曲线的变化。然后用中等强度电流刺激一侧迷走神经中枢端,再观察呼吸运动和胸膜腔内压曲线的变化。

(8)气胸:剪开前胸皮肤肌肉,切断肋骨,打开右侧胸腔,使胸膜腔与大气相通,引起气胸。观察肺组织萎缩,胸膜腔内压消失,呼吸运动曲线等的变化情况。

【实训结论】

能够正确描记兔呼吸运动曲线以及观察各种因素对呼吸运动的影响,有赖于动物实验中测量时气体的密闭性及各种实验条件的正确制备。

【注意事项】

1. 气管插管时,应注意止血,并将气管分泌物清理干净。气管插管的侧管上的夹子在呼吸运动实验过程中不能更动,以便比较实验前、后呼吸运动和胸膜腔内压曲线的变化幅度。

2. 每项观察项目前均应有正常描记曲线作为对照。每项观察时间不宜过长,出现效应后应立即去掉施加因素,待呼吸运动恢复正常后再进行下一项观察。

3. 经耳缘静脉注射乳酸时,注意不要刺穿静脉,以免乳酸外漏,引起动物躁动。电极刺激迷走神经中枢端之前,一定要调整好刺激强度,以免因刺激强度过强而造成动物全身肌肉紧张,发生屏气,影响实验结果。

4. 插胸内套管时,切口不宜过大,动作要迅速,以免过多空气漏入胸膜腔。如用穿刺针,不要插得过猛过深,以免刺破肺组织和血管,形成气胸和出血过多。如果穿刺针刺入较深而未见压力变化,应转动一下针头或变换一下角度或拔出,看针头是否被堵塞。此法虽简便易行,但针头易被血凝块或组织块所堵塞,应加以注意。

【实训作业】

不同观察项目下呼吸曲线有何变化,其机制是什么?

实训二十四　胃肠运动的观察

【实训目标】

观察正常情况下胃肠运动的形式以及神经和某些药物对胃肠运动的影响。

【实训方法】

1. 教师对胃肠运动观察的步骤及注意事项进行讲解。
2. 教师对实验内容进行演示。
3. 结束后按照实验报告书写的格式及内容,将实验的内容和结果及心得体会进行如实记录。

【实训准备】

家兔、哺乳动物手术器械、保护电极、25％氨基甲酸乙酯、阿托品注射液、新斯的明注射液、0.01％乙酰胆碱、0.01％肾上腺素、生理盐水、滴管、注射器。

【实训内容】

1. 麻醉

用25％氨基甲酸乙酯溶液将兔麻醉。用药量是 4mL/kg 体重。

2. 气管插管

剪去兔颈中部的毛,沿颈部正中线切开皮肤,分离出气管。在气管上剪一倒 T 型切口,插入气管插管,并结扎固定。

3. 找神经

将腹中部的毛剪去,自剑突下沿腹壁正中线切开腹壁,打开腹腔,暴露出胃和肠。在膈下食管的末端及左侧肾上腺上方的腹后壁处,分别找出迷走神经前支和左侧内脏大神经,套以保护电极备用。

4. 观察项目

(1)观察正常情况下的胃、肠运动形式,注意胃、肠的蠕动和紧张度,以及小肠的蠕动、分节运动等。

(2)用重复电刺激迷走神经,观察胃肠运动的变化。

(3)用重复电刺激左侧内脏大神经,观察胃肠运动的变化。

(4)在一段肠管上滴加 1:10000 的乙酰胆碱 5~10 滴,观察肠管运动的变化。

(5)在一段肠管上滴加 1:10000 的肾上腺素 5~10 滴,观察肠管运动的变化。

(6)在一段肠管上滴加新斯的明 0.2mg,观察胃肠运动的变化。

(7)在新斯的明作用基础上,在该段肠管上滴加阿托品 0.5mg,观察胃肠运动的变化。

【实训结论】

观察肠运动受到各种神经体液因素的调节。

【注意事项】

1. 为避免胃肠暴露时间过长,使腹腔内温度下降,影响胃、肠活动,以及使表面干燥,应随时用温热生理盐水湿润胃肠。

2. 每更换一次药物前,都必须在肠管上滴加台氏液,以去掉其上一种药物的影响。

3. 要注意对家兔的保温(冬季)。

【实训作业】

描述各项观察项目的结果,并说明其机制。

实训二十五　观察影响尿生成的因素

【实训目标】

1. 掌握膀胱插管技术,学习尿量的记录和测量方法。
2. 观察神经体液因素(生理盐水、葡萄糖、去甲肾上腺素、呋塞米、抗利尿激素)对尿生成的影响,并分析其作用机制。

【实训方法】

1. 教师对实验步骤及注意事项进行讲解。
2. 教师对实验内容进行演示。
3. 结束后按照实验报告书写的格式,将实验的内容和结果及心得体会进行如实记录。

【实训准备】

1. 试剂

20％氨基甲酸乙酯、生理盐水、20％葡萄糖、1∶10000 的去甲肾上腺素、呋塞米、抗利尿激素。

2. 仪器

手术剪、镊子、止血钳、玻璃分针、兔手术台、膀胱插管、注射器及针头、微机生物信号采集处理系统、棉线若干、婴儿秤。

3. 动物

家兔(2kg)。

【实训内容】

1. 静脉麻醉

从兔耳缘静脉注射 20％氨基甲酸乙酯(5mL/kg 体重)。

2. 仰卧固定

待兔麻醉后,将其仰卧,先后固定四肢及兔头。

3. 颈部手术

剪去颈前部兔毛,正中切开皮肤 5～6cm,用止血钳纵向分离软组织及颈部肌肉,暴露气管及与气管平行的右血管神经鞘,细心分离出右侧鞘膜内的迷走神经,在神经下穿线备用。

4. 腹部手术

从耻骨联合向上沿中线作长约 4cm 的切口,沿腹白线打开腹腔,将膀胱轻拉至体外。在膀胱顶部做一个荷包缝合,在缝线中心作一小切口,插入膀胱插管,收紧缝线关闭其切口。膀胱插管通过橡皮管与记滴装置相连。手术完毕后,用温热的生理盐水纱布覆盖切口。

5. 观察项目

待尿流量稳定后,即可进行下列各项实验观察。

(1)快速注射 37℃生理盐水 30mL,记录尿量变化。

(2)快速静脉注射 20%葡萄糖 5mL,记录尿量变化。

(3)静脉注射 1∶10000 的去甲肾上腺素 0.3mL,记录尿量变化。

(4)电刺激右侧迷走神经。用保护电极以中等强度和频率的连续脉冲(定时刺激,持续时间 20s,波宽 5ms,强度 2.0V,频率 25Hz)刺激迷走神经,记录尿量变化。

(5)静脉注射呋塞米 5mg/kg,记录尿量变化。

(6)缓慢静脉注射抗利尿激素 1mL,记录尿量变化。

【实训结论】

尿的生成受多种神经体液因素的影响。注射生理盐水、葡萄糖、呋塞米使家兔尿量增多,注射去甲肾上腺素、抗利尿激素,电刺激迷走神经,使家兔尿量减少。

【注意事项】

1. 因为需多次静脉注射,注意保护耳缘静脉,尽量先打远心端。

2. 小量注射某种药物后,应紧接着注射 1～2mL 生理盐水,将残留药物推入家兔体内,使药物及时进入血液循环。每次注射完毕尽量不拔针头,换针管后注射下一种药物。

3. 膀胱插管操作轻柔,避免损伤性闭尿。

4. 警惕动物麻醉过度。

【实训作业】

静脉快速注射生理盐水对尿量有何影响?为什么?

实训二十六　瞳孔对光反射检查

【实训目标】
学会瞳孔对光反射的检查方法。

【实训方法】
1. 教师对步骤及注意事项进行讲解。
2. 教师对实验内容进行演示。
3. 结束后按照实验报告书写的格式及内容,将实验的内容和结果及心得体会进行如实记录。

【实训准备】
实验室、实验报告、手电筒。

【实训内容】
受检者坐在暗处,检查者先观察受检者两眼瞳孔的大小,后用手电筒照射受检者一眼,然后停止照射,观察瞳孔在照射前后的变化。用手沿鼻梁将两眼视野分开,再用手电筒照射一侧眼睛,观察另一眼瞳孔的变化。

正常成人瞳孔正大等圆,直径 2.5~4.0mm(可变动于 1.5~8.0mm)。

【实训结论】
瞳孔对光反射具有双侧效应,临床常常把此反射作为判断中枢神经系统病变的部位、全身麻醉深度和病情危重指标。

【实训作业】
瞳孔对光反射的临床意义?

实训二十七　视力测定

【实训目标】

学会视力的测定方法。

【实训方法】

1. 教师对步骤及注意事项进行讲解。
2. 教师对实验内容进行演示。
3. 结束后按照实验报告书写的格式及内容，将实验的内容和结果及心得体会进行如实记录。

【实训准备】

实验室、实验报告、视力表、指示棒、遮眼板、米尺。

【实训内容】

视力检查包括远视力检查和近视力检查两部分。检查时用遮眼板将一眼遮盖,先查右眼;先查裸眼视力,视力减退者应查小孔或矫正视力;如系戴镜者,应查戴原镜视力,记明原镜片度数。

1. 远视力检查

我国多用国际标准视力表、对数视力表,视力表图形为 E。标有 1.0 的一行应与受检眼视线高度相等。被检者与视力表相距 5m。如置有反光镜,距离为 2.5m。嘱患者说出视力表上符号缺口的方向,时间限为 5~10s。

(1) 检查时视力表挂在光线明亮处,如有人工照明更佳。检查时距离为 5m,高度以视力表中 1.0 这一行与被检测眼相同为最好。

(2) 先查右眼(用遮眼板遮挡左眼,勿用手指遮挡),后查左眼。从上向下查,让被检者说出所指的 E 字开口朝向何方。能看清表内第 10 行者视力正常,用 1.0 表示。仅能分辨表内第 1 行者视力为 0.1。如视力不能辨认 0.1 者,嘱被检者逐步走近视力表,直至能认出 0.1 视标为止,计数方法为距离米数×0.02。例如患者 3 米处能认出 0.1,则视力为 3×0.02=0.06。

被检者不能在 1m 处辨认 0.1,则用数手指法:嘱患者背光,数检查者手指,应以能辨认指数的最远距离为标准,记录为若干 cm 指数。如果 5cm 仍不能数手指,应背光辨认有无手动。如患者在 5cm 仍不能看见手动,则应在暗室内测验光感。将非检查眼严密遮盖,检查者于患者前方 5m 处,持一烛光,时隐时现,询问患者能否识别;如在 5m 处尚不能辨认,则缩短距离至能辨认为止,记录辨光距离。在眼前 10cm 尚不能辨光者,记录为无光感。

为进一步了解视网膜功能,应查光定位及辨色力。查光定位时,嘱患者注视正前方,眼球不能随光移动,将烛光移至距患者 1m 远处,分别置于正前方上、中、下,颞侧上、中、下,鼻侧上、中、下,共9个方向,嘱患者指出烛光方向,并记录之。能辨明者记"＋",指不出者记"－"。如能指对上、中6个方向而下3个方向不能辨认者,应记为下式,并注明眼别与鼻、颞侧、查辨色能力时,分别置红、绿、黄、蓝各色玻璃于受检者眼前,嘱患者注视白色灯光,辨认颜色,并予以记录。

$$\begin{matrix} + & + & + \\ + & + & + \\ - & - & - \end{matrix}$$

2.近视力检查

采用标准近视力表或耶格近视力表,注意照明要充分。用遮眼板挡住另一眼,先查右眼,再查左眼,遮盖一眼,检查距离为30cm。辨认表上E字开口方向,由上而下,至看不清为止。记录其能看清的最小视标(标准近视力表以小数法记录,耶格表记为几号字),必要时记录其距离。

【注意事项】

1.戴眼镜者还要检查戴镜视力,也称矫正视力。检查时遮眼板要严密遮盖非检查眼,否则双眼所测视力会高于单眼视力,影响检查结果的准确性,甚至造成漏诊、延误病情的情况出现。

2.检查时眯眼,歪头或挪动身体都是不正确的姿势,也会使得检查结果不客观,检查时必须加以注意。

【实训作业】

视力不良的矫正方法?

实训二十八　色盲检查

【实训目标】

学会检查色盲。

【实训方法】

1. 教师对步骤及注意事项进行讲解。
2. 教师对实验内容进行演示。
3. 结束后按照实验报告书写的格式及内容,将实验的内容和结果及心得体会进行如实记录。

【实训准备】

实验室、实验报告、色盲检查图第五版。

【实训内容】

在明亮、均匀、弥散(日光不可直接照到图上)的自然光下,被检者按需翻开色盲检查图,双眼以距离图面 60~80cm 为标准,但也可参照具体情况酌情予以增加和缩短,不能超过 50~100cm 范围。一般先用"示教图"教以正确读法。如被检者已知读法,就可任选一组让其读出图上数字或图形,愈快愈好,一般 3s 就可得答案,注意被检者回答是否正确,时间是否超过 10s。若有错误,按色盲图后面的说明,判定被检者属于哪一类色盲。

【注意事项】

1. 有可疑者,应反复检查,以求确实。因为正常者偶不留意,也会误读;而色盲者特别是色弱者所读也会有偶中者(这种人读图速度较迟缓)。
2. 检查者在检查前,必须熟悉所采用的色盲检查图的性质,仔细阅读说明书,了解各个图的用法和意义。这样会使检查工作即快速又正确,注意不要对被检查者随意提出过高的要求。检查者必须参照被检查者的年龄、文化程度和反应灵敏度,随机应变地进行检查。选图不必依照次序,可根据情况决定,有时也可一图反复、颠倒连续检查数次。
3. 《色盲检查图》(第 5 版)第 1 组图可供大规模快速检查之用,第 2 组图以简单的几何图形为特点,特别适合文化程度较低的成人和文盲体检用,第 3 组适合检查儿童,第 4 组为多位数字组,供对色觉有较高要求的职业人员体检时用,第 5 组为后天色觉检查图,适用于临床眼科医师、神经内、外科医师对眼底疾病和中枢疾病的辅助诊断。

【实训作业】

色盲产生的原因?

实训二十九　听力检查法

【实训目标】

学习听力检查法,比较空气传导和骨传导的听觉效果。

【实训方法】

1. 教师对步骤及注意事项进行讲解。
2. 教师对实验内容进行演示。
3. 结束后按照实验报告书写的格式及内容,将实验的内容和结果及心得体会进行如实记录。

【实训准备】

实验室、实验报告、频率256Hz或512Hz的音叉、橡皮锤、棉球、秒表。

【实训内容】

1. 同侧耳的气骨导比较试验(任内试验,RT)

(1)实验室保持安静,被检者取坐位。取音叉,振动后置于颞骨乳突测其骨导听力,待听不到声音时记录其时间,立即将音叉移置于外耳道口外侧1cm外,测其气导听力。若仍能听到声音,则表示气导比骨导时间长(AC>BC),称任内试验阳性(RT"+");反之,骨导比气导时间长(BC>AC),则称任内试验阴性(RT"-")。

(2)用棉球塞住同侧外耳道,重复上述试验,则气传导弱于骨传导,称为任内试验阴性。

正常人气导比骨导时间长1~2倍,为任内试验阳性.传导性聋因气导障碍,则骨导比气导长,为阴性.感音神经性聋气导及骨导时间均较正常短,且听到声音亦弱故为短阳性.气导与骨导时间相等者(AC=BC,RT"±")亦属传导性聋。如为一侧重度感音神经性聋,气导和骨导的声音皆不能听到,患者的骨导基本消失,但振动的声波可通过颅骨传导至对侧健耳感音,以致骨导较气导为长,称为假阴性。

2. 骨传导偏向试验(韦伯试验)

(1)检查者将音叉敲响后立即将音叉柄置于被检者前额正中发际处,嘱被检者用手势表示双耳听到的声音有何不同。正常人两耳听到的声音强度相同。若传音性耳聋声音偏向患侧,感音性耳聋声音偏向健侧。

(2)用棉球塞住一侧外耳道,重复上述试验。询问被检者听到的声音有何变化?此时被检者会表示塞棉球侧比不塞棉球侧声音要强。

【注意事项】

1. 应击动音叉臂的上1/3处。
2. 敲击力量应一致,不可用力过猛或敲击台桌硬物。

3.检查气导时应把振动的音叉上1/3的双臂平面与外耳道纵轴一致,并同外耳道口同高,距外耳道口约1cm左右。

4.检查骨导时则把柄底置于颅面。

5.振动的音叉不可触及周围任何物体。

【实训作业】

传音性耳聋和感音性耳聋时,声导和骨导的变化?

实训三十　人体腱反射检查

【实训目标】

熟悉肱二头肌、肱三头肌反射、膝反射、跟腱反射的检查方法；掌握腱反射检查的临床意义。

【实训方法】

1. 教师对人体腱反射的步骤及注意事项进行讲解。
2. 教师对实验内容进行演示。
3. 结束后按照实验报告书写的格式及内容，将实验的内容和结果及心得体会进行如实记录。

【实训准备】

实验室、实验报告、叩诊锤等。

【实训内容】

1. 肱二头肌反射

受检者端坐位，检查者用左手托住受检者屈曲的肘部，并用左前臂托住受检者的前臂，将左手拇指按在受检者肘窝肱二头肌肌腱上，右手持叩诊锤叩击检查者的左拇指，正常反应为肘关节快速屈曲。

2. 肱三头肌反射

受检者取坐位，检查者用左手托住受检者屈曲的肘部，右手持叩诊锤叩击其肱三头肌肌腱（尺骨鹰嘴突上方约2cm处），正常反应为肘关节伸直。

3. 膝反射

受检者取坐位，两小腿自然下垂悬空，检查者持叩诊锤叩击其髌骨下方股四头肌肌腱，表现为膝关节伸直。

4. 跟腱反射

受检查一腿跪在坐凳上，踝关节以下悬空，检查者持叩诊锤叩击其跟腱，表现为足向跖面屈曲。

【实训结论】

腱反射是快速牵拉肌腱时引起的牵张反射，其反射中枢只涉及1~2个脊髓节段。临床上常检查某些腱反射来了解脊髓反射弧的完整性和高位中枢对脊髓的控制。

【注意事项】

1. 消除受检者紧张情绪，检查时肢体肌肉应尽量放松。

2.叩击肌腱的部位应准确,叩击的力量轻重要适度。

【实训作业】

练习肱二头肌反射、肱三头肌反射、膝反射、跟腱反射操作。

实训三十一 破坏动物一侧迷路的效应观察

【实训目标】

观察动物在迷路损伤后的表现,以理解前庭器官的功能。

【实训方法】

1. 教师对破坏实验动物一侧迷路的步骤及注意事项进行讲解。
2. 教师对实验内容进行演示。
3. 结束后按照实验报告书写的格式及内容,将实验的内容和结果及心得体会进行如实记录。

【实训准备】

实验室、实验报告、蛙或豚鼠、小动物解剖器械一套、氯仿、面盆、纱布及叩诊锤等。

【实训内容】

1. 将蛙躯干用纱布包裹,腹部向上握于左手手掌,拉开下颌并以左手拇指压住舌及下颌。
2. 用解剖刀将颅底的口腔黏膜作一横切口,剥开黏膜,即可见"十"字形的副蝶骨,其左右两条的横突,即迷路的所在部位。
3. 用手术刀削去一侧横突的骨膜,可见到一粟粒大的小白点,即为半规管,将探针刺入小白点约2mm并转动,以破坏半规管。
4. 比较已破坏一侧迷路的蛙与正常蛙静止时的姿势状态。
5. 比较此二蛙爬行或跳跃时的姿势与方向。

如用豚鼠,使动物保持侧卧,提起一侧耳郭,用滴管滴入氯仿2滴。使动物保持侧卧位,不让头部扭动,约10min左右,动物的头开始偏向迷路被麻醉的一侧。随即出现眼球震颤并可持续半小时之久。若任其自由活动,则可见动物偏向麻醉迷路一侧作旋转。

【结果观察】

破坏前动物的姿势和活动情况	破坏后动物的姿势和活动情况

【实训结论】
　　迷路与听觉感受和平衡感觉有关。

【注意事项】
　　用豚鼠时,氯仿一定要滴入外耳道深处,如果 2 滴不出现任何改变,可再滴入 2 滴。

【实训作业】
　　为什么破坏动物一侧迷路后,其头及躯干皆歪向迷路被破坏的一侧?

实训三十二　毁损小鼠一侧小脑的观察

【实训目标】

通过破坏小鼠一侧小脑,观察其运动的改变,加深理解小脑的功能。

【实训方法】

1. 教师对破坏小鼠一侧小脑的步骤及注意事项进行讲解。
2. 教师对实验内容进行演示。
3. 结束后按照实验报告书写的格式及内容,将实验的内容和结果及心得体会进行如实记录。

【实训准备】

实验室、实验报告、小白鼠、蛙类手术器械1套、烧杯(200mL)、乙醚、棉球等。

【实训内容】

1. 取小鼠1只,观察其在实验台上的正常活动情况,然后将小鼠放入倒置的烧杯内,同时放进一个浸透乙醚的棉球,麻醉小鼠。
2. 将小鼠俯卧位固定在蛙板上,沿头颅正中线切开头皮直达耳后部,用左手拇指、食指捏住其头部两侧,右手持干棉球将顶间骨上一层薄肌往后推压分离,尽量暴露出顶间骨,通过透明的颅骨即可看到小脑(图16-12)。

图16-12　小鼠小脑位置示意图(图中黑点示刺入处)

3. 在远离中线处,用探针穿透一侧顶间骨,进针约1~2mm深,破坏一侧小脑。取出探针,用干棉球止血,放开缚绳。
4. 待小鼠清醒后,观察其姿势平衡及活动状况,比较两侧肢体的屈伸和肌张力情况。

【结果观察】

破坏前动物的姿势和活动情况	破坏后动物的姿势和活动情况

【实训结论】

小脑具有调节肌紧张、协调随意运动和维持身体平衡的功能,如果小脑被破坏,这些功能将受到影响。

【注意事项】

1. 麻醉宜浅,麻醉过程中注意观察小鼠的呼吸情况。如果手术过程中小鼠苏醒挣扎,可用装有乙醚棉球的试管套在其嘴上补充麻醉。

2. 破坏小脑选用9号注射针头为宜,进针要垂直,深度适宜,不能刺入太深以免损伤中脑,但太浅也没有破坏小脑的作用。

3. 实验结束后,应将小鼠处死后再抛弃。

【实训作业】

破坏小鼠一侧小脑后为什么会出现上述实验现象?

实训三十三　去大脑僵直的观察

【实训目标】

观察去大脑僵直现象,分析高位中枢对肌紧张的调节作用。

【实训方法】

1. 教师对去大脑僵直实验操作的步骤及注意事项进行讲解。
2. 教师对实验内容进行演示。
3. 结束后按照实验报告书写的格式及内容,将实验的内容和结果及心得体会进行如实记录。

【实训准备】

实验室、实验报告、家兔、哺乳动物手术器械1套、20%氨基甲酸乙酯、生理盐水、骨钻、小咬骨钳、骨蜡(或止血海绵)、电刺激器、皮层电极、纱布、液状石蜡等。

【实训内容】

1. 麻醉

取家兔1只,称重后从耳缘静脉注射20%氨基甲酸乙酯进行浅麻醉,仰卧位固定于兔手术台上。

2. 手术

(1)剪去颈部的毛,自正中线切开皮肤,分离气管和两侧颈总动脉,行气管插管术和颈总动脉结扎术。

(2)将兔改为俯卧位固定在手术台上,剪去颅顶部的毛,沿矢状缝将头皮纵向切开,用刀柄剥离肌肉,暴露出颅骨。

(3)在一侧顶骨上用骨钻钻孔(勿损伤脑组织),再以小咬骨钳小心伸入孔内,逐渐向四周咬骨将孔扩大到枕骨结节,暴露双侧大脑半球的后缘(勿损伤矢状窦和横窦,以避免大出血),随时用骨蜡或止血海绵止血。

(4)松开家兔四肢,左手将兔头托起并向前屈曲,右手用手术刀柄从大脑半球后缘轻轻翻开枕叶,露出四叠体(上丘较大、小丘较小)。在上、下丘之间横切一刀(图16-13),同时向左右拨动将脑干完全切断。

3. 观察结果

几分钟后,可见兔四肢伸直、头尾昂起、呈现角弓反张的现象。

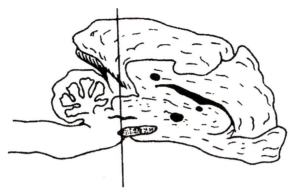

图 16-13　去大脑僵直的脑部切断位

破坏前动物的姿势和活动情况	破坏后动物的姿势和活动情况

【实训结论】

脑干网状结构易化区和抑制区对肌紧张的调节作用受高位中枢的影响,如果脑干网状结构抑制区与大脑皮层运动区和纹状体失去联系,则易化区作用占优势,可引起牵张反射过度增强,出现僵直现象。

【注意事项】

1. 麻醉宜浅,如果麻醉过深,动物不容易出现去大脑僵直。

2. 切断后需要等待 10min 左右,如仍不能观察到僵直现象,可将离断水平略向后移,再次离断。但不能过分偏后,以免损伤延髓。

3. 在离断脑干时,要牢固地把握住动物,以避免离断部位和方向不准确。

【实训作业】

去大脑僵直现象产生的机制是什么?

实训三十四　兔大脑皮层运动区功能定位观察

【实训目标】

了解大脑皮层不同部位对骨骼肌运动的调节作用。

【实训方法】

1. 教师对兔大脑皮层运动区功能定位实验操作的步骤及注意事项进行讲解。
2. 教师对实验内容进行演示。
3. 结束后按照实验报告书写的格式及内容，将实验的内容和结果及心得体会进行如实记录。

【实训准备】

实验室、实验报告、家兔、哺乳手术器械1套、20％氨基甲酸乙酯、生理盐水、骨钻、小咬骨钳、骨蜡（或止血海绵）、电刺激器、皮层电极、纱布、液状石蜡等。

【实训内容】

1. 麻醉，兔称重，用20％氨基甲酸乙酯溶液以5mL/kg，从兔耳缘静脉注入。待麻醉后，让兔俯卧并固定于解剖台上。
2. 剪掉颅顶上的毛，沿头部正中线，由两眉间至头后部切开皮肤。用刀柄紧贴头骨剥离颞肌，把头皮和肌肉翻至颧弓下，暴露额骨和顶骨。
3. 用颅骨钻在顶骨一侧钻孔开颅，并用咬骨钳逐渐将孔扩大，尽量暴露大脑半球的后部。若有出血，可用纱布吸去血液后迅速用骨蜡涂抹止血。在接近头骨中线和枕骨时，注意不要伤及矢状窦，以免大出血。
4. 将一侧头骨打开后，用薄而钝的刀柄伸入矢状窦与头骨内壁之间，将矢状窦与头骨内壁附着处小心分离；待分开后，再用咬骨钳向侧头骨扩大开口，充分暴露大脑。
5. 用针在矢状窦的前、后各穿一条线并结扎；提起脑膜用眼科剪作十字形切开，将脑膜向四周翻开，暴露脑组织。
6. 在裸露的大脑皮层处，用浸有生理盐水的温热纱布覆盖或滴几滴液状石蜡，以防止干燥。松解兔的头部和四肢。
7. 用适宜强度的连续脉冲电刺激大脑皮层的不同部位，观察肌肉运动反应，并作详细记录。刺激参数：波宽0.1～0.2ms，电位10～20v，频率20～100Hz。每次刺激持续约5～10s，每次刺激后休息约1min。
9. 将动物侧卧，几分钟后，记录动物肌张力变化。

【实训结论】

用电刺激家兔大脑皮层不同部位的方法观察皮层运动区不同部位,对特定骨骼肌或肌群能引起的收缩的效应。

【注意事项】

1. 动物麻醉不能过深,以免影响去大脑僵直现象,手术过程如动物苏醒挣扎可随时再用乙醚麻醉。

2. 电刺激不宜过强。

3. 手术时勿损伤冠状窦与矢状窦,避免大出血。

4. 因为刺激大脑皮层后,引起肌肉收缩反应往往有一长潜伏期。所以,每次刺激需持续5~10s,方可以确定有无反应。

【实训作业】

大脑皮层运动区的功能定位?

实训三十五　胰岛素引起低血糖的观察

【实训目标】

胰岛素是调节机体血糖的激素之一,为了探究胰岛素具有降低血糖的作用,以小鼠活动状况为观察指标设计实验。当体内胰岛素含量过高时动物会出现惊厥、昏迷现象(低血糖晚期症状)。

【实训方法】

1. 教师对胰岛素引起低血糖的实验步骤及注意事项进行讲解。
2. 教师对实验内容进行演示。
3. 结束后按照实验报告书写的格式及内容,将实验的内容和结果及心得体会进行如实记录。

【实训准备】

身体状况相同的健康小白鼠 4 只、1mL 注射器、50％的葡萄糖水溶液、蒸馏水、生理盐水,用生理盐水配成的胰岛素溶液(2U/mL)。

【实训内容】

1. 将正常小鼠随机分成 A,B 两组,每组 2 只并称重,观察并记录其活动状况。
2. A 组小鼠腹腔注射适量胰岛素溶液(用量 0.1mL/10g),B 组注射等量生理盐水。一段时间后,A 组小鼠会出现四肢无力,活动减少,甚至昏迷等低血糖症状。
3. A 组小鼠出现低血糖症状后,分别给 A,B 两组小鼠腹腔注射等量 50％的葡萄糖溶液(用量 0.1mL/10g),一段时间后,A 组小鼠低血糖症状缓解,B 组活动状况无变化。

【实训结论】

实验结果可以说明胰岛素具有降低血糖的作用。

【注意事项】

1. 要求实验小鼠体重相近。
2. 腹腔注射是在下腹部,进针倾斜 30°为宜,避免刺进内脏。

【实训作业】

1. 胰岛素含量升高引起惊厥现象的原因是什么?
2. 胰岛素在血糖平衡调节中的起什么作用?
3. 假如人体出现类似的低血糖晚期症状时可采取什么措施?

参考文献

[1] 查锡良,药立波.生物化学和分子生物学[M].8版.北京:人民卫生出版社,2013.
[2] 朱大年,王庭槐.生理学[M].8版.北京:人民卫生出版社,2013.
[3] 周森林.生理学[M].2版.北京:高等教育出版社,2007.
[4] 彭波.生理学[M].2版.北京:人民卫生出版社,2010.
[5] 王镜岩,朱圣庚,徐长法.生物化学[M].3版.北京:高等教育出版社,2002.
[6] 查锡良.生物化学[M].7版.北京:人民卫生出版社,2007.
[7] 潘文干.生物化学[M].5版.北京:人民卫生出版社,2003.
[8] 本杰明·卢因.基因Ⅷ[M].北京:科学出版社,2006.
[9] 许劲雄,马平.正常人体功能[M].2版.上海:复旦大学出版社,2015.
[10] 徐芳,徐莉,艾力·肉孜.正常人体功能[M].武汉:华中科技大学出版社,2012.
[11] 肖建英,张学武.生物化学[M].2版.北京:人民军医出版社,2012.
[12] 郭桂平.生物化学[M].北京:中国医药科技出版社,2013.
[13] 彭波,李洪润.生物化学[M].北京:高等教育出版社,2012.
[14] 彭波.正常人体功能[M].北京:高等教育出版社,2012.
[15] 李红伟,王爱梅,韩玉霞.生理学[M].大连:大连理工大学出版社,2013.
[16] 安万新.输血技术学[M].北京:科学技术文献出版社,2006.
[17] 白波.正常人体功能[M].3版.北京:人民卫生出版社,2014.
[18] 彭波,王发宝.正常人体功能及护理应用[M].北京:人民卫生出版社,2013.
[19] 朱大年.生理学[M].7版.北京:人民卫生出版社,2008.
[20] 姚泰.生理学[M].6版.北京:人民卫生出版社,2004.
[21] 罗自强.生理学学习指导与习题集[M].北京:人民卫生出版社,2008.
[22] 白波,王福青.生理学[M].7版.北京:人民卫生出版社,2014.
[23] 田仁,李弋.生理学[M].2版.西安:第四军医大学出版社,2014.
[24] 马晓健.生理学[M].3版.北京:高等教育出版社,2015.
[25] 彭丽花,蒋建文,艾卫敏.生理学[M].北京:科学技术文献出版社,2014.
[26] 冯润荷.正常人体结构与功能[M].3版.北京:人民卫生出版社,2015.
[27] 周森林,黄霞丽.生理学[M].3版.北京:高等教育出版社,2014.
[28] 姚泰.生理学[M].2版.北京:人民卫生出版社,2010.
[29] 周森林.医学机能学实验教材[M].武汉:湖北科学技术出版社,2005.
[30] 何旭辉.生物化学[M].7版.北京:人民卫生出版社,2014.
[31] 高国全.生物化学[M].北京:人民卫生出版社,2012.
[32] 陈辉.生物化学[M].北京:人民军医出版社,2010.

参考答案

第一章 参考答案

一、名词解释

1. 兴奋性:机体或组织受到有效刺激时作出反应的能力或特性。
2. 内环境:细胞外液称为机体的内环境。
3. 稳态:内环境的理化因素保持相对稳定的状态称为稳态。
4. 阈值:刚刚能够引起机体组织做出反应的最小刺激强度称为阈值。

二、填空题

1. 新陈代谢;兴奋性;生殖;新陈代谢
2. 兴奋;抑制
3. 阈值;反比
4. 正反馈;负反馈
5. 血液
6. 负反馈;正反馈
7. 感受器;传入神经;神经中枢;传出神经;效应器
8. 反射
9. 反射弧
10. 条件反射;非条件反射
11. 迅速;短暂;精确
12. 神经调节

三、选择题

1. A 2. D 3. A 4. A 5. A 6. A 7. B 8. A 9. E 10. D

四、问答题

1. 提示:从各种调节方式的特点入手。神经调节的特点:迅速、短暂、精确。体液调节的特点:缓慢、持久、广泛。自身调节的特点:调节幅度小、灵敏度低、范围局限。
2. 正反馈的意义:不断加强机体的功能。负反馈的意义:维持内环境的稳态。

第二章　参考答案

一、名词解释

1. 单纯扩散：脂溶性物质通过细胞膜由高浓度一侧向低浓度一侧扩散的过程。
2. 易化扩散：体内不溶于脂质或脂溶性低的物质，可借助于细胞膜上的某些蛋白质的帮助，由膜的高浓度一侧向低浓度一侧扩散的过程。
3. 主动转运：通过细胞自身的耗能过程，将物质分子（或离子）由细胞膜的低浓度一侧向高浓度一侧或从低电位一侧向高电位一侧转运的过程。
4. 静息电位：指细胞安静时存在于细胞膜两侧的电位差。
5. 极化状态：把静息电位存在时细胞膜内外两侧所保持的外正内负状态，称为膜的极化状态。
6. 动作电位：细胞接受有效刺激时，在静息电位基础上产生的快速、可扩布的电位变化。
7. 阈电位：能触发动作电位的临界膜电位的数值称为阈电位。
8. 兴奋-收缩耦联：将肌细胞兴奋的电变化与肌细胞收缩的机械变化联系起来的中间过程称为兴奋-收缩耦联。

二、填空题

1. 单纯扩散
2. 三联体；Ca^{2+}
3. 局部电流
4. 神经冲动
5. 生物泵

三、选择题

1. A　2. D　3. B　4. A　5. B　6. D　7. C　8. C　9. D　10. A

四、问答题

1. 细胞膜转运物质的常见形式及特点如下。①单纯扩散：顺浓度梯度，不耗能。②易化扩散：顺浓度梯度，不耗能，需细胞膜上特殊蛋白的帮助。③主动转运：逆浓度梯度，耗能，能量由生物泵提供。
2. 神经肌肉接头兴奋传递的特征有：单向传递、时间延搁、化学传递和易受药物或其他环境因素的影响。

五、案例分析

提示：有机磷农药对胆碱酯酶有选择性的抑制作用，可造成乙酰胆碱在接头处大量积聚不能失活，将引起肌肉持续兴奋收缩，故有机磷农药中毒时出现肌肉震颤。

第三章 参考答案

一、名词解释

1. 肽键：蛋白质分子中，一个氨基酸的α-羧基（—COOH）与另一个氨基酸的α-氨基（—NH_2）脱水缩合所形成的化学键即为肽键。

2. 蛋白质二级结构：蛋白质分子的二级结构是指一级结构多肽链中主链原子在各局部空间进行盘曲、折叠所形成的空间结构。

3. 蛋白质等电点：在一定pH溶液中，蛋白质解离成阳离子和阴离子的趋势相等，即净电荷为零，此时溶液的pH称为该蛋白质的等电点（pI）。

4. 电泳：指带电颗粒在电场中的移动现象。

5. 蛋白质变性：在某些理化因素作用下，使蛋白质空间结构的次级键遭到破坏，引起其理化性质的改变及生物学活性的丧失。

6. 核苷酸：是核苷或脱氧核苷戊糖分子中的羟基与磷酸酯化而形成的化合物。

7. DNA的一级结构：指多聚脱氧核苷酸链中脱氧核苷酸残基的基本种类、数目、连接方式及排列顺序。

8. 酶：酶是由活细胞合成的、对其特异底物起高效摧毁作用的特殊蛋白质，又称生物催化剂。

9. 同工酶：指催化相同的化学反应，但酶蛋白本身的结构、理化性质乃至免疫学特性不同的组酶。

10. 酶的特异性（专一性）：与一般催化剂显著不同，酶对其所摧毁的底物有较严格的选择性，即一种酶只能作用于一种或一类底物，或一定的化学键，催化一定的化学反应并升成一定的产物。酶的这种特性成为酶的特异性或专一性。

11. 酶原的激活：在一定条件下，酶原受某种因素作用后，分子结构发生变化，暴露或形成活性中心，转变成具有活性的酶。

12. 酶的活性中心：必需基团在空间结构的基础上集中在一起，形成具有可以将底物结合并催化其产物的特定区域，称之为酶的活性中心。

13. 酶的竞争性抑制作用：竞争性抑制剂与酶的正常底物有相似的结构，能与底物分子竞争酶的活性中心，从而阻碍酶与底物结合形成中间产物而呈现抑制作用。

二、填空题

1. C；H；O；N；16%；6.25
2. 氨基酸；20
3. 肽键；氢键；疏水键
4. 氨基酸臂；反密码环
5. 260；共轭双键；理化性质发生改变；生物学活性丧失；增色

6.变构调节;共价修饰调节

7.竞争性

三、选择题

1.C 2.B 3.A 4.B 5.C 6.B 7.C 8.B 9.D 10.A

四、问答题

1.①α-螺旋;②β-折叠;③β-转角;④无规则卷曲。

2.临床工作中经常用酒精、紫外线照射、高压蒸汽等理化方法使细菌体蛋白质变性失活,而达到消毒灭菌的作用。某些生物制剂、酶蛋白等放在低温下保存,防止温度过高引起蛋白质变性。血、尿等体液检验常用变性原理除去蛋白质。

3.①两条链等长、反向平行(3′-5′,5′-3′),右手螺旋。②直径2.0nm,碱基距离0.36nm,螺距3.4nm,夹角36°,双螺旋每转一周为10碱基对(bp)。螺旋表面有两个螺旋形的凹槽,大沟、小沟,是DNA与蛋白质结合的部位。③戊糖在外,碱基在内(A=T,G≡C)碱基平面垂直于螺旋轴。④稳定因素:碱基堆积力(范氏引力、疏水键)、氢键。

4.DNA具有储存、携带遗传信息、决定人体的性状与特征的作用。RNA参与细胞内遗传信息的表达,mRNA(是结构基因的产物)含有DNA的遗传信息,是肽链合成的直接模板,指导蛋白质的生物合成。tRNA是转运特定氨基酸的工具。其分子上的反密码子可与mRNA分子上的密码子配对,准确地按照密码子顺序,携带特定的氨基酸到核蛋白体上。rRNA与多种蛋白质共同构成核蛋白体,核蛋白体是合成蛋白质的场所。

5.某些酶在细胞内初合成或分泌时只是酶的无活性前体称酶原。酶原在一定条件下,水解开一个或几个肽键,使必需基团集中靠拢,构象发生改变,形成活性中心,表现出酶的活性称酶原的激活。酶原激活的实质是活性中心形成暴露的过程。某些酶以酶原形式存在于组织细胞内具有重要的生物学意义。消化腺分泌的一些蛋白酶原不仅能保护消化器官不受酶的水解破坏,而且保证酶原在其特定的部位和环境激活后发挥其催化作用。再如,凝血和纤维蛋白溶解酶类的酶原形式在血液循环中运行,一旦需要不失时机转变成有活性的酶,发挥对机体的保护作用。

6.酶是由活细胞合成的、对其特异底物起高效催化作用的特殊蛋白质,又称生物催化剂。酶催化作用的三大特点是,具有更高的反应速率、更温和的反应环境、更高的反应专一性和可调节性。

7.酶的竞争性抑制作用:竞争性抑制剂与酶的正常底物有相似的结构,能与底物分子竞争酶的活性中心,从而阻碍酶与底物结合形成中间产物而呈现抑制作用。竞争性抑制作用的主要特点是抑制作用的强弱取决于抑制剂与底物之间的相对浓度,即当抑制剂浓度不变时,通过增加底物浓度可以减弱甚至解除抑制作用。

五、案例分析

镰刀型红细胞贫血(即镰形细胞病,又称镰刀形红细胞病)是一种常染色体隐性等位基因出现突变的遗传病,即一种常见的严重血红蛋白病,其特征为红细胞中出现结构和功能异常的血红蛋白(Hb),这些异常 Hb 分子的聚合导致月牙状或镰形红细胞的形成,这种镰形细胞携带氧的功能只有正常红细胞的一半,极易黏附于血管内皮,从而阻碍正常血流及氧在重要器官和组织中的释放。存在于红细胞中的 Hb 为一种载氧蛋白,由 4 条珠蛋白多肽链构成(2 条 α 链和 2 条 β 链)。镰形细胞病患者在染色体 llp15.4 上基因编码的 β 链形成中遗传有一个位点突变,这一位点突变使得每一条 β 链的 6 位上亲水性氨基酸谷氨酸被疏水性氨基酸缬氨酸取代,结果导致 β 分子异常结构(Hbs)。临床表现为:①劳累、慢性贫血、黄疸和肝脾大;②心、肺功能受损,可发生充血性心力衰竭;③等渗尿、血尿、多尿;④下肢皮肤慢性溃疡;⑤可出现肾脏、脾脏或脑部供血不足,进一步导致受累器官损伤。

第四章 参考答案

一、名词解释

1.糖酵解:机体在缺氧条件下,葡萄糖或糖原不完全分解,最终生成乳酸,同时释放出少量能量的过程。

2.三羧酸循环:在线粒体内,乙酰 CoA 与草酰乙酸结合生成柠檬酸后,经一系列酶促反应又生成草酰乙酸的过程,因生成的第一个产物柠檬酸中含有三个羧基,故称为三羧酸循环。

3.糖异生:由非糖类物质生成葡萄糖或糖原的过程。

4.血糖:血液中的葡萄糖含量。

5.必需脂肪酸:人体不能合成,必须通过食物获得的脂肪酸。

6.脂肪动员:储存在脂肪细胞的脂肪在一系列脂肪酶的作用下逐步水解生成脂肪酸和甘油,脂肪酸和甘油进入血液被其他组织摄取利用的过程。

7.必需氨基酸:人体不能合成,必须通过食物获得的氨基酸。

8.蛋白质的营养互补作用:将两种或两种以上营养价值低的蛋白质混在一起食用,使它们所缺少的必需氨基酸互相补充,从而提高食物中蛋白质的营养价值,称为蛋白质的营养互补作用。

9.联合脱氨基作用:是指转氨基作用和氧化脱氨基作用相偶联,使氨基酸的 α-氨基脱去生成游离氨的过程。

10.核苷酸的从头合成:利用 5-磷酸核糖、氨基酸、一碳单位及 CO_2 等简单物质,经过一系列酶促反应合成核苷酸的过程。

二、填空题

1.无氧氧化;有氧氧化;磷酸戊糖途径

2.己糖激酶;6-磷酸果糖激酶;丙酮酸激酶

3.4;2;10

4.5-磷酸核糖;NADPH

5. 3.89～6.11mmol/L

6. 线粒体；脱氢；加水；再脱氢；硫解；4

7. 乙酰乙酸；β-羟丁酸；丙酮；肝

8. 甘油三酯；磷脂；胆固醇；胆固醇酯；游离脂肪酸

9. 亚油酸；亚麻酸；花生四烯酸

10. 氮总平衡；正氮平衡；负氮平衡

11. 所含必需氨基酸的种类、数量以及比例

12. 从头合成；补救合成

13. 谷氨酰胺；甘氨酸；天冬氨酸

14. 四氢叶酸；叶酸

三、选择题

1. E 2. D 3. B 4. D 5. D 6. C 7. C 8. B 9. E 10. B 11. D 12. A 13. D 14. B 15. B 16. E 17. D 18. D 19. B 20. E

四、问答题

1. 血糖的来源：①食物中的糖消化吸收入血；②肝糖原分解；③糖异生。血糖的去路：①进入各组织细胞氧化供能；②合成肝糖原和肌糖原；③转变为其他的糖类物质；④血糖浓度超过肾糖阈(8.89～10.00mmol/L)时，可随尿排出。

2. 见下表

	糖酵解	有氧氧化
部位	细胞液	细胞液和线粒体
产物	乳酸	二氧化碳和水
生成 ATP 个数	2	30 或 32
生理意义	机体缺氧时迅速获得能量的重要途径 红细胞获能的主要方式	机体大多数组织细胞获能的主要方式

3. ①长期饥饿时维持血糖的恒定；②有利于乳酸再利用，防止乳酸酸中毒；③有利于维持酸碱平衡。

4. 肝是调节血糖浓度最主要的器官。当饱食血糖升高时，肝脏可以合成肝糖原，而使血糖降低；空腹时，肝糖原可以分解为葡萄糖进入血液，使血糖升高；长期饥饿时，肝可以利用非糖类物质通过糖异生生成葡萄糖进入血液，维持血糖的恒定。

5. 电泳法和超速离心法。

电泳法分为：CM、β-脂蛋白、前 β-脂蛋白、α-脂蛋白。

超速离心法：CM、VLDL、LDL、HDL。CM 的功能是转运外源性甘油三酯，VLDL 转运内源性甘油三酯，LDL 转运的胆固醇出肝，HDL 逆转胆固醇回肝。

6. 氧化脱氨基,转氨基,联合脱氨基,嘌呤核苷酸循环。

7. 来源:氨基酸脱氨基作用;肠道吸收;肾脏分泌。

去路:合成尿素,以铵盐形式排泄,合成非必需氨基酸和其他含氮化合物。

五、案例分析

1. 主要依据:①血糖、血酮(β-羟丁酸、乙酰乙酸)远大于参考值及丙酮所具有的"烂苹果味"。②患者动脉血气分析及碱剩余值等结果,呈现出代谢性酸中毒的特征。

2. 患者长期患有糖尿病、胰岛素严重缺乏且同时伴有感染,糖的利用障碍,机体脂肪动员加强,酮体生成增多,当超过机体的利用和排泄能力时,血中酮体就在体内堆积起来。同时酮体的利用需要转变为乙酰CoA后与糖代谢的产物结合形成柠檬酸,然后进入三羧酸循环彻底氧化。糖尿病时糖代谢障碍,无充足的糖代谢产物,致使酮体的利用受到障碍。当患者酮体来源过多和分解利用受阻时,酮体堆积,就会出现酮血症,进而诱发酮症酸中毒。

第五章 参考答案

一、名词解释

1. 生物氧化:糖、脂肪、蛋白质等营养物质在体内经过一系列氧化分解,最终生成CO_2和H_2O并释放能量的过程称为生物氧化。

2. 呼吸链:代谢物脱下的成对氢原子通过一系列的递氢体和递电子体按一定的顺序排列所组成的连锁反应体系,逐步传递给氧生成水。此连锁反应体系称为呼吸链。

3. 体温:机体深部的平均温度。

4. 基础代谢率:单位时间内的基础代谢。

二、填空题

1. CO_2;H_2O

2. NADH;$FADH_2$;NADH

3. 底物水平磷酸化;氧化磷酸化;氧化磷酸化

4. 2.5;1.5

5. 内脏;骨骼肌

6. 清晨2~6时;午后1~6时;1℃

三、选择题

1. D 2. C 3. B 4. B 5. B 6. C 7. C 8. E 9. B 10. A 11. C 12. D 13. A 14. E 15. B 16. A 17. D 18. C 19. D 20. B

四、问答题

1. 生物氧化的特点:①反应条件温和。生物氧化是在体温、pH近中性的体液环境中进行的酶促反应。②能量逐步释放。③有机酸脱羧生成二氧化碳。生物氧化中产生的二氧化碳来自有机酸的脱羧反应。④有机物脱氢经呼吸链生成水。物质代谢脱下的氢通过呼吸链传递给氧生成水。

2. 影响生物氧化的因素：①ADP/ATP 比值的调节。这是调节氧磷酸化的主要因素。ADP/ATP 比值增高，氧化磷酸化速度加快。反之，ADP/ATP 比值下降，氧化磷酸化反应速度减慢。②甲状腺激素的调节：甲状腺激素可以加速 ATP 水解，使 ADP 生成增多，氧化磷酸化速度加快。③抑制剂：呼吸链抑制剂；解偶联剂；氧化磷酸化抑制剂。

3. 影响能量代谢的主要因素有：肌肉活动、精神活动、环境温度和食物的特殊动力效应

五、案例分析

提示：临床诊断为高温中暑。

第六章　参考答案

一、名词解释

1. 中心法则：遗传信息经 DNA 复制、转录及翻译的传递规律，称为遗传信息传递的中心法则。

2. 复制叉：是 DNA 复制时在 DNA 链上通过解旋、解链和 SSB 蛋白的结合等过程形成的 Y 字形结构。

3. 转录：转录即以 DNA 为模板合成 RNA 的过程，遗传信息由 DNA 流向了 RNA。

4. 反转录：又称逆转录，是依赖 RNA 的 DNA 合成作用，以单链 RNA 为模板，由 dNTP 聚合成双链 DNA 分子的过程，反转录是某些生物的特殊复制方式。

5. 半保留复制：DNA 复制形成的子代 DNA，有一条链来自亲代，另一条链是新合成的，子代 DNA 分子中保留一条来自亲代的 DNA 链，称为半保留复制。

6. 冈崎片段：DNA 复制过程中，一条子链是连续的，另一条子链是不连续的，不连续的 DNA 片段称为冈崎片段。

7. 翻译：根据遗传密码的中心法则，将成熟的信使 RNA 分子中"碱基的排列顺序"（核苷酸序列）解码，并生成对应的氨基酸序列的过程。

二、填空题

1. DNA；碱基。

2. DNA→RNA→蛋白质；RNA→DNA→RNA→蛋白质

3. 与解链方向相同；与解链方向相反

4. DNA

5. 转录；翻译

6. 来自亲代；新合成的

7. 拓扑异构酶;解旋酶;单链结合蛋白(SSB)

8. RNA

9. 模板 DNA;dNTP;碱基互补配对;3′,5′-磷酸二酯键;5′→3′

10. DNA 连接酶

11. 模板链;编码链;编码链;尿嘧啶(U)

12. NTP;5′→3′

13. 起始;延长;终止

14. 帽子结构;多聚腺苷酸"尾";剪接

15. mRNA

16. 3;64;20

17. 起始密码子;终止密码子

18. 进位;成肽;转位

三、选择题

1. B　2. B　3. C　4. E　5. D　6. B　7. D　8. E　9. B　10. C　11. E　12. A　13. A
14. B　15. D　16. C　17. D　18. B　19. D　20. A　21. C　22. C　23. C　24. A　25. E
26. B

四、问答题

1. 在遗传信息的传递过程中,遗传信息的流向是从 DNA 到 DNA,或从 DNA 到 RNA 再到蛋白质,这种遗传信息的传递规律称中心法则。这一法则代表了大多数生物遗传信息贮存、传递和表达的规律,是研究生物遗传、繁殖、进化、生长发育、生命起源、健康与疾病等生命科学问题的重要理论基础。

2. DNA 复制形成的子代 DNA,有一条链来自亲代,另一条链是新合成的,子代 DNA 分子中保留一条来自亲代的 DNA 链,称为半保留复制。所有 DNA 聚合酶催化的反应都是在引物 3′-OH 上合成,使 DNA 链沿 5′→3′方向延长。但 DNA 两条链反向平行,一条链走向为 5′→3′,另一条链为 3′→5′。以 3′→5′走向的链为模板的新链合成方向为 5′→3′,与复制叉方向一致,称为前导链(领头链);另一条以 5′→3′走向的链为模板的新链合成方向与复制叉移动的方向相反,称为随从链。随从链合成是不连续的,先形成许多不连续的片断(冈崎片断),最后连成一条完整的 DNA 链。此即 DNA 合成的半不连续性。

3. 参见表 6-1。

第七章　参考答案

一、名词解释

1. 血细胞比容:血细胞在全血中所占的容积百分比称为血细胞比容。

2.血液凝固:血液由流动的液体状态变为不能流动的凝胶状态的过程。

3.渗透压:一切溶液所具有的特性,指溶液中溶质颗粒吸引水分子的力量。

4.渗透脆性:红细胞对低渗溶液具有一定的抵抗力的特性。

5.红细胞的悬浮稳定性:红细胞在血浆中不易下沉能较长时间保持悬浮状态的特性。

6.血沉:通常以红细胞在第一小时末下沉的距离表示红细胞沉降速度,称红细胞沉降率,简称血沉。

7.血型:依据血细胞膜上特异性抗原的有无或不同进行划分的血液型别。

8.血量:机体体内血液的总量称为血量。

二、填空题

1.血浆;血细胞

2.白蛋白;球蛋白;纤维蛋白原

3. 7.35~7.45;$NaHCO_3/H_2CO_3$

4.晶体渗透压;胶体渗透压

5.铁;蛋白质

6.促红细胞生成素;雄性激素

7.T 淋巴细胞;B 淋巴细胞

8.血细胞;血浆;血浆;组织液

9.Ⅻ;Ⅲ

10.生成凝血酶原激活物;凝血酶原激活为凝血酶;凝血酶将纤维蛋白原转变为纤维蛋白

三、选择题

1.D 2.C 3.B 4.C 5.D 6.D 7.E 8.B 9.A 10.D 11.C 12.E 13.B 14.B 15.D

四、问答题

1.血浆蛋白主要包括白蛋白、球蛋白和纤维蛋白原,白蛋白的主要作用是形成血浆渗透压,球蛋白主要参与免疫防御活动,纤维蛋白原主要参与血液凝固。

2.贫血的种类主要有再生障碍性贫血、缺铁性贫血、巨幼红细胞性贫血、肾性贫血、溶血性贫血五种。①再生障碍性贫血主要是由红骨髓造血功能障碍,使全血细胞生成减少而引起的贫血。②缺铁性贫血主要是由于缺铁导致红细胞合成障碍,红细胞体积减小,血红蛋白含量降低,又称为小细胞低色素性贫血。③巨幼红细胞性贫血主要是由于缺乏成熟因子叶酸和维生素 B_{12},影响红细胞发育,体积增大,数量减少。④肾性贫血主要是由于严重的肾脏疾病导致促红细胞生成素合成减少而引起的贫血。⑤溶血性贫血主要指红细胞的破坏过多超过了骨髓的再生能力引起的贫血

3.红细胞的正常值:正常成年男性为$(4.5~5.5)\times10^{12}/L$,平均为 $5.0\times10^{12}/L$;女性为$(3.8~4.6)\times10^{12}/L$,平均为 $4.2\times10^{12}/L$;新生儿可超过 $6.0\times10^{12}/L$,数量少于正常值称为

贫血。正常成人白细胞总数为$(4.0\sim10.0)\times10^9/L$。正常成人血小板总数为$(100\sim300)\times10^9/L$，血小板过多超过$1000\times10^9/L$时称血小板过多，血小板过少低于$50\times10^9/L$时称血小板减少。

4. 血浆和血清的区别：血浆是离开血管的全血经抗凝处理后，通过离心沉淀，所获得的不含细胞成分的液体，其中有纤维蛋白原和凝血因子；血清是离体的血液凝固之后，经血凝块聚缩释出的淡黄色透明液体，其中已无纤维蛋白原，且少了许多凝血因子，这是与血浆的主要区别。并且血清中还多了很多的凝血产物，是含有特异性免疫抗体（如抗毒素或凝集素）的免疫血清。

5. 输血原则：首先必须鉴定血型。输同型血；输血之前要进行交叉配血试验，主侧、次侧均不凝集方可输血。

五、案例分析

护士在输血前必须进行血型鉴定、交叉配血试验，注意在采血时禁止同时采集两个患者的学标准，以免发生混淆。输血开始时速度必须缓慢以20滴/分钟为宜，15分钟后无不良反应可加快最快不超过40滴/分钟。输入第二袋血仍需要做交叉配血试验以免发生溶血反应。

第八章　参考答案

一、名词解释

1. 心动周期：心脏一次收缩和舒张，构成一个机械活动周期，称为心动周期。
2. 心率：每分钟心跳的次数称为心跳频率，简称心率。
3. 心输出量：一侧心室每分钟射出的血液量，称为每分输出量，简称心输出量。
4. 射血分数：搏出量占心室舒张末期容积的百分比，称为射血分数。
5. 心肌前负荷：前负荷指心肌收缩前所遇到的阻力或负荷，即心室舒张末期的血液充盈量。
6. 心肌后负荷：动脉血压是心室收缩时所遇到的后负荷，也就是心肌开始收缩才遇到的负荷。
7. 房室延搁：兴奋在房室交界区的传导速度很慢，通过房室交界区，约需0.1s，称为房-室延搁。
8. 期前收缩：如果在有效不应期之后，下一次窦房结的兴奋到达之前，有一人工或病理性的额外刺激作用于心肌，将导致心肌产生一次提前出现的兴奋，即期前兴奋，由期前兴奋所引起的收缩称为期前收缩，又称早搏。
9. 代偿性间歇：在一次期前收缩之后往往出现一段较长时间的心室舒张期，称为代偿性间歇。
10. 平均动脉压：在一个心动周期中动脉血压的平均值称为平均动脉压。
11. 中心静脉压：通常把右心房和胸腔内大静脉的血压称为中心静脉压。

12. 微循环:微动脉到微静脉之间的血液循环称为微循环。

二、填空题

1. 自律性;兴奋性;传导性;收缩性

2. 窦房结;浦肯野纤维

3. 浦肯野纤维

4. 心室收缩期;心室收缩;心室舒张期;心室舒张

5. 快速射血期末

6. 射血分数

7. 前负荷(心室舒张末期充盈血量);后负荷(动脉血压);心肌收缩力

8. 100~120mmHg;60~80mmHg;30~40mmHg

9. 扩散;滤过和重吸收;入胞和出胞

10. 舒张;减小

11. 收缩;舒张

12. 增大;增强

13. 较弱

14. 去甲肾上腺素;加快;加强;加快

15. 乙酰胆碱;减慢;减弱;减慢

16. 腺苷

三、选择题

1. A 2. D 3. C 4. D 5. C 6. B 7. E 8. A 9. E 10. B 11. C 12. E 13. D 14. D 15. D 16. B 17. A 18. D 19. B 20. C

四、问答题

1. 心输出量等于搏出量与心率的乘积,因此凡能影响搏出量和心率的因素均可影响心输出量。

(1)影响搏出量的因素有三个。①前负荷:指心肌收缩前所遇到的阻力或负荷,即心室舒张末期的血液充盈量。在一定范围内,增加前负荷,心肌收缩力加强,搏出量增多。②后负荷:动脉血压是心室收缩时所遇到的后负荷。在其他条件都不变的情况下,如果动脉血压增高,搏出量减少;反之,动脉血压降低搏出量增多。③心肌收缩能力:在同样的前负荷条件下,心肌收缩能力越强,搏出量就越多;反之,则减少。

(2)心率。心率在40~180次/分之间变化时,心率与心输出量呈正比关系,即心率加快可使心输出量增加。心率过快,当超过每分钟160~180次时,搏出量明显减少,导致心输出量下降。心率过慢,当低于每分钟40次时,心输出量也将减少。

2. 正常情况下,窦房结发出的兴奋通过心房肌传播到整个右心房和左心房,并沿着由心房肌组成的优势传导通路迅速传到房室交界区,再经房室束和左、右束支传到浦肯野纤维网,再传给左、右心室肌,引起心室肌兴奋。

兴奋在心脏各部位传导的速度不一样。心房肌传导速度较快,兴奋传遍右、左心房仅需要0.06s,这就使两侧心房肌细胞几乎同步兴奋和收缩。窦房结的兴奋通过心房内"优势传导通路"迅速传播到房室交界区,其传导速度约为1.0~1.2m/s。兴奋在房室交界区的传导速度很慢,通过房室交界区,约需0.1s,称为房-室延搁。浦肯野纤维的传导速度最快,兴奋从房室束传遍左右心室仅0.06s,因此两侧心室肌细胞也是几乎同步兴奋和收缩的。

房-室延搁使心房收缩完毕后心室才开始收缩,心房和心室不可能同时收缩,这有利于心室的充盈和射血。

3. 第一心音:是由于房室瓣突然关闭引起心室内血液和室壁的振动以及心室射血引起的大血管壁和血液涡流所发生的振动而产生的,标志着心室收缩的开始。其特点是音调较低,持续时间较长,约0.12~0.14s。第二心音:产生主要与主动脉瓣和肺动脉瓣关闭,血流冲击大动脉根部引起血液、管壁及心室壁的振动有关,标志着心室舒张期的开始。其特点是音调较高,持续时间较短,约0.08~0.10s。

4. 我国健康成年人安静状态下的收缩压为100~120mmHg(13.3~16.0kPa),舒张压为60~80mmHg(8.0~10.6kPa),脉压为30~40mmHg(4.0~5.3 kPa),平均动脉压为100 mmHg(13.3kPa)左右。凡能影响血压形成的因素,每搏输出量、心率、外周阻力、大动脉的弹性以及循环血量与血管容积的比值等,都能影响动脉血压的高低。①每搏输出量:每搏输出量增大,收缩压明显升高。在一般情况下,每搏输出量主要影响收缩压,收缩压的高低主要反映心脏每搏输出量的多少。②心率:心率加快时,舒张压明显升高。③外周阻力:外周阻力增大,舒张压明显增高。舒张压的高低主要反映外周阻力的大小。④大动脉管壁的弹性储器作用:动脉管壁弹性降低,缓冲血压的功能减弱,导致收缩压升高,舒张压降低。而老年人多伴有小动脉、微动脉硬化,外周阻力增加,使舒张压也升高,但升高幅度不如收缩压明显,因此老年人的脉压较大。⑤循环血量与血管容量的比值:循环血量与血管容量之间保持适当的相对关系是维持正常循环系统平均充盈压的基本条件。如血管容量不变,循环血量减少(如大出血),或循环血量不变,血管容量增大(如中毒性休克),均会导致循环系统平均充盈压下降,使动脉血压降低。

5. 如果牵拉一侧颈总动脉,则动脉血压下降。因为牵拉作用,使颈动脉窦压力感受器传入冲动增多,到达延髓中枢后,使心迷走中枢的紧张性活动增强,心交感中枢和缩血管中枢的紧张性活动减弱,然后通过心迷走神经、心交感神经和交感缩血管神经作用于心脏和血管,使心率减慢、心肌收缩力减弱,心输出量减少,血管舒张,外周阻力降低,故血压下降。

五、案例分析

1.(1)心输出量是一侧心室每分钟射出的血量。

(2)①心率:在一定范围内(40~80次/分)加快时,可使输出量增加。②心肌的前负荷:是指心舒末期的充盈血量。在一定范围内,与心输出量成正变关系。③心肌后负荷:是指心室收缩时遇到的阻力,即动脉血压,与心输出量成反变关系。④心肌收缩能力:是指心室肌细胞本身的功能状态,与心输出量成正变关系。

2.①房室延搁的生理意义是使心室在心房收缩完毕之后才开始收缩,避免心室和心房同时收缩,有利于心室的充盈与射血;②P波代表左、右两心房去极化过程。

第九章 参考答案

一、名词解释

1. 肺活量:指最大吸气后,再做最大呼气,所呼出的全部气量。

2. 每分肺通气量:指每分钟吸入或呼出肺的气体量。

3. 每分肺泡通气量:指每分钟进入肺泡的新鲜空气量。肺泡通气量=(潮气量—解剖无效腔)×呼吸频率。

4. 通气/血流比值:指每分钟肺泡通气量与每分钟肺血流量的比值。

5. 氧解离曲线:指表示氧分压与血氧饱和度关系曲线。

二、填空题

1. 肺通气;肺换气;气体在血液中的运输;组织换气

2. 延髓;脑桥;延髓;脑桥

3. 物理溶解;碳酸氢盐;氨基甲酸血红蛋白;碳酸氢盐

4. 肺活量;潮气量;补吸气量;补呼气量

5. 静脉;动脉

6. 血液;细胞;细胞;血液

7. 氧合血红蛋白

8. 呼吸运动;肺内压与大气压之差

9. CO_2;中枢化学感受器

10. 抑制;外周化学感受器

三、选择题

1. C 2. E 3. D 4. A 5. B 6. C 7. A 8. C 9. D 10. B 11. D 12. A 13. A 14. D 15. B 16. C 17. D 18. D 19. D 20. D

四、问答题

1. 胸膜腔负压的生理意义:①胸膜腔负压的牵拉作用可使肺总是处于扩张状态而不至于萎陷,并使肺能随胸廓的扩大而扩张;②胸膜腔负压还加大了胸膜腔内一些壁薄低压的管道(如腔静脉、胸导管等)内外压力差,从而有利于静脉血和淋巴液的回流。

2. 血液中CO_2、低氧、H^+浓度对呼吸的影响及作用机制:CO_2是调节呼吸的最重要的生理性体液因子。动脉血中一定水平的CO_2对维持呼吸中枢的兴奋是必要的。如果过度通气,CO_2排出过多,呼吸减弱;当吸入气中CO_2浓度在一定范围内(<7%)增加时,肺通气量可随之

增加;吸入气中 CO_2 浓度过高(＞7％)时,肺通气量反而减少,出现 CO_2 麻醉效应。CO_2 调节呼吸的机制:①刺激外周化学感受器,反射性地引起呼吸加强;②CO_2 可通过血-脑屏障进入脑脊液,与脑脊液内的 H_2O 结合生成 H_2CO_3,再解离为 H^+ 和 HCO_3^-,H^+ 刺激中枢化学感受器使呼吸加强,并以此途径为主。

低氧对呼吸的间接作用是兴奋,通过刺激外周化学感受器实现。对呼吸中枢的直接作用是抑制,且此抑制作用随着低氧程度的加重而加强。轻、中度低氧时,间接的兴奋作用大于直接的抑制作用,呼吸中枢兴奋,但在机体严重缺氧时,由于外周化学感受器的兴奋作用不足以抵消缺氧对呼吸中枢的直接抑制作用,则将发生呼吸减弱,甚至呼吸停止。

动脉血中 H^+ 浓度增加,可致呼吸加深加快,肺通气量增加;H^+ 浓度降低呼吸则受到抑制。机制:血液中 H^+ 对呼吸的影响主要是通过外周化学感受器实现的。

3. 机体与环境之间的气体交换过程称为呼吸。呼吸过程包括:①外呼吸:指外界环境与血液在肺部进行的气体交换。包括肺通气和肺换气。②气体在血液中的运输。③内呼吸或组织换气,是指血液与组织细胞之间的气体交换。呼吸是维持新陈代谢和功能活动所必需的基本生理活动之一。

五、案例分析

提示:胸膜腔的完整性是胸膜腔负压的前提,某些外伤就会破坏胸膜,气体顺压力差进入胸膜腔,胸膜腔负压减少甚至消失,肺将在自身回缩力的作用下而塌陷(肺不张)造成气胸。即使此时仍有呼吸运动,但肺不能随胸廓的运动而张缩,也无法完成正常的肺通气,而导致缺氧、发绀。严重气胸不仅可以影响呼吸功能还能累及循环功能,甚至危及生命。

第十章 参考答案

一、名词解释

1. 消化:食物在消化道内被加工分解为小分子物质的过程。
2. 吸收:消化后的小分子物质透过消化道黏膜上皮细胞进入血液和淋巴液的过程。
3. 胃排空:胃内食物进入十二指肠的过程。
4. 容受性舒张:咀嚼吞咽时,食物刺激口腔、咽、食管等处的感受器,反射性地引起胃底和胃体部的平滑肌舒张。
5. 分节运动:是小肠以环形肌为主的节律性舒、缩交替运动形式。

二、填空题

1. 机械性消化;化学性消化
2. 胃酸;胃蛋白酶原;内因子;黏液
3. 铁;钙
4. 脂肪;糖

5. 消化酶；脂肪；胆盐

6. 紧张性收缩；蠕动；分节运动；分节运动

7. 胆汁；胰液；小肠液

8. 紧张性收缩；蠕动；容受性舒张；容受性舒张

9. 胃；十二指肠；食糜进入十二指肠

10. 水；HCO_3^- 各种消化酶

三、选择题

1. A　2. B　3. D　4. A　5. C　6. A　7. E　8. E　9. A　10. B　11. E　12. A　13. D
14. B　15. C　16. B　17. E　18. B　19. D　20. C　21. A　22. D　23. C　24. A　25. C
26. D　27. E　28. C　29. B　30. B

四、问答题

1. 胃液的成分有4种：胃酸、胃蛋白酶原、内因子、黏液。胃酸作用如下：①激活胃蛋白酶原并为之提供适宜的酸性环境；②使蛋白质变性易于分解；③杀菌；④进入小肠后促进胰液、胆汁、小肠液的分泌；⑤促进铁和钙的吸收。胃蛋白酶原可被胃酸激活生成胃蛋白酶后发挥作用：①对蛋白质进行初步分解；②激活胃蛋白酶原。黏液的作用：①保护胃黏膜免受机械性损伤；②可防止胃酸和胃蛋白酶对胃黏膜本身的侵蚀。内因子的作用：①保护维生素 B_{12} 不被酶水解；②促进小肠对维生素 B_{12} 的吸收。

2. ①小肠吸收面积大，即肠黏膜有环状皱褶、绒毛，使吸收面积增大；②食物在小肠内已分解成适于吸收的小分子物质；③食物在小肠内停留时间长，吸收充分；④小肠绒毛的血液和淋巴液循环丰富，有利于吸收。

3. 消化道除口腔、食管上端和肛门外括约肌外，都受交感、副交感神经双重支配，其中副交感神经起主要作用。副交感神经兴奋末梢释放乙酰胆碱与 M 受体结合，使胃肠道运动增强，腺体分泌增加，括约肌松弛。交感神经兴奋末梢释放去甲肾上腺素与 α 受体结合，使胃肠道运动减弱，腺体分泌减少，括约肌收缩。内在神经丛是消化道平滑肌所特有，其中含有感觉神经元、运动神经元和中间神经元，可以完成局部反射。

4. 小肠的运动形式有：①紧张性收缩是其他运动形式的基础，可以使小肠腔内保持一定的基础压力；②分节运动是小肠特有的运动形式，其意义是使食糜与消化液充分混合，有利于消化，挤压肠壁，促进静脉血和淋巴液回流，有利于营养物质的吸收；③蠕动有利于食物的充分消化，并可将食物向前推进一段距离。

5. 胃的运动形式及意义。①容受性舒张：咀嚼吞咽时，食物刺激口腔、咽、食管等处的感受器，反射性地引起胃底和胃体部的平滑肌舒张，使胃很好地完成容纳和储存食物的机能。②紧张性收缩：使胃腔内保持一定的基础压力，从而维持胃正常的形态和位置。③蠕动：从胃体的中部开始，向胃窦部幽门的方向前进，可使食物与消化液充分混合，有利于消化；并可将食物排入十二指肠，完成胃的排空机能。

五、案例分析

提示：当暴饮暴食时，引起胰液分泌增多，胰管内压力升高，胰腺小导管和胰腺腺泡破裂，导致胰蛋白酶原大量溢入胰腺间质，并被组织液激活，大大超过胰蛋白酶抑制因子的作用能力，于是胰腺就会自身消化而发生急性胰腺炎，引起剧烈腹痛。胰腺炎急性期进食后会刺激胰腺分泌胰液，胰管压力增高，不利于炎症的消除和机体的康复。

第十一章　参考答案

一、名词解释

1. 肾单位：包括肾小体和肾小管两部分，是尿生成的基本功能单位，它与集合管共同完成尿的生成过程。

2. 肾小球滤过：血液流经肾小球毛细血管时，除蛋白质分子外的血浆成分被滤入肾小球囊腔，形成超滤液的过程，称为肾小球滤过。

3. 肾小管和集合管的重吸收：是指肾小管上皮细胞将物质从肾小管液转运入血液的过程。

4. 肾小球滤过率：单位时间（每分钟）内两肾生成的超滤液量，称为肾小球滤过率。正常成人安静时约为125mL/min。

5. 滤过分数：肾小球滤过率与肾血浆流量的比值称为滤过分数。正常约为19%。

6. 水利尿：大量饮清水引起尿量增多的现象，称为水利尿。

7. 渗透性利尿：由于小管液中溶质浓度增加，渗透压升高，妨碍了Na^+和水的重吸收，使尿量增多的现象，称为渗透性利尿。

8. 球-管平衡：不论肾小球滤过率增加或减少，近端小管的重吸收率始终是占肾小球滤过率的65%～70%，这种现象称为球-管平衡。

9. 肾糖阈：将开始出现尿糖时的最低血糖浓度称为肾糖阈。

10. 肾小球有效滤过压：肾小球有效滤过压是指促进超滤的动力与对抗超滤的阻力之间的差值。肾小球有效滤过压＝肾小球毛细血管血压－（血浆胶体渗透压＋肾小囊内压）。

二、填空题

1. 肾单位；肾小体；肾小管

2. 肾小球毛细血管网；肾小管周围毛细血管网

3. 收缩

4. 肾小球的滤过；肾小管和集合管的重吸收；肾小管和集合管的分泌

5. 肾小球毛细血管内皮细胞；基膜；肾小囊脏层上皮细胞

6. 皮质肾单位；球旁细胞；致密斑；球外系膜细胞

7. 有效滤过压；毛细血管血压；血浆胶体渗透压；囊内压

8. 肾小球滤过率；每分钟肾血浆流量

9. 升高;减小;减少;减少

10. 醛固酮;抗利尿激素

11. 渗透性;水

12. H^+;K^+;NH_3

13. 髓袢升支粗段;NaCl;NaCl;尿素

14. 视上核;室旁核;神经垂体;增大;减少;浓缩

15. 球状;K^+;Na^+;水

16. 血浆晶体渗透压;血容量

17. 滤过膜的面积和通透性;有效滤过压;肾血浆流量

18. 脊髓骶段

19. 80～180mmHg

20. 2.5L;0.1～0.4L;0.1L;0.5L

三、选择题

1. D 2. C 3. C 4. B 5. B 6. B 7. B 8. D 9. C 10. E 11. A 12. C 13. E
14. C 15. A 16. D 17. A 18. E 19. B 20. C 21. D 22. B 23. E 24. D 25. E
26. D 27. B 28. B 29. A 30. E 31. D 32. C

四、问答题

1. 大量失血造成动脉血压降低,当动脉血压降到50mmHg时,肾小球毛细血管血压将相应下降,使有效滤过压降低,肾小球滤过率降低,尿量减少;同时肾交感神经兴奋,使肾血管强烈收缩,肾血流量大大减少,肾小球滤过率的降低使流经致密斑的NaCl减少,引起肾素分泌,激活肾素-血管紧张素-醛固酮系统,使醛固酮分泌增多,醛固酮促进远曲小管和集合管对Na^+和水的重吸收,使尿量减少。

失血后,循环血量减少,血压降低,对容量感受器的刺激减弱,反射性引起血管升压素释放增多,使远曲小管和集合管对水的重吸收增加,尿量减少。

2. 饮大量清水引起尿量增多的现象称为水利尿。机制:大量饮清水后血液被稀释,血浆晶体渗透压降低,对下丘脑渗透压感受器的刺激减弱,下丘脑释放抗利尿激素明显减少,肾小管对水的重吸收显著减少引起尿量显著增加;同时因血容量增加,肾血浆流量也增加使肾小球滤过率增加,尿量也增加。

饮等量的生理盐水对血浆晶体渗透压无影响,只是通过增加血容量而使尿量略有增加。

3. 大量出汗后尿量减少,机制:汗液属于低渗液,大量出汗后体内血浆晶体渗透压会增大,下丘脑渗透压感受器兴奋,引起视上核和室旁核释放抗利尿激素增加,使远曲小管和集合管对水的重吸收增加,尿的浓缩程度增大,尿量减少。

4. 由于糖尿病患者的血糖水平高于肾糖阈,原尿中的葡萄糖不能完全被近端小管重吸收,而其他节段的肾小管和集合管都不能重吸收葡萄糖,未被重吸收的葡萄糖随尿排出就形成糖尿;由于未被近端小管重吸收的葡萄糖进入肾小管和集合管中,使小管液中溶质的浓度升高,渗透压也升高,妨碍了肾小管和集合管对水的重吸收,就造成多尿。

五、案例分析

提示:肾炎时由于炎症的破坏作用,肾小球滤过膜的机械屏障和电学屏障作用减弱,因此出现蛋白尿和血尿;炎症使毛细血管狭窄阻塞,滤过膜有效面积减少,故而尿少。

第十二章 参考答案

一、名词解释

1. 视力:人眼分辨两点间最小距离的能力。
2. 视野:单眼固定注视前方一点,所能够看到的空间范围。
3. 近点:人眼能够看清物体的最近距离。

二、填空题

1. 适宜刺激;换能作用;编码功能;适应现象
2. 晶状体变凸;瞳孔缩小;双眼球会聚
3. 过长;过强;前;凹透镜
4. 过短;减弱;后;凸透镜
5. 视锥细胞;视杆细胞;视网膜
6. 螺旋器;耳蜗的基底膜
7. 中央;强;细节;颜色
8. 周边;弱;明暗;大致轮廓
9. 气导;骨导;气导

三、选择题

1. E 2. E 3. C 4. A 5. A 6. B 7. C 8. A 9. C 10. A 11. D 12. A

四、问答题

1. 晶状体的调节,瞳孔的调节,双眼会聚。
2. 近视:眼球前后径过长或屈光能力过强;佩戴凹透镜矫正。远视:眼球前后径过短或屈光能力过弱;佩戴凸透镜矫正。散光:角膜曲率半径不一;佩戴圆柱形透镜。

第十三章 参考答案

一、名词解释

1. 特异性投射系统:指丘脑的特异感觉接替核及其投射到大脑皮层的传导束。此投射系统点对点的投射到大脑皮层的特定区域,主要终止于皮层的第四层细胞,引起特定的感觉并激发大脑皮层发出神经冲动。

2. 非特异投射系统:指丘脑的髓板内核群及其投射到大脑皮层的传导束。该投射系统经多次换元,弥散地投射到大脑皮层的广泛区域,起维持和改变大脑皮层兴奋状态的作用。

3. 突触:突触通常是指神经元与神经元之间发生功能接触的部位,是神经元之间信息传递的重要结构。

4. 牵涉痛:某些内脏器官病变时,在体表一定区域产生感觉过敏或疼痛感觉的现象,称为牵涉痛。

5. 牵张反射:骨骼肌受到外力牵拉而伸长时,能反射性地引起受牵拉的同一肌肉收缩,称为牵张反射。

6. 肌紧张:指缓慢持续牵拉肌腱时引起的牵张反射。

7. 腱反射:指快速牵拉肌腱引起的牵张反射。

8. 条件反射:条件反射是指在非条件反射的基础上,于一定条件下建立起来的一类反射,外界刺激与有机体反应之间建立起来的暂时神经联系。

9. 去大脑僵直:在中脑上、下丘之间切断脑干后,动物出现全身肌紧张加强、四肢强直、脊柱反张后挺现象,称为去大脑僵直。

二、填空题

1. 相对不疲劳性;完整性;绝缘性;双向性
2. 单向传递;突触延搁;总和;后放;对内环境变化敏感和兴奋节律的改变
3. 阿托品;筒箭毒碱;酚妥拉明;普萘洛尔
4. 觉醒状态;各种特定的感觉
5. 锥体系;锥体外系
6. α;β;θ;δ;α
7. 具体;抽象
8. 反射中枢的突触
9. 乙酰胆碱;去甲肾上腺素;乙酰胆碱

三、选择题

1. C 2. B 3. A 4. E 5. E 6. D

四、问答题

1. 特异性投射系统:指丘脑的特异感觉接替核及其投射到大脑皮层的传导束。此投射系统点对点的投射到大脑皮层的特定区域,主要终止于皮层的第四层细胞,引起特定的感觉并激发大脑皮层发出神经冲动。

非特异投射系统:指丘脑的髓板内核群及其投射到大脑皮层的传导束。该投射系统经多次换元,弥散地投射到大脑皮层的广泛区域,起维持和改变大脑皮层兴奋状态的作用。只有在非特异投射系统维持大脑皮层清醒状态的基础上,特异性投射系统才能发挥作用,形成清晰的特定感觉。

2.内脏痛具有如下特征:缓慢、持续、定位不精确,对刺激的分辨力差;对机械性牵拉、缺血、痉挛和炎症等刺激敏感而对皮肤致痛的切割、烧灼等刺激不敏感;有时存在牵涉痛。

3.牵张反射分为腱反射和肌紧张两种类型。腱反射指快速牵拉肌腱引起的牵张反射,临床上通过检查腱反射来了解神经系统的功能。腱反射指快速牵拉肌腱引起的牵张反射,它具有维持躯体姿势保持身体平衡的功能。

4.大脑皮层的运动调节功能特点有功能区定位和运动区投射特点。椎体系是指由皮层发出并经延髓锥体抵达对侧脊髓前角的皮层脊髓束和抵达脑神经运动核的皮层脑干束,其功能主要是发动随意运动,调节精细动作,保持运动的协调性。椎体外系是指除锥体系以外的一切调节躯体运动的下行传导系,主要作用是调节肌紧张,配合锥体系协调随意运动。

5.自主神经分为交感神经和副交感神经。递质:交感神经为ACh,副交感神经为NA。受体类型:交感神经为α_1、α_2、β_1、β_2;副交感神经为M、N_1、N_2。

分布及生理效应如下。M受体:使心脏收缩;支气管、消化管平滑肌和膀胱逼尿肌收缩;消化腺分泌增加;瞳孔缩小;汗腺分泌增加;骨骼肌血管舒张等。N_1受体:神经突触后膜起节后纤维兴奋作用;使肾上腺髓质分泌。N_2受体:骨骼肌运动终板膜使骨骼肌收缩。α_1受体:使血管、子宫、虹膜开大肌收缩等。β_1受体:使心脏兴奋、脂肪分解。β_2受体:使支气管扩张;胃、肠、子宫松弛;血管扩张。

6.交感神经分布广泛,几乎支配所有的内脏器官,而副交感神经分布较局限,有些器官无副交感神经支配,如皮肤和肌肉内的血管、汗腺、竖毛肌,肾上腺髓质等。交感和副交感密切联系又相互制约,共同调节内脏活动,保持动态平衡从而适应整体的需要。例如交感神经的β_2受体可使支气管、血管扩张而副交感神经的M受体可使支气管、血管收缩等,从而共同调节内脏活动,保持动态平衡。

五、案例分析

提示:诊断为帕金森病。诊断依据:①该病好发于中老年患者,男性多于女性,起病缓慢逐渐发展。②典型的症状和体征:运动减少、震颤、强直、体位不稳、自主神经功能紊乱。

第十四章 参考答案

一、名词解释

1.激素:由内分泌腺或内分泌细胞所分泌的高效能的生物活性物质,称为激素。

2.内分泌:内分泌腺和内分泌细胞是通过所分泌的激素来发挥调节作用的,激素不经导管,而是直接释放于体液中,这种现象称为内分泌。

3.促激素:腺垂体所分泌的激素是通过促进靶腺分泌激素而发挥作用,所以也称这些激素为"促激素"。

4. 应激反应:当机体受到各种有害刺激,如创伤、失血、感染、中毒、缺氧、饥饿、疼痛、寒冷、精神紧张等,血中 ACTH 和糖皮质激素增多,这一反应称为应激反应。

5. 允许作用:某一激素对某一生理反应无直接作用,但能为另一种激素的作用创造必备条件,使其作用增强,这种作用称为激素的允许作用。

二、填空题

1. 信息传递作用;高效能;特异性;相互作用
2. 促肾上腺皮质激素;促甲状腺激素;促性腺激素;生长激素;催乳素;促黑激素
3. T_4;T_3;T_4;T_3;增加;增高
4. 红细胞;血小板;中性粒细胞;淋巴细胞;嗜酸性粒细胞
5. 糖;蛋白质;脂肪;升高

三、选择题

1. D 2. B 3. A 4. D 5. D 6. D 7. B 8. A 9. A 10. C 11. D 12. C 13. E 14. A 15. E 16. C 17. D 18. B 19. E 20. B

四、问答题

1. 甲状腺能根据机体碘供应的情况,调整自身对碘的摄取和利用,以及甲状腺激素的合成与释放,称为自身调节。这是一种有限度的、缓慢的调节。由于食物中长期缺碘,超过了自身调节的限度,使 T_3、T_4 合成减少,对腺垂体的负反馈作用减弱,使 TSH 分泌增多,甲状腺腺泡增生,甲状腺肿大。

2. 长期大量使用糖皮质激素时,血中的该激素水平升高,会反馈作用于腺垂体,以致其合成和分泌 ACTH,由于 ACTH 的分泌减少,肾上腺皮质逐渐萎缩,分泌功能减退。如突然停药,使血中的糖皮质激素水平突然降低,将出现糖皮质激素分泌不足的症状,甚至危及生命。

3. 可以升高血糖的激素是糖皮质激素、肾上腺髓质激素、胰高血糖素、生长素、甲状腺激素等。

4. 胰岛素是体内唯一降低血糖的激素,最明显的效应是降低血糖。胰岛素可促进组织、细胞对葡萄糖的利用,加速肝糖原、肌糖原的合成,抑制糖异生,促使葡萄糖转为脂肪酸,贮存于脂肪组织,使血糖降低。

5. 人在幼年时期生长素分泌不足,将出现生长迟缓,身材矮小,称为侏儒症;若幼年时期生长素分泌过多,身材过于高大,称为巨人症;成年后分泌过多,因骨骺已闭合,长骨不再增长,可刺激手脚肢端短骨、面骨及软组织生长异常,出现手足粗大、鼻大唇厚、下颌突出等症状,称为肢端肥大症。

五、案例分析

胰岛素能促进组织细胞对葡萄糖的摄取、氧化和利用,加速肝糖原和肌糖原的合成,并促进葡萄糖转为脂肪;还可抑制糖原分解和糖异生,从而使血糖降低。当胰岛素分泌不足时,血糖浓度升高,如果超过肾糖阈,尿中出现糖,引起糖尿病。

健康指导:①认识糖尿病是一种终身性疾病必须终身治疗;②了解饮食治疗的重要性,掌握饮食治疗的具体措施和要求;③了解体育锻炼的意义,掌握锻炼的具体方法及注意事项;④需要用胰岛素治疗的患者,教会正确注射的方法及观察注射后不良反应;⑤口服降糖药患者,要了解按时、按剂量服药的重要性并能观察药物不良反应;⑥认识糖尿病酮症酸中毒的诱因、临床表现,避免精神刺激和各种应激,预防感染;⑦教会患者使用血糖仪和自测量血糖方法,并了解治疗控制的要求,定期到医院复查;⑧了解发生低血糖的诱因和临床表现,掌握预防和自救方法;⑨注意个人卫生做好足部护理;⑩使患者及家属了解情绪、精神压力对疾病的影响。

第十五章　参考答案

一、名词解释

1. 月经:女性进入青春期后,除妊娠期和哺乳期外,每月一次子宫内膜功能层脱落、出血,经阴道流出的现象,称为月经。

2. 月经周期:月经形成的周期性过程,称为月经周期。

二、填空题

1. 月经期;增生期;分泌期

2. 睾丸;生精;分泌雄激素

3. 卵巢;生成卵细胞;分泌雌性激素(分泌雌激素、孕激素)

三、选择题

1. B　2. E　3. D　4. A　5. B　6. D　7. C　8. D　9. E　10. D

四、问答题

1. 雌激素的生理作用:①促进卵泡的生长发育;②促进女性附性器官的生长发育;③促进并维持女性副性征;④广泛影响代谢过程。

孕激素的生理作用如下。

(1) 对子宫的作用:①使子宫内膜在增生期的基础上出现分泌期的改变,为胚泡的着床提供适宜的环境;②使子宫平滑肌的兴奋性降低,活动能力减弱,并降低子宫平滑肌对催产素的敏感性,保证胚胎有较"安静"的生长发育环境,故有安胎作用;③使子宫颈口闭合,宫颈黏液分泌量减少,变稠,阻止精子穿过。

(2) 对乳腺的作用:促进乳腺腺泡的发育,为分娩后泌乳作准备。

(3) 对平滑肌的作用:①孕激素可使消化管和血管平滑肌紧张性降低;②抑制输卵管运动。

(4) 产热作用:孕激素能促进机体产热,使基础体温升高。

(5)抑制母体对胚胎的免疫反应。

2.月经周期中卵巢和子宫内膜的变化。①增生期：卵巢中卵泡生长发育成熟，并不断分泌雌激素，促使子宫内膜显著增殖变厚。卵泡要到此期末才发育成熟并排卵。②分泌期：卵巢内排卵后的残余卵泡细胞形成黄体，继续分泌雌激素和大量孕激素，这两种激素特别是孕激素促使子宫内膜进一步增生变厚，腺体迂曲并分泌富含糖原的黏液，使子宫内膜变得松软并富含营养物质。③月经期：因排出的卵细胞未受精，月经黄体于排卵后8~10d开始退化萎缩。孕激素、雌激素伴随黄体的退化萎缩而分泌减少。子宫内膜功能层缺血坏死、脱落出血、经阴道流出。

五、案例分析

睾丸女性化综合征是一种胎儿发育障碍罕见的综合征，患者生殖腺为男性生殖腺即睾丸。在胚胎早期，睾丸分泌睾酮，但由于靶器官细胞内缺乏雄激素受体，对睾酮不发生反应，以致妨碍外生殖器及男性第二性征的发育。青春期后，睾丸发育，同时可能分泌雌激素，而产生女性化作用，乳房发育，外生殖器发育为女性型，使得外阴的发育和生殖腺的性别相反，所以称为男性假两性畸形。